U0370051

胸外科疑难病症诊断决策

Difficult Decisions in Thoracic Surgery:

An Evidence–Based Approach

· 第 4 版 ·

主编　［美］马克·K. 弗格森（Mark K. Ferguson）

主译　徐　侃　叶　波

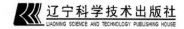辽宁科学技术出版社
LIAONING SCIENCE AND TECHNOLOGY PUBLISHING HOUSE

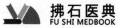拂石医典
FU SHI MEDBOOK

图书在版编目（CIP）数据

胸外科疑难病症诊断决策 : 第 4 版 / (美) 马克·K. 弗格森 (Mark K.Ferguson) 主编 ; 徐侃，叶波 主译 . —沈阳 : 辽宁科学技术出版社，2023.8
　　ISBN 978-7-5591-3074-7

　　Ⅰ . ①胸…　Ⅱ . ①马…②徐…③叶…　Ⅲ . ①胸腔外科学—疑难病—诊断　Ⅳ . ① R655

中国国家版本馆 CIP 数据核字（2023）第 116565 号

First published in English under the title

Difficult Decisions in Thoracic Surgery: An Evidence-Based Approach (4th Ed.)

edited by Mark Ferguson

Copyright © Springer Nature Switzerland AG, 2020

This edition has been translated and published under licence from

Springer Nature Switzerland AG.

著作权号：06-2021-286　　　　　　　　　　　　　　　　　　　　版权所有　侵权必究

出版发行：辽宁科学技术出版社
　　　　　北京拂石医典图书有限公司
　　　　　地址：北京海淀区车公庄西路华通大厦 B 座 15 层
联系电话：010-57262361/024-23284376
E-mail：fushimedbook@163.com
印 刷 者：北京天恒嘉业印刷有限公司
经 销 者：各地新华书店

幅面尺寸：185mm×260mm
字　　数：810 千字　　　　　　　　　　　　印　　张：36.5
出版时间：2023 年 8 月第 1 版　　　　　　　印刷时间：2023 年 8 月第 1 次印刷

责任编辑：李俊卿　陈　颖　　　　　　　　　责任校对：梁晓洁
封面设计：潇　潇　　　　　　　　　　　　　封面制作：潇　潇
版式设计：天地鹏博　　　　　　　　　　　　责任印制：丁　艾

如有质量问题，请速与印务部联系　　　　　　联系电话：010-57262361

定　　价：198.00 元

——谨以此书献给我的妻子，感谢她无尽的耐心和支持。

翻译委员会名单

主　译　徐　侃　叶　波

译　者　钟方明　浙江大学医学院附属杭州市胸科医院

　　　　陈　刚　浙江大学医学院附属杭州市胸科医院

　　　　喻国灿　浙江大学医学院附属杭州市胸科医院

　　　　朱鹏飞　浙江大学医学院附属杭州市胸科医院

　　　　赵戊辰　浙江大学医学院附属杭州市胸科医院

　　　　俞文峰　浙江大学医学院附属杭州市胸科医院

　　　　方礼逵　浙江大学医学院附属杭州市胸科医院

　　　　杨　俊　浙江大学医学院附属杭州市胸科医院

　　　　胡　坚　浙江大学医学院附属第一医院

　　　　张玉前　浙江大学医学院附属第一医院

　　　　周　原　浙江大学医学院附属第一医院

　　　　吴　明　浙江大学医学院附属第二医院

　　　　姜　斌　浙江大学医学院附属第二医院

　　　　王　琪　浙江大学医学院附属第二医院

　　　　武传强　浙江大学医学院附属第二医院

　　　　马兴杰　浙江大学医学院附属第二医院

　　　　何正富　浙江大学医学院附属邵逸夫医院

　　　　黄　沙　浙江大学医学院附属邵逸夫医院

第 4 版前言

从 14 年前本书第一版出版以来，发生了很多的变化。在撰写本书时，许多人越来越希望生活在一个更加封闭和同质化的环境中，与此相伴的是越来越多的人选择否认科学，表现为忽视、不信任，或强烈地希望自己不喜欢的事实就不存在。一些意见领袖现在提出所谓的"另类真理"，有些是明显的谎话，但这些谎话被重复多次后，就有可能被那些从不可信渠道获取知识的人当作真理。

幸运的是，那些从事医学工作的人没有受到这些文化的影响。医学通过不断质疑来提高我们的知识水平和诊治病人的能力。那些攻击医学家改变医疗指南、标准和方案的人，他们被固化思维所引导，并不理解科学方法的迭代过程。变化不应被视为不确定的标志，而应被视为进步的标志。有证据表明，我们的临床医生和科学家正在适应新的挑战，学习新的知识，并将其应用于临床实践，使患者获益。本书的编写过程正是本着这一精神。

同样，本书中提出的推荐建议并不意味着要盲目遵循，而是作为读者的指南。我们希望在每章提供足够的数据，以使感兴趣的读者能够根据实际条件、患者的临床特点和读者自身的技术水平通过独立判断做出最佳决策。

非常感谢编委会成员为完成他们的章节所作的努力。他们的创作热情都很高，在项目启动日期的 1 周内，每个章节都确定了一位编写者，他们的任务是在不到 80 天的时间内完成各自的章节，不仅要求他们发挥临床专业知识，同时要求他们以平等的态度，客观地对数据进行分析。我相信读者在阅读完本书后会由衷地赞赏每位编者的严谨致学态度。我对编写者给予高度的评价，尽管他们的临床和学术研究日程非常繁忙，但没有任何一位编写者因参与本书的编写而提出金钱或其他补偿。

我们的胸外科团队由很多聪明、热情、有爱心的主治医生、医生助理、护士和实习生组成，我们的研究员、住院医师和医学生很务实，有好奇心，工作也很努力，这对我来说是一种莫大的幸福。他们把病人和他们的理想放在任何个人利益之上。世界各地那些与我合作，一起推动手术技术和手术艺术进步的医生，在我需要帮助的时候也给予了我无私的支持。

我希望读者们能通过本书提高自己的临床知识水平，通过进一步的学习，提高对病人的诊疗水平。即使仅在其中一个领域能获得成功，我也认为这些努力也是值得的。

Mark K.Ferguson

于美国芝加哥

2020.3.8

译者序

《胸外科疑难病症诊断决策》自出版以来就受到了广大普胸外科医生的欢迎和关注，本书涵盖了普胸外科领域常见疾病的诊治难点和尚存在争议的临床科学问题，并基于现有证据，或者临床与教学实践经验对具体临床问题进行批判性讨论，从而为临床决策提供建议，更好地服务患者。但是，正如本书中所提到的，全盘采用所提供的建议是不可取的，读者应该带着批判性的眼光来看待本书中的资料，并且根据自己的实践对建议进行适当的整合和评估。

本书为第四版，与第三版编排形式类似，所涉及的内容和循证学证据都更新到了本书出版的年份，书中所提出的临床问题，都通过循证方法给出观点和建议，并对不同证据的质量进行了评价，这有利于培养年轻医生的循证医学思维和研究方法，同时也方便普胸外科医生在临床工作中能直接借鉴参考。但是，读者必须清楚；外科是一个复杂、个体化以及快速发展的领域，目前适用于某一患者的决策可能在几年后就不再适用于同一情况的患者，而且一项决策也不能很好地适用于所有患者，因此普胸外科医生应该结合具体实际情况充分利用本书中所提出的建议。

浙江大学医学院附属杭州市胸科医院（杭州市红十字会医院）是浙江省内知名的普胸外科中心之一，在普胸外科领域具有丰富的临床实践经验，尤其是胸部感染性疾病以及胸部肿瘤方面，这保证了本书的翻译质量。相信由浙江大学医学院附属杭州市胸科医院徐侃教授牵头主译的第四版《胸外科疑难病症诊断决策》能成为本专业内的重要参考书籍，不论临床医生还是研究生都能够从中得到启发。

目 录

第 1 章

绪　论

Mark K. Ferguson

1　引言

　　Dorothy Smith，一位年长且有些肥胖的妇女，因胸痛和气促到当地医院急诊就医。经过全面的检查未发现冠脉疾病、充血性心衰或肺炎的证据。胸部 X 线片显示心影后巨大液气平，所有胸外科和普外科医生都认为这一表现符合巨大食管旁食管裂孔疝的特点。患者既往无类似症状，此次症状是由一次强烈的打嗝诱发的，后来患者的不适有所减轻，就诊后数小时被准予出院。数周后在门诊，一位经验丰富的外科医生仔细检查了她的病史和急诊室就诊的数据。在评估了 CT 扫描和钡剂造影结果后，外科医生诊断她患有巨大的 III 型食管旁疝，并且可能需要手术修补。她的外科医生指出，手术干预的目的包括缓解诸如胸痛、气促、餐后饱胀感等症状，以及预防巨型食管旁疝的严重并发症，如嵌顿、绞窄和穿孔。Smith 女士的症状在发作后数周已完全缓解，尽管医生极力推荐，她还是拒绝了手术干预。

　　数月后，她因嵌顿疝再次急诊入院，并接受了急诊手术。外科医生发现她的胃存在一定程度的缺血，必须决定行胃切除还是单纯疝修补术。如果行胃切除，接下来又需要决定应该立即行重建术还是二期行重建术。如果不行胃切除，外科医生需要进行疝修补，有多种选择可供考虑：胃延长术、胃底折叠术和（或）应用非自身材料加强裂孔闭合。上述任何一项术中决策都会显著影响到是否需要再次手术、患者的近期生存和长期生活质量。考虑到外科医生在急诊手术中所处的严峻挑战，或许这次急诊手术本身就应该完全避免。回顾这一案例中假设的情景，外科医生的建议和患者自己的决定究竟孰是孰非？

　　做决策是所有医生日常生活的一部分，外科医生常常需要当场做出关乎生命的决策，且往往缺乏许多人认为必要的数据做参考。具备能够充满自信地做出如此决定的能力正

M. K. Ferguson（✉）
Department of Surgery, The University of Chicago, Chicago, IL, USA
e-mail: mferguso@bsd.uchicago.edu

是外科医生的标志。然而，在这种情况下做出的决定又经常是不正确的，甚至缺乏充分的理由。所有的外科医生（以及许多外科医生的配偶）都熟悉这样的说法："……经常错误，但是从不怀疑。"早在 14 世纪，医生们就被告诫决不要承认不确定性。Villanova 的 Amauld 写道：即便存在疑问，医生必须表现出威严和自信的态度和行为[1]。事实上，对于上述的食管旁巨大疝的择期手术和急诊处理，确实存在许多有用的资料，能够对其抉择产生影响。尽管存在这样的资料，外科医生仍倾向基于其个人的经验、结局或好或坏的轶闻，以及对导师或该领域其他受人尊敬的领袖人物的盲从，并常常排斥通过客观资料来做出决策。据说，只有 15% 的医学决策是有科学依据的[2]，而在胸外科这一比例可能更低。此外，最近有报道称，基于公认的临床证据的治疗标准在使用很长一段时间后，有时甚至是几十年后被证明是错误的[3]。既然我们拥有现代科技、数据处理技术和交流技巧，为什么还会陷于如此境地呢？

2　早期外科决策

直至 19 世纪中后期，医生的诊断能力还是十分有限的，更不用说他们所能使用的医疗设备了。脓胸引流、结石切除和乳腺癌乳房切除是相对常见的手术，但这些手术很少存在诊断上的困难。外科手术通常适用于诊断明确且其他手段无法治疗的疾病，一些外科医生时刻谨记希波克拉底的警告："……当医生治疗无严重疾病的患者时，……即便犯了严重的错误，也有可能不会造成可怕的伤害，……在这种情况下，当他们犯错时，不会将自己的错误暴露给普通人；而当他们遇见一个重大且危险的疾病时，他们的错误和技能的缺乏就显露无遗了。对他们的惩罚并不遥远，而是迅速降临于双方"[4]。但还有一些外科医生对自己的技术就没有这么深思熟虑，以致 John Hunter 将这类外科医生比作"一个被武装的野蛮人，试图通过武力达到目的，而文明人则通过计谋"[5]。

由于手术量有限，缺乏对病例的真正理解，经常误诊以及缺少迅速沟通信息的技术，到 19 世纪中期外科治疗基本上都还是经验性的。例如，当时，文献中报道的膈疝不足 90 例，其中大多数都是在患者死于胃或肠的绞窄或穿孔后尸检发现的[6]。医疗决策是基于口头传播的教条经验而做出的。这一阶段被称为循证医学的"古代时期"[7]。

Hunter 在 18 世纪中期所采纳的方法是经验外科的一个特例。他建议他最喜爱的学生 Jenner："我认为你的方法是正确的，但为何总是'认为'呢？为何不尝试进行试验呢？"[5] Hunter 对当时既定的"放血—清洗—涂水银"疗法提出挑战，认为这一方法非但无用，甚至常常是有害的。他的观点当时被认为是异端，以至于 50 年后，编辑们在对他的著作中做脚注时仍然坚持"放血—清洗—涂水银"疗法是有用的疗法。Hunter 等人是循证医学"复兴时期"的先驱。在那一阶段，个人笔记、教科书和一些医学期刊的作用变得越来越突出[7]。

1895 年 X 射线的发现以及随后放射学的快速发展使得对诸如本章开头提到的巨大食

管旁疝的诊断和治疗变得不足为奇。到 1908 年，X 射线已成为诊断膈疝的可靠方法；到 20 世纪 20 年代末，梅奥诊所已经为近 400 例这类患者进行了手术 [8, 9]。因此，诊断的能力已成为进行适当治疗的先决条件。

医生正确施治能力的巨大提升得益于大量新的和有价值的客观数据。然而，与此相反，大师级（或至少是有影响力的）外科医生令人难忘的轶事般的个案报道依旧主宰着外科领域。在第二次世界大战前，全世界范围内有崇高抱负的外科医生通常会游历欧洲 1 ～ 2 年，访问著名的外科中心，以了解其手术技术、指征和结局。Edward D.Churchill 的回忆录中描述了一个例子，他在 20 世纪 20 年代末在马萨诸塞州总医院（Massachusetts General Hospital）接受培训 [10]。20 世纪初，Murphy 在芝加哥仁爱医院（Mercy Hospital）忙碌的诊所里吸引了一群类似的外科医生。他所发表的个案报道和其他观察性评论逐渐形成了 *Surgical Clinics of North America* 杂志的雏形。接诊病例并从较为有限的资料中得出结论，无疑加强了决策的经验主义概念。事实上，相比 19 世纪的严格经验主义，20 世纪早期已有更多的资料可供参考，但是在外科文献或会议中仍难以获得关于短期与长期结局的客观信息。

外科医生在决策中强调经验主义的必要性，忽略了那些可能会大大改善他们工作结果的有价值的技术。花费了许多年，各种麻醉方式才被临床接受 [11]。动物实验研究中所用的气管内插管和正压通气的方法迟迟不被外科医生接受，阻碍了开胸手术的安全实施。由于美国医生广泛拒绝细菌理论，在发现预防手段后多年，美国的感染率仍高得令人难以接受 [12]。以上仅仅是无知与其相伴的顽固不化在 19 世纪末和 20 世纪初阻碍胸外科发展的少数例子。

3　循证外科决策

在 19 世纪末和 20 世纪初，除了经验性外科决策以外，也有一些重要的例外。其中最早的例子包括外科消毒法和脓胸的最佳疗法。在非外科领域里也发展出类似的循证方法来处理全球性的健康问题。Reed 在预防黄热病领域的重要工作几乎消除了这一历史上流行于中美洲的疾病，他的这一成就使建造巴拿马运河成为可能。Banting 和 Madeod 在确定胰腺和糖尿病的关系后数十年发现了胰岛素，并在 1922 年将胰岛素应用于临床，这使他们获得了 1923 年的诺贝尔奖。Fleming 在 1928 年重新发现青霉素的抗菌特性，使其在 1939 年成为可用于人体的抗生素，并在第二次世界大战中得到广泛应用。1942 年波士顿 Coconut Grove 夜总会大火中的烧伤患者能够有意想不到的高存活率，据称应归功于急诊应用青霉素和新的补液技术。类似的情况也发生于 20 世纪中期对脊髓灰质炎和肺结核的控制。因此，20 世纪上半叶被称为循证医学的"过渡期"。在这一阶段，信息可以通过课本和同行评审的杂志轻松分享 [7]。

最早应用循证医学的例子有：Semmelweiss 在 1981 年证明了注重无菌原则将产褥期

发热相关的死亡率由 18% 降至略高于 1%。Lister 在 19 世纪 60 年代研究了这一无菌原则在外科的应用后，发现以石炭酸作为手术消毒剂可以将其所在的创伤科的死亡率由 45% 降至 15%。然而，尤其是在美国感染的细菌理论和诸如石炭酸之类的消毒剂降低感染风险的观念，在十年后仍未被广泛接受。1887 年，Lister 实施了一台髌骨骨折的择期金属线缝合手术。术中应用无菌技术，将闭合性骨折转变为开放性伤口。根据当时的经验，这样的手术几乎必然导致感染，甚至可能导致患者死亡。但是 Lister 使用的方法成功确保了其在历史中的地位。有意思的是，帮助 Lister 使无菌技术从此之后在外科手术中广泛应用的不是既往大量应用消毒技术的报道，而是这样一次个案。

第二个重要的例子，发生在无菌技术确立后 40 年，并且也与外科感染相关。希波克拉底在公元前 229 年描述了脓胸开放引流术，提示"当用烙器或刀片打开脓胸，如果流出白色脓液，则患者将存活；如果脓液混合着血、浑浊并带有臭味，则患者将死亡"[4]。此后直至 1843 年 Tmsseau 引入胸腔穿刺术，对这一疾病的处理方法几乎没有改变。直到 20 世纪后，脓胸的死亡率仍高达 50% ～ 75%[13]。1918 年的流感大流行和第一次世界大战这两个重要事件的发生，促成了美国陆军脓胸委员会于 1918 年成立。在 Graham 和 Bell 的领导下，委员会提出三大处理原则：引流并避免开放性气胸；消除脓腔；以及营养支持。采用这些简单的原则，脓胸相关的死亡率降至 10% ～ 15%。

4   信息时代

19 世纪末和 20 世纪初的这些努力推动了对外科问题的科学研究进入新时代。这是一个包括临床成果和实验室成果的真正的外科研究时代，它与非外科医学领域的类似努力并行。这样的研究带动了数十万篇关于外科治疗的论文发表。然而，这一医学信息资源的增长并非新现象。在两个世纪的时间里，文献和医学期刊的数量呈指数级增长，年复合增长率接近 4%[14]。此外，当前发表的信息的质量和实用性也较数个世纪前有明显的进步。

目前有 2000 多家出版社出版一般科学、技术和医学领域的成果。这些期刊每年发表的论文超过 250 万篇[15]。在过去的 20 年里，医学论文的数量年均增长约 3%，延续了过去两个世纪的趋势，也增加了识别有用信息的难度[14]。在过去的 20 年里，医学出版物被引用的数量增加了一倍多，2018 年这一数量超过 90 万次[16]。截至 2009 年，自 1665 年发表第一篇论文以来，已经有超过 5000 万篇科学论文被发表。除数量增长外，另一个趋势是生物医学数据出版的去中心化，这让如何在发表于传统杂志以外的文献中发现有用的信息成为了挑战[17]。例如，某一专业领域相关临床试验发表的速度可以高达每日 1 ～ 7 篇[18]。

面对如此海量的信息，如何区别良莠可以说是一项令人畏惧的工作。这一领域的专家通过对有关重要问题的信息进行结构化审查，以及对高质量随机对照试验进行 Meta 分析，在一定程度上承担起评价这些信息的工作。这些技术具有从若干研究中概括出结果的能力，在某些情况下可以将多数发现明确总结为一个简单而有条理的结论。

Cochrane 是这些方法的早期支持者之一，他在 20 世纪 70 年代和 80 年代提出，越来越有限的医疗资源应该公平分配，并包括在经过适当设计的评估中被证明是有效的干预措施。他强调来自随机对照试验的证据的重要性，认为它们较其他来源的证据能提供更可靠的信息[19]。这些努力开创了高质量医学与外科研究的新时代。为纪念 Cochrane 的贡献，在其死后于 1993 年 Cochrane 协作组（Cochrane Collaboration）成立了。这一组织囊括了北美和欧洲的多个中心，旨在帮助医务工作者、政策制定者、患者及相关人员，通过撰写、更新和促进 Cochrane 综述的可获得性，在大量信息的基础上做出关于人类医疗健康的决策[20]。

Cochrane 等最初提出的方法已被用于评价文献中证据的质量以及推荐级别。与此相一致，评价本书所涉及的临床问题所使用的是一种修正后相对新颖的评级系统（GRADE），第 2 章将对其进行详细说明[21]。

诸如上文介绍的产生大量有质量的信息被用来制定指导胸外科临床活动的指南，其中最常见的是始于 20 世纪 90 年代中期的关于肺癌处理的指南。例如肿瘤外科协会（The Society of Surgical Oncology）倡导的一套基于当代标准的肺癌处理指南，由该领域的专家在未进行正规的证据收集的前提下撰写[22]。一种更佳的制定指南的方法是通过专家共识，通常在一次共识会议上，专家们对根据已发表的医学证据所提出的指南进行修改，直至获得大多数与会者通过并达成最终一致。Delphi 过程（Delphi process）就是这一迭代方法的例子[23]。这一方法的问题在于推荐的强度有时会被稀释，直至其中只保留了少量有意义的内容。一些机构似乎已经能够在为胸外科医生提供其感兴趣的指南的同时，避免这一缺陷，它们包括：美国胸科医师学会、胸科外科医师学会、欧洲胸外科医师学会、欧洲呼吸学会、美国胸科学会、国家综合癌症网络、美国临床肿瘤学会、英国胸科学会、国际食道疾病学会和外科肿瘤学会等。

尽管职业协会耗费了大量精力来提供以证据为基础的指南，用于正确处理患者的疾病，但是根据有关实际操作的报道，这些已发表的指南的遵守情况仍然令人失望。再次聚焦于肺癌的外科处理，有强烈的证据表明外科指南所包含的标准流程被广泛忽视。例如，纵隔镜淋巴结分期中只有不到 50% 的患者接受淋巴结活检。在接受肺切除手术的肺癌患者中，不足 60% 的患者接受纵隔淋巴结活检或切除[24]。在欧洲，只有三分之一的医生常规评价待手术肺癌患者的弥散功能；在美国，因肺癌而准备行肺切除手术的患者中只有近 60% 进行弥散功能测定[25,26]。即便在能够进行术前评估的中心，遵守评估规范也是具有挑战的，尤其是对高危患者的评估[27]。标准化分期和Ⅰ期肺癌的手术治疗仍存在地区差异，并与患者的种族和社会经济地位相关[28,29]。未遵守肺癌手术治疗准则的结果是更高的术后死亡率[30,31]，而选择知名专家做肺癌手术可以带来总体长期生存率的改善[32]。目前对肺癌治疗指南建议的总体依从性不到 45%[33]。

遵守已被接受的医疗指南的重要性——尤其是那些由美国外科医师学会、外科肿瘤学会、美国临床肿瘤学会、美国癌症协会、国家综合癌症网络等主要职业协会所提出的指南——已变得明确，美国医疗与医疗救助服务中心也有针对遵守这些指南的奖励措施。这些举措凸显了外科医生熟悉并采纳循证医学法则作为日常工作一部分的重要性。但是还不清楚外科医生是否应该因为遵循推荐的医疗指南或其产生的结果而受到奖励？我们应该评估医疗行为的实施过程、近期效果还是远期结果？如果结果是决定性因素，怎样的结果是重要的？手术死亡率能够成为医疗质量和满意结果的合适替代标准吗？谁的观点在判断成功与否时更为重要，是患者还是医疗机构？

5　数据时代

我们正在进入一个数据时代，用于研究外科领域问题和结果的数据量是巨大的。涉及数千名受试者的大型临床试验数据库以兆字节（MB）为单位。国家癌症研究所基因组数据包含有超过 14 拍字节（PB）的数据。存储手术信息的大型数据库包括国家医疗保险数据库，监测、流行病学和最终结果（SEER），美国全国住院患者样本（NIS），美国外科医师学会国家外科质量改进计划（NSQIP）和美国胸外科医师协会（STS）数据库。其他国外和国际数据库同样拥有大量的信息。

医学数据分为两个基本类型：一种以医学信息为主，特别是那些为特定的研究（如NETT）而建立的数据库；另一种是管理型数据库，其并非为医学研究而建立，但是在某些情况下可用于评估临床信息和结果，如国家医保数据库。数据库中的信息按照等级结构组织。数据的每个单元称为域（field），如患者的姓名、地址、年龄等都是域。一组域构成记录（record），一位患者的所有域组成一条记录。一条记录中的数据之间有一一对应的关系。记录按照一定的关系汇编。这里所说的关系可以是简单的一对一关系，如一张电子表格或简单的文档；也可以是复杂的多对一或一对多关系，不同域之间的关系，或必须通过询问而不是简单地观察所能得到的关系，如单一患者的多个诊断或多个患者的同一诊断。随着时间逐渐成为评价结果的重要因素，例如不断改变的癌症分子特征这样变化的因素，数据库最终成为复杂的四维临床和研究资源[34]。后一种类型适用于常规医疗中使用的大多数电子病历。

除了上述通过对患者的标准治疗能常规得到的数据外，新技术的进步提供的数据呈指数级增长。如 640 排 CT 扫描提供的信息量在 x–y–z 轴上都是原来的 4 倍。如此巨大的信息量使诊断放射学发生了革命性而非渐进性变化。利用这一技术可以实现虚拟血管造影，或对孤立解剖结构的三维重建，而且放射科医生也可以发现更多的异常，甚至超出临床医生治疗能力范围之外。

一个更为恰当的例子是利用 CT 进行肺癌的筛查。20 世纪 90 年代后期出现了高速低剂量 CT 扫描，并迅速被用于对肺癌高危患者的筛查。这一筛查的结果十分复杂。数个报道提示影像学异常的数量高于有临床意义的发现。如梅奥诊所的早期研究包含超过 1500 例患者，他们每年进行一次 CT 扫描。在 4 年的试验过程中发现超过 3100 个未确定的结节，其中仅有 45 个被确定为恶性[35]。其他筛查或检测研究也有相似结果[36]。患者除肺部结节外，还发现了许多其他的影像学异常。此外，由于更为复杂和频繁的检查带来的辐射量增加，也令人担心辐射会诱发肿瘤，这可能是进行肺癌筛查的一个意外的不幸结果[37, 38]。然而，最近的报道指出，对特定患者进行筛查可以改善肺癌患者的生存，因而对相应人群进行筛查被正式推荐[39-41]。医疗行为正在发生变化，尽管这种干涉方法的成本效益并未被证实。

6　未来展望

我们现在应该如何利用收集到的过剩信息？我们又该如何使如此海量的数据物尽其用？我们现在拥有的信息可能已经超出我们所能利用甚至想要的。不管怎样，收集越来越多的信息是大势所趋，我们也的确能够从中获益。以上述因技术进步而产生的额外影像学发现为例，人们已经提炼了新的算法来评价发现的结节以及管理随访方法。新的算法已经获得令人印象深刻的结果，可以将需要观察和需要活检及手术的患者区分开来[42]。然而，除了每天录入大型数据库之外，大量的数字和其他数据又有什么意义呢？当面对这一两难的处境时，人们应牢记我们正在处理一个发展中的问题，对其范围的认识花了数十年的时间。Eliot 在《岩石》（1934）中恰如其分地描述了这种困境，他哀叹道：

"我们在知识中失去的智慧在哪里？"
"我们在信息中失去的知识在哪里？"

我们还可以加上一句：

"我们在数据中失去的信息在哪里？"

或许有人会问，面对所有这些信息，我们是否在收集正确的数据？我们常常缺乏关于手术适应证、手术技术、术后处理的循证医学指南。我们成功追踪了有限种类手术的结果，而且常常是回顾性的：如并发症、手术死亡率和生存率。我们没有成功追踪患者对治疗的满意度、术后生活质量，以及如果他们知道需要经历这一切的话，他们是否还会做出同样的手术决定。或许这些是医生应该关注的重要问题。除了从以医疗机构为中心的数据向以患者为中心的数据转变，我们是否已经准备好迎接面向社会角度的数据的重大转变？包括成本效益以及适当的资源配置（人力和其他性质的资源）和利用。这可能会导致面向卫生预防和维持而非干预的资源重置。这些努力已经开始着手进行，不是由医学协会或其他职业性组织发起，而是由越来越难以承受医疗费的支付者发起。

保险公司早已开始通过它们的精算公式用于发现存在医学问题的高危人群，当能够得到合适的数据时，它们也会将这一精算方法扩展到评估机构或单个医生外科治疗的有效性。Leapfrog集团代表着大型商业企业联盟，它们需要支付数百万工人的保险费用。这一集团建立的目的在于区分常见或非常昂贵疾病的治疗结果的质量水平，从而通过将患者转向拥有较好结果的中心来限制医疗费用的支出。从外科医生角度来看，这些努力存在3个潜在的缺陷：首先，由此做出的决定主要是以经济考量为基础的，而非以患者为中心的。其次，由支付者设定的政策无疑会导致医疗活动的地域化，从而在事实上限制患者数量较少或治疗效果较差的外科医生，或者在低流量中心工作的外科医生。最后，在何处接受治疗的决定权将由患者和他们的医生共同决定。下一阶段支付者将被要求遵循既定的医疗模式，不论这一模式在单个患者身上是否导致较差的结果，如果不遵守规定的模式他们将会受到惩罚，反之则会受到奖励，即使这些模式导致个别患者的治疗结果更差。

医生能以不同的方式维持他们对治疗的控制权。首先，他们必须以循证的方式做出决定，符合公认的指南和建议。本书旨在为胸外科实践中需要面对的一小部分决定提供建议。对于本书所提及的许多问题，现有的数据极其稀少，难以以此为基础做出合理的建议，因此执业医师需要主动参与到收集可供决策的有用证据的过程中来。对此有各种方法可供选择，包括参加随机临床试验，将患者资料（匿名）录入到大型数据库里，参加旨在为特定问题提供有实践指导作用的处理指南的共识大会等。批判性地对待新技术而非简单地全盘接受，或许有助于减少盲目接受未经证实的新技术，并将其大规模地应用到实践中。

7　结论

决策能力是外科医生的生命力。医生如何做出决策将影响患者的近期和远期疗效。在不久的将来，这些决策还会影响到医疗支付、会诊模式，及实施某些特定手术的特权。目前在外科实践中所做的大多数决策仍缺乏适当的证据。此外，医生们倾向于忽略已发表的证据和指南，而宁可将决策建立在先前的训练、个例报道和直觉的基础上，由此判断什么是对患者最好的。

改进决策过程对患者的健康、医学专业的健康发展以及医生的事业都至关重要。为此，我们必须理智地接受循证医学文化。这要求我们严格评估已报道的证据，具体分析患者的临床特点，将患者特点与指南相结合用于日常工作中。不断总结医疗模式、更新处理方式、严格评估已有的结果是维持最佳质量医疗所必需的。对这些过程进行文献整理必须成为第二天性。除非每个外科医生在这一过程中采取主导姿态，并且胸外科医生全体相信这一概念，否则我们将发现自己被外来力量边缘化，使我们远离我们的患者且损害我们做出关键决策的专业能力。

参考文献

1. The KJ, Mortality G. An intimate history of the black death, the most devastating plague of all time. New York: Harper Collins; 2006.

2. Eddy DM. Decisions without information. The intellectual crisis in medicine. HMO Pract. 1991;5:58–60.

3. Herrera-Perez D, Haslam A, Crain T, Gill J, Livingston C, Kaestner V, Hayes M, Morgan D, Cifu AS, Prasad V. A comprehensive review of randomized clinical trials in three medical journals reveals 396medical reversals. Elife. 2019;8. pii: e45183.

4. Hippocrates. The genuine works of Hippocrates. Charles Darwin Adams (Ed, Trans). New York: Dover; 1868.

5. Moore W. The knife man: the extraordinary life and times of John Hunter, Father of Modern Surgery. New York: Broadway Books; 2005.

6. Bowditch HI. A treatise on diaphragmatic hernia. Buffalo Med J Monthly Rev. 1853;9:65–94.

7. Claridge JA, Fabian TC. History and development of evidence-based medicine. World J Surg. 2005;29:547–53.

8. Hedblom C. Diaphragmatic hernia. A study of three hundred and seventy-eight cases in which operation was performed. JAMA. 1925;85:947–53.

9. Harrington SW. Diaphragmatic hernia. Arch Surg. 1928;16: 6–415.

10. Churchill ED. Wanderjahr: the education of a surgeon. Boston: The Francis A. Countway Library of Medicine; 1990.

11. Robinson DH, Toledo AH. Historical development of modern anesthesia. J Invest Surg. 2012;25(3):141–9.

12. Farrar FL. The butchering art: Joseph Lister's quest to transform the grisly world of Victorian medicine. New York: Straus and Giroux; 2017.

13. Miller JI Jr. The history of surgery of empyema, thoracoplasty, Eloesser flap, and muscle flap transposition. Chest Surg Clin N Am. 2000;10:45–53.

14. Mabe MA. The growth and number of journals. Serials. 2003;16:191–7.

15. Ware M, Mabe M. The STM report. 4th ed. Hague: International Association of Scientific, Technical and Medical Publishers; 2015.

16. https://www.nlm.nih.gov/bsd/stats/cit_added.html. Accessed 8March 2020.

17. Druss BG, Marcus SC. Growth and decentralization of the medical literature: implications for evidence-based medicine. J Med Libr Assoc. 2005;93(4):499–501.

18. Hoffman T, Erueti C, Thorning S, Glasziou P. The scatter of research: cross sectional compari- son of randomised trials and systematic reviews across specialties. BMJ. 2012;344:e3223.

19. Cochrane AL. Effectiveness and efficiency. Random reflections on health services. London: Nuffield Provincial Hospitals Trust; 1972.

20. Cochrane Collaboration website. http://www.cochrane.org/. Accessed 8March 2020.

21. Guyatt G, Gutterman D, Baumann MH, Addrizzo-Harris D, Hylek EH, Phillips B, Raskob G, Zelman Lewis S, Schunemann H. Grading strength of recommendations and quality of evidence in clinical guidelines: report from an American College of Chest Physicians Task Force. Chest. 2006;129:174–81.

22. Ginsberg R, Roth J, Ferguson MK. Lung cancer surgical practice guidelines. Society of Surgical Oncology practice guidelines: lung cancer. Oncology. 1997;11:889–92. 895.

23. https://www.rand.org/topics/delphi-method.html. Accessed 8March 2020.

24. Little AG, Rusch VW, Bonner JA, Gaspar LE, Green MR, Webb WR, Stewart AK. Patterns of surgical care of lung cancer patients. Ann Thorac Surg. 2005;80:2051–6.

25. Charloux A, Brunelli A, Bolliger CT, Rocco G, Sculier JP, Varela G, Licker M, Ferguson MK, Faivre-Finn C, Huber RM, Clini EM, Win T, De Ruysscher D, Goldman L, European Respiratory Society and European Society of Thoracic Surgeons Joint Task Force on Fitness for Radical Therapy. Lung function evaluation before surgery in lung cancer patients: how are recent advances put into practice? A survey among members of the European Society of Thoracic Surgeons(ESTS) and of the Thoracic Oncology Section of the European Respiratory Society(ERS). Interact Cardiovasc Thorac Surg. 2009;9:925–31.

26. Ferguson MK, Gaissert HA, Grab JD, Sheng S. Pulmonary complications after lung resection in the absence of chronic obstructive pulmonary disease: the predictive role of diffusing capac- ity. J Thorac Cardiovasc Surg. 2009;138:1297–302.

27. Novoa NM, Ramos J, Jiménez MF, González-Ruiz JM, Varela G. The initial phase for vali- dating the European algorithm for functional assessment prior to lung resection: quantify- ing compliance with the recommendations in actual clinical practice. Arch Bronconeumol. 2012;48(7):229–33.

28. Shugarman LR, Mack K, Sorbero ME, Tian H, Jain AK, Ashwood JS, Asch SM. Race and sex differences in the receipt of timely and appropriate lung cancer treatment. Med Care. 2009;47:774–81.

29. Coburn N, Przybysz R, Barbera L, Hodgson D, Sharir S, Laupacis A, Law C. CT, MRI and ultrasound scanning rates: evaluation of cancer diagnosis, staging and surveillance in Ontario. J Surg Oncol. 2008;98:490–9.

30. Birkmeyer NJ, Goodney PP, Stukel TA, Hillner BE, Birkmeyer JD. Do cancer centers designated by the National Cancer Institute have better surgical outcomes? Cancer. 2005;103:435–41.

31. Tieu B, Schipper P. Specialty matters in the treatment of lung cancer. Semin Thorac Cardiovasc Surg. 2012;24(2):99–105.

32. Freeman RK, Dilts JR, Ascioti AJ, Giannini T, Mahidhara RJ. A comparison of quality and cost indicators by surgical specialty for lobectomy of the lung. J Thorac Cardiovasc Surg. 2013;145(1):68–74.

33. Nadpara PA, Madhavan SS, Tworek C, Sambamoorthi U, Hendryx M, Almubarak M. Guideline-concordant lung cancer care and associated health outcomes among elderly patients in the United States. J Geriatr Oncol. 2015;6(2):101–10.

34. Surati M, Robinson M, Nandi S, Faoro L, Demchuk C, Rolle CE, Kanteti R, Ferguson BD, Hasina R, Gangadhar TC, Salama AK, Arif Q, Kirchner C, Mendonca E, Campbell N, Limvorasak S, Villaflor V, Hensing TA, Krausz T, Vokes EE, Husain AN, Ferguson MK, Karrison TG, Salgia R. Proteomic characterization of non-small cell lung cancer in a compre- hensive translational thoracic oncology database. J Clin Bioinforma. 2011;1(8):1–11.

35. Crestanello JA, Allen MS, Jett JR, Cassivi SD, Nichols FC III, Swensen SJ, Deschamps C, Pairolero PC. Thoracic surgical operations in patients enrolled in a computed tomographic screening trial. J Thorac Cardiovasc Surg. 2004;128:254–9.

36. van Klaveren RJ, Oudkerk M, Prokop M, Scholten ET, Nackaerts K, Vernhout R, van Iersel CA, van den Bergh KA, van't Westeinde S, van der Aalst C, Thunnissen E, Xu DM, Wang Y, Zhao Y, Gietema HA, de Hoop BJ, Groen HJ, de Bock GH, van Ooijen P, Weenink C, Verschakelen J, Lammers JW, Timens W, Willebrand D, Vink A, Mali W, de Koning HJ. Management of lung nodules detected by

volume CT scanning. N Engl J Med. 2009;361:2221–9.

37. Smith-Bindman R, Lipson J, Marcus R, Kim KP, Mahesh M, Gould R, Berrington de González A, Miglioretti DL. Radiation dose associated with common computed tomogra- phy examinations and the associated lifetime attributable risk of cancer. Arch Intern Med. 2009;169:2078–86.

38. Berrington de González A, Mahesh M, Kim KP, Bhargavan M, Lewis R, Mettler F, Land C. Projected cancer risks from computed tomographic scans performed in the United States in 2007. Arch Intern Med. 2009;169:2071–7.

39. Jaklitsch MT, Jacobson FL, Austin JH, Field JK, Jett JR, Keshavjee S, MacMahon H, Mulshine JL, Munden RF, Salgia R, Strauss GM, Swanson SJ, Travis WD, Sugarbaker DJ. The American Association for Thoracic Surgery guidelines for lung cancer screening using low- dose computed tomography scans for lung cancer survivors and other high-risk groups. J Thorac Cardiovasc Surg. 2012;144(1):33–8.

40. Moyer VA on behalf of the U.S. Preventive Services Task Force. Screening for lung cancer:U.S. Preventive Services Task Force Recommendation Statement. Ann Intern Med. 2013. https://doi.org/10.7326/M13-2771.

41. Wood DE, Kazerooni EA, Baum SL, Eapen GA, Ettinger DS, Hou L, Jackman DM, Klippenstein D, Kumar R, Lackner RP, Leard LE, Lennes IT, ANC L, Makani SS, Massion PP, Mazzone P, Merritt RE, Meyers BF, Midthun DE, Pipavath S, Pratt C, Reddy C, Reid ME, Rotter AJ, Sachs PB, Schabath MB, Schiebler ML, Tong BC, Travis WD, Wei B, Yang SC, Gregory KM, Miranda Hughes M. Lung cancer screening, Version 3.2018, NCCN Clinical Practice Guidelines in Oncology. J Natl Compr Canc Netw. 16:4. https://doi.org/10.6004/ jnccn.2018.0020.

42. MacMahon H, Naidich DP, Goo JM, Lee KS, Leung ANC, Mayo JR, Mehta AC, Ohno Y, Powell CA, Prokop M, Rubin GD, Schaefer-Prokop CM, Travis WD, Van Schil PE, Bankier AA. Guidelines for management of incidental pulmonary nodules detected on CT images: from the Fleischner Society 2017. Radiology. 2017;284(1):228–43.

第 2 章

循证医学：证据质量和评价系统

Apoorva Krishna Chandar, Yngve Falck–Ytter

1 引言

　　循证医学方法是解决临床问题的系统性方法，这一方法体现为将所能获得的最好证据和临床经验，以及患者意愿三者之间的整合和统一[1]。可以说，循证医学最重要的应用就是临床实践指南的制定。对于临床实践指南，医学会[2] 的评价是：

　　临床实践指南包括致力于优化临床服务的推荐意见。它的信息来源于证据的系统综述和对可选措施的优缺点的评估。值得信赖的指南制定的基础是对已经存在的证据的系统综述。由相关领域的多学科专家和代表组成的工作组推动其发展，并考虑重要的患者分组和患者的选择。同时，指南的制定过程应明确、透明，最大化减少失真、偏倚及利益冲突，在可供选择的临床措施和健康预后之间的逻辑关系上能提供清楚的解释，并能提供证据质量和推荐强度的分级。在有新证据出现需要对推荐意见进行修改时做恰当的修正和改动。

　　因为知识更新非常迅速，临床医生的治疗决策越来越依赖好的临床实践指南[3]，然而，阻碍这些指南被采纳和实施的主要障碍是它们经常令人困惑，可行性较差。指南中缺乏清晰描述不仅给医务工作者，也给患者带来困惑。好的指南应该是可行的，易于理解的。为了制定能有效指导临床医生和患者的临床实践指南，指南应该根据那些最好的可获得

A. K. Chandar

Division of Gastroenterology, Louis Stokes Cleveland VA Medical Center,
Cleveland, OH, USA
e-mail: Apoorva.Chandar@case.edu

Y. Falck-Ytter（⊠）
Division of Gastroenterology, Louis Stokes Cleveland VA Medical Center,
Cleveland, OH, USA

Case Western Reserve University, Cleveland, OH, USA
e-mail: Yngve.Falck-Ytter@case.edu

的证据，并根据证据中的信息制定临床推荐意见。

　　系统开发的指南可以改善患者的治疗和预后结果，减少不恰当的操作，促进有限医疗资源的有效利用，为公共政策的制定提供依据[4]。虽然近年指南更新发展呈爆炸式增长，但指南往往缺乏透明度和有用的信息。

　　过去，指南制定者通常单纯依赖证据等级来确定证据的级别，总是认为随机对照研究的证据级别高，而观察性研究的级别低。这种分级方式过于简单，即便是随机对照研究也可能有瑕疵，而好的观察性研究则是高质量证据的基础。尽管过去 30 年来证据分级系统有了巨大的变化，但几乎所有的证据评估系统都依赖于这些简单的层级结构。高水平证据常获得强烈推荐，而不考虑密切平衡优缺点，未考虑患者的价值观和意愿等，最终反而导致推荐级别下降。

　　设计 GRADE 方法最初是为了提供一种普遍可接受的、明智的和透明的方法，来评价证据和推荐强度的级别（http://www.gradeworking group.org/）。GRADE 系统的首要目标是作为一个单独的系统，避免引起混淆，同时方法逻辑性强，克服了其他系统的缺点，GRADE 系统帮助我们形成了清晰、准确以及精准的推荐意见。GRADE 系统的使用分为两部分：

　　1. 在临床指南发展过程中确定推荐意见强度。

　　2. 帮助评估系统综述和指南所使用的证据的质量。

　　GRADE 方法已被广泛接受（超过 80 个协会和组织），包括世界卫生组织、Cochrane 协作组、美国胸科协会和欧洲胸外科医师协会[5]。在这一章里面我们会详细介绍 GRADE 方法如何评价证据级别，在指南中制定推荐强度的使用，以及患者的价值观、意愿和医疗资源的利用等方面是如何改变推荐意见的。

2　GRADE 方法

2.1　确定临床问题

　　GRADE 方法的出发点就是确定一个与临床实践相关的、可以回答的临床问题。确定一个好的临床问题非常重要，一方面，它可以帮助指南确立重点和范围，另一方面，它可以帮助确定证据主体的检索策略。PICO 策略可以帮助确定临床问题（表 2.1）。

表 2.1　确定临床问题的 PICO 策略

P	患者	描述干预的目标患者群体（例如 Barrett 食管患者）
I	干预	描述正在研究的干预措施（例如 Barrett 食管重度不典型增生的微创食管切除术）
C	对照	描述与所研究干预措施对照的措施（例如射频消融）
O	结局	描述结局，包括获益和缺点（例如全因死亡率、进展为食管腺癌、生活质量）

2.1.1 临床决策制定需要考虑何种预后？

并不是所有的预后都一样重要。实践指南中的临床问题通常包含几种预后，有些有用，有些可能无用。GRADE 通过列表的形式用等级方式区别对待各种预后，列出与决策制定密切相关的预后（如死亡率）、重要但不是特别密切的预后（如开胸术后疼痛综合征），以及不太重要的预后（如开胸术导致的瘢痕增生）。这种逐步区分法在 GRADE 中非常重要，因为不同于其他的指南系统评价单独的研究，GRADE 中证据的质量是通过对不同研究中相同的预后来评价的。其原因就是证据质量通常随着预后而变化，即使在同一个研究中也是如此。

指南小组应该明确地阐述对照措施，尤其是当涉及多种治疗措施时（如对 COPD 患者有症状的肺大疱行手术治疗或者非手术治疗），要明确阐述该推荐意见是建立在对所有的治疗措施是同等推荐，还是该措施优于其他的措施的基础上。同样地，设备的选择（如医疗资源匮乏还是医疗资源充足，医学中心容量大还是容量小）也需要被考虑在内。指南小组在制定指南的过程中需要考虑到他们的目标受众和机构的特点。在后面的章节中我们会详细介绍资源的利用。

2.2 证据质量分级

证据质量是指我们对干预措施是否适当足以支持其被纳入推荐的信心程度。在剩下的章节里，"证据质量"和"证据信心度"这两个术语可以互相替换。

确定以 PICO 为基础的临床问题是回顾和评价临床问题相关的证据质量的重要过程。例如，像"非小细胞肺癌的外科治疗"这样的问题可能会给我们带来大量的研究，包括随机临床试验（RCT）、观察性研究和病例报道，涉及各种手术方式，以及不同的患者人群。事实上这对综述作者和指南制定者是一项挑战，因为他们要面对海量的证据。GRADE 通过为综述作者和指南制定者提供详细的指南，来给出评价大量数据质量的正式方法。GRADE 将证据质量定义为我们对支持特定决策效果（收益或风险）评估的信心[6]。证据信心度是连续性变量，GRADE 用四种不同的分类来呈现这一概念（表 2.2）。

表 2.2 证据质量

高质量	我们非常有信心，真实效应与预估的效应相似
中等质量	我们对预估效应有一定信心，真实效应与预估效应可能一致，但也可能有较大差别
低质量	我们对效应的信心有限，真实效应可能与预估效应不尽相同
极低质量	我们对预估效应的信心很不充分，真实效应与预估效应可能完全不同

2.2.1 随机对照研究的证据质量评级

在 GRADE 中，随机对照研究所得出的结果可以作为高质量证据。然而，随机对照研究本身的质量差别也很大，由于方法学的限制（偏倚的风险），尤其是当与研究的设计和实施相关时，证据的质量通常会降低。GRADE 使用 5 种不同的、定义良好的标准来评价随机对照研究的证据质量（表 2.3 ）。

表 2.3 每个重要结局证据质量的评级

- 对于 RCT 研究的结局，从高质量开始，然后评级下降至中、低、极低质量证据
- 对于观察性研究的结局，从低质量开始，然后评级或下降，或较少情况下上升至中或高质量证据

评价表	需要考虑的因素
偏倚风险	RCT 研究：主要缺陷，如分配隐藏缺失、盲法缺失、失访过多、意向性治疗分析方法（ITT）失败，以及因为获益提前终止研究，考虑使用 Cochrane 偏倚风险工具[7] 观察性研究：评价暴露和非暴露队列选择、队列可比性以及目标结局评估和随访充分性以评估混杂因素风险，考虑使用 Newcastle-Ottawa 质量评价工具[8]
不一致性	治疗疗效的评估差异较大（结果的可变性或异质性）
间接性	患者：例如年龄、性别、并发症等的差异 干预：例如类似但不完全相同的干预 对照因素：对照因素的差异 预后因素：例如替代预后，短期随访和长期随访比较 两个干预措施缺少头对头的比较
不精确性	宽泛的置信区间 / 较小的样本量 / 较少的事件，使结果缺乏相应信息
发表偏倚	报告研究失败的可能性很高（通常是阴性结果的研究）
疗效大小	关联度大：RR ＞ 2.0 或 RR ＜ 0.5 关联度非常大：RR ＞ 5.0 或 RR ＜ 0.2 两个或多个观察性研究，直接证据，没有看似合理的混杂因素，没有效度的威胁，完全精确的评估
剂量 – 效应	存在剂量 – 效应梯度
可能的混杂因素	观察性研究中无法解释的、可能的混杂因素会使结果在明显的疗效方面被低估（所有可能的混杂因素都会降低疗效，结果显示治疗无效可能是混杂因素造成的）

2.2.1.1 研究设计的局限

恰当的随机化和充分的隐蔽分组可以避免临床医生和参加人员觉察出接下来的分组情况，这是避免偏倚的重要方法。不充分的分配隐藏会使治疗效果被夸大[9]，实验设计方面的重大缺陷会导致证据质量的评级下降。然而，评价方法学上的缺陷，例如缺少盲法，是否会对效应评估产生巨大影响也是很重要的，因为有些情况下缺少盲法并不会对结果产生实质性的影响。随机对照研究碰到的另一个常见问题是失访，当然，如果失访数少，或者治疗组和对照组失访比例相仿的话，研究的质量评级不一定会降低。然而，不成比例的失访可能会提高（由于对照组的失访更多）治疗效果，也可能会降低（由于治疗组的失访更多）治疗效果[10]。随机对照研究的分析方法是试验设计时另一个需要考虑的重要问题，意向治疗（ITT）分析是随机对照试验（RCT）分析的首选方法。

然而，有文献记载，意向治疗方法在随机对照试验中经常没有得到充分的描述和应用，

并且 ITT 分析的偏差是常见的 [11]。随机对照研究应该被认真研究以确定它们是否在得出结果的时候使用了 ITT 分析。最后，文献综述作者和指南制定者们在遇到因为获益而提前终止试验的研究时要提高警惕，尤其是这些研究在 Meta 分析中占有较高权重的时候，因为它们所带来的治疗疗效的提高有可能是虚假的 [12,13]。

2.2.1.2　研究结果的不一致性

如果在不同研究中效应的程度和方向变化非常大时（研究结果的异质性），效应评估的可信度会因为这种不一致性而下降。研究中治疗疗效的变化通常是患者和干预措施不同的结果。然而不一致性产生的原因不能确定时，证据的可信度会下降。例如，评价负压吸引和不吸引在肺部手术后胸腔闭式引流长期漏气中的疗效。一项针对 RCT 的 Meta 分析显示不同疗效的估计和疗效的方向变化导致残余异质性的 I^2 接近 60%，这一数字相当可观，毫无疑问会导致证据评级下降 [14]。

在 GRADE 中证据质量不会因为一致性而升高，只会因为不一致性而下降，记住这一点尤其重要。有几个标准可以帮助判断是否存在异质性：不同研究的点估计值差异很大；置信区间很小或不重叠；异质性的统计检验显示 P 值较低；I^2 值（异质性而非偶然性引起的变异性百分比）较大。

2.2.1.3　证据的间接性

GRADE 定义了几种间接证据的来源，例如患者特征的差异（年龄、性别、种族）、干预措施或对照因素的差异（相似但不相同的干预措施或对照因素）、间接的预后（直接预后 vs 替代的预后）和间接比较（例如缺少配对的外科方法的头对头实验）。所有间接证据来源都会导致效应评估的可信度下降。然而有必要记住一点，即当直接证据在质量或数量上存在缺陷，其他患者的间接证据也可以被考虑，对这些证据做适当的调整，证据的级别未必会被降低。例如，尽管关于胸外科术后患者进行深静脉血栓预防治疗的安全性和有效性评估的直接证据非常有限，但 ACCP 抗凝治疗指南对于普外科或腹腔 - 盆腔手术患者的间接证据的评级并没有降低，因为他们认为在上述两个患者群体中的相对风险与在胸科手术患者中的相对风险的差别很小或几乎没有，因此可以应用于后者 [16]。间接性的另外一个来源在于对特定预后的随访时间长短。GRADE 推荐指南制定者们应该始终明确达到绝对效应的随访时间。这个随访时间是一个时间框架，可以适当调整用来平衡替代性治疗措施的风险 - 收益结果。较长的随访时间与干预组和对照组之间出现较高的风险差异相关。这可能导致读者对治疗效果的程度有明显不同的理解。通常延长随访时间需要假定在整个周期中事件的发生率是恒定不变的 [17]。

将结果衡量标准分为直接预后和替代预后是特别重要的。在患者重要的预后数据缺失的情况下，替代方法对于干预措施对预后效应评估的贡献也是十分重要的。外科术后静脉造影或超声监测发现的无症状性静脉血栓形成就是替代预后的例子 [18]。尽管直接预后相对重要，但是直接预后和替代预后在研究中都应该被报道，因为无论对指南制定者还是系统综述读者来说，他们可能都希望在做出适当的决定之前看到这两种结果。

2.2.1.4　不精确性

不精确性通常由置信区间来确定。通常，研究纳入的患者人数较少和（或）事件较少，置信区间会比较宽，另外，当95%置信区间不能除外重要的益处或重要的害处时，我们对证据的信心会下降。例如，比较使用180°腹腔镜前胃底折叠术（180° LAF）与腹腔镜 Nissen 胃底折叠术（LNF）治疗 GERD 的长期预后[19]。尽管部分胃底折叠术显示出现扩张的病例少于半数，但是研究中的扩张事件较少，总体病例数较少，即使将结果放在一起考虑也无法评估其精确性，而且95%置信区间跨过了数值1。

2.2.1.5　发表偏倚

当有充分证据显示研究没有被报道（尤其治疗疗效微乎其微或根本无效时），可能导致高估疗效，从而降低我们对证据的信心。这些试验经常是企业赞助的，并且规模较小。系统综述和临床指南的作者应该查阅临床试验网站（http://clinicaltrials.gov）来核实那些注册过但没有发表的试验结果，系统综述提供了一个发现偏倚的途径，如漏斗图，来帮助发现潜在的发表偏倚。

2.2.2　提高观察性研究的证据质量

来自于观察性研究的结局证据通常被认为是低质量证据，这是因为观察性研究不可能完全控制一些未知的混杂因素。然而有些情况下观察性研究的证据也可以被认为是高质量证据。GRADE 推荐在几种情况下提高证据的质量。已知残留的混杂因素控制得好的观察性研究，疗效显著通常也会增加我们对证据的信心，通过认为疗效确实存在，提高其证据质量是合理的，例如以根治为目的的食管癌外科切除与保守治疗相比，死亡率显著下降[20]。提高证据质量的另外一个原因是存在剂量效应梯度。表2.3显示了何时该提高及何时该降低观察性研究的证据质量。

2.3　从证据质量到推荐意见

推荐的强度反映了我们对治疗措施所带来的获益明显超过其不良反应的信心程度，尽管每种结局被使用常用的方式进行了证据质量评级，以帮助系统综述作者和指南制定者们对得出结局特异性的信心评级，但最终的证据质量评级（针对特定 PICO 问题的总体证据质量）需要在做推荐之前确定。GRADE 详细说明了总体质量证据是由对决策至关重要的预后所相关的最低质量的证据所决定[22]。例如，我们可能对一项治疗措施的获益很有信心，但是只要有任何一点与它相关的不利因素存在，而这一点对决策制定又非常重要时（例如评级为中等质量证据），那么在所有 PICO 相关的重要结局中的总体证据质量仍然是中等，尽管获益的证据质量很高。

考虑到推荐强度事实上是一个连续变量，GRADE 提出将推荐强度分为两类——强和弱（一定条件下），这一分类系统为患者、医生和决策制定者提供了清晰、简单、易懂、可操作的指导。表 2.4 提供了对这一分类的概述。

表 2.4　GRADE 系统推荐强度的含义

推荐强度	患者	医生	政策制定者
强	在这种情况下，绝大多数患者会采纳推荐方案，只有少数不采用 正式的决策辅助不是帮助做出符合他们价值观和意愿的决定，而是帮助如何实施决定	多数患者应该接受该推荐方案 按照指南遵守这些推荐意见可以作为质量标准或行为准则	该推荐方案大多数情况下会被采纳作为考核指标
弱（一定条件下）	在这种情况下，多数患者会采纳推荐方案，但仍有不少患者不采用 决策辅助在帮助患者做出符合他们价值观和意愿的决定时是有作用的	可以帮助患者做出符合他们价值观和意愿的决定 使用决策辅助和实施共享决策策略	制定政策需要大量讨论，并需要众多利益相关者参与

推荐强度并不仅仅由证据质量决定，高质量证据并不一定意味着强推荐，强推荐有时也来自于低质量证据 [23]，虽然证据的质量是指导推荐力度的主要出发点，但其他因素，例如理想和不理想疗效之间的平衡，患者的价值观和主观意愿，以及推荐所带来的资源利用的不确定性等，这些问题在 GRADE 系统中同样重要，并且可能会改变推荐的强度甚至方向 [6]。当指南强烈推荐一项措施，他们很有信心措施带来的益处将明显超过不良反应，几乎可以确定所有被充分告知的患者都会选择这项措施。GRADE 确定了 4 种可能影响总体证据质量，从而影响推荐强度的重要因素（表 2.5）。

表 2.5　GRADE 推荐强度的决定因素

类别	强推荐举例	弱推荐举例
证据质量	大量高质量的 RCT 研究显示胸部 X 线平片筛查不能降低肺癌死亡率	只有少量病例研究考察了在不适合做 TIPS 手术的肝性胸水患者中进行膈肌修补治疗的有效性
平衡利弊	与 VATS 相比，在大量稳定的自发性气胸患者中首先使用胸腔穿刺抽气治疗的成功率足够高，并且风险较小，费用较低	180° 腹腔镜前胃底折叠术与 Nissen 胃底折叠术相比，降低了手术引起的吞咽困难从而需要扩张治疗的发生率，但代价是再手术率升高和反流后遗症增加
价值观和意愿	年轻的早期非小细胞肺癌患者总是更重视术后辅助化疗的延长生命的作用，而不是治疗毒性	老年早期非小细胞肺癌患者可能更关注术后辅助化疗的治疗毒性，而不是其延长生命的作用
资源利用（例如，成本）	使用带针胸管穿刺引流治疗大量自发性气胸相对成本较低	对于进展期非小细胞肺癌患者，在初始化疗中增加贝伐珠单抗的成本较高

3　资源利用

资源利用随着时间和地域的不同而变化很大。一项高成本的治疗措施在低成本方案同样有效的情况下不可能被强烈推荐，所以考虑推荐的背景是十分必要的，以便特异性地针对指南的应用环境来给出推荐意见[21]。

资源利用研究需要在经验性研究的框架内同时实施，如临床试验或使用决策模型来分析不同来源的二级数据，成本效用和资源效用在外科治疗中非常重要。

GRADE 推荐分两步来评估资源利用[24]，首先考虑资源利用对给出推荐意见是否重要（或非常重要），其次考虑资源利用的特殊内容和它们对不同决策的潜在影响。关于GRADE 对资源利用的详细解释，我们推荐读者阅读其他相关的 GRADE 出版物[24,25]。

3.1　结果总结

GRADE 提出使用结果总结表（SoFs）来呈现关键预后及展示全面而精炼的总结。SoFs 表通常包含了所有临床决策制定所需的重要预后，显示某一结局及与之相关的相对和绝对疗效在不同研究之间的证据质量[22]。Meta 分析和 SoFs 表能一起为指南制定者在制定推荐意见时提供有用的信息。GRADE 推荐一张 SoFs 表中最多呈现 7 种预后，因为并不是预后项目越多，对数据的回顾和判断的效果就越好[17]，如果有超过 7 项预后，就需要合并相似的预后（例如将有症状的深静脉血栓形成和肺栓塞合并成"静脉血栓事件"）。系统综述也经常会进行多个比较，在两个不同患者人群中评价治疗措施，或是考察一系列干预措施对同一个临床问题的不同作用，这些系统综述也可以附上几个 SoFs 表。

3.2　指南如何书写？

指南的作者应该选择合适的语言来阐述他们的结果。GRADE 建议使用标准化的语言来表达强推荐和弱推荐，赞成或反对某项措施。这类标准化语言是："我们推荐使用…"或"我们推荐不使用…"，这是强推荐；而弱推荐的标准化语言则是"我们建议使用…"或"我们建议不使用…"[22]。例如，弱推荐可以写为："对于有高出血风险的胸外科手术患者，我们建议使用器械来预防血栓形成要好于不采用任何预防措施，最好是使用间断充气加压装置"[16]。

4　GRADE 应用

因其清晰、简明、方法严格，GRADE 广泛应用在各种证据质量评级中，从系统综述，到诊断实验，到卫生技术评估策略，通过提供有效的推荐建议，例如临床操作指南、治疗路径或决策支持系统，从而使医务工作者更容易掌握和使用（上半部分是系统综述过程，下半部分是形成推荐意见的）。

5   结论

在撰写指南、教科书或其他证据总结并形成推荐意见时，使用简单易行、严格明晰的评级系统可以减少困惑，增加透明性，在一个共享的决策系统中外科医生也可以让患者一起加入进来，尤其是当推荐的治疗建立在不同证据的不同级别的推荐度，不同水平的利弊权衡，以及对患者价值观和意愿的不确定性时[27]。

尽管使用 GRADE 方法进行证据质量评级具有可重复性[28]，但其主要目标是提供透明的、准确的判断。GRADE 系统是唯一一个可以认识到证据质量可能随着结局而变化的系统，并特别提出以结局为中心的观点。GRADE 系统在评级证据质量时提供了准确、详细、全面的标准。最后，GRADE 系统不仅定义了证据质量和推荐强度这两个相关但独立的概念，而且使从证据质量评级到形成推荐意见这一过程成为一个透明的过程，并纳入了在决策过程中其他一些重要的因素：患者的价值观和意愿，以及利弊平衡和资源利用。

参考文献

1. Sackett D, Strauss S, Richardson W, et al. Evidence-based medicine: how to practice and teach EBM. 2nd ed. Edinburgh: Churchill Livingstone; 2000.

2. IOM(Institute of Medicine). Clinical practice guidelines we can trust. Washington, DC: The National Academies Press; 2011.

3. Mendelson D, Carino TV. Evidence-based medicine in the United States--de rigueur or dream deferred? Health Aff(Millwood). 2005;24(1):133–6.

4. Sultan S, Falck-Ytter Y, Inadomi JM. The AGA institute process for developing clinical prac- tice guidelines part one: grading the evidence. Clin Gastroenterol Hepatol. 2013;11(4):329–32.

5. Organizations that have endorsed or that are using GRADE: GRADE Working Group; 2013 [cited 2013October 30]. Available from: http://www.gradeworkinggroup.org/society/.

6. Falck-Ytter Y, Kunz R, Guyatt GH, Schunemann HJ. How strong is the evidence? Am J Gastroenterol. 2008;103(6):1334–8.

7. Schulz KF, Grimes DA. Allocation concealment in randomised trials: defending against deci- phering. Lancet. 2002;359(9306):614–8.

8. Guyatt GH, Oxman AD, Vist G, Kunz R, Brozek J, Alonso-Coello P, et al. GRADE guide- lines: 4. Rating the quality of evidence--study limitations(risk of bias). J Clin Epidemiol. 2011;64(4):407–15.

9. Hollis S, Campbell F. What is meant by intention to treat analysis? Survey of published ran- domised controlled trials. BMJ. 1999;319(7211):670–4.

10. Bassler D, Briel M, Montori VM, Lane M, Glasziou P, Zhou Q, et al. Stopping randomized tri- als early for benefit and estimation of treatment effects: systematic review and meta-regression analysis. JAMA. 2010;303(12):1180–7.

11. Guyatt GH, Briel M, Glasziou P, Bassler D, Montori VM. Problems of stopping trials early. BMJ. 2012;344:e3863.

12. Deng B, Tan QY, Zhao YP, Wang RW, Jiang YG. Suction or non-suction to the underwater seal drains following pulmonary operation: meta-analysis of randomised controlled trials. Eur J Cardiothorac Surg.

2010;38(2):210–5.

13. Guyatt GH, Oxman AD, Kunz R, Woodcock J, Brozek J, Helfand M, et al. GRADE guidelines: 7. Rating the quality of evidence--inconsistency. J Clin Epidemiol. 2011;64(12):1294–302.

14. Gould MK, Garcia DA, Wren SM, Karanicolas PJ, Arcelus JI, Heit JA, et al. Prevention of VTE in nonorthopedic surgical patients: Antithrombotic Therapy and Prevention of Thrombosis, 9th ed: American College of Chest Physicians Evidence-Based Clinical Practice Guidelines. Chest. 2012;141(2Suppl):e227S–77S.

15. Guyatt GH, Oxman AD, Santesso N, Helfand M, Vist G, Kunz R, et al. GRADE guidelines: 12. Preparing summary of findings tables-binary outcomes. J Clin Epidemiol. 2013;66(2):158–72.

16. Guyatt GH, Norris SL, Schulman S, Hirsh J, Eckman MH, Akl EA, et al. Methodology　for the development of antithrombotic therapy and prevention of thrombosis guidelines: Antithrombotic Therapy and Prevention of Thrombosis, 9th ed: American College of Chest Physicians Evidence-Based Clinical Practice Guidelines. Chest. 2012;141(2Suppl):53S–70S.

17. Broeders JA, Roks DJ, Ahmed Ali U, Watson DI, Baigrie RJ, Cao Z, et al. Laparoscopic ante- rior 180-degree versus nissen fundoplication for gastroesophageal reflux disease: systematic review and meta-analysis of randomized clinical trials. Ann Surg. 2013;257(5):850–9.

18. Lee JS, Urschel DM, Urschel JD. Is general thoracic surgical practice evidence based? Ann Thorac Surg. 2000;70(2):429–31.

19. Higgins JP, Altman DG, Gotzsche PC, Juni P, Moher D, Oxman AD, et al. The Cochrane Collaboration's tool for assessing risk of bias in randomised trials. BMJ. 2011;343:d5928.

20. Wells G, Shea B, O'Connell J. The Newcastle-Ottawa Scale(NOS) for Assessing The Quality of Nonrandomised Studies in Meta-analyses. Ottawa Health Research Institute web site. http:// www.ohri.ca/programs/clinical_epidemiology/oxford.asp. Accessed 2June 2020.

21. Guyatt GH, Oxman AD, Kunz R, Falck-Ytter Y, Vist GE, Liberati A, et al. Going from evi- dence to recommendations. BMJ. 2008;336(7652):1049–51.

22. Falck-Ytter Y, Guyatt GH. Guidelines: rating the quality of evidence and grading the strength of recommendations. In: Burneo JG, Demaerschalk BM, Jenkins ME, editors. Neurology: an evidence-based approach. New York: Springer; 2012. p. 25–41.

23. Guyatt GH, Oxman AD, Vist GE, Kunz R, Falck-Ytter Y, Alonso-Coello P, et al. GRADE: an emerging consensus on rating quality of evidence and strength of recommendations. BMJ. 2008;336(7650):924– 6.

24. Brunetti M, Shemilt I, Pregno S, Vale L, Oxman AD, Lord J, et al. GRADE guidelines: 10. Considering resource use and rating the quality of economic evidence. J Clin Epidemiol. 2013;66(2):140–50.

25. Guyatt GH, Oxman AD, Kunz R, Jaeschke R, Helfand M, Liberati A, et al. Incorporating con- siderations of resources use into grading recommendations. BMJ. 2008;336(7654):1170–3.

26. Guyatt G, Oxman AD, Akl EA, Kunz R, Vist G, Brozek J, et al. GRADE guidelines: 1. Introduction-GRADE evidence profiles and summary of findings tables. J Clin Epidemiol. 2011;64(4):383–94.

27. Feuerstein JD, Gifford AE, Akbari M, Goldman J, Leffler DA, Sheth SG, et al. Systematic analysis underlying the quality of the scientific evidence and conflicts of interest in gastroen- terology practice guidelines. Am J Gastroenterol. 2013;108(11):1686–93.

28. Mustafa RA, Santesso N, Brozek J, Akl EA, Walter SD, Norman G, et al. The GRADE approach is reproducible in assessing the quality of evidence of quantitative evidence synthe- ses. J Clin Epidemiol. 2013;66(7):736–42.

第 3 章

决策分析技术和决策过程

Varun Puri and Bryan F. Meyers

1 引言

几乎所有的临床治疗都是决策分析的结果。影响患者治疗的决策可以是基于实验室常规检查结果的床旁决策，也可以是批准和支付某种特殊疾病的新且昂贵的治疗措施费用的卫生政策决策。同样地，卫生政策决策的结果可以体现在患者个体的治疗结果及疾病治疗管理措施的世代更替中。

制定医疗决策同样是非常复杂的，受很多因素影响，包括有竞争性的替代治疗的可行性分析，权衡这些个体治疗方案的风险、成本和效果，以及决策者的出发点。认真地同时考虑有效证据和对照方案，使其在患者治疗中取得最大满意预后的过程就是决策分析。尽管决策分析来源于工程学和经济学概念，现在却被越来越多地用在医学领域，用来澄清观点，指导决策的制定[1,2]。有些学者也使用这一方法学来解决胸外科的一些常见问题[3-13]。

2 应用决策分析技术

在临床医学中，决策分析最常见于以下三种情形，下面将用相关的例子对其进行阐述。

2.1 干预与不干预

面对特定的临床状况，需要在干预和继续观察中做出取舍，在胸外科中最常见的例子就是意外发现孤立性的肺结节[5]。在这里决策分析的框架从考虑所有可行的治疗选择

V. Puri (✉) · B. F. Meyers

Washington University School of Medicine, St. Louis, MO, USA

e-mail: puriv@wustl.edu; meyersb@wustl.edu

开始，包括继续观察，即 3 ～ 6 个月后复查 CT（不进行干预）；或者立即干预，包括 PET-CT 扫描、经皮或支气管镜活检；或者直接手术。在选择任何一种方法之前，合理评估结节的恶性风险尤为重要。举个例子来说，一位 65 岁吸烟患者的结节恶变的风险明显高于 45 岁非吸烟患者；同样，直径 2cm 的有毛刺征的病灶可能是癌的风险明显高于直径 9mm 的圆形磨玻璃影病灶。这些特征对检验的阳性和阴性预测值的影响非常大，因此在决策分析中也需要考虑和进行定义。此问题谨慎的解决办法在于建立有价值的决策分析方法。在上述例子中，人们期望对不同的病例给出不同的答案，所以不可能用同样的决策分析来评价这两例患者。对问题的分析必须非常有特异性，并且后续决策分析的结果将仅适用于与预先定义的特定参数一致的情况。

接下来让我们看一下与干预有关的各种可能的选择，并考虑各种选择的后果。为此，考察即将采用的检测方法的敏感性、特异性及准确性是非常重要的。检测的假阳性将导致不必要的手术，而假阴性将导致漏诊，或延误肿瘤的诊断，引起肿瘤进展，并有增加长期死亡率的风险。不手术（继续观察）的结局可能是正确的，病灶本身的确是良性的，从而避免了不必要的手术；也有可能是不正确的，即最后证实是肺癌，而延误了治疗。最后，干预的优点（例如早期诊断，避免肿瘤相关死亡率的风险提高），以及缺点（例如围术期成本及不良反应等），都被纳入决策分析所考虑的范围。分析的终点可以不同，从成本最小化，肿瘤死亡最小化，到干预相关的不良反应最小化，或者总体生存时间的最大化。尽管这些目标乍一看都差不多，但决策分析通常在脑海中要有一个特定的终点目标，较少见的情况是决策分析也可以评估两种导致相同结果的选择，比较它们的成本或时间效率。更常见的情况是测量的终点更复杂一些，如同时评估成本、生存时间及生活质量。终点越复杂，决策分析技术在解释和阐明两种选择之间的差异时越有用。

2.2　不同的合理干预之间的选择

决策分析技术的另一个常见应用就是当一种选择还不清楚其是否优于其他选择的时候用于在各种选择之间进行比较。例如，在既定的肺癌切除手术中，可能会遇到意外的纵隔淋巴结转移[3]，这里有两个选择：A. 按原计划继续实施手术；B. 停止手术切除，给予新辅助治疗或放化疗，在后期肿瘤不进展和临床情况不恶化的时候再尝试切除肿瘤。在这个例子中，作者考虑了一系列原发切除手术后的可能事件，包括手术死亡率、辅助治疗的生存率和无辅助治疗的生存率。同样地，在选择将手术延期到诱导治疗后，他们也考虑了各种不同结局的可能性，包括探查手术，仅接受放化疗而不进一步手术切除，以及从辅助治疗成功过渡到手术切除的相关死亡率。研究人员可以根据以前发表的文献估计每一种情况的可能性，也利用自己的临床数据，或者综合两种方法来进行预测。本文中，作者使用成本 - 效益分析来为临床选择提供线索，通过估计两种治疗选择的总体治疗成本和预期的生存率，以及质量调整的生存率来做出决策和进一步研究。

2.3 优化干预时间和间隔

决策分析也可以应用在确定合适的干预时间上。举例来说，食管癌切除术后的最适随访时间一直存在争议，不同小组提出随访的时间从间隔 3 个月到 12 个月不等。恰当使用决策分析技术可以比较两种不同随访时间：每 3 个月做一次影像学检查、看一次门诊、做一次实验室检查，相对于不那么频繁地每年进行一次门诊随访和影像学检查，在两种选择上均考察复发的可能性，以及复发后治疗和不治疗的可能生存率，从而进一步生成模型来优化资源使用，及避免不必要的治疗干预。

3 技术方法

决策分析过程最好使用一种标准化的方法来进行。简而言之，在解决问题的过程中，首先必须明确问题和目标。接下来列举各种选择，以及这些不同的选择如何影响后续事件的可能性和价值，最后还需要考虑在每个选择中间如何平衡利弊。Weinstein 等 [14] 介绍了决策分析的 PROACTIVE 方法。

3.1 P: Problem（s）——确定问题

必须尽可能准确地描述问题的细节，因为干预的表现以及随后的许多概率和结果将与这些定义的细节高度相关。这一步骤还涉及问题的历史由来和不采取行动的可能后果。创建一个"结果表"以列举出待观察方法的各种结局通常非常有用。

3.2 R: Reframe——确定视角

从多种视角来考虑问题，包括患者的、家庭成员的、社会的，以及临床医生的，这非常有用，因为疾病本身通常对不同的人提出不同的挑战。举例来说，疾病筛查可能对大多数没有筛查出问题的人来说影响非常小，但是对发现疾病的少数人来说却影响巨大。这种决策分析的结果往往取决于筛查的费用，以及由于筛查阳性而采取预防或医疗措施的费用，当然这一点的好处从不同视角例如患者、社会和费用支付方来看是不同的。

3.3 O: Objective——聚焦目标

目标是挽救生命？还是省钱？还是在两者中取得平衡？可以有多个目标，重要的是目标之间的权衡。"方法"目标是指中间步骤（例如对肺癌实行手术治疗），当与"基本"目标（例如肺癌手术后的长期生存率）相比时，后者更具真正的价值。当后续情况可以预测，并且基本目标在时间上太过遥远或者测量非常昂贵时，方法目标可以作为替代终点。

3.4　A: Alternatives——可能的选择

在三方面广泛考虑所有的选择：不治疗，治疗，需要更多信息做决定（例如在做决定之前需要更多的检查结果）。

3.5　C: Consequences/Chances——结果 / 机会

制定结果模型并评估这些结果的机会或可能性。所有选择的结果（阳性和阴性）可以列成一张平衡表，对每一个结果的可能性进行评估，对每种可能性进行检索是整个决策分析的重要部分。个体干预的所有结局的可能性相加等于 1。

3.6　T: Trade-Offs——价值权衡

确定和评估价值权衡。评价结果需要先确定每个可能结果的重要性。这里患者报告的结局常常是关键。举例来说，如果对癌症治疗后的生存率感兴趣，生活质量评估进一步提升了其效应值，干预效应评估的更有意义的指标是质量调整的生存率。质量调整生命年（QALY）整合了生存时间和生活质量，质量调整生命年的基本概念是假定患者健康地存活了一年时间等于 1 个 QALY（1 年 *1 效应值 =1QALY），如果存活了 1 年，但健康状况不够理想，则该值小于 1QALY。有很多可行的方法来评价各种疾病状况，从而计算出 QALY。

3.7　I: Integrate——整合

整合各种证据和价值，从而计算出每个选择的期望值。在某些分析中，这一步是指所谓的沿着决策树逐项分析以得出一个更有倾向性的选择和一些估计值来调整这个倾向。这一步可以由复杂的计算机程序来完成。

3.8　V: Value——价值

尽可能优化期望值。决策分析的基本原则是使期望效应最大化。将达到每个结果（例如，无病生存、带病生存、死亡）的概率乘以该结果的计算值，并且对于决策树中的每个选择均计算该乘积，将这些乘积的总和相加，以产生该选择的预期平均值。计算期望值的选择可能来源于获得最大满意结局或者最小成本 / 伤害的目标。或者，可以在成本 – 效益分析中选择更复杂的终点。

3.9　E: Explore/Evaluate——探索 / 评估

探索假设，评估不确定性。决策分析使用局部的观察值或研究值作为结局可能性和效用值的评估，如果这些数字存在不确定性，可能会改变整个推荐意见，所以有必要对推荐意见在可能性和效用值上对合理的变化是否敏感进行检测。这项分析称为"敏感性分析"，可以同时对一元（1-way 敏感性分析）或多元（n-way 敏感性分析）变量通过临床上有意义的效用值进行排序，重新评定模型。在有些案例中，数据点的一些大的变动，对结局的影响微乎其微（不敏感）；而有些案例中，一个特定数据输入后对结局的影响巨大，所以进行敏感性分析非常重要。

4 创建决策树

现在让我们来看看在创建决策树的过程中这些原则是如何运用的。决策树（图 3.1）的阅读顺序是从左至右，是以决策节点（正方形）开始，在这一点上对干预方法进行选择，在这个例子中我们需要在两种相互竞争的肺癌治疗方案之间做出选择。从这里开始，一系列可能节点（圆形）代表了患者接受任何一种干预后发生下游事件的可能性。在这个非常简单的模型中，每种治疗结局的可能性受限于治疗成功还是失败，这些结果的概率（介于 0 和 1 之间的数字）都会显示出来。每次干预结局的概率加起来为 1。最后，终点节点（三角形）代表了分析的最终状态，列出了达到这个状态的预期成本（成本 – 效益分析）和患者达到终点状态时的预估效用值。在这个案例中，成本是用美元表示，获益预后是以 QALY 表示。图 3.2 显示了回推后的决策树，"回推"决策树指的是从决策树的终点节点开始分析，往后回推至决策节点，判断每一个决策通路所耗费的成本和所取得的价值。在这个例子中，所提出的替代治疗成本更高，但是延长了预期生存时间，在这个模型中推荐标准治疗或者基础治疗，因为这里的决策分析致力于使成本最小化，不同的模型可以选择不同的终点（如生存最大化或成本最小化），这样推荐意见也会随之改变。这是一个非常简单的例子，但通过引入不同预后，可能会导致更大的复杂性。例如治愈且无任何并发症是任何决策树中最理想的预后，或者治愈且合并较轻或较重的并发症可能导致相同的生存时间，但增加了（管理并发症的）成本，降低了生活质量（作为并发症的结果）。当这些决策树的复杂性开始接近临床结果时，它们的实际价值就会增加。

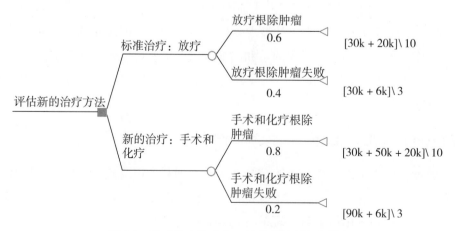

图 3.1 肿瘤治疗的成本 – 效益分析通用决策树

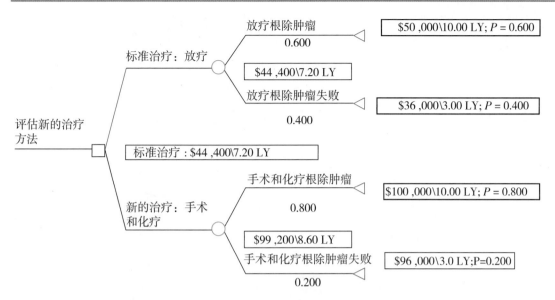

图 3.2　描述每个治疗选择的总体成本和效用的回推决策树

4.1　特殊情况

4.1.1　成本 – 效益分析（CEA）

　　CEA 指的是决策分析中的一种特殊情况，其目标是在任何给定的资源水平使人群健康获益最大化，或者将同样的方法用于给出预定的健康获益，目标是使取得这一获益的成本最小化，这一分析通常是从支付方的视角出发的，治疗的成本是治疗支付方所支付的费用，另一种方法是从社会的视角出发或者综合考虑，在综合视角分析中，治疗费用是付款人所支付的费用，减去因更有效的治疗而寿命更长的患者给社会带来的金钱收益。治疗成本可能包括直接医疗成本、非医疗成本（交通、饮食变化、锻炼计划等）、照顾者的时间成本、生产力损失以及由于治疗所获得的生命延长带来的未来干预措施医疗成本。治疗的效果使用经典的 QALY 表示，在典型的成本 – 效益分析中，增量成本 – 效益比（ICER）是通过使用决策模型估计患者在剩余寿命内获得的每生命年（或质量调整生命年）的成本，并且是成本效益的度量。如果一种治疗方式成本更低，且比其他方案更有效，则被标记为首选方法。

4.1.2　Markov 模型

　　在决策树中我们已经见过了线性模型，队列是随着时间推移而前进的，另一种状态转移模型，也称为 Markov 模型，在决策分析中也经常用到。Markov 模型允许患者或患者组在模型中从一种健康 / 疾病状态转到另一种状态，Markov 模型的优势就是使用不同的健康状态或事件来反映疾病随时间进展的能力，所以这一模型通常更被临床医师所理解并直接应用在流行病学的生存数据分析中（如年化率、生存曲线、时间 – 事件分布等）。Markov 模型既可以被用于模拟短期过程（如手术术后恢复），也可以模拟长期过程（如个体生命跨度）。

Markov 模型可以用几种方式来分析，最常见的是队列模拟（图 3.3），在模型中患者队列可以从任何疾病状态开始，然后记录队列在模型中的间期和队列在任意状态、任意时间点的比例，这样每个状态的平均间期就可以被计算出来。另外，Monte Carlo 模拟（微模拟）方法在个体患者水平适用，很多假想的患者会被模型和所记录的疾病方式排除在外，以尽可能准确地还原疾病的真实过程，这将允许调查人员在个体和群体水平模拟预后的变化。

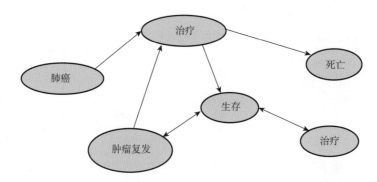

图 3.3　描述从一种健康状态转移到另一种状态的简易 Markov 模型

5　决策分析的其他临床应用

5.1　卫生政策

毫无疑问，决策分析技术可以准确地应用在卫生政策的制订中，涵盖了从国内和国际工作组对特定疾病过程管理的推荐意见制定，到确定某种治疗方案是否可行的成本 – 效益分析。

5.2　临床方案

临床方案的制定可以使用"PROACTIVE"方法，在决策树中减少不恰当的治疗选择，这一方法相对比较严格，更适合于当患者的意愿很少能改变决定的时候。

5.3　辅助患者做决定

患者的主观意愿在决策过程中很重要时，这些工具可以用来给患者提供治疗选择的信息，决策方法学以发展这些工具为核心，这些决定辅导为患者提供了详尽的信息，但同时又避免给出特定的推荐，把最终决定权留给患者 – 医师团队。

6　决策分析的好处

尽管决策分析并不适用于所有的临床问题，但在复杂的、尚无确切答案的、最佳选择不能立即明确的问题分析中它确实是一个有用的技术，学习和使用决策分析迫使医生清晰地考虑在决策过程中所有已知和未知的方面，从而改正了医生的思维模式。另外，决策分析包括了和这一领域十分相关的一些研究结果，这可以提高决定的循证性。同时，计算的决策分析学习还包含了比在我们日常中使用的决策制定方法更特异、更容易理解的证据级别。决策分析提供了一个框架，在这里临床医师可以客观地与同行和患者交流关于决策制定过程的问题[1, 2]。通过结合以患者为中心的结局（如质量调整的生存率），作为决策过程中的效用值，可以鼓励患者参与到决策过程中来[1]。决策分析可以作为一个媒介，催化更多这一领域的相关研究开展，尤其当敏感性分析可以改变推荐意见时，更催生出了一些有意义的讨论和可验证的假说。

7　决策分析的缺点和局限性

因为决策分析是由特定的终点和病例分析所组成，病例反映了特定的临床情况，当终点改变或者临床状态改变时，临床医师在套用推荐意见和思维框架时可能会有困难。决策分析的方法学不可避免地需要对事件的可能性和价值做出假设，而这些假设来自不同质量的文献，临床医师受过培训来解读可测量的个体数据并据此做出决定，他们往往会质疑基于假设所给出的推荐意见，即使这些意见是根据合理的证据得出来的。

8　结论

制定临床决策是非常复杂的过程，通常受多种因素所影响，包括医学证据、个人经验及直觉。"决策分析"提供了一个框架来模拟临床情况，整合已有的证据，为干预提供建议。决策分析技术是有价值的工具，在临床医学制定卫生决策、使用临床算法及成本－效益分析中都有应用。

参考文献

1. Elwyn G, Edwards A, Eccles M, Rovner D. Decision analysis in patient care. Lancet. 2001;358:571–4.
2. Richardson WS, Detsky AS. Users' guides to the medical literature. VII. How to use a clini- cal decision analysis. B. What are the results and will they help me in caring for my patients? Evidence Based Medicine Working Group. JAMA. 1995;273:1610–3.
3. Ferguson MK. Optimal management when unsuspected N2nodal disease is identified dur- ing thoracotomy for lung cancer: cost-effectiveness analysis. J Thorac Cardiovasc Surg. 2003;126:1935–42.
4. Ferguson MK, Lehman AG. Sleeve lobectomy or pneumonectomy: optimal management strat- egy using decision analysis techniques. Ann Thorac Surg. 2003;76:1782–8.
5. Tsushima Y, Endo K. Analysis models to assess cost effectiveness of the four strategies for the work-up

of solitary pulmonary nodules. Med Sci Monit. 2004;10:MT65–72.

6. Puri V, Crabtree TD, Kymes S, et al. A comparison of surgical intervention and stereotactic body radiation therapy for stage I lung cancer in high-risk patients: a decision analysis. J Thorac Cardiovasc Surg. 2012;143:428–36.

7. Puri V, Pyrdeck TL, Crabtree TD, et al. Treatment of malignant pleural effusion: a cost- effectiveness analysis. Ann Thorac Surg. 2012;94(2):374–80.

8. Shah A, Hahn SM, Stetson RL, et al. Cost-effectiveness of stereotactic body radiation therapy versus surgical resection for stage I non-small cell lung cancer. Cancer. 2013;119:3123–32.

9. Meyers BF, Haddad F, Siegel BA, et al. Cost-effectiveness of routine mediastinoscopy in com- puted tomography- and positron emission tomography-screened patients with stage I lung can- cer. J Thorac Cardiovasc Surg. 2006;131:822–9.

10. Samson P, Patel A, Robinson CG, Morgensztern D, Chang SH, Colditz GA, Waqar S, Crabtree TD, Krupnick AS, Kreisel D, Patterson GA, Meyers BF, Puri V. The role of surgical resec- tion in stage IIIA non-small cell lung cancer: a decision and cost-effectiveness analysis. Ann Thorac Surg. 2015;100(6):2026–32.

11. Hu Y, Puri V, Shami VM, Stukenborg GJ, Kozower BD. Comparative effectiveness of esoph- agectomy versus endoscopic treatment for esophageal high-grade dysplasia. Ann Surg. 2016;263(4):719–26.

12. Semenkovich TR, Panni RZ, Hudson JL, Thomas T, Elmore LC, Chang SH, Meyers BF, Kozower BD, Puri V. Comparative effectiveness of upfront esophagectomy versus induc- tion chemoradiation in clinical stage T2N0esophageal cancer: a decision analysis. J Thorac Cardiovasc Surg. 2018;155(5):2221–30.e1.

13. Semenkovich TR, Meyers BF, Kozower BD, Puri V. The role of a decision analysis in treat- ment of T2N0esophageal cancer. J Thorac Dis. 2018;10(Suppl 26):S3309–10.

14. Hunink MGM. Elements of decision making in health care. In: Decision making in health and medicine. 1st ed. Cambridge: Cambridge University Press; 2001. p. 1–33.

第 4 章

决策制定：外科医生的视角

Thomas K. Varghese Jr

1 引言

　　肺减容手术（LVRS）在美国应用的历史可以证明非临床决定因素对医疗的影响。20 世纪 50 年代，肺减容手术首次被用于肺气肿的治疗。然而，这项手术直到 20 世纪 90 年代初才开始流行，当时报道的小样本病例系列的成功导致了美国全国范围内这种方法的应用迅速增加，虽然手术结果不确定，随访不充分，而且缺乏关于患者选择标准的数据 [1]。促成这一结果的因素包括媒体的夸大报道、影响患者和外科医生对 LVRS 态度的患者权益倡导组织的推荐、LVRS 相对低廉的价格以及较高的报销力度 [2]。1995 年 9 月，美国国家心肺血液研究所（NHLBI）举办的一场医学专家研讨会上，医疗保险和医疗补助服务中心（CMS）对此进行分析和批评，表示 LVRS 的风险和优势的数据无法证明其有资格获得无限制医疗报销。然而，分析也显示，有些患者确实因手术而获益，因此建议进行一次临床试验，以证明手术的有效性 [3]。

　　一些外科医学组织认为，已有足够的证据表明 LVRS 在所有情况下都足以纳入医保范围，因此全美肺气肿治疗试验（NETT）问世之初，遭到了他们的强力反对 [4]。1995 年 12 月医疗保险报销暂停，直到 NETT 完成，这导致 LVRS 的数量急剧减少。由于许多第三方支付平台都根据 CMS 的指南制定其报销方案，因此这一政策也可能影响许多非医保患者及其医生。外科医生是因为缺乏报销，还是因为承认科学的不确定性而停止肺减容手术，尚不得而知，但手术数量的急剧下降是因为受了 CMS 的干预是不言而喻的。NETT 试验显示，对于肺尖局限性肺气肿患者及在经过运动训练后运动耐量仍低的患者，LVRS 手术最有成效 [6]。因此，接下来的 CMS 政策便将手术报销范围限制在具备以上条

T. K. Varghese Jr（✉）
Harborview Medical Center, Seattle, WA, USA
Department of Surgery, University of Washington, Seattle, WA, USA
e-mail: tkv@uw.edu

件的患者。

　　提供医疗建议需要对提供给患者的信息进行权衡、优先排序和结构化。理想状态下，这是根据循证医学的证据做出的建议。然而，非临床因素也有可能影响决策制定。越来越多的患者期望参与他们自己的医疗决策，美国平价医疗法案也鼓励大家共同交流以做出决策[7]。因此，政府政策的出台过程也证明了，非临床因素也有可能影响外科手术的决策过程。

2　医患关系模式

　　现存的医患关系模式，根据患者对决策权的参与程度，可以分为：外科医生主导型、共同参与决策型和诊疗决策告知型（图 4.1）。外科医师主导型，指的是当给患者提供治疗推荐方案时，外科医生作为专家为患者做出决定。外科医生以他们理解的患者的价值观做决定，在诊疗决策中享有绝对的控制权。由于患者的参与有限，如果外科医生只给出有限的治疗选择或提供同样的治疗，患者可能会经历偏离其意愿的治疗。而诊疗决策告知型则是另一个极端。在这种模式下，外科医师只作为技术顾问，患者自己对诊断信息进行分析，并做出诊疗方案的判断，外科医师不会给予建议，而只是列出各种可行的治疗方案，让患者自行决定。

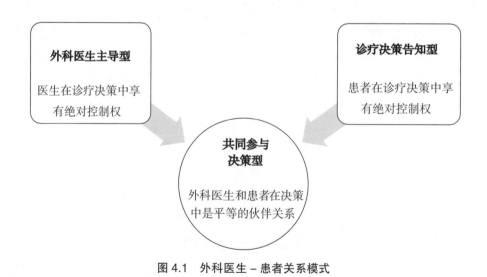

图 4.1　外科医生 – 患者关系模式

　　在这两种模式之间的是共同参与决策型，医生和患者关系是平等的，双方可以自由交换有关治疗选择的信息和偏好，最终达成一致意见。在没有明显优于其他选择的治疗时，共同参与决策在满足医疗标准的情况下，可以更好地照顾到患者的偏好和价值观。

　　手术中，治疗决策往往需视具体情况而定。患者的自主性和参与性受到医疗条件、医生水平、患者受教育程度及循证医学信息等因素的影响。本章我们将继续探讨外科医生视角下影响诊疗决策的因素，而下一章我们将着眼于患者的视角。

3 评估决策制定因素的方法学

对非临床因素影响临床决策进行研究可采用定量或半定量的研究方法，包括问卷调查、案例分析、决策分析模型，而这些方法都具有方法学的局限性[8]。定性研究（重点小组和主要采访人）有助于提出假设，然后可以使用半定量方法进行评估。因为问题对受访者的覆盖程度有限，受访者对问题的理解程度以及医生对社会规范反应的程度不同，调查有时很难解释，当一个群体的成员对问题提供了"可接受"的答案时，"真实"的答案可能会造成负面的社会评价，这就会产生社会性标准化回应。社会性标准化回应在实名调查中更多见。如果感兴趣的变量和混淆的可能性变得具有压倒性的话，随后对这些问题的定量评估可能会变得困难。一些外科医师不太熟悉的方法，如析因设计，可在一定程度上克服这些障碍。析因设计能对不同组别的差异进行比较。例如，5 个二分变量有 32（2^5）个独特的分组，可应用分层 Logistic 回归进行分析。计算复杂程度会随着变量和变量组合的增加而不断提高，因此，这种分析方法也是有其局限性的。因此，评估这个复杂研究的外科医师需要与具有相关研究知识、经验的行为学家和生物统计学家合作。

4 与临床决策制定相关的外科医师因素

临床决策制定的过程往往受到外科医师视角的非临床因素的影响。这些因素包括外科医师对不确定性的耐受程度、对承担风险的态度、个人背景和受训练程度。

4.1 承担风险的态度对于临床决策制定的影响

对不确定性的反应和对风险的态度直接地影响了临床决策。然而，就我们的理解来看，这些因素对医疗的影响也是有限的[9]。一些工具已经被开发出来，以尝试评估医生的总体冒险行为。Nightingale[10] 创建的"二问题测试"，经常被用于评估外科医师是视自己为风险偏好者还是风险规避者（表 4.1）。这些问题能判定受访者是否愿意以患者的获益和损失冒险，拒绝以患者可能的损失来冒险的医生便被视作风险规避者。Nightingale 在开展的三个研究[10-12]中发现，在面对可能存在的损失时，资源利用度和风险选择度紧密相关。选择规避风险的医生，更会利用额外资源来排除不确定的结果。在可能出现某些损失的情况下，大多数医生宁愿选择将损失降到最低，并在这些尝试中有一半失败，而不是接受某个损失。这种对于风险承担的担忧，在其他研究中呈现出并不完全一致的结果[13]，并且会受研究模型和背景文化的影响[14]。

表 4.1　用于评估外科医师风险偏好的问题

1. 对于其他器官功能正常的患者，两种治疗方案的选择

（a）治疗 A：接受治疗后，生存时间比平均生存时间增加 5 年的可能性为 100%，生存时间不增加的概率为 0

（b）治疗 B：接受治疗后，生存时间比平均生存时间多 10 年的可能性为 50%，生存时间不增加的概率为 50%

2. 对于体质虚弱患者，两种治疗方案的选择

（a）治疗 A：接受治疗后，生存时间比平均生存时间减少 5 年的可能性为 100%，生存时间比平均生存时间减少 10 年的概率为 0

（b）治疗 B：接受治疗后，生存时间比平均生存时间减少 5 年的可能性为 50%，生存时间比平均生存时间减少 10 年的概率为 50%

4.2　外科医生年龄的影响

专门研究外科医师年龄对其临床决策影响的数据其实并不多。曾有文章表明随着医师技术的退化，他们的洞察力也随之弱化。年龄的上升会导致生理和认知能力的退化。Greenfield 和 Proctor 证实了随着年龄而退化的外科医生认知因素包括注意力的集中、处理事物和关联信息的能力和智力 [15]。Trunkey 和 Botney 发起了 MicroCog 系列测试，检测外科医师职业生涯后期竞争力是否降低 [16]。测试涵盖了反应速度、注意力、数字记忆力、画面记忆力、视力、逻辑性和心算能力。研究者发现，所有的医师（包括非外科医师），尽管表现优于非医师，但他们 75 岁时的测试结果与开始时的测试结果相比，降低了 25%。在一次面向所有种类医务人员的 Meta 分析中，Choudhry 等发现 59 篇关于医疗水平降低的文章中，有一半认为这与医师的年龄增加有关 [17]。其他研究表明，年龄越大的医师越不容易接受新的已被证明的理论，并且更不能接受新的医疗标准 [18-20]。日本学者 Nakata 等发表了一项研究，93 名参与研究的外科医师和麻醉医师中，风险规避、风险中立和风险偏好的比例都没有差异 [21]，唯一阳性的结果是年龄，越是年长的医师，越是倾向于规避风险，而年轻的医师则更敢于冒险。

然而，医师年龄和决策制定是否会对循证医学行为的产生和行医执照的维持产生影响，我们暂时还不得而知。

4.3　外科医师性别的影响

女性医师的数量在过去 30 年内有着大幅度的增加 [22]。从 1980 年的 21.5% 增加至 2010 年的 45.4%，美国女性住院医师和工作人员的数量已占据了近一半的比例。但在手术专业领域，女性数量的增长速度就慢得多，仍属于少数群体。只有不到 5% 的胸外科医师是女性 [23]，因此性别对于决策制定的影响目前仍不明确。目前仅有一些小型研究探讨男医生和女医生与患者沟通模式的区别 [24]。女性医师更倾向于让患者参与医疗决定，

例如进行谈话、建立伙伴关系、询问患者意向、提供医疗信息等[24-26]。与男性医师相比，女性医师在临床访视中，较少独断专行，并且在与患者的交流中往往更有耐心。

4.4 专科培训的影响

高风险手术中，接受专科医师治疗的患者术后预后更好[27]。Goodney 等[28]发现胸外科专科医生进行肺切除术的手术死亡率低于普外科医生，尽管手术者所在医院、手术医师手术量与死亡率也有一定关系。通过在 SEER 医疗人群中进行的一项肺癌切除研究[29]，我们发现术者为普胸外科专科医生的患者术后的长期生存率比术者为普外科医生的患者高。普胸外科医师在术前和术中对患者进行分期的比例，相比普外科医师和胸心外科医师（同时行普胸外科手术和心外科手术的）要更高。Dimick 等[30]发现，经过专科认证的普胸外科医师是食管癌切除术后低死亡率的独立影响因素。这些研究都有一个共同的主题，即手术医师对手术的总体影响，以及专科医师所带来的具有更长期影响的治疗方式。同时，外科医师专科细分化也是现今的趋势所向，有更多医师新近接受培训，培训内容包括，基于循证医学证据的治疗方案、在肿瘤治疗中强调多学科参与而非仅简单专科参与等。如果专科医师接受了其他学科的培训，是否会变得更偏好风险，我们目前还不得而知。

5 医疗卫生系统对临床决策的影响因素

5.1 执业环境的影响

2010 年 3 月，患者保护与平价医疗法案（ACA）实施，旨在从质量到成本，从各方面促进提高医疗救助成效。ACA 的目标是发动一场医疗支付的改革，私人保险公司将效仿成功的政府支付改革（如捆绑支付），最终在全系统范围内为报销方式创造变革。医保赔付架构的改变对于外科医师治疗决策的制定也不可避免地会产生影响。大多数变革集中在 2011 年与 2012 年，并将持续至 2016 年。为此，ACA 制定了两个重建医疗体系计划，建立以患者为中心的医疗诊所（PCMHs）及责任医疗组织（ACOs）。这些计划旨在通过鼓励使用电子病历记录来改善协调医疗服务的各参与方，通过在报销中纳入质量评估来改变医疗服务提供者的财务的激励措施，并最终从按服务收费转变为重视医疗服务质量。

ACA 的举动，促使了医疗市场更频繁的合并重组。医院收购更多业务，这意味着外科医师让出更多自主权，使机构能保有现在的市场份额不变，以拥有电子记录系统，以及其他昂贵的基础设施。医师们发现，他们的医疗决策可能会给其收入带来负面影响。这并不是不道德的，因为成本控制一直被视为做出良好决策的重要因素[33]。可能产生的罚金，也会影响到医疗报销。采用僵化的患者治疗指南可能会限制外科医生的决策，临床路径和临床治疗计划的扩展。所有这些方式都是为了降低对患者治疗的差异，减少住院时间和医疗费用。

美国退伍军人管理局采用重大手术后患者信息采集和反馈系统已超过 10 年 [34]，该系统内的外科医师必须遵从此系统规则进行执业。成立美国国家外科质量提高工程（NSQIP）旨在减少临床治疗结果的差异。如果某中心临床结果显著不理想，将接到 NSQIP 通知。这个系统使医院注重质量改进，这可能会影响治疗模式的选择和外科医师的治疗决策。

5.2　政策环境的影响

通过制定临床指南，学术机构对治疗决策也会产生很大影响。比如，美国结直肠疾病医师协会（ASCRS）及美国胃肠疾病医师协会（SAGES）撰写的腹腔镜结直肠癌切除术临床指南对肿瘤的定位、转移瘤的诊断评估、术前准备、手术技术，以及医生为了保证手术熟练度而应行的最低手术数量都有提及。这些指南也告诉协会成员，机器人手术似乎可行，但在目前缺少长期肿瘤学预后研究的情况下，并未明确地推荐。这样的指南影响了成员的决策，与 NETT 研究前风靡的 LVRS 手术那样不遵从循证医学进行医学决策的情况形成了鲜明的对比。

关于外科医师某一手术特异性结局的数据报道是政策环境影响的另一个例子。20 世纪 80 年代中期以前，结局数据很少被报道 [36]。1990 年 12 月，医院心脏手术风险调整死亡率首次被报道 [37]，该数据在 1992 年 12 月首次正式发表 [38]，这标志着一个新的时代来临。近年来，这种形式的报道数量与日俱增 [39]。报道者认为，他们提供了医疗质量的信息，消费者、雇主和健康计划制定者可以利用这些信息来改进他们的决策，并有利于医师的医疗水平提升 [40]，也可以适当推进医疗中心的区域化和资源整合。然而，医生们担心这些报告中的风险调整策略不够充分。如果缺乏信心，文献发表的手术死亡率会让外科医师对高危患者的手术望而却步。Narins 等 [39] 调查了心脏病专家因关于纽约经皮冠状动脉介入治疗（PCI）的报道对他们决策过程产生影响的态度和经验。89% 的受试者表示认同或强烈认同这一观点，即有些可能因 PCI 获益的患者，因公开报道的医师特异性死亡率数据而没有接受手术。70% 的受试者认同或强烈认同医师特异性死亡率的报道影响了他们是否会接诊一个高死亡风险的重症患者。作者得出结论，评分系统的意外后果可能会对患者（特别是高危患者）的医疗决策产生不利影响。由于更严格的临床实践环境，评分系统也可能阻碍新疗法的开发 [40]。

因此许多学者建议改进现有体制，以便更好地评估患者的生存结果数据，从而督促外科医生自觉提升技术水平，而不是对其惩罚限制。这种基层的激励方式，已经在密歇根州 [41] 和华盛顿州开始开展 [42,43]。全国层面上，胸科外科医师协会（STS）是以协会为基础的、公开报道的、志愿者注册数据库开发的领先者，并在心外科手术风险分层评估、生存结果分析中有着重要的影响力 [44,45]。参与这些数据库的医师能够利用这些数据，构建风险分层模型，更好地做出他们的治疗决策。

Choosing Wisely® 倡议帮助外科医师和患者进行对话，来确保患者获得及时、最佳的治疗。经美国内科医学会（ABIM）基金会发起的，Choosing Wisely® 致力于帮助外科医师和患者参与到检查和手术过度使用的讨论中，帮助患者做出明智而有效的治疗选择[46]。最初的活动已经演变成一项多年的倡议，ABIM 基金会已经联系了专业协会，以确定可能被过度使用或误用的五种检查或操作。列表的选择标准包括某类专科特有，有证据支持，有文件记录并应要求可公开提供，经常被处方 / 昂贵，外行容易理解，以及可测量和可解释。STS 参与了 2013 年 2 月第二阶段的测试发表[47]（表 4.2）。这些专业生成的列表有助于加强医患对话，避免可能会伤害患者同时增加医疗成本的不必要操作。63 个专科组织参与了活动，并计划在 2014 年初公布更多名单。

5.3　医疗法律环境的影响

对诉讼的恐惧对于许多专科医师来说，都有着重要的影响。而对于高危人群的手术，外科医生的决策可能受到医疗法律风险的影响。在心胸外科领域，这种影响的确切程度尚不得而知，然而可以肯定的是，心胸外科手术中高危患者手术的比例极高，心胸外科医生在他们的职业生涯中肯定会面临这样的挑战[48]。

表 4.2　美国胸外科医师协会 Choosing Wisely® 列表

1. 无心脏疾病史且功能状态良好的患者无需在非心脏类心胸手术前进行术前压力测试
2. 如无症状或无其他高风险指标，无需在心脏手术前对颈动脉疾病进行常规评估
3. 心脏瓣膜置换手术后，出院前无需进行常规超声心动图检查
4. 在无神经系统症状时，疑似或活检证实的 I 期非小细胞癌在根治性治疗前，无需进行脑影像学检查
5. 心脏手术前，如无呼吸系统症状，无需进行肺功能检测

6　结论

尽管以循证医学为依据一直是最理想的医疗模式，但是许多非临床因素也会影响到医师治疗决策的制定。令人遗憾的是，对于每一种手术，手术中和围术期处理都是多变的，不同医学中心之间的结果也有差异，质量上的失误是造成这种变化的主要原因。对非临床因素的进一步研究可能不仅有助于解释差异，还可以改善结局。非临床影响因素包括外科医师因素（如对风险的态度、年龄、性别、有无专科培训经验等），以及医疗系统的因素（实践、医疗政策和法律环境等）。更好地评估和控制这些因素将使我们的患者得到更合理、一致和适当的治疗。

参考文献

1. Cooper JD, Trulock EP, Triantafillou AN, et al. Bilateral pneumectomy(volume reduction) for chronic obstructive pulmonary disease. J Thorac Cardiovasc Surg. 1995;109:106–19.

2. Ramsey SD, Sullivan SD. Evidence, economics and emphysema: Medicare's long journey with lung volume reduction surgery. Health Aff(Millwood). 2005;24:55–66.

3. Rationale and design of the National Emphysema Treatment Trial(NETT): a prospective ran- domized trial of lung volume reduction surgery. J Thorac Cardiovasc Surg 1999;118:518–28.

4. Cooper JD. Paying the piper: the NETT strikes a sour note. National Emphysema Treatment Trial. Ann Thorac Surg. 2001;72:330–3.

5. Huizenga HF, Ramsey SD, Albert RK. Estimated growth of lung volume reduction surgery among Medicare enrollees: 1994to 1996. Chest. 1998;114:1583–7.

6. National Emphysema Treatment Trial Research Group. A randomized trial comparing lung volume-reduction surgery with medical therapy for severe emphysema. N Engl J Med. 2003;348:2059–73.

7. Lee EO, Emanuel EJ. Shared decision making to improve care and reduce costs. N Engl J Med. 2013;368(1):6–8.

8. Clark JA, Potter DA, McKinlay JB. Bringing social structure back into clinical decision mak- ing. Soc Sci Med. 1991;32:853–66.

9. Tubbs EP, Broekel Elrod JA, Flum DR. Risk taking and tolerance for uncertainty: implications for surgeons. J Surg Res. 2006;131:1–6.

10. Nightingale SD. Risk preference and laboratory use. Med Decis Making. 1987;7:168–72.

11. Nightingale SD. Risk preference and admitting rates of emergency room physicians. Med Care. 1988;26:84–7.

12. Nightingale SD. Risk preference and decision making in critical care situations. Chest. 1988;93:684–7.

13. Holtgrave DR, Lawler F, Spann SJ. Physicians' risk attitudes, laboratory usage, and referral decisions: the case of an academic family practice center. Med Decis Making. 1991;11:125–30.

14. Zaat JOM. General practitioners' uncertainty, risk preference and use of laboratory tests. Med Care. 1992;30:846–54.

15. Greenfield LJ, Proctor MC. When should a surgeon retire? Adv Surg. 1999;32:385–93.

16. Trunkey DD, Botney R. Assessing competency: a tale of two professions. J Am Coll Surg. 2001;192:385–95.

17. Choudhry NK, Fletcher RH, Soumerai SB. Systematic review: the relationship between clini- cal experience and quality of health care. Ann Intern Med. 2005;142:260–73.

18. Freiman MP. The rate of adoption of new procedures among physicians. The impact of spe- cialty and practice characteristics. Med Care. 1985;23:939–45.

19. Hlatky MA, Cotugno H, O'Connor C, Mark DB, Pryor DB, Califf RM. Adoption of thrombo- lytic therapy in the management of acute myocardial infarction. Am J Cardiol. 1988;61:510–4.

20. Young MJ, Fried LS, Eisenberg J, Hershey J, Williams S. Do cardiologists have higher thresh- olds for recommending coronary arteriography than family physicians? Health Serv Res. 1987;22:623–35.

21. Nakata Y, Okuno-Fujiwara M, Goto T, Morita S. Risk attitudes of anesthesiologists and sur- geons in clinical decision making with expected years of life. J Clin Anesth. 2000;12:146–50.

22. Fraher EP, Knapton A, Sheldon GF, Meyer A, Ricketts TC. Projecting surgeon supply using a dynamic model. Ann Surg. 2013;257(5):867–72.

23. Antonoff MB, David EA, Donington JS, Colson YL, Litle VR, Lawton JS, Burgess NL. Women in

thoracic surgery: 30years of history. Ann Thorac Surg. 2016;101(1):399–409.

24. Roter DL, Hall JA. Why physician gender matters in shaping the physician-patient relation- ship. J Womens Health. 1998;7:1093–7.

25. Roter D, Lipkin M Jr, Korsgarrd A. Sex differences in patients' and physicians' communica- tions during primary care medical visits. Med Care. 1991;29:1083–93.

26. Van den Bronk-Muinen A, Bensing JM, Kerssens JJ. Gender and communication style in gen- eral practice. Differences between women's health care and regular health care. Med Care. 1998;36:100–6.

27. Cowan JA Jr, Dimick JB, Thompson BG, et al. Surgeon volume as an indicator of outcomes after carotid endarterectomy: an effect independent of specialty practice and hospital volume. J Am Coll Surg. 2022;195:814–21.

28. Goodney PP, Lucas FL, Stukel TAA, Birkmeyer JD. Surgeon specialty and operative mortality with lung resection. Ann Surg. 2005;241:179–84.

29. Farjah F, Flum DR, Varghese TK Jr, et al. Surgeon specialty and long-term survival after pul- monary resection for lung cancer. Ann Thorac Surg. 2009;87:995–1006.

30. Dimick JB, Goodney PP, Orringer MB, Birkmeyer JD. Specialty training and mortality after esophageal cancer resection. Ann Thorac Surg. 2005;80:282–6.

31. Lee PV, Berenson RA, Tooker J. Payment reform -the need to harmonize approaches in Medicare and the private sector. N Engl J Med. 2010;362:3–5.

32. Ein D, Jefferson A. The Patient Protection and Affordable Care Act: causes and effects. Ann Allergy Asthma Immunol. 2014;112:6–8.

33. Devettere RJ. Making health care decisions. In: Devettere RJ, editor. Practical decision making in health care ethics. Washington, DC: Georgetown University Press; 2000. p. 94.

34. Itani KM. Fifteen years of the National Surgical Quality Improvement Program in review. Am J Surg. 2009;198(5Suppl):S9–S18.

35. SAGES. Guidelines for laparoscopic resection of curable colon and rectal cancer. 2012. http:// www. sages.org/publications/guidelines/guidelines-for-laparoscopic-resection-of-curable- colon-and-rectal- cancer/. Accessed 8March 2020.

36. Topol EJ, Califf RM. Scorecard cardiovascular medicine. Its impact and future directions. Ann Intern Med. 1994;120:65–70.

37. Hannan EL, Kilburn H Jr, O'Donnell JF, et al. Adult open heart surgery in New York State. An analysis of risk factors and hospital mortality rate. JAMA. 1990;264:2768–74.

38. Epstein A. Performance reports on quality -prototypes, problems and prospects. N Engl J Med. 1995;333:57–61.

39. Narins CR, Dozier AM, Ling FS, Zareba W. The influence of public reporting of outcome data on medical decision making by physicians. Arch Intern Med. 2005;165:83–7.

40. Schneider EC, Epstein AM. Use of public performance reports: a survey of patients undergo- ing cardiac surgery. JAMA. 1998;279:1638–42.

41. Prager RL, Armenti FR, Bassett JS, et al. Cardiac surgeons and the quality movement: the Michigan experience. Semin Thorac Cardiovasc Surg. 2009;21:20–7.

42. Flum DR, Fisher N, Thompson J, et al. Washington State's approach to variability in surgi- cal processes/outcomes: Surgical Clinical Outcomes Assessment Program(SCOAP). Surgery. 2005;138:821–8.

43. Aldea GS, Mokadam NA, Melford R, et al. Changing volumes, risk profiles, and outcomes of coronary artery bypass grafting and percutaneous coronary interventions. Ann Thorac Surg. 2009;87:1828–38.

44. Clark RE, The STS. Cardiac Surgery National Database: an update. Ann Thorac Surg. 1995;59:1376–81.

45. Wright CD, Gaissert HA, Grab JD, et al. Predictors of prolonged length of stay after lobectomy for lung cancer: a Society of Thoracic Surgeons General Thoracic Database risk-adjustment model. Ann Thorac Surg. 2008;85:1857–65.

46. Cassel CK, Guest JA. Choosing wisely: helping physicians and patients make smart decisions about their care. JAMA. 2012;307:1801–2.

47. Wood DE, Mitchell JD, Schmitz DS, et al. Choosing wisely: cardiothoracic surgeons partner- ing with patients to make good health care decisions. Ann Thorac Surg. 2013;95(3):1130–5.

48. Mayer JR Jr. Ethical, legal and health policy challenges in contemporary cardiothoracic sur- gery: introduction. Semin Thorac Cardiovasc Surg. 2009;21:1–2.

第 5 章

让患者参与手术的决策制定

Joshua A. Hemmerich, Kellie Van Voorhis, and Mark K. Ferguson

1 引言

传统医疗的特点是医生采取家长式作风，指导患者选择医生确定的最好的治疗方法来治疗患者的病情[1]。医疗和决策制定正在向参与式决策（SDM）的方向前进，特别是对于没有单一治疗标准的情况。参与式决策需要医生和知情患者的共同参与。由于互联网和社交媒体上以患者为中心的信息的可获得性，这种模式转变正在迅速普及。

这一变化超越了初级治疗环境。在初级治疗环境中，患者和医生之间往往有良好的关系，包括外科诊所。在外科诊所中，外科医生负责相对有限的短期患者治疗[2]。随着越来越多的患者寻求在参与式决策中扮演积极的角色，共同做出对疑难问题的决定，如果不能确保患者在参与决策时得到充分的信息，很可能会在外科治疗中产生负面的、意想不到的和不可逆的后果。

在相关证据有限、患者价值和目标可能不同的情况下，应将知情患者的偏好纳入到决策选择中。因此，这需要与患者分享信息，以便他们能够很好地了解自己的病情和选择可能。如果要满足对参与式决策日益增长的需求并使其得到合理的实施，外科医生必须为告知患者做好准备并养成健康的参与式决策模式。

J. A. Hemmerich · K. Van Voorhis
Department of Medicine, The University of Chicago, Chicago, IL, USA

M. K. Ferguson（⊠）
Department of Surgery, The University of Chicago, Chicago, IL, USA
e-mail: mferguso@bsd.uchicago.ed

2 什么是参与式决策？

参与式决策是一种临床决策方法，决策过程中，知情的患者积极地与医生分享关于他们自己的治疗选择。当由于医学证据的限制，没有一种选择是真正的标准治疗时，医生与患者就特别需要参与式决策。对于一些需要参与式决策的健康问题，选择之间是有权衡的。不同的选择会导致不同概率的结果，做出正确的决定依赖于患者的偏好[3]。参与式决策过程是一个复杂有序的过程，通常发生在患者和医生之间面对面的咨询中。目标是首先传递重要信息并确保获得理解，然后仔细考虑选择以确定首选的干预方案。

推动这种从传统家长模式向参与式决策转变的是，医患关系正在向更具协作性的模式演变。这反映了人口的变化，婴儿潮时期的出生的人逐渐去世，他们被下一代自主的医疗保健消费者取代，除了人口结构发生变化外，同时它也得到了国际上许多医疗保健提供者、研究人员和伦理学家的积极倡导，他们认为这是道德上的当务之急。

2.1 呼吁参与式决策

在过去的几十年中，参与式决策获得了来自世界各地的支持、批评和研究。医学专家国际小组曾于 2010 年在萨尔茨堡发表了一项有关参与式决策的共识。共识指出，有效地实施参与式决策将使医疗质量得到最明显的改进[4]。同时，此共识也包括了对卫生决策人员以及医生和患者的指南：医生有道德义务与患者进行参与式决策，双向交流，包括现场回答患者的问题并询问患者的价值观和个人偏好。医生还应当提供治疗方案和与治疗方案的不确定性、利益和固有危害相关的、准确的、个性化的信息。医生必须让患者有足够的时间来考虑他们的选择，并让患者知晓，大多数决定不必立即做出。萨尔茨堡声明也请患者认识到自己的参与权，表达他们的关切、疑问和价值观，寻求和利用提供的最高质量的信息[4]。

调查数据表明，患者表达了对参与式决策的渴望，但在决策控制上，医生与患者仍存在显著差异，因为一些患者仍渴望医生来发挥引导作用[5]。一项定性访谈研究表明，老年人与体弱患者渴望得到信息，但不一定希望参与治疗选择[6]。癌症患者往往渴望知晓重要信息，但同时他们表示不喜欢在治疗选择过程中发挥非常积极的作用。尽管患者将持续渴望得到更全面的信息，越来越多的患者也希望进行参与式决策，但是决策过程中仍存在多种模式。

2.2 满足患者在参与式决策中的知情要求

当患者正确地获得所有对于他们的选择来说有必要的信息，确定他们的价值观和利益，并确定选择哪些治疗方式会让他们拥有实现自己目标的最好机会时，参与式决策才是有效的[7]。在拥有对等的信息时，考虑到治疗所带来的风险、患者偏好，医生与患者常常可以协商做出最适合患者个体的治疗方案。但一旦患者与医生不能达成一致，则更应尊重患者的偏好[4]。

　　在许多关于参与式决策的文献中，重要信息的定义仍很模糊，在某种程度上，重要信息是具体的诊断和可用的治疗选择。在考虑手术的情况下，患者知道关键信息是比较重要的，因为手术是不能中止的、不可逆的。值得注意的是，老年人与年轻人在治疗方案的选择与偏好是非常不同的[8]。

　　具有美国全国代表性的调查数据表明，患者并不了解疾病、预后和治疗中多个重要节点可用于选择的相关信息[9]。决策支持援助活动已经开始开发和验证旨在提高患者获取相关知识的工具，这其中也包括相关手术知识[10,11]。许多这类工具旨在避免患者进行无效的参与式决策，患者的不知情或混淆可能导致其选择与自己的偏好和目标不匹配的治疗措施。

　　患者进行参与式决策的障碍包含以下方面：不同医生对治疗方案的偏好不同；患者需要面对多种专业人员，而这些专业人员不能清楚地知道他们的偏好；医院的快速轮转；医务工作者已筋疲力竭；沟通障碍[6]。所有这些因素都是阻碍患者和外科医生沟通的风险，并导致患者不能很好地理解相关信息。

2.3　参与式决策对临床结果的影响

　　目前为止，成功与失败的参与式决策的结果均没有被很好记录下来。患者在与医生做出最适合于自己的价值观、偏好和目标的治疗选择时，他们必须准确地理解这种治疗选择。一些证据表明，参与式决策的质量可以预测以患者为中心的临床和医疗费用的结局。决策冲突是一个概念，它反映了患者在做出治疗决定后不久（通常是在完全意识到结局之前）对其治疗决定的满意程度。关于降低患者决策冲突的合理性和价值是存在争论的[12]。但帮助患者在治疗的选择中感到安全和自信将会提高患者对治疗的整体满意度。

　　尽管参与式决策的伦理价值应该使其不受成本考虑的影响，但降低或提高成本的潜力正引起人们越来越大的兴趣。良好的参与将提高患者满意度，并有益于治疗，但执行不当的参与式决策可能不成比例地增加成本，使临床结局恶化，患者对治疗的满意度降低，生活质量变差。患者不太可能像医生那样受到经济激励的影响，但在获得更合适的长期数据之前，参与式决策将如何影响医疗成本还不确定。已经有专家提出了一些关于参与式决策如何降低费用的理论，特别是诉讼费用，这与手术难度相关。有资料表明医疗保健人员的谈话风格可能会导致诉讼的发生，而不是他们沟通的内容。有证据表明，参与式决策的失败，如贬低患者或家庭的意见，传递信息不佳，以及未能理解患者对问题的看法，往往预示着诉讼[13-15]。这样说来，提高患者对参与式决策的理解和参与度可以降低手术中的诉讼率，从而可能降低医疗成本。

3　参与式决策在外科治疗中的必要性

　　全球人口正在老龄化，因为有越来越多的人活到了更高的年龄。据估计，美国 65 岁以上人口将从 2010 年的 4000 万增加到 2050 年的 8800 万 [16]。外科医生需要仔细考虑各种细节，包括患者的年龄和虚弱情况。他们综合考察患者的特征、诊断和手术相关的风险，然后就手术是否为最好的治疗方案提出建议。尽管职业和经济上的偏好会使外科医生推荐手术，但当他们认识到患者不是理想的手术人选时，也会考虑其他选择。

当患者在外科诊所接受手术治疗时，也会定期评估他们的手术条件。虽然手术治疗在某些情况下很常见，但当患者的并发症风险较高或从手术中获益较少时，进行手术可能不是最好的选择。在没有其他顾虑时，手术通常是首选的，因为它的疗效明确，可改善生活质量和减少精神痛苦。然而，与手术相关的短期和长期风险往往是手术暂停的理由，更全面的手术前评估显示，并不是所有的患者都适合手术。

手术评估通常包括对生理指标的评估，以预测即时手术结果，但较低的评分并不是取消手术的原因，而且患者的临床复杂性和多样性使得通过一个标准值来判断所有患者的手术风险是困难的。此外，一些手术会导致永久性的重要功能损伤，而与患者沟通这些损伤会如何影响生活质量往往是有挑战性的。

根据病情的不同，通常有手术以外的选择，包括药物治疗或放疗。如果一些患者的病情不需要立即干预，则可以先观察病情变化，当最终需要干预时，患者和外科医生可能都会对治疗方案的确定更加清楚。

治疗决策所依据的数据来自研究，这些研究不包括随机分配，未进行充分研究的人群，如老年患者和妇女。因此，尚无足够的数据为病情复杂的混杂人群提供指南。

3.1　参与式决策与手术治疗的问题

通常在患者被通知要进行参与式决策时，医生与患者都将面临一些挑战。因为良好的参与式决策的适当培训和基本条件在很大程度上还没有到位。此外，患者通常也不准备最大限度地利用与外科医生的面对面时间。许多患者在第一次看外科医生之前就已经有了手术的倾向或反对的倾向。这可能是由于他们受到与非外科专家的谈话、家庭影响、个人偏见或错误信息造成的。而也有许多被诊断为癌症的患者倾向于手术，即使有证据表明手术不是他们最好的治疗选择 [17]。

由于多种原因，年龄较大的患者在参与式决策过程中可能会有更大的困难。相比年轻人，老年人的高患病率使得他们的医疗条件与身体机能都更复杂。老年患者可能会有复杂药物使用史，这些药物可能还产生过一定的副作用。大量的老年患者进入临床治疗时，医生会面临给各种不同患者人群选择恰当治疗的难题，而很少有数据能够指导这些治疗选择。

3.1.1　患者的临床复杂性

许多因素会增加手术风险，使决定是否做手术变得更加困难。当患者有其他健康问题，虽然没有严重的合并症或心肺功能没有显著减弱，他们受益的可能性也较小，出现不良结局的风险较高。当患者伴有许多其他严重的疾病，手术的结局可能会更差 [18]。已经有评分系统证明了多种合并症与不良结局的关系[19]。高龄本身已经成为外科手术决策中的一个难题，因为人们的寿命越来越长，而且高龄患者的健康状况也不同。有些高龄患者身体健康，机体功能强大，而另一些患者在日常生活中已有症状，手术后很容易出现功能进一步退化和死亡。

广为人知但研究较少的生理性虚弱老年综合征对手术结局有潜在的重要影响[20-22]。外科诊所正变得越来越善于通过评估身体和认知水平来评估患者的虚弱程度。外科医生还对患者进行手术适应性的"眼球测试"，可更直观地评估患者的手术适应性，并超越传统的手术前评估，但关于身体虚弱对手术结局的影响以及如何预测，仍有待进一步了解[23]。

明确禁止患者接受手术的手术前评估或体格评估尚无明确的标准界限，可获得的已公布数据的质量也不足以为临床上不同的患者群体制定合理的实践指南。对于不是非常适合手术的患者，评估风险和预测手术结局的过程模糊，具有一定的不确定性。因此，在缺乏严格的指南时，需要进行参与式决策，这样患者就可以知道他们的选择会导致不确定的结果，但在决定治疗时，应该提供手术对其病情有利的相关信息。

3.1.2　患者理解上的困难

在疾病和外科的基础知识方面，患者永远不会与外科医生具有同样的水准。实施有效的参与式决策的一个重要障碍是帮助患者了解关于他们的疾病和治疗方案的重要信息，问题主要在于细节的沟通中，因为患者必须知道自己的临床特点可能会影响手术的风险和成功的概率，进而导致不同的结果。如果医生或患者没有意识到其真正的含义，对风险统计的逐字逐句的详细理解似乎既不必要也不足以指导医生或患者的决定[24,25]。认知不足是患者理解的重要障碍[26]。重要的是，患者需要清楚如果疾病得不到治疗可能会发生什么，他们可以有哪些选择来对抗这种疾病，每项治疗的目标，这些选择的优缺点，以及所有这些选择固有的不确定性。这对外科医生来说并不总是可行的，对患者来说也不总是可以理解的[27]。

非痴呆老年患者处理信息的方式不同于年轻人，有时他们的决定也会不同于年轻人。认知能力在一生中会发生变化，有时会转向基于情感的信息，这可能会影响风险感知和决策[8,28]。老年人经常使用宗教来应对健康相关的压力，这种应对可表现为积极或消极的形式，使得他们可以减轻或引发心理疾病[29]。然而，目前尚不清楚宗教思维对患者就有风险但可能治愈疾病的手术治疗方案做出决定有什么影响。

决定手术的癌症患者有时持有与循证医学相矛盾的想法，这可能会误导他们的决定。在外科肿瘤患者中，一些患者认为，手术过程会导致癌症扩散[30]。这一想法会导致其做出放弃手术的决定[31]，而且在全国范围内的健康调查受访者样本中也普遍存在[32]。很明显，患者处理信息的能力和他们最终构建的心理表征会对他们做出什么样的治疗选择产生很大的影响。

3.1.3　手术实践

传统的手术过程还可能对有效满足患者参与式决策的知情要求造成障碍。所有的外科医生都希望尽量帮助患者，然而，这需要医生区分患者的财务状况以更清楚地确定哪些治疗是患者的优选。这可能是外科手术界反对参与式决策作为日常实践的理由，外科医生专注于为他们的患者创造信心和乐观的感觉，这与提供"冰冷的确凿事实"，有时甚至是令人不安的风险信息有些不同 [2]。

外科医生对他们提供的治疗始终保持乐观的态度，他们经常将切除所有已知癌细胞的手术称为"治愈" [1, 33]。这被认为是外科医生和患者关系中不可或缺的一部分，因为让患者处于积极的心态对于最大限度地提高对好结果的预期是很重要的。外科医生在手术前的目标是安慰和说服患者她或他在手术室里会得到很好的照顾，并努力培养患者对手术的乐观态度。考虑到患者的手术风险，手术通常只在外科医生认为合理的情况下进行，并且患者同意做外科医生认为最好的手术。然而，使患者保持乐观与告知手术风险、不确定性以及取舍常常是较难平衡的，为了让患者成为决策制定参与者，患者必须充分知情，但有些重要信息患者知情后很难保持乐观。

此外，外科医生还有其他动机来做出具体的选择 [33]。如果患者接受放疗，外科医生获得的收入会减少，而患者进行手术则外科医生会获得一定的经济利益 [1]。很多因素让人怀疑外科现在的做法是否能够有效帮助患者了解病情，做出是否手术的决定。这些动机中的许多因素使得医生在参与式决策中帮助患者成为次要的选择，甚至与外科医生的一些目标相抵触。

4　未来的方向

有效的患者教育，传递重要信息和进行参与式决策对外科医疗人员变得越来越重要，因为参与式决策已成为医疗界的流行做法。随着老龄化程度的加剧，外科医生将面对越来越复杂的患者群体，这意味着一些改变外科治疗的做法是必要的。这些改变包含了发现患者的信息需求和渴望参与治疗决策的需求，同时也需建立起包含经过整合的患者教育资源和决策支持的个体化的患者外科会诊过程。

外科医生应确定每个患者希望在决策过程中参与至何种水平，即使年纪较大，病情较重或较虚弱的患者希望在参与式决策中扮演被动的角色，医生也应考虑患者的偏好和对不同结局的风险承受能力。患者较期望进行的参与式决策应该包含以下过程：首先教育患者并确保患者充分理解自己的癌症诊断和所提供的治疗选择，然后请他们来表达他们自己的意愿。不知情的患者进行参与式决策可能会适得其反，导致产生与他们的治疗目标不符的决策，或者让他们对治疗的未来结局感到迷茫。

共享信息是一个较困难的过程，患者应该知道他们疾病的预后和预期的寿命，也应该被告知除了手术外还有其他的治疗选择。特别是当患者并非完全适合手术时，在做出选择前更应该深入探讨。同时，患者也应该知道不同的治疗会出现什么样的健康状态和可能会有的副作用。患者希望根除自己的癌症，希望尽可能长期存活，同时他们也必须知晓并接受较高的治疗相关的死亡和并发症风险。尽管可能面临高风险或者手术失败的结果，癌症患者通常更倾向于接受手术，因为手术能带给他们最希望的长期生存。相反地，如果患者知晓他们的预期寿命很短，以至于很难从提供治愈机会的高风险手术中获益，这种情况下他们应该知道他们不需要承受手术相关的死亡和并发症风险，而他们可以利用其他方法比如放疗来延缓肿瘤进展，以便更好地保护健康的肺组织。

需要进一步的研究来了解参与式决策在手术中的作用以及如何对其进行改进。现有的参与式决策的理论和评价这个过程的工具已经得到了发展，并已广泛应用，至少在肿瘤领域，这个方法是合适的[34]。现有的工具可能不能很好地衡量和评估参与式决策的过程，也不能很好地帮助患者理解手术背景，因此在对患者进行教育和分享信息时，这些工具的价值可能有限。

需要更多的研究来充分了解，如何更可靠和一致地满足面临根治性手术决定的老年、复杂患者的个性化决策支持需求。对于需尽早进行外科治疗的患者，应有效提供手术咨询所需的信任，手术的高风险/高回报前景，以及必须让外科患者了解病情的相对紧迫性，都使参与式决策对外科专家来说比初级保健医生甚至肿瘤学家更困难。

手术的细节对于参与式决策很重要，对于手术风险较高的早期癌症患者，可用的支持数据有限。在外科肿瘤学中验证参与式决策的大多数决策研究都集中在乳腺癌患者身上。一项对 1986—2006 年间发表的 25 篇关于乳腺癌患者做出手术决定的经验性文章的综述报告称，患者的信息需求是一致的，并（按顺序）排序为：治愈的机会、疾病的分期和治疗方案[35,36]。根据患者年龄和教育背景可以预测患者对信息的需求程度和信息来源[37]。然而，一些研究分析了以患者为中心的因素，这些因素预测了手术的选择，表明在沟通尺度上医患互动的负面看法对患者的决定有重要影响[31]。需要更多的研究和开发完善的参与式决策支持辅助设备和患者教育，以满足日益增长的老年患者和病情复杂患者做出与手术相关决策的需求。

现在，外科医生应该尽可能地告诉患者，并没有标准的治疗措施，多种治疗方案都是合理的。他们还应该确定每个患者希望在多大程度上积极参与权衡各种选择，并参与做出选择。就像在医疗保健的所有领域一样，医生应该表现出积极的意愿来回答患者的任何问题，让他们有时间考虑手术和其他选择，并允许他们在做出决定之前更详细地了解信息。

5　总结

患者期望在困难的决定中扮演一定角色，例如在不具备理想的手术指征的情况下，决定是否要接受肺切除手术。医生应该积极推动参与式决策并保证患者知情参与。因为良好的参与式决策要求患者在参与决策时得到准确的信息，这给医生与患者的交流时间、资源和专业性都提出了较大挑战。医生必须了解和权衡不同治疗方案潜在的不确定性与风险。目前，在外科就诊的患者似乎没有得到准确的信息，并且对信息有误解，甚至可能引导他们远离适合他们的目标和偏好的治疗，这种情况的风险是很大的。进一步的研究能够帮助阐述和解决手术参与式决策过程中出现的问题，可以让患者进行更好的参与式决策，鉴于外科治疗的作用毕竟有限，外科医生必须与其他医生不断进行交流。就目前而言，外科医生应该尽可能地使患者了解病情和治疗方案的重要性，这将有利于患者做出最符合其价值观和偏好的治疗选择。

参考文献

1. Katz P. The Scalpel's edge: the culture of surgeons. Needham Heights: Allyn and Bacon; 1999.
2. Hollingham R. Blood and guts : a history of surgery. 1st U.S. ed. New York: Thomas Dunne Books/St. Martin's Press; 2009. p. 319.
3. Taking shared decision making more seriously. Lancet. 2011;377(9768):784.
4. Salzburg Global Seminar. Salzburg statement on shared decision making. Br Med J. 2011;342:d1745.
5. Singh JA, Sloan JA, Atherton PJ, Smith T, Hack TF, Huschka MM, et al. Preferred roles in treatment decision making among patients with cancer: a pooled analysis of studies using the Control Preferences Scale. Am J Manag Care. 2010;16(9):688–96.
6. Ekdahl AW, Andersson L, Friedrichsen M. "They do what they think is the best for me." Frail elderly patients' preferences for participation in their care during hospitalization. Patient Educ Couns. 2010;80(2):233–40.
7. Elwyn G, Miron-Shatz T. Deliberation before determination: the definition and evaluation of good decision making. Health Expect. 2010;13(2):139–47.
8. Peters E, Hess TM, Västfjäll D, Auman C. Adult age differences in dual information processes: implications for the role of affective and deliberative processes in older adults' decision mak- ing. Perspect Psychol Sci. 2007;2(1):1–23.
9. Fagerlin A, Sepucha KR, Couper MP, Levin CA, Singer E, Zikmund-Fisher BJ. Patients' knowledge about 9common health conditions: the DECISIONS survey. Med Decis Making. 2010;30(5Suppl):35S–52S.
10. Fagerlin A, Lakhani I, Lantz PM, Janz NK, Morrow M, Schwartz K, et al. An informed decision? Breast cancer patients and their knowledge about treatment. Patient Educ Couns. 2006;64(1-3):303–12.
11. Whelan T, Levine M, Willan A, Gafni A, Sanders K, Mirsky D, et al. Effect of a decision aid on knowledge and treatment decision making for breast cancer surgery: a randomized trial. JAMA. 2004;292(4):435–41.
12. Nelson WL, Han PKJ, Fagerlin A, Stefanek M, Ubel PA. Rethinking the objectives of decision aids: a call for conceptual clarity. Med Decis Making. 2007;27(5):609–18.
13. Ambady N, LaPlante D, Nguyen T, Rosenthal R, Chaumeton N, Levinson W. Surgeons' tone of voice: a clue to malpractice history. Surgery. 2002;132(1):5–9.
14. Levinson W, Roter DL, Mullooly JP, Dull VT, Frankel RM. Physician-patient communica- tion: the relationship with malpractice claims among primary care physicians and surgeons. JAMA. 1997;277(7):553–9.
15. Beckman HB, Markakis KM, Suchman AL, Frankel RM. The doctor-patient relationship and

malpractice. Lessons from plaintiff depositions. Arch Intern Med. 1994;154(12):1365–70.

16. Projections of the population by age and sex for the United States: 2010to 2050(NP2008-T12). In: Division P, editor. U.S. Census Bureau; 14Aug 2008.

17. Fagerlin A, Zikmund-Fisher BJ, Ubel PA. Cure me even if it kills me: preferences for invasive cancer treatment. Med Decis Making. 2005;25(6):614–9.

18. Battafarano RJ, Piccirillo JF, Meyers BF, Hsu H-S, Guthrie TJ, Cooper JD, et al. Impact of comorbidity on survival after surgical resection in patients with stage I non–small cell lung cancer. J Thorac Cardiovasc Surg. 2002;123(2):280–7.

19. Velanovich V, Antoine H, Swartz A, Peters D, Rubinfeld I. Accumulating deficits model of frailty and postoperative mortality and morbidity: its application to a national database. J Surg Res. 2013;183(1):104–10.

20. Fried LP, Tangen CM, Walston J, Newman AB, Hirsch C, Gottdiener J, et al. Frailty in older adults: evidence for a phenotype. J Gerontol A Biol Sci Med Sci. 2001;56(3):M146–57.

21. Cicerchia M, Ceci M, Locatelli C, Gianni W, Repetto L. Geriatric syndromes in peri-operative elderly cancer patients. Surg Oncol. 2010;19(3):131–9.

22. Makary MA, Segev DL, Pronovost PJ, Syin D, Bandeen-Roche K, Patel P, et al. Frailty as a predictor of surgical outcomes in older patients. J Am Coll Surg. 2010;210(6):901–8.

23. Ferguson MK, Farnan J, Hemmerich JA, Slawinski K, Acevedo J, Small S. The impact of perceived frailty on surgeons' estimates of surgical risk. Ann Thorac Surg. 2014;98(1):210–6.

24. Reyna VF, Lloyd FJ. Physician decision making and cardiac risk: effects of knowledge, risk perception, risk tolerance, and fuzzy processing. J Exp Psychol Appl. 2006;12(3):179–95.

25. Reyna VF. A theory of medical decision making and health: fuzzy trace theory. Med Decis Making. 2008;28(6):850–65.

26. Gainer RA, Curran J, Buth KJ, David JG, Légaré JF, Hirsch GM. Toward optimal decision making among vulnerable patients referred for cardiac surgery: a qualitative analysis of patient and provider perspectives. Med Decis Making. 2017;37(5):600–10.

27. Mokhles S, Maat APWM, Aerts JGJV, Nuyttens JJME, Bogers AJJC, Takkenberg JJM. Opinions of lung cancer clinicians on shared decision making in early-stage non-small- cell lung cancer. Interact Cardiovasc Thorac Surg. 2017;25(2):278–84.

28. Finucane ML. Emotion, affect, and risk communication with older adults: challenges and opportunities. J Risk Res. 2008;11(8):983–97.

29. Pargament KI, Smith BW, Koenig HG, Perez L. Patterns of positive and negative religious coping with major life stressors. J Sci Study Relig. 1998;37(4):710–24.

30. DeLisser HM, Keirns CC, Clinton EA, Margolis ML. "The air got to it:" exploring a belief about surgery for lung cancer. J Natl Med Assoc. 2009;101(8):765–71.

31. Cykert S, Dilworth-Anderson P, Monroe MH, Walker P, McGuire FR, Corbie-Smith G, et al. Factors associated with decisions to undergo surgery among patients with newly diagnosed early-stage lung cancer. JAMA. 2010;303(23):2368–76.

32. Margolis M, Kaiser L, Christie J. Patient decisions to undergo surgery for early-stage lung cancer. JAMA. 2010;304(11):1165.

33. Axelrod DA, Goold S. Maintaining trust in the surgeon-patient relationship: challenges for the new millennium. Arch Surg. 2000;135(1):55–61.

34. Butow P, Juraskova I, Chang S, Lopez A-L, Brown R, Bernhard J. Shared decision mak- ing coding systems: how do they compare in the oncology context? Patient Educ Couns. 2010;78(2):261–8.

35. Goel V, Sawka CA, Thiel EC, Gort EH, O'Connor AM. Randomized trial of a patient decision aid for choice of surgical treatment for breast cancer. Med Decis Making. 2001;21(1):1–6.

36. Lantz PM, Janz NK, Fagerlin A, Schwartz K, Liu L, Lakhani I, et al. Satisfaction with surgery outcomes and the decision process in a population-based sample of women with breast cancer. Health Serv Res. 2005;40(3):745–68.

37. O'Leary KA, Estabrooks CA, Olson K, Cumming C. Information acquisition for women fac- ing surgical treatment for breast cancer: influencing factors and selected outcomes. Patient Educ Couns. 2007;69(1–3):5–19.

第一部分

肺 部

第 6 章

非小细胞肺癌纵隔淋巴结初始病理分期EBUS 与纵隔镜的比较

Abhinav Agrawal and Septimiu Murgu

1 引言

在非小细胞肺癌（NSCLC）患者纵隔淋巴结术前分期中，胸部 CT 与正电子发射断层扫描（PET）不是最佳选择。术前初始病理分期通常采用两种方式：支气管内超声引导下经支气管针吸活检（EBUS–TBNA）和纵隔镜检查。美国胸科医师学会（ACCP）[1, 2]、欧洲胸外科医师协会（ESTS）[3]、美国国立综合癌症网络（NCCN）[4] 和欧洲肿瘤内科学会（ESMO）[5] 已经发表了关于 NSCLC 患者侵袭性纵隔淋巴结分期适应证的建议。在下面的章节中，我们将回顾肺癌患者初始分期技术的代表性文章，并提供自上述指南发布以来的最新文献。

2 检索策略

通过系统检索查找相关研究，根据纳入标准对检索到的研究进行评估，同时，根据预先定义的患者、干预、比较、结果（PICO）标准词条来评估研究的质量（表 6.1）。检索 2000 年 1 月 1 日至 2019 年 9 月 30 日在线数据库 MEDLINE 中发表的英文文章。基于 ACCP、ESTS、NCCN 和 ESMO 指南的参考文献，纳入所有发表时间早于 2013 年 ACCP 指南并与 PICO 标准相关的代表性文章。在 Pubmed 中使用如下符合 PICO 标准的关键

A. Agrawal · S. Murgu (✉)
Interventional Pulmonology, Section of Pulmonary and Critical Care Medicine,
The University of Chicago, Chicago, IL, USA

Department of Medicine, Division of Pulmonary and Critical Care,
University of Chicago, Chicago, IL, USA
e-mail: Abhinav.Agrawal@uchospitals.edu; smurgu@medicine.bsd.uchicago.edu

词检索：endobronchial ultrasound, endosonography, mediastinoscopy, lung cancer, endoscopic ultrasound, lymph nodes, clinical N1, staging, N1node, preoperative, contralateral hilar nodes, contralateral interlobar nodes and N3node. 同时使用 Pubmed 的文章关联功能查找相关研究，并人工检索其参考文献。利用上述检索策略共检索到 3651 篇文献，另外通过审阅已检索到的文章和相关综述及指南的参考文献获得更多的相关文献。经过严格筛选，共纳入 42 篇文献（包括 29 篇原创性研究和 meta 分析），用于我们的评估和建议。

表 6.1　用于文献检索的 PICO 格式术语

P（患者）	I（干预）	C（对照）	O（结局）
已知或疑似的肺癌患者	EBUS	纵隔镜	准确性 完成度 安全性 附属操作

3　结果

3.1　EBUS-TBNA 在纵隔分期上是否比纵隔镜更准确？

目前已有较多前瞻性和回顾性研究以及系统综述比较 EBUS-TBNA 与纵隔镜在肺癌纵隔淋巴结初始分期中的应用效果（表 6.2）。Yasufuku 等通过对 153 例患者的比较发现，EBUS-TBNA 与纵隔镜可获得相似的分期效果 [6]。Ernst 等的研究也显示，EBUS-TBNA 与纵隔镜的病理分期准确性分别为 93% 与 82%（P=0.083），提示两者的分期结果相似。但是相较纵隔镜检查，EBUS-TBNA 在单个淋巴结分析上有更高的诊断准确率（91% vs 78%，P=0.007）[7]。两者的差异主要表现在第 7 组淋巴结的诊断率上，EBUS-TBNA 为 98%，纵隔镜为 78%（P=0.007）。这可能与 EBUS 能探查到隆突下淋巴结有关。Um 等的研究也显示了纵隔镜对第 7 组淋巴结的诊断率低于 EBUS-TBNA（75% vs 82.5%）[8]。另外，上述研究还发现在第 4L 组淋巴结的诊断率上纵隔镜检查也低于 EBUS-TBNA（52.4% vs 81%，P=0.027）。但是，在 2015 年发表的一篇系统综述中，通过对 10 项使用了 EBUS-TBNA 的研究和 7 项使用了纵隔镜的研究的比较，发现两者的肺癌分期敏感性相似 [9]。2018 年的一项回顾性研究表明，与纵隔镜检查相比，EBUS-TBNA 的淋巴结分期准确性更高 [10]。因此，目前的研究结果显示 EBUS-TBNA 和纵隔镜在肺癌分期中有相似的应用价值，但是 EBUS-TBNA 对第 7 组淋巴结和第 4L 组淋巴结的诊断准确率可能更高。

表 6.2　NSCLC 初始分期中 EBUS-TBNA 与纵隔镜比较的研究证据总结

参考文献	研究设计 / 患者	干预	主要结局	不良事件	注释	证据质量
Ernst 等[7]	前瞻性交叉试验 /66 例患者	EBUS-TBNA vs CM	纵隔淋巴结分期：肺癌患者 EBUS（93%）与 CM（82%）诊断准确率无明显差异（P=0.083）	**EBUS-TBNA**：0 **CM**：切口感染时间延长（2），出血时间延长（3），机械通气时间延长（1）	纵隔镜与肺切除联合进行 EBUS-TBNA 在第 7 组淋巴结的诊断准确率较 CM 更高（98% vs 79%）	中
Yasufuku 等[6]	前瞻性对照试验 /153 例患者	EBUS-TBNA vs CM	**EBUS-TBNA**：敏感性（81%），特异性（100%），NPV（91%），准确率（93%） **CM**：敏感性（79%），特异性（100%），NPV（90%），准确率（93%）	**EBUS-TBNA**：0 **纵隔镜**：血肿（2），左侧喉返神经损伤（1），伤口感染（1）	136 例患者的纵隔淋巴结分期中 EBUS-TBNA 与纵隔镜诊断一致性高（91%；Kappa，0.8；95%CI，0.7 ～ 0.9）	高
Um 等[8]	前瞻性对照试验 /127 例患者	EBUS vs CM	**EBUS-TBNA**（每例患者分析）：敏感性（88.0%），特异性（100%），准确率（92.9%），PPV（100%），NPV（85.2%） **CM**（每例患者分析）：敏感性（81.3%），特异性（100%），准确率（89.0%），PPV（100%），NPV（78.8%）	**EBUS-TBNA**：少量出血（1），一过性低氧血症（1） **CM**：少量出血（1）	NSCLC cN$_{1\sim3}$ 纵隔淋巴结分期 EBUS-TBNA 诊断表现好于 CM 诊断敏感性：第 7 组淋巴结 CM（75%）vs EBUS-TBNA（82%）；第 4L 组淋巴结 CM（52%）vs EBUS-TBNA（81%）	高
Ge 等[9]	系统综述 /EBUS-TBNA：10 项研究，999 例患者；CM：7 项研究，915 例患者	EBUS vs CM	EBUS-TBNA 和 CM 的合并敏感性分别为 0.84（95% CI 0.79 ～ 0.88）和 0.86（95% CI 0.82 ～ 0.90）	**EBUS-TBNA**：房颤（1），剧烈咳嗽（2），纵隔气肿（1） **CM**：声音嘶哑（2），气胸（2），血管损伤（4），围术期出血（2），左侧喉返神经损伤（4），乳糜漏（1），食管损伤（1），伤口感染（1）	分别计算 EBUS 相关研究和 CM 相关研究的合并敏感性，患者未同时接受两种检查	低

续表

参考文献	研究设计/患者	干预	主要结局	不良事件	注释	证据质量
Zhang 等[10]	回顾性/EBUS-TBNA：55例患者；系统性纵隔淋巴结切除术：190例患者	EBUS-TBNA vs 纵隔镜	N分期准确率：EBUS-TBNA（83.6%）vs CM（78.9%） 纵隔淋巴结站数诊断率：EBUS-TBNA（92.9%）vs CM（98.8%） 纵隔淋巴结诊断比较（第2组、第4组、第7组）：EBUS-TBNA和CM均显示出较高的诊断敏感性（82.4% vs 94.7%，$P=0.130$），特异性（97.4% vs 100%，$P=0.173$）和准确率（98.8% vs 92.9%，$P=0.025$）	EBUS-TBNA（1.6%）：剧烈咳嗽（2），氧饱和度下降（2） CM（2.3%）：喉返神经或血管损伤（6），术后感染（1）		极低

EBUS-TBNA：支气管内超声引导下经支气管针吸活检；CM：颈纵隔镜检查，NPV：阴性预测值；PPV：阳性预测值

3.2　使用EBUS-TBNA对N1淋巴结进行采样是否应作为术前分期的常规操作？

一些研究显示，肺门pN1淋巴结转移的患者较其他外周pN1淋巴结转移（如叶间淋巴结转移）的患者预后更差[11]。另外，多数最新的IASLC分期数据显示，单站pN2转移不伴肺门淋巴结转移，即跳跃性转移的患者，较多站pN1转移的患者有更好的预后[12]。这些结果说明对于多站N1淋巴结转移的患者进行新辅助化疗可能是合理的[13]。然而，行肺叶切除术的患者不常规预先进行N1淋巴结的采样活检。目前一些研究报道了EBUS-TBNA在N1淋巴结诊断上的作用（表6.3）。Yasufuku等在一项研究中报道了EBUS-TBNA在鉴别N0与N1疾病的敏感性、特异性、诊断准确率和阴性预测值分别为76.2%，100%，96.6%和96.2%[14]。基于目前的IASLC淋巴结分期系统和相关文献，鉴于N1淋巴结分期结果与预后及治疗策略的制定有关，我们建议在完成纵隔淋巴结分期的基础上，使用EBUS-TBNA对肺门和叶间的N1淋巴结进行采样。

鉴于EBUS-TBNA能准确评估肺门和叶间淋巴结，非手术患者在进行立体定向放疗前，必须使用EBUS-TBNA对同侧肺门和叶间淋巴结进行评估以排除N1转移[15-17]。

3.3　对侧肺门和叶间淋巴结常规进行EBUS-TBNA检查是否应该作为术前分期的一部分？

值得注意的是，在一些比较EBUS和纵隔镜的研究中，如果纵隔淋巴结直径大于5mm，则需用EBUS进行评估和采样，从N3淋巴结（对侧第2组和第4组）开始采样，

然后对 N2 和 N1 淋巴结进行采样。但是，在一些临床试验中，对侧肺门（第 10 组）和叶间（第 11 组）淋巴结没有进行术前采样，对手术结局并不会产生影响[6, 7, 18]。事实上，如果对侧纵隔淋巴结（第 2 组和第 4 组）经快速现场评估（ROSE）诊断为阳性，那么对侧肺门或叶间淋巴结是否转移不会对分期有影响[12]。因此，在常规 EBUS–TBNA 分期中，没有必要对 CT 或 PET 阴性的对侧肺门和叶间淋巴结进行穿刺抽吸活检。

另外，如果 ROSE 检测到 N3 淋巴结转移，则需要更换 EBUS 针头后行对侧第 10 组和第 11 组淋巴结采样活检，因为它们的累及会对放疗范围产生影响。

表 6.3　cN1 期的 NSCLC 患者 EBUS–TBNA 与手术分期比较的研究证据总结和通过 EBUS–TBNA 鉴别 N0 与 N1 分期的相关研究

参考文献	研究设计 / 患者	干预	主要结局	注释	证据质量
Herth 等[20]	前瞻性 /100 例 NSCLC 患者（纵隔淋巴结影像学表现正常且无 PET 代谢活性）	EBUS–TBNA 与手术分期比较	EBUS–TBNA：敏感性（89%），特异性（100%），NPV（98.9%）	穿刺淋巴结的平均直径为 7.9mm	中
Dooms 等[22]	前瞻性多中心 /100 例患者	超声内镜与纵隔镜比较	单独使用超声内镜：敏感性（38%），NPV（81%）超声内镜联合纵隔镜：敏感性（73%），NPV（91%）		中
Vial 等[25]	前瞻性 /72 例 PET–CT 分期为 N0 或 N1 的 NSCLC 患者	EBUS–TBNA 与手术分期比较	36% cN1 患者有 N2 转移 EBUS–TBNA 诊断出 80% cN1 但有 N2 转移的患者		中
Leong 等[21]	系统综述和 Meta 分析 /9 项研究，1146 例患者	在 cN0/N1 患者中使用 EBUS–TBNA 进行纵隔淋巴结分期	15% 患者为 N2/N3 EBUS–TBNA：发现隐匿性 N2/N3 转移的合并敏感性（49%），合并特异性（100%），平均 NPV（91%）		中
Bousema 等[26]	系统综述和 Meta 分析 /42 项研究，3248 例患者	超声内镜（EBUS–TBNA 和 / 或 EUS–FNA）在接受或未接受纵隔镜检查发现隐匿 N2 转移的比例 分析纵隔镜检查的并发症（8 项研究，1245 例患者）	超声内镜检查（1518 例患者）：发现隐匿性 N2 转移比例 9.6% 超声内镜检查后进行纵隔镜检查（1082 例患者）：发现隐匿性 N2 转移比例 9.9%	纵隔镜检查并发症发生率：6%	中

续表

参考文献	研究设计 / 患者	干预	主要结局	注释	证据质量
Yasufuku 等 [14]	回顾性研究 /163 例患者	EBUS–TBNA 鉴别 N0 与 N1	敏感性（76.2%），特异性（96.6%），诊断准确率（100%），NPV（96.2%） 纵隔淋巴结分期准确率：95.7%		低

EBUS–TBNA：支气管内超声引导下经支气管针吸活检；NPV：阴性预测值；EUS–FNA：超声内镜引导下细针穿刺活检

3.4　EBUS–TBNA 或纵隔镜是否应作为临床 N1（cN1）患者术前分期的初始检查？

有可重复的证据表明，由于隐匿性 N2/N3 转移的高发生率，cN1（CT 上 N1 淋巴结增大或 PET 上 N1 淋巴结呈阳性）患者进行术前纵隔淋巴结分期非常重要。前瞻性和回顾性研究显示，在 cN1 患者中发现隐匿性 N2/N3 转移的比例为 20%～42%[19]。因此，各大指南推荐常规进行术前分期。但是，ACCP 和 ESTS 指南对这部分患者的最佳初始分期方法的推荐稍有不同。ACCP 指南建议超声内镜作为首选的检查方法，优先于纵隔镜（ACCP，证据等级 2B），而 ESTS 指南指出进行纵隔镜下淋巴结活检或切除（VAMLA 或 TEMLA）还是通过 EBUS/EUS 穿刺活检进行分期，可根据当地各中心的专业经验进行选择（证据等级 V）。值得注意的是，VAMLA 仅在欧洲部分胸外科专科中心进行，在美国并不常规开展。以往的研究显示，在纵隔淋巴结术前影像学表现为阴性的患者中，EBUS–TBNA 发现有淋巴结转移的敏感性为 89%，特异性为 100%，阴性预测值为 98.9%[20]。一项近期的 Meta 分析显示，cN0/N1 患者中 N2/N3 平均转移率为 15%，这部分患者使用 EBUS–TBNA 诊断隐匿性 N2/N3 转移的合并敏感性为 49%，合并特异性 100%，平均阴性预测值为 91%，因此早期肺癌术前使用 EBUS–TBNA 对淋巴结进行系统评估可以减少术后肿瘤升期的发生[21]。一项前瞻性研究纳入了 100 例影像学诊断为 cN1 的患者，结果显示超声内镜检查（EBUS–TBNA 或 EBUS–TBNA 联合 EUS–FNA）发现 N2 转移的敏感性为 38%，加入纵隔镜检查可将敏感性提高至 78%，另外研究还指出进行 10 次纵隔镜检查可以发现 1 例因超声内镜检查漏诊的 N2 转移病例[22]。一项纳入 105 例 cN1 患者的非随机前瞻性研究发现纵隔镜诊断隐匿性 N2 转移的敏感性为 73%，值得注意的是，31% 的患者进行了电视纵隔镜淋巴结切除（VAMLA）且效果满意[23, 24]。近年，Vial 等的研究中 EBUS 在全身麻醉下进行，并使用 ROSE 技术，结果显示 cN1 患者隐匿性 N2 转移的发生率高达 36%，术前使用 EBUS 可发现 80% 的隐匿性 N2 转移[25]。一项近期的 Meta 分析共纳入 3248 例患者，结果显示在可切除的 NSCLC 中，术前单独使用超声内镜与联合纵隔镜相比，发现隐匿性 N2 转移的概率相似，但是纵隔镜术后并发症的发生率为 6%[26]。

基于目前已有的证据（表 6.3），我们认为经 CT 或 PET 检查后纵隔淋巴结阴性的 cN1 患者，应优先考虑使用 EBUS-TBNA 进行术前初始分期，而不是纵隔镜，这与 ACCP 指南的推荐一致。

3.5　EBUS-TBNA 和纵隔镜检查的相关并发症的发生率有多少？

根据文献报道，纵隔镜检查的相关并发症发生率大概在 2.5%，包括气胸、感染、纵隔血管损伤、喉返神经损伤、气管或食管损伤[27]，相关死亡率约为 0.08% ～ 0.1%[28]。EBUS-TBNA 的相关并发症发生率为 1% ～ 2%，包括出血、感染和气胸，相关死亡率为 0.01%[29, 30]。根据目前已有的证据显示，EBUS-TBNA 比纵隔镜检查更加安全，进一步证明 EBUS-TBNA 应作为首选的纵隔淋巴结初始病理分期方法。

3.6　术前纵隔淋巴结分期是否应将超声内镜引导下细针穿刺（EUS-FNA）作为 EBUS-TBNA 的补充？

因为 EBUS-TBNA 不能对第 5 组、第 6 组、第 8 组和第 9 组淋巴结进行活检，一些学者认为应在 EBUS-TBNA 的基础上补充进行 EUS-FNA，对纵隔淋巴结进行完整的分期。已有建议将 EBUS-TBNA 和 EUS-FNA 在一次检查中合并进行，但是目前还没形成操作共识。

一项最近的 Meta 分析显示在纵隔淋巴结分期中，在 EBUS-TBNA 的基础上联合使用 EUS-FNA 可将合并敏感性提高 12%[31]。但是，在这项研究中，单独使用 EBUS 诊断的合并敏感性远低于目前公认的及 ACCP 指南报道的 EBUS 诊断敏感性（72% vs 89%）[2, 31, 32]。目前有较多研究评估了肺癌初始分期中联合使用 EBUS-TBNA 和 EUS-FNA 的诊断价值。仔细回顾这些研究可以发现，联合 EUS-FNA 可以提高诊断效果，更好地对第 4L 组和第 7 组淋巴结进行诊断，有时第 5 组淋巴结也有较好的诊断效果，但是第 8 组和第 9 组淋巴结效果不理想[33 - 38]。这意味着完善的 EBUS-TBNA 操作不一定需要联合额外的诊断手段。

另外，在上纵隔淋巴结（第 2、4、7 组）没有转移的情况下第 8 组和第 9 组淋巴结极少转移，甚至术前针吸活检也有可能无法发现[13, 39, 40]。第 5 组和第 6 组淋巴结转移主要发生在左上叶肿瘤，EUS 可以很好地显示这两组淋巴结，但很少能在不穿过肺动脉或主动脉的情况下采样。根据指南推荐，通过电视胸腔镜手术（VATS）进行分期是一种比较好的选择[2, 3, 41]。然而，2015 年 ESGE/ERS/ESTS 指南建议联合使用 EBUS-TBNA 和 EUS-FNA（推荐等级 C）用于肺癌的诊断和分期[41]。2013 年 ACCP 指南讨论了有关联合内镜操作的培训和可用性问题，但没有就联合内镜操作用于分期提供具体建议[1]。

我们的结论是，只要根据公认的标准（> 5mm 并与分期相关）使用 EBUS-TBNA 对所有可活检的淋巴结进行活检，那么联合使用 EBUS-TBNA 和 EUS-FNA 并不能增加分期的准确性。术前常规对 PET-CT 阴性的第 8、9 组淋巴结进行活检并不能提高初始病理分期的准确性。若术前影像学高度怀疑第 8、9 组淋巴结转移，或者 EBUS 提示第 4L 组或第 7 组淋巴结大于 5mm 但因技术原因无法采样的患者，可以选择使用联合超声内镜对第 8、9 组淋巴结进行活检。另外，在上纵隔淋巴结（第 2、4、7 组）没有转移的情况下，第 8、9 组淋巴结在 PET 或 CT 上表现为阳性，应行 EUS-FNA 进行诊断和分期。

4   结论与建议

根据已发表的证据和现有的指南，我们发现 EBUS-TBNA 与纵隔镜对肺癌的初始病理分期具有相似的准确性，而 EBUS-TBNA 对第 7 组淋巴结和第 4L 淋巴结的分期准确性可能更高。我们还得出结论，与纵隔镜检查相比，EBUS-TBNA 是一种更安全的手术，因此 EBUS-TBNA 应该是 NSCLC 纵隔淋巴结初始分期的首选。对于临床 N1（cN1）期的 NSCLC 患者，全面的 EBUS-TBNA 检查可发现隐匿的 N2/N3 转移。鉴于该操作的微创性质，术前 EBUS 检查比纵隔镜检查更有必要。

在 EBUS 分期过程中，肺门和叶间 N1 淋巴结采样是可行的，这与预测预后和可能的诱导治疗相关，并且对于正在考虑进行立体定向放疗的非手术患者尤其重要。另外，在常规分期中，如果 CT 和 PET 阴性，则不需要常规对侧肺门或叶间淋巴结抽吸活检。

只要所有 EBUS-TBNA 可及的淋巴结都被采样活检，联合使用 EBUS-TBNA 和 EUS-FNA 并不会进一步提高纵隔淋巴结初始病理分期的准确性。CT 和 PET 阴性的第 8、9 组淋巴结通常无需采样，对提高分期的准确性无太大帮助，因为这些淋巴结在没有上纵隔淋巴转移的情况下受累的可能性很低。联合超声技术可用于术前影像高度怀疑第 8、9 组淋巴结转移的患者，或者当第 4L 组或第 7 组淋巴结在 EBUS 上可见但因技术原因无法采样的患者。NSCLC 患者治疗前的初始分期流程见图 6.1。

推荐

- 对于术前纵隔淋巴结分期，我们推荐 EBUS-TBNA 优于纵隔镜检查，因为它具有更高的准确性和更好的安全性（证据质量高；强推荐）。
- 对于纵隔淋巴结 CT 和 PET 阴性的 cN1 患者或者大于 3cm 或中央型肿瘤，我们推荐 EBUS-TBNA 优于纵隔镜检查，以发现隐匿性 N2/N3 转移（证据质量中；弱推荐）。
- 我们推荐使用 EBUS 对肺门和叶间 N1 淋巴结进行采样，因这些淋巴结状态与诱导治疗和立体定向放疗密切相关（证据质量低；弱推荐）。

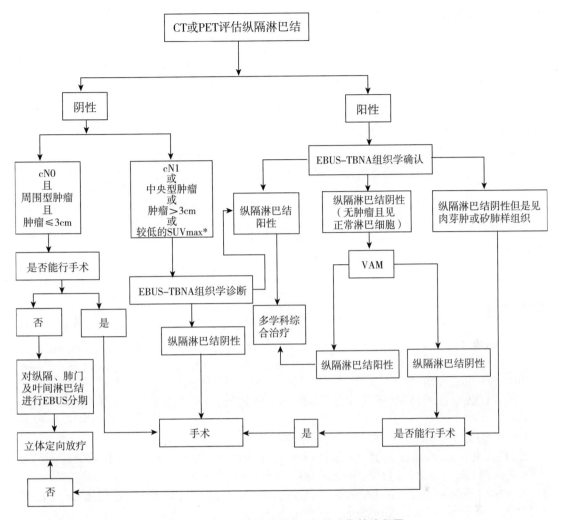

图 6.1　NSCLC 患者治疗前初始分期的流程图

EBUS-TBNA：支气管内超声引导下经支气管针吸活检，VAM：电视纵隔镜，*：肺癌分期的 SEPAR 指南[42]

5　个人观点

　　由于淋巴结和气道的毗邻解剖关系，EBUS 提供了检查大多数纵隔、肺门、叶间和个别肺内淋巴结的途径，这也解释了在一些研究中，EBUS-TBNA 在 NSCLC 分期上比纵隔镜更加准确。EBUS-TBNA 的准确率取决于检查是否彻底，我们认为应使用 EBUS-TBNA 对每个患者的纵隔淋巴结进行全面探查，包括第 2L、2R、4L、4R 和 7 组淋巴结，并对其中每个短径大于 5mm 的淋巴结进行采样。应根据 IASLC 淋巴结图定义的边界对每一个淋巴结区域进行完整的 EBUS 探查，特别是一些范围较大的淋巴结区域，如第 4R 组和第 7 组，这些区域通常存在多个淋巴结。对于可疑或已知无法手术的患者，应通过 EBUS-TBNA 对同侧肺门和叶间淋巴结（第 10、11 组）进行采样，因为这些患者可能需要立体定向放疗，因而需要明确 N1 淋巴结是否受累。

PET 或 CT 显示阳性，但 EBUS–TBNA 仅发现正常的淋巴细胞（无肉芽肿或矽肺相关组织细胞）的纵隔淋巴结，需要进一步手术采样定性，因为仅靠淋巴细胞无法解释 PET 或 CT 的阳性表现。但是这种做法有可能会改变，因为越来越多的证据显示这些淋巴结经手术采样最终也可能确诊为良性。未来的研究应该致力于明确反应性淋巴结病变和矽肺相关淋巴结病变特定的 PET 和 CT 特征。

EBUS–TBNA 使用 21g 和 22g 针头的并发症的发生率非常低。新的较小（25g）或较大（19g）针头，或者 EBUS 经支气管钳活检的安全性和诊断率仍有待研究。

EBUS–TBNA 检查的支气管镜报告应包括 5 个纵隔淋巴结区域（第 2L、2R、4L、4R 和 7 组）的探查记录，对任一未进行采样的区域均应提供相应的解释，比如直径＜ 5mm，技术困难，或者已经 ROSE 发现淋巴结转移使肿瘤分期上升。

参考文献

1. Detterbeck FC, et al. Executive summary：diagnosis and management of lung cancer, 3rd ed：American College of Chest Physicians evidence-based clinical practice guidelines. Chest. 2013;143(5Suppl):7S–37S.

2. Silvestri GA, et al. Methods for staging non-small cell lung cancer：diagnosis and management of lung cancer, 3rd ed：American College of Chest Physicians evidence-based clinical practice guidelines. Chest. 2013;143(5Suppl):e211S–50S.

3. De Leyn P, et al. Revised ESTS guidelines for preoperative mediastinal lymph node staging for non-small-cell lung cancer. Eur J Cardiothorac Surg. 2014;45(5):787–98.

4. NCCN Clinical Practice Guidelines in Oncology(NCCN Guidelines®). Non-small cell lung cancer. 2019Aug 30, 2019 [cited 2019September 30th, 2019]; Version 7.0. Available from https://www.nccn.org/professionals/physician_gls/pdf/nscl.pdf.

5. Postmus PE, et al. Early and locally advanced non-small-cell lung cancer(NSCLC)：ESMO Clinical Practice Guidelines for diagnosis, treatment and follow-up. Ann Oncol. 2017;28(Suppl_4):iv1–iv21.

6. Yasufuku K, et al. A prospective controlled trial of endobronchial ultrasound-guided trans- bronchial needle aspiration compared with mediastinoscopy for mediastinal lymph node stag- ing of lung cancer. J Thorac Cardiovasc Surg. 2011;142(6):1393–400.e1.

7. Ernst A, et al. Diagnosis of mediastinal adenopathy-real-time endobronchial ultrasound guided needle aspiration versus mediastinoscopy. J Thorac Oncol. 2008;3(6):577–82.

8. Um SW, et al. Endobronchial ultrasound versus mediastinoscopy for mediastinal nodal staging of non-small-cell lung cancer. J Thorac Oncol. 2015;10(2):331–7.

9. Ge X, et al. Comparison of endobronchial ultrasound-guided fine needle aspiration and video- assisted mediastinoscopy for mediastinal staging of lung cancer. Lung. 2015;193(5):757–66.

10. Zhang R, et al. Endobronchial ultrasound-guided transbronchial needle aspiration and cervical mediastinoscopy for mediastinal staging of non-small cell lung cancer：a retrospective com- parison study. J Thorac Dis. 2018;10(3):1951–9.

11. Rusch VW, et al. The IASLC Lung Cancer Staging Project：proposals for the revision of the N

descriptors in the forthcoming seventh edition of the TNM classification for lung cancer. J Thorac Oncol. 2007;2(7):603–12.

12. Asamura H, et al. The International Association for the Study of Lung Cancer Lung Cancer Staging Project：proposals for the revision of the N descriptors in the forthcoming 8th Edition of the TNM Classification for Lung Cancer. J Thorac Oncol. 2015;10(12):1675–84.

13. Murgu SD. Diagnosing and staging lung cancer involving the mediastinum. Chest. 2015;147(5):1401–12.

14. Yasufuku K, et al. Endobronchial ultrasound-guided transbronchial needle aspiration for differentiating N0versus N1lung cancer. Ann Thorac Surg. 2013;96(5):1756–60.

15. Rami-Porta R, et al. Lung cancer staging：a concise update. Eur Respir J. 2018;51(5). pii：1800190.

16. Sarwate D, et al. Optimization of mediastinal staging in potential candidates for stereotactic radiosurgery of the chest. J Thorac Cardiovasc Surg. 2012;144(1):81–6.

17. Robson JM, et al. Occult nodal disease in patients with non-small-cell lung cancer who are suitable for stereotactic ablative body radiation. Clin Lung Cancer. 2014;15(6):466–9.

18. Annema JT, et al. Mediastinoscopy *vs* endosonography for mediastinal nodal staging of lung cancer：a randomized trial. JAMA. 2010;304(20):2245–52.

19. Call S, Obiols C, Rami-Porta R. Present indications of surgical exploration of the mediasti- num. J Thorac Dis. 2018;10(Suppl 22):S2601–10.

20. Herth FJ, et al. Endobronchial ultrasound-guided transbronchial needle aspiration of lymph nodes in the radiologically and positron emission tomography-normal mediastinum in patients with lung cancer. Chest. 2008;133(4):887–91.

21. Leong TL, et al. Preoperative staging by EBUS in cN0/N1lung cancer：systematic review and meta-analysis. J Bronchol Interv Pulmonol. 2019;26(3):155–65.

22. Dooms C, et al. Endosonography for mediastinal nodal staging of clinical N1non-small cell lung cancer：a prospective multicenter study. Chest. 2015;147(1):209–15.

23. Decaluwe H, et al. Mediastinal staging by videomediastinoscopy in clinical N1non-small cell lung cancer：a prospective multicentre study. Eur Respir J. 2017;50(6). pii：1701493.

24. Bostantzoglou C, Iliopoulou M, Hardavella G. Mediastinal staging by videomediastinoscopy in clinical N1non-small cell lung cancer. Breathe(Sheff). 2018;14(4):342–4.

25. Vial MR, et al. Diagnostic performance of endobronchial ultrasound-guided mediastinal lymph node sampling in early stage non-small cell lung cancer：a prospective study. Respirology. 2018;23(1):76–81.

26. Bousema JE, et al. Unforeseen N2disease after negative endosonography findings with or without confirmatory mediastinoscopy in resectable non-small cell lung cancer：a systematic review and meta-analysis. J Thorac Oncol. 2019;14(6):979–92.

27. Czarnecka-Kujawa K, Yasufuku K. The role of endobronchial ultrasound versus mediastinos- copy for non-small cell lung cancer. J Thorac Dis. 2017;9(Suppl 2):S83–97.

28. Detterbeck FC, et al. Diagnosis and treatment of lung cancer：an evidence based guide for the practicing clinician, vol. 29. Philadelphia：WB Saunders; 2001.

29. von Bartheld MB, van Breda A, Annema JT. Complication rate of endosonography(endobron- chial and endoscopic ultrasound)：a systematic review. Respiration. 2014;87(4):343–51.

30. Yarmus LB, et al. Comparison of moderate versus deep sedation for endobronchial ultrasound transbronchial needle aspiration. Ann Am Thorac Soc. 2013;10(2):121–6.

31. Korevaar DA, et al. Added value of combined endobronchial and oesophageal endosonog- raphy for

mediastinal nodal staging in lung cancer：a systematic review and meta-analysis. Lancet Respir Med. 2016;4(12):960–8.

32. Labarca G, et al. Is there added value in adding EUS to EBUS? Lancet Respir Med. 2017;5(2):e8.

33. Vilmann P, et al. Transesophageal endoscopic ultrasound-guided fine-needle aspiration(EUS-FNA) and endobronchial ultrasound-guided transbronchial needle aspiration(EBUS- TBNA) biopsy：a combined approach in the evaluation of mediastinal lesions. Endoscopy. 2005;37(9):833–9.

34. Wallace MB, et al. Minimally invasive endoscopic staging of suspected lung cancer. JAMA. 2008;299(5):540–6.

35. Herth FJ, et al. Combined endoscopic-endobronchial ultrasound-guided fine-needle aspiration of mediastinal lymph nodes through a single bronchoscope in 150patients with suspected lung cancer. Chest. 2010;138(4):790–4.

36. Szlubowski A, et al. A combined approach of endobronchial and endoscopic ultrasound- guided needle aspiration in the radiologically normal mediastinum in non-small-cell lung can- cer staging--a prospective trial. Eur J Cardiothorac Surg. 2010;37(5):1175–9.

37. Hwangbo B, et al. Transbronchial and transesophageal fine-needle aspiration using an ultrasound bronchoscope in mediastinal staging of potentially operable lung cancer. Chest. 2010;138(4):795–802.

38. Kang HJ, et al. EBUS-centred versus EUS-centred mediastinal staging in lung cancer：a ran- domised controlled trial. Thorax. 2014;69(3):261–8.

39. Evison M, et al. Prevalence of nodal metastases in lymph node stations 8 & 9in a large UK lung cancer surgical centre without routine pre-operative EUS nodal staging. Lung Cancer. 2018;115:127–30.

40. Obiols C, et al. Survival of patients with unsuspected pN2non-small cell lung cancer after an accurate preoperative mediastinal staging. Ann Thorac Surg. 2014;97(3):957–64.

41. Vilmann P, et al. Combined endobronchial and esophageal endosonography for the diag- nosis and staging of lung cancer：European Society of Gastrointestinal Endoscopy(ESGE) Guideline, in cooperation with the European Respiratory Society(ERS) and the European Society of Thoracic Surgeons(ESTS). Endoscopy. 2015;47(6):545–59.

42. de Cos S. J., et al., SEPAR guidelines for lung cancer staging. Arch Bronconeumol. 2011;47(9):454–65.

第 7 章

术前戒烟是否能降低肺切除术后并发症的发生率?

Michelle A. Wan and Lisa M. Brown

1 引言

　　由于手术切除是早期非小细胞肺癌（NSCLC）的根治性治疗方法，术前优化可改变患者的危险因素，对降低并发症的发生率非常重要。相当大比例的患者在被诊断为肺癌后仍继续吸烟，约 20% 的患者可能一直持续吸烟到手术期间 [1, 2]。肺癌患者戒烟可以改善癌症预后，并能立即减轻包括减少疲劳和气促在内的症状 [3]。戒烟也有利于手术结果，因为手术期间吸烟是肺部和总体并发症的一个危险因素 [4, 5]。与此同时，非小细胞肺癌的延迟手术切除会导致肿瘤分期的提高和生存率的降低 [6, 7]。这些发现提出了一个问题：对于目前吸烟的可手术肺癌患者，为减轻吸烟对术后并发症的负面影响并提高患者的手术适应度，推迟手术是否有价值。在这一章中，我们回顾了评估术前戒烟对肺恶性肿瘤切除术后手术并发症的影响的文献，重点关注与术后并发症的发生率相关的戒烟时机。

2 检索策略

　　采用 PICO 方法设计检索策略（表 7.1）。研究的问题是："在吸烟的肺癌患者中，

M. A. Wan
University of California, Davis School of Medicine, Sacramento, CA, USA
e-mail: mwan@ucdavis.edu

L. M. Brown (✉)
Section of General Thoracic Surgery, Department of Surgery, University of California, Davis Health, Sacramento, CA, USA

Outcomes Research Group, Department of Surgery, University of California, Davis Health, Sacramento, CA, USA
e-mail: lmbrown@ucdavis.edu

术前戒烟是否能降低肺切除术后的并发症的发生率？"通过 PubMed/MEDLINE 数据库对 1990 年到 2019 年 8 月发表的英文文献进行检索，并使用下列医学主题词进行检索：（"Lung neoplasms" [MeSH] OR "Lung diseases" [MeSH] OR "Pneumonectomy" [MeSH]）AND （"Smoking Cessation" [Mesh] OR "Tobacco Use Cessation" [MeSH]）AND "Postoperative Complications" [MeSH]。最终返回 41 项检索结果，首先对相关文献摘要进行浏览，筛选与 PICO 术语相关的文献，排除综述文献以及 Meta 分析。

表 7.1　用于文献检索的 PICO 格式术语

P（患者）	I（干预）	C（比较）	O（结局）
吸烟的成年肺癌患者	术前戒烟	手术期间继续吸烟	肺切除术后并发症

3　结果

共筛选到 9 项关于 PICO 问题的观察性研究（表 7.2）。作者认为考虑到戒烟对整体健康的好处，应该鼓励患者尽早戒烟。然而，已发表的数据并不能确定戒烟时间对术后并发症发生率的影响，也不能确定是否有一个理想的术前戒烟期可以降低与吸烟相关的并发症风险。这些研究都将戒烟持续时间作为一个有序变量进行分析，使用术前戒烟持续时间间隔将患者分为最近吸烟者和既往吸烟者。肺部并发症和手术并发症被选择作为结果的衡量标准，且在各研究之间存在差异。术后肺部并发症以肺不张和肺炎最为常见。大多数研究分析了来自单中心的小队列样本，这增加了观察效果的不精确性和局限性。仅有两项观察性研究使用前瞻性数据。

三项研究发现既往吸烟者在术前不同时间戒烟，术后并发症发生率存在差异。Nakagawa 等研究了在接受肺部手术的患者中，戒烟时间与术后肺部并发症（PPCs）之间的关系[8]。通过回顾性队列研究，对 288 例接受肿瘤切除术、楔形切除术、肺叶切除术或全肺切除术的患者进行了研究。确定了 14 个 PPCs（表 7.2）。手术前 2～4 周停止吸烟患者的 PPCs 发生率（53.8%）高于手术前 2 周内吸烟的患者（43.2%）。将既往吸烟者根据术前戒烟时间分为 0～15 周组，计算这些患者中 PPCs 发病率的 4 周平均值。戒烟 1～4 周的患者并发症发生率最高。戒烟 5～8 周及更长时间的患者中，PPCs 的发生率开始下降。多因素 logistic 回归分析显示，与从不吸烟的患者相比，目前和曾经吸烟患者的 PPCs 风险没有显著升高。尽管有这些发现，Nakagawa 等仍得出结论，患者应在手术前至少戒烟 4 周，以减少并发症的风险。在本章回顾的研究中，只有 Nakagawa 等发表的这项研究推荐了手术前无烟期。

表 7.2　术前戒烟对肺切除术后并发症的影响

作者（年份）	研究设计和时间	队列	分组	结局	结论	证据质量
Nakagawa 等（2001）[8]	回顾性队列研究 1997—1998	N=288 肺部手术	• 目前吸烟者：术前 2 周内吸烟 • 近期吸烟者：术前 2～4 周内戒烟 • 既往吸烟者：术前戒烟 >4 周 • 不吸烟者	术后肺部并发症：肺不张需要气管镜检查；肺炎；术后 24 小时 $PaCO_2 > 50mmHg$；漏气或渗出；伴较大漏气或感染的支气管胸膜瘘；脓胸；乳糜胸；需要引流或再次手术的血胸；张力性气胸；肺栓塞；肺叶坏疽；机械通气 >72 小时；胸管引流 >14 天；术后 24 小时需要吸入氧气浓度 >0.6 或肺泡 - 动脉氧梯度 >300	术前戒烟时间超过 5～8 周的患者 PPCs 发生率降低。术前戒烟时间 9～12 周患者的并发症发生率接近于不吸烟者	低
Vaporciyan 等（2002）[9]	回顾性队列研究 1990 年 1 月—1999 年 5 月	N=257 恶性肿瘤全肺切除术	• 术前戒烟 <1 个月 • 术前戒烟至少 1 个月 • 不吸烟者	主要肺部事件（MPE）（肺炎或急性呼吸窘迫综合征），住院时间，死亡率（院内或术后 30 天）	在多因素分析中，术前 <1 个月的戒烟时间是 MPE 发生的重要因素	低
Barrera 等（2005）[15]	前瞻性队列研究 1999—2001	N=300 原发性肺癌或肺转移性癌行开胸切除	• 目前吸烟或术前戒烟 <1 周 • 术前戒烟 1 周至 2 个月 • 术前戒烟 >2 个月 • 不吸烟者	术后肺部并发症：呼吸衰竭需要入住 ICU 或插管；肺炎（肺部新发渗出伴发热，需要静脉抗生素治疗）；肺不张需要气管镜检查；肺栓塞；出院后需要继续吸氧	吸烟者肺部并发症的发生率高于不吸烟者。吸烟组之间的并发症发生率无差异	低
Groth 等（2009）[11]	回顾性队列研究 2000 年 4 月—2006 年 4 月	N=213 NSCLC 行肺切除术	• 目前吸烟者 • 近期吸烟者：术前戒烟小于 1 个月 • 既往吸烟者：术前戒烟大于 1 个月	术前和术后 1 年肺功能结果，住院时间，术后并发症（持续性漏气 >7 天，肺炎，需要重新插管，心律失常，急性心梗，中风，死亡）	各组间术前和术后 1 年肺功能变化、住院时间和并发症发生率无显著差异	低
Mason 等（2009）[14]	回顾性队列研究 1999 年 1 月—2007 年 7 月	N=7990 肺癌行肺切除术	• 组 1：目前吸烟或术前戒烟 ≤2 周 • 组 2：术前戒烟 2 周～1 个月 • 组 3：术前戒烟 1～12 个月 • 组 4：术前戒烟 >12 个月 • 组 5：从不吸烟或总共吸烟 <100 支	住院死亡率,肺部并发症(术后机械通气 >48h，需要重新插管,肺不张需要气管镜检查,需要气管切开,肺炎,急性呼吸窘迫综合征)	目前或既往吸烟者比从不吸烟者的住院死亡率和并发症风险更高。目前和既往吸烟患者之间的风险无差异	低

续表

作者（年份）	研究设计和时间	队列	分组	结局	结论	证据质量
Seok 等（2014）[12]	回顾性队列研究 2005 年 1 月—2009 年 6 月	N=232 有吸烟史，肺癌接受手术切除	• 组 1：术前戒烟 < 14 天 • 组 2：术前戒烟 15 天至 1 个月 • 组 3：术前戒烟 > 1 个月	术后肺部并发症（肺炎，肺不张，因呼吸困难而行气管切开术，术后反复插管，持续漏气 > 7 天）	各组患者术后肺部并发症发生率无显著差异	低
Lugg 等（2017）[16]	前瞻性队列研究 2010 年 4 月—2014 年 4 月	N=462 NSCLC 行根治性肺切除术	• 目前吸烟者 • 术前戒烟 < 6 周 • 术前戒烟 > 6 周 • 不吸烟者	术后肺部并发症	目前吸烟者的并发症发生率高于从不吸烟者 既往吸烟的各组之间并发症发生率无显著差异	低
Rodriguez 等（2017）[13]	回顾性队列研究 1994 年 1 月—2015 年 5 月	N=378 目前吸烟或既往吸烟，恶性肿瘤行非扩大切除的肺叶切除	• 目前吸烟者：手术期间吸烟或术前戒烟 < 16 周 • 既往吸烟者：术前戒烟 > 16 周	术后肺部并发症（肺不张需要气管镜检查，肺炎）	目前吸烟者和既往吸烟者术后肺部并发症的发生无显著差异	低
Fukui 等（2019）[10]	回顾性队列研究 2012 年 1 月—2016 年 3 月	N=666 原发性肺癌行肺切除术	• 目前吸烟者 • 术前戒烟 > 12 个月 • 术前戒烟 6～12 个月 • 术前戒烟 3～6 个月 • 术前戒烟 1～3 个月 • 术前戒烟 < 1 个月 • 不吸烟者	死亡（术后 30 天和 90 天），并发症（需要家庭氧疗的低氧血症，肺炎，需要胸膜粘连治疗或额外引流的顽固性漏气，支气管胸膜瘘，脓胸，心律失常，肺不张，持续的痰液生成需要气管镜检查，特发性间质性肺炎急性加重）	既往吸烟的各组之间 90 天死亡率和并发症有显著差异 肺部并发症的风险随着戒烟时间的增加而降低	低

　　Vaporciyan 等和 Fukui 等也进行了单中心的回顾性队列研究。Vaporciyan 等在 257 例接受恶性肿瘤全肺切除术的患者中研究了主要肺部事件（MPE），MPE 定义为肺炎或急性呼吸窘迫综合征[9]。在多因素分析中，术前戒烟小于 1 个月的患者与术前戒烟至少 1

个月的患者相比，MPE 的风险升高，*OR* 2.70（95% CI 1.18 ～ 6.17, *P*=0.018）。Fukui 等回顾了 666 例接受肺切除术肺癌患者的记录，分析了与手术死亡率和术后并发症相关的因素 [10]。在多因素分析中，有吸烟史的患者发生肺部并发症的风险高于从不吸烟的患者，*OR* 为 2.83（95% CI 1.20 ～ 6.67, *P*=0.017）。在一项独立的、未经调整的戒烟持续时间的分析中，随着戒烟持续时间的增加，肺部并发症的风险显著降低。这两项研究都未发现戒烟后肺部并发症风险显著降低的拐点。

6 篇文献报道了戒烟时间对术后并发症的发生率没有影响。Groth[11]、Seok[12] 和 Rodriguez 等 [13] 进行了单中心回顾性队列研究。根据 Nakagawa 等的研究结果，Groth 等和 Seok 等选择术前戒烟 1 个月作为分界点，以区分近期吸烟者和既往吸烟者。Groth 等回顾分析了 213 例接受肺切除术的 NSCLC 患者。Seok 等分析了 232 例有吸烟史并接受肺癌切除术的患者数据。他们还进一步研究了术前戒烟时间小于 14 天的患者。两项研究结果显示吸烟的各组患者的术后并发症的发生率无显著差异。

Rodriguez 等以术前 16 周为截点对 378 例接受肺叶切除术的恶性肿瘤患者进行了研究，对目前吸烟者和既往吸烟者进行了分层。目前吸烟者定义为术前 16 周内吸烟的患者。既往吸烟者术前戒烟至少 16 周。尽管作者认为该研究是一项病例对照研究，但是作者通过暴露（吸烟状态）而不是结果（肺部并发症）对队列进行分组，因此该研究是一项回顾性队列研究，用以评估近期吸烟相关的术后肺并发症的风险。为了减少混杂因素，作者对 134 对目前吸烟者和既往吸烟者进行了年龄、体重指数、FEV_1%、FEV_1/FVC、手术入路（VATS 或小切口开胸）和病理类型的匹配。结果显示两组患者发生肺部并发症的风险无差异。

一项来自胸外科学会（STS）普胸外科数据库的回顾性研究中，纳入了 79 家中心，发现戒烟时间与术后并发症之间无相关性。Mason 等通过 STS 普胸外科数据库收集了 7990 例接受肺切除术的原发性肺癌患者数据，分析与吸烟状况相关的住院死亡率和肺部并发症风险 [14]。研究中根据戒烟时间对患者进行分组（表 7.2）。与从不吸烟患者相比，目前吸烟者的肺部并发症风险显著增加（*OR* 1.8, 95% CI：1.05 ～ 3.1, *P*=0.03）。术前戒烟 14 天～ 1 个月（*OR* 1.6, 95% CI：0.85 ～ 3.1, *P*=0.14）、术前戒烟 1 ～ 12 个月（*OR* 1.5, 95% CI：0.85 ～ 2.8, *P*=0.2）和术前戒烟超过 12 个月（*OR* 1.3, 95% CI：0.77 ～ 2.2, *P*=0.3）的 OR 值随着戒烟时间的增加逐渐减少，但差异无统计学意义。

两项前瞻性观察研究发现，目前吸烟者的并发症发生率高于从不吸烟者，但既往吸烟的各组患者之间的并发症发生率无差异。Barrera 等招募了 300 例接受开胸手术切除原发性或继发性肺肿瘤的患者 [15]。从不吸烟者和所有的吸烟者肺部并发症发生率有显著差异（8% *vs* 19%，*P*=0.03），但按戒烟时间分组的吸烟者之间无差异。Lugg 等招募了 462 例接受 NSCLC 切除术的患者，并根据吸烟状况分析了 PPCs 的发生率 [16]。目前吸烟者的 PPCs 发生率高于从不吸烟者（22% *vs* 2%，*P*=0.004）。在戒烟组中，PPCs 发生率有下降趋势（戒烟＜ 6 周者为 10.9%，戒烟≥ 6 周者为 11.8%），但是既往吸烟的各组患者之间，既往吸烟者和目前吸烟者之间，以及既往吸烟者和从不吸烟者之间均无统计学上的显著差异。

4　结论与建议

根据所提供的数据，对接受 NSCLC 肺切除术的患者来说，尚无理想的术前戒烟时间来降低与吸烟相关的并发症风险。Nakagawa 等的早期研究发现，与术前 2 周内吸烟的患者相比，戒烟 2 ～ 4 周后接受手术的患者并发症却增加了。这促使后续研究陆续开展来调查这种影响。Vaporyican 等发现，术前 1 个月内吸烟是术后肺部并发症发生的重要因素，但其他以 1 个月分界点的研究，如 Groth 等、Seok 等、Mason 等的研究未发现术前 1 个月内吸烟与并发症发生率升高相关。Mason 等、Barrera 等和 Lugg 等的研究显示，术前延长戒烟时间与并发症风险降低相关，但尚无足够的证据表明，超过一个明确的时间点后风险显著降低。

目前吸烟者推迟手术以延长术前戒烟时间是不必要的。延长早期 NSCLC 的诊断时间与根治性手术切除时间之间的间隔与分期的提高和生存率的降低有关 [6, 7]。在没有足够证据证明推迟手术以延长戒烟时间能显著降低术后并发症发生率的情况下，手术切除应立即进行。

> **推荐**
>
> - 应该鼓励戒烟，但没有理想的术前戒烟时间以降低与吸烟相关的手术并发症风险（证据质量低；弱推荐）。
> - 对于目前吸烟的患者，没有必要推迟手术以延长术前戒烟时间（证据质量低；弱推荐）。

5　个人观点

关于术前戒烟能否降低肺切除术后并发症发生率的问题，可用的证据质量受到队列研究的规模较小和研究为回顾性的限制。前瞻性数据仅限于两项队列规模小于 500 例患者的观察性研究。鉴于开展以戒烟作为干预的随机对照试验不太现实，未来的临床研究可能无法彻底消除研究上的偏倚。

既往研究中存在几种偏倚。所有的研究都将戒烟持续时间作为一个有序变量。不同组之间的戒烟间隔时间往往不一致。一些组的间隔较宽，可能将不同风险程度的患者分在一组。例如，Mason 等的研究将手术前戒烟 1 ～ 12 个月的患者定义为一组，可能有较广泛的并发症风险。这些研究中还缺少一种方法来解释手术前吸烟显著减少的患者的情况。例如，根据文献中使用的定义，每天抽一包烟但术前减少到每天抽几支的患者被归类为目前吸烟者，这些患者与那些每天吸一包烟直到手术的患者相比，发生肺部并发症的风险可能更低，但目前文献中患者分组的方法并不能反映出这种风险的降低。研究中偏倚的第三个来源是患者报告的戒烟时间，可能存在患者的回忆错误。用血清或尿中可替宁等生物标志物来量化尼古丁暴露，可以更准确地评估吸烟情况。患者在术前评估中和手术当天可能会少报上次吸烟的间隔时间 [17]。未来的研究者在设计研究时应该考虑到这些因素。

目前，尚无指南建议癌症切除术前的特定戒烟时间。最新版本的美国国家综合癌症网络肿瘤临床实践指南和美国胸科医师学会肺癌指南回顾了本章引用的许多数据，得出的结论是，应该鼓励尽早戒烟，但不应延误肺癌切除的合适时机 [18, 19]。

不同胸外科医生对吸烟患者的术前管理方法差异很大。Marrufo 等调查了 STS 普胸外科数据库的 200 名心胸外科医生，以确定他们对肺切除术前戒烟的理解和具体应对方法 [20]。大约一半的外科医生表示，在肺切除术前强制戒烟是合乎道德的。然而，60% 的人不需要戒烟。在手术前强制戒烟时，疾病进展的风险是一个重要的考虑因素。在需要戒烟的患者中，最常见的戒烟持续时间至少为 2 周。在我们的实践中，我们强烈鼓励每位患者在肺切除术前停止吸烟或至少显著减少吸烟，但不强制戒烟。

参考文献

1. Garces YI, Yang P, Parkinson J, Zhao X, Wampfler JA, Ebbert JO, et al. The relation- ship between cigarette smoking and quality of life after lung cancer diagnosis. Chest. 2004;126(6):1733–41.

2. Dresler CM, Bailey M, Roper CR, Patterson GA, Cooper JD. Smoking cessation and lung cancer resection. Chest. 1996;110(5):1199–202.

3. Cataldo JK, Dubey S, Prochaska JJ. Smoking cessation：an integral part of lung cancer treat- ment. Oncology. 2010;78(5–6):289–301.

4. Hawn MT, Houston TK, Campagna EJ, Graham LA, Singh J, Bishop M, et al. The attributable risk of smoking on surgical complications. Ann Surg. 2011;254(6):914–20.

5. Schmid M, Sood A, Campbell L, Kapoor V, Dalela D, Klett DE, et al. Impact of smoking on perioperative outcomes after major surgery. Am J Surg. 2015;210(2):221–229.e6.

6. Samson P, Patel A, Garrett T, Crabtree T, Kreisel D, Krupnick AS, et al. Effects of delayed surgical resection on short-term and long-term outcomes in clinical stage I non-small cell lung cancer. Ann Thorac Surg. 2015;99(6):1906–13.

7. Yang CFJ, Wang H, Kumar A, Wang X, Hartwig MG, D'Amico TA, et al. Impact of tim- ing of lobectomy on survival for clinical stage IA lung squamous cell carcinoma. Chest. 2017;152(6):1239–50.

8. Nakagawa M, Tanaka H, Tsukuma H, Kishi Y. Relationship between the duration of the pre- operative smoke-free period and the incidence of postoperative pulmonary complications after pulmonary surgery. Chest. 2001;120(3):705–10.

M. A. Wan and L. M. Brown

9. Vaporciyan AA, Merriman KW, Ece F, Roth JA, Smythe WR, Swisher SG, et al. Incidence of major pulmonary morbidity after pneumonectomy：association with timing of smoking cessa- tion. Ann Thorac Surg. 2002;73(2):420–6.

10. Fukui M, Suzuki K, Matsunaga T, Oh S, Takamochi K. Importance of smoking cessation on surgical outcome in primary lung cancer. Ann Thorac Surg. 2019;107(4):1005–9.

11. Groth SS, Whitson BA, Kuskowski MA, Holmstrom AM, Rubins JB, Kelly RF. Impact of preoperative smoking status on postoperative complication rates and pulmonary function test results 1-year following pulmonary resection for non-small cell lung cancer. Lung Cancer. 2009;64(3):352–7.

12. Seok Y, Hong N, Lee E. Impact of smoking history on postoperative pulmonary complications：a review of recent lung cancer patients. Ann Thorac Cardiovasc Surg. 2014;20(2):123–8.

13. Rodriguez M, Gómez-Hernandez MT, Novoa N, Jiménez MF, Aranda JL, Varela G. Refraining from smoking shortly before lobectomy has no influence on the risk of pulmonary complications：a case-control study on a matched population. Eur J Cardiothorac Surg. 2017;51(3):498–503.

14. Mason DP, Subramanian S, Nowicki ER, Grab JD, Murthy SC, Rice TW, et al. Impact of smoking cessation before resection of lung cancer：a Society of Thoracic Surgeons General Thoracic Surgery Database study. Ann Thorac Surg. 2009;88(2):362–71.

15. Barrera R, Shi W, Amar D, Thaler HT, Gabovich N, Bains MS, et al. Smoking and timing of ces- sation：Impact on pulmonary complications after thoracotomy. Chest. 2005;127(6):1977–83.

16. Lugg ST, Tikka T, Agostini PJ, Kerr A, Adams K, Kalkat MS, et al. Smoking and timing of cessation on postoperative pulmonary complications after curative-intent lung cancer surgery. J Cardiothorac Surg. 2017;12(1):52.

17. Wolvers PJD, Bruin SC, Mairuhu WM, de Leeuw-Terwijn M, Hutten BA, Brandjes DPM, et al. Self-reported smoking compared to serum cotinine in bariatric surgery patients：smoking is underreported before the operation. Obes Surg. 2020;30(1):23–37.

18. Shields PG, Herbst RS, Arenberg D, Benowitz NL, Bierut L, Luckart JB, et al. Smoking ces- sation, Version 1.2016, NCCN Clinical Practice Guidelines in Oncology. J Natl Compr Canc Netw. 2016;14(11):1430–68.

19. Leone FT, Evers-Casey S, Toll BA, Vachani A. Treatment of tobacco use in lung cancer. Chest. 2013;143(5):e61S–77S.

20. Marrufo AS, Kozower BD, Tancredi DJ, Nuño M, Cooke DT, Pollock BH, et al. Thoracic surgeons' beliefs and practices on smoking cessation before lung resection. Ann Thorac Surg. 2019;107:1494–9.

第 8 章

肺切除患者的运动测试中低科技手段是否与高科技手段测试一样好?

Michael Gooseman, Alessandro Brunelli

1 引言

对于早期非小细胞肺癌（NSCLC），手术是公认的最佳治疗方式。然而，即使对于正在进行手术的"健康"患者，切除术也可能导致各种功能损害，甚至发生并发症和死亡。运动测试在评估整个氧气运输系统以发现可能的术后并发症方面起重要作用。运动测试现在被认为是肺切除术患者术前功能评估的关键组成部分，本章的目的是回顾与运动测试的选择最相关的证据。

2 检索策略

我们检索了 1984 年至 2019 年的英文文献，查找已发表的有关运动测试及其在肺切除术功能评估和风险分层中作用的文献。同时，扩大数据范围以包括使用低科技手段进行运动测试的早期文献。检索数据库包括 PubMed、Embase 和 Cochrane Evidence Based Medicine。检索关键词使用 "low tech exercise testing lung resection" "high tech exercise testing lung resection" "cardiopulmonary exercise test" "shuttle walk test" "6min walk test" 和 "stair climbing test" （表 8.1）。另外，使用关键词 "functional assessment lung resection" "preoperative assessment lung resection" 进行再次检索。排除非肺癌切除术的相关文献。数据使用 GRADE 方法进行分类。

M. Gooseman · A. Brunelli (✉)
Department of Thoracic Surgery, Leeds Teaching Hospitals NHS Trust, St James University
Hospitals, Leeds, UK
e-mail: Michael.gooseman@nhs.net

表 8.1 用于文献检索的 PICO 格式术语

P（患者）	I（干预）	C（对照）	O（结局）
肺切除术患者	往返步行试验 6 分钟步行试验 爬楼梯试验	心肺运动试验	并发症 死亡率

3 结果

检索获得了大量与肺癌切除手术患者术前评估（包括运动测试）相关的文献。2009 年和 2010 年，欧洲呼吸病学会 / 欧洲胸外科学会（ERS/ESTS）和英国胸外科学会 / 心胸外科学会（BTS/ SCTS）分别发表了以肺切除患者功能评估为重点的循证临床指南[1, 2]。2013 年，Brunelli 等代表美国胸科医师学会（ACCP）制定了临床实践指南[3]。这项工作包括对当时可用的文献进行严格的回顾评价，并制定了用于这部分患者的术前生理评估方案。

这些指南的结果已经获得了普遍的共识，即正式的心肺运动试验（CPET）是肺切除术患者功能评估和风险分层的金标准。然而，CPET 并非总是一项容易进行的测试——2009 年一项基于 ERS/ ESTS 网络的调查显示，只有 75% 的医院具备这项技术。这项调查还显示，只有 10% ~ 30% 的患者在肺切除术前进行了 CPET[4]。Brunelli 等在 2010 年的一篇综述中指出，可及性和利用率之间的差异可能与 CPET 适应证的不确定性以及在术前评估明显 "健康" 患者中作用的不确定性有关[5]。ERS/ESTS 调查显示，18% 的受访者对所有患者常规使用低科技手段的运动测试[4]。

下文将对 6 分钟步行试验、爬楼梯试验、往返试验和心肺运动试验的现有文献进行分析。

3.1 6 分钟步行试验（6MWT）

这种行走测试最早是从 1960 年发展起来的，并按照美国胸科协会指南的要求执行[6]。早在 1980 年就在胸外科对这一测试进行了评估。Bagg 对 22 例患者进行了小范围的研究，但在步行超过 12 分钟的距离时，未发现有并发症患者和无并发症患者之间有任何区别[7]。类似地，Markos 等对 55 例患者进行了一系列研究，发现步行超过 12 分钟的距离并不能预测术后并发症的发生率和死亡率[8]。Pierce 等的研究表明，6 分钟步行试验可以预测术后呼吸衰竭的发生，但不能预测其他并发症的发生率或死亡率[9]。相反，Marjanski 等的研究证明，在该试验中只能步行小于 500 米患者的术后并发症发生率和住院时间增加[10]。由于相互矛盾的证据，目前的临床指南建议 6 分钟步行试验不应用于择期手术患者[1]。

3.2　往返步行试验（SWT）

最初设计增量往返步行试验的目的是评估慢性阻塞性肺疾病（COPD）患者的运动能力。1994 年，Singh 等发现，相比于 6MWT，SWT 的结果与 VO_{2max} 更加相关[11]。回归分析显示 25 次往返相当于最大摄氧量为 10ml/（kg·min）[12]——低于这个数值的患者不应考虑手术切除。事实上，ACCP 指南建议，对于 VO_{2max} 低于 10ml/（kg·min）的肺癌患者，建议进行亚肺叶切除或非手术治疗[3]。

Winn 等在研究中未发现肺切除术后出现术后并发症的患者和未出现术后并发症的患者在往返步行试验中行走的距离有任何统计学上的显著差异[13]。他们的研究显示，在 SWT 期间行走超过 400 米的患者在随后的 CPET 中的最大摄氧量大于 15ml/（kg·min）。在那些不能行走 400 米的患者中，不到一半的患者的最大摄氧量低于 15ml/（kg·min）[14]。因此，SWT 可能会低估运动能力。

Benzo 等发现 SWT 中的每一次往返和 VO_2 消耗之间有很高的相关性[15]。25 次往返对 VO_2 峰值 > 15ml/（kg·min）的阳性预测值为 90%。Fennelly 等在 2017 年发现，步行 400 米以上的患者发生并发症的概率非常低[16]。目前的指南建议能够完成 400 米 SWT 的患者适合进行切除手术[3]。

3.3　爬楼梯试验

爬楼梯试验首次出现于几十年前，现在作为患者筛查试验的一个选择经常使用。该试验存在的一个问题是操作中缺乏标准化。在解读结果时需要考虑到每次爬楼梯的步数、每一步的高度和上升的速度等因素。对于正在准备进行外科手术的"健康"患者来说，运动测试对于预测术后并发症的能力是很重要的。Olsen 等是第一个提出在术前评估中正式采用这种测试的团队。一项对 54 例开胸患者进行的小型研究结果显示，不能爬三层楼梯的患者出现并发症的概率更高，住院时间更长[17]。考虑到较小的样本量和手术过程的不一致性，对于从这项研究中获得的信息必须谨慎解读。许多其他研究将爬楼梯作为一种锻炼工具，应用于已知有合并症的患者，包括既往有严重的心脏病和慢性阻塞性肺疾病病史的患者。

Brunelli 等对 109 例患者进行了研究，他们使用便携式气体分析仪测量了患者爬楼梯时的耗氧量。98% 攀爬超过 22 米的患者中，预测 VO_2 峰值为 15ml/（kg·min）的阳性预测值为 86%[18]。目前的临床指南建议，爬升大于 22 米的患者可以进行手术，无需经 CPET 进一步评估[3]。

3.4　心肺运动试验

虽然低科技手段的运动测试的科学证据在 1980 年就已经建立，但关于 CPET 的第一个研究发表在 20 世纪 90 年代。Bollinger 等研究了 80 例接受肺切除术的患者，发现

VO_{2max} < 60% 的患者术后发生不良事件的风险更高 [19]。这个数据在 20 世纪 90 年代进行的前瞻性试验中得到了证实 [20]。

最近的证据表明，以 ml/（kg·min）（VO_{2max}）为单位的最大耗氧量的绝对值是量化肺解剖性切除术患者风险的最佳测量指标。重要的研究总结在表 8.2 中。

国际上出版的指南中，CPET 期间获得的最大摄氧量（VO_{2max}）在科学证据的支持下被认为是评估肺癌切除手术患者风险的最重要和最可靠的参数。当 VO_{2max} < 10ml/（kg·min）时，肺切除的风险较高，患者应考虑保留肺实质的手术或非手术治疗 [3]。

表 8.2　VO_{2max} 作为手术结局预测指标的相关研究

作者，年份	N	手术方式	研究类型	结局	证据质量
Loewen 等（2007）[21]	346	开胸肺切除术	前瞻性观察性研究	VO_{2max} < 15ml/（kg·min）-并发症风险增加	中
Bayram 等（2007）[22]	55	肺切除	前瞻性观察性研究	VO_{2max} < 15ml/（kg·min）-并发症风险增加	低
Brunelli 等（2009）[23]	204	肺切除	回顾性观察性研究	VO_{2max} < 12ml/（kg·min）-并发症风险增加	中
Licker 等（2011）[24]	210	肺切除	回顾性观察性研究	VO_{2max} < 10ml/（kg·min）-并发症风险增加	中

4　结论与建议

现有的科学证据表明，SWT 和爬楼梯试验这样的低科技手段运动试验是检测待手术患者主要心肺功能缺陷的可靠工具。然而，它们在准确识别氧气运输系统缺陷的能力方面存在局限。因此，可以直接准确测量呼出气体的高科技手段的心肺运动测试不太可能被完全取代。CPET 是精确检测并量化有氧储备不足的金标准。

推荐

- 对于其他方面健康的肺切除患者，应将低科技手段的测试作为首选筛查方法（证据质量中；强推荐）。
- 任何不能达到低科技手段测试的运动阈值的患者都应该进行正式的 CPET（证据质量中；强推荐）。

5　个人观点

肺切除术前的功能评估是重要的。即使是表面上健康的患者也可能有潜在的心肺功能障碍,使他们的围手术期处于高风险中。确定高风险患者,可以与患者进行坦诚的讨论交换信息,并根据患者的需要进行持续护理。在日常练习中,使用低科技手段的和高科技手段的运动测试都很重要,二者可以相互补充。它们本质上是不同类型的运动测试,例如 CPET 是一种负荷递增测试,而爬楼梯测试是一种恒定工作速率的测试。这些测试的目标肌肉也可能不同,例如爬楼梯使用的是包括背部肌肉和臀肌在内的更大的肌肉群。因此,考虑到各种运动的特点不同,这些测试中的结果可能很难进行比较。然而,总的来说,作者认为,在低科技手段测试的结果不理想,且没有正式的 CPET 评估的情况下,不应单独使用低科技手段测试结果来判定患者不适合手术。不过,在取得较好结果的情况下(即可负担 > 400 米往返步行试验或 > 22 米爬楼梯试验),可以不再进行更复杂的测试。

参考文献

1. Brunelli A, Charloux A, Bollinger CT, et al. ERS/ESTS clinical guidelines on fitness for radical therapy in lung cancer patients(surgery and chemo-radiotherapy). Eur Respir J. 2009;34:17–41.

2. Lim E, Baldwin D, Beckles M, et al. Guidelines on the radical management of patients with lung cancer. Thorax. 2010;65:iii1–iii27.

3. Brunelli A, Kim AW, Berger KI, et al. Physiologic evaluation of the patient with lung can- cer being considered for resectional surgery: diagnosis and management of lung cancer, 3rd ed: American College of Chest Physicians evidence-based clinical practice guidelines. Chest. 2013;143:e166S–90S.

4. Charlous A, Brunelli A, Bollinger CT, et al. European Respiratory Society and European Society of Thoracic Surgeons Joint Task Force on Fitness for Radical Therapy. Lung function evaluation before surgery in lung cancer patients: how are recent advances put into practice? A survey among members of the European Society of Thoracic Surgeons(ESTS) and of the Thoracic Oncology Section of the European Respiratory Society(ERS). Interact Cardiovasc Thorac Surg. 2009;9:925–31.

5. Brunelli A, Pompili C, Salati M. Low-technology exercise test in the preoperative evaluation of lung resection candidates. Monaldi Arch Chest Dis. 2010;73:72–8.

6. ATS Committee on Proficiency Standards for Clinical Pulmonary Function Laboratories. ATS statement: guidelines for the six-minute walk test. Am J Respir Crit Care Med. 2002;166:111–7.

7. Bagg LR. The 12-min walking distance; its use in the pre-operative assessment of patients with bronchial carcinoma before lung resection. Respiration. 1984;46:342–5.

8. Markos J, Mullan BP, Hillman DR, et al. Preoperative assessment as a predictor of mortality and morbidity after lung resection. Am Rev Respir Dis. 1989;139:902–10.

9. Pierce RJ, Copland JM, Sharpe K, Barter CE. Preoperative risk evaluation for lung cancer resection. Chest. 1992;102:1774–9.

10. Marjanski T, Wnuk D, Bosakowski D, et al. Patients who do not reach a distance of 500m dur- ing the 6-min walk test have an increased risk of postoperative complications and prolonged hospital stay after lobectomy. Eur J Cardiothorac Surg. 2015;47:213–9.

11. Singh SJ, Morgan MD, Scott S, Walters D, Hardman AE. Development of a shuttle walking test of disability in patients with chronic airways obstruction. Thorax. 1992;47:1019–24.

12. Singh SJ, Morgan MD, Hardman AE, Rowe C, Bardsley PA. Comparison of oxygen uptake during a conventional treadmill test and the shuttle walking test in chronic airflow limitation. Eur Respir J. 1994;7:2016–20.

13. Win T, Jackson A, Groves AM, et al. Relationship of shuttle walk test and lung cancer surgical outcome. Eur J Cardiothorac Surg. 2004;26:1216–9.

14. Win T, Jackson A, Groves AM, Sharples LD, Charman SC, Laroche CM. Comparison of shuttle walk with measured peak oxygen consumption in patients with operable lung cancer. Thorax. 2006;61:57–60.

15. Benzo RP, Sciurba FC. Oxygen consumption, shuttle walking test and the evaluation of lung resection. Respiration. 2010;80(1):19–23.

16. Fennelly J, Potter L, Pompili C, Brunelli A. Performance in the shuttle walk test is associated with cardiopulmonary complications after lung resections. J Thorac Dis. 2017;9(3):789–95.

17. Olsen GN, Bolton JWR, Weiman DS, et al. Stair climbing as an exercise test to predict the postoperative complications of lung resection：two years experience. Chest. 1991;99:587–90.

18. Brunelli A, Xiume F, Refai M, Salati M, Di Nunzio L, Pompili C, Sabbatini A. Peak oxygen consumption measured during the stair-climbing test in lung resection candidates. Respiration. 2010;80(3):207–11.

19. Bollinger CT, Jordan P, Soler M, Stulz P, Gradel E, Skarvan K, Elsasser S, Gonon M, Wyser C, Tamm M. Exercise capacity as a predictor of postoperative complications in lung resection candidates. Am J Respir Crit Care Med. 1995;151:1472–80.

20. Brutsche MH, Spiliopoulos A, Bollinger CT, Licker M, Frey JG, Tschopp JM. Exercise capacity and extent of resection as predictors of surgical risk in lung cancer. Eur Respir J. 2000;15:828–32.

21. Loewen GM, Watson D, Kohman L, Herndon JE II, Shennib H, Kernstine K, Olak J, Mador MJ, Harpole D, Sugarbaker D, Green M. Preoperative exercise VO_2measurement for lung resection candidates：results of Cancer and Leukaemia Group B Protocol 9238. J Thorac Oncol. 2007;2:619–25.

22. Bayram AS, Candan T, Gebitekin C. Preoperative maximal exercise oxygen consumption test predicts postoperative pulmonary morbidity following major lung resection. Respirology. 2007;12:505–10.

23. Brunelli A, Belardinelli R, Refai M, Salati M, Socci L, Pompili C, Sabbatini A. Peak oxygen consumption during cardiopulmonary exercise test improves risk stratification in candidates to major lung resection. Chest. 2009;135:1260–7.

24. Licker M, Schnyder JM, Frey JG, Diaper J, Cartier V, Inan C, Robert J, Bridevaux PO, Tschopp JM. Impact of aerobic exercise capacity and procedure-related factors in lung cancer surgery. Eur Respir J. 2011;37:1189–98.

第 9 章

评估虚弱和肌肉减少症是否会影响肺切除患者的选择?

Megan Huisingh–Scheetz and Michelle Martinchek

1 引言

　　虚弱和肌肉减少症在几十年来的衰老研究中一直是重要的议题,以帮助确定老年人发病和死亡的可能 [1-6]。据估计,社区中大约六分之一的老年人身体虚弱 [7],在待接受肺切除术的患者中,预计有更高的发生率 [8]。随着越来越多的老年患者有可能会进行手术,已经在手术患者人群中开展关于虚弱和肌肉减少症的研究,以帮助进行风险分层 [9, 10]。虚弱指一种整体生理水平脆弱的综合征,而肌肉减少症是指肌肉体积和功能低下。肌肉减少症经常是虚弱的一部分,但不是必需的。

　　虚弱:至少有四个共识小组已经整合了现代虚弱的定义和测量方法 [11-14]。其中一个小组在 2012 年召开的会议上,将虚弱定义为"一种具有多种原因和因素的医学综合征,其特征是力量、耐力和生理功能下降,使个人更易产生依赖性和 / 或死亡",尤其是在面对压力时 [13]。然而,对于如何最好地衡量虚弱,各方仍存在分歧。因此,文献提供了一些工具 [15, 16]。大多数工具源于两种理论:生理身体虚弱表型 [1] 和缺陷累积理论 [17]。身体虚弱表型是基于生物学指标,由 5 个标准组成:握力弱,步态速度慢,体力活动低,非意向的体重减轻,疲惫或易疲劳。具备 1 ～ 2 个标准的患者被认为是虚弱前期,具备 ≥ 3 个标准的患者被认为是虚弱的。缺陷累积虚弱指数结合了一组独特的"缺陷",通常包含 30 ～ 70 项,且来自多个范畴(症状、体检体征、实验室异常值、疾病和残疾),总和后除以总缺陷值形成一个从 0 到 1 的分值。

M. Huisingh-Scheetz (✉) · M. Martinchek

Section of Geriatrics and Palliative Care Medicine, Department of Medicine,

University of Chicago Medicine, Chicago, IL, USA

e-mail: megan.huisingh-scheetz@uchospitals.edu; mmartinchek@medicine.bsd.uchicago.edu

肌肉减少症：在过去几十年里，一些共识小组和工作组确定并修订了肌肉减少症的定义[18-27]。研究小组一致认为，肌肉减少症应该结合低肌肉质量和低肌肉功能（力量或表现）来定义。低肌肉质量可以通过生物阻抗分析、双能 X 线吸收法、无脂肪软组织的总体或部分钾含量、超声、CT 或 MRI 来确定。肌酐稀释是一种较新的方法[28]。专家组中建议的低肌肉质量临界值显著不同，这显示文献中存在差距，以及存在种族特异性临界值[19, 21, 25]。肌肉功能障碍可以通过诸如握力、膝关节屈曲 / 伸展、通常步态速度、椅立、行走计时测试、400 米步行、呼气流量峰值、简易体能状况量表或爬楼梯功率测试等措施来确定。一些人提倡使用肌肉减少症量表来发现病例[24]。

虚弱和肌肉减少症在许多手术患者中显示出预测价值[9, 29-37]。既往工作最终形成了2012 年美国外科医师学会国家外科质量改进计划和美国老年医学会针对老年人术前护理的"最佳实践"指南，其中包括对所有术前老年待手术患者的虚弱进行评估的建议[38]。尽管虚弱和肌肉减少症的外科文献越来越多，但很少有研究探讨肺切除术中的虚弱和肌肉减少症。

2　检索策略

对 1999 年至 2019 年期间以英文发表的相关文献进行检索，检索目标是报告术前虚弱或肌肉减少症与肺切除术后结局之间关系的研究（表 9.1）。检索的数据库包括 Pubmed、MEDLINE（EBSCO）、Cochrane Library，以及 CINAHL 全文数据库 [检索词：（lobectomy OR lobectomies OR pneumonectomy OR "pneumonectomy" [Mesh] OR pneumonectomies OR "lung resection" OR "lung surgery" OR "pulmonary surgical procedures" [Mesh]）AND（"Frail Elderly" [Mesh] OR "Frailty" [Mesh] OR frailty OR sarcopenia OR "sarcopenia" [Mesh]）]；以及 Web of Science, Science Direct 和 Scopus [检索关键词：（lobectomy OR lobectomies OR pneumonectomy OR pneumonectomies OR "lung resection" OR "lung surgery" OR "pulmonary surgical procedures"）AND（"Frail Elderly" OR Frailty OR frailty OR sarcopenia）]；以及 MEDLINE（Ovid）[检索关键词：（lobectomy OR lobectomies OR pneumonectomy OR pneumonectomies OR lung resection OR lung surgery OR pulmonary surgical procedures）AND（Frail Elderly OR Frailty OR frailty OR sarcopenia）]。

表 9.1　用于文献检索的 PICO 格式术语

P（患者 / 人群）	I（干预）	C（对照）	O（结局）
接受肺切除术 ≥ 65 岁的成年患者	术前虚弱或肌肉减少症评估	标准的术前评估	手术并发症发生率或死亡率、住院时间、出院后去处、术后生活质量或癌症复发

纳入分析或亚组分析准备接受肺切除术患者的研究，排除食管、肺移植的研究。排除内科治疗如化疗或放疗的肺癌患者的研究。研究样本必须包括老年患者（≥ 65 岁），但不要求只针对老年患者。纳入术前评估时采用符合现代定义的虚弱或肌肉减少症的研究。仅使用年龄、体重指数、炎症标志物或日常生活活动障碍来衡量虚弱或肌肉减少症的研究被排除在外。允许使用步态测量（例如，6 分钟步行测试），因为步态速度被认为是确定虚弱的一个测量指标[39]。虽然专家建议通过肌肉数量和肌肉质量来发现肌肉减少症，但由于缺乏包括这两方面的研究，我们允许纳入仅使用肌肉数量的研究，这是检索中的一个主要局限。我们排除了摘要、会议论文或未发表的数据。

3 结果

使用预先确定的数据库检索词，共检索到 121 篇匹配的文章。两名独立的审稿人确定了 13 篇符合纳入标准的主要研究文章。另外还确定了 36 篇相关综述、社论、评论或信件。通过浏览参考文献又检索到另外 4 篇原创研究与 5 篇综述文章符合纳入标准。共有 19 项研究符合纳入标准：4 项针对虚弱，15 项针对肌肉减少症。报道了肺切除术特异性分析或亚组分析的结果。多因素分析优先报道，若没有多因素分析，则报告其他分析。

3.1 虚弱与肺切除术的结局（表 9.2）

有 4 篇回顾性文章重点关注了肺切除术前虚弱的评估。三项研究分析了来自美国外科医师学会全国手术质量改进计划（ACS-NSQIP）数据集的数据[40-42]。一项研究分析了三家不同医院的数据[43]。

表 9.2 虚弱与肺切除术结局的相关研究

作者，年份	肺切除病例数	年龄（岁）	数据来源	虚弱的评估（* 使用经验证的虚弱评估工具）	手术方式	结局	研究类型（证据质量）
Mosquera 2016[40]	接受高风险手术的总样本量为 232352 例，肺切除术病例占 2%	总样本平均值为 63.9（仅行肺切除患者的年龄未报告）	ACS-NSQIP[a] 2005–2012	11 项条目的 NSQIP 虚弱指数[b]（改编自 CSHA-FI）[42]：不虚弱 =0 分；轻度虚弱 =1 分；中度虚弱 =2 分；重度虚弱 ≥3 分（范围 0~11 分）	肺切除术	肺切除术的未调整虚弱指数和 30 天死亡率：不虚弱 0.8%，轻度虚弱 2%，中度虚弱 3%，重度虚弱 6.4%，P=N/A	回顾性研究（低）

作者，年份	肺切除病例数	年龄（岁）	数据来源	虚弱的评估（*使用经验证的虚弱评估工具）	手术方式	结局	研究类型（证据质量）
Tsiouris 2013[41]	1940	平均 66±11，范围 19～90	ACS-NSQIP[a] 2005-2010	11 项条目的 NSQIP 改良虚弱指数[c]（改编自 CSHA-FI）[42]:（范围 0～1）	肺叶切除术，不包括 VATS	术后死亡率的多因素 logistic 回归分析：mFI > 0.27 OR 9.3（95% CI 9.1～270），P=0.002 Clavien 4 并发症的多因素 logistic 回归分析：mFI > 0.27 OR 4.8（95% CI 1.3～230），P=0.027	回顾性研究（低）
Velanovich 2013[42]	971434 例总手术样本中的 4648 例	总体样本平均 55.3±17.2，范围 16～90+（胸外科手术患者的年龄未报告）	ACS-NSQIP[a] 2005-2009	11 项条目的 NSQIP 虚弱指数[c]（改编自 CSHA-FI）[42]:（范围 0～1，使用有序变量 0.09, 0.18, 0.36, 0.45, 0.45, 0.63, 0.72, 0.81, 1.0）	普通胸外科手术	手术复杂性分层的未校正的虚弱指数与 30 天死亡率：OR 随虚弱指数增加：低复杂性 =1.8（95% CI 1.18～2.73），趋势 P=0.006；中等复杂性 1.84（95% CI 1.57～2.14），趋势 P < 0.001；高复杂性 1.57（95% CI 1.28～1.93），趋势 P < 0.001 手术复杂性分层的未校正的虚弱指数与 30 天并发症发生率：OR 随虚弱指数增加：低复杂性 =1.24（95% CI 1.06～1.45），趋势 P=0.006；中等复杂性 1.53（95% CI 1.38～1.69），趋势 P < 0.001；高复杂性 1.25（95% CI 1.15～1.37），趋势 P < 0.001	回顾性研究（低）

续表

作者，年份	肺切除病例数	年龄（岁）	数据来源	虚弱的评估（＊使用经验证的虚弱评估工具）	手术方式	结局	研究类型（证据质量）
Handy 2002[43]	139	平均62.05±10.62，范围31～86	三所医院肺癌切除术的患者（教学医院，退伍军人事务部医院、社区三级保健中心）	6分钟步行试验（＞1000ft. vs ＜1000ft.）	外科医生口述，包括肺叶切除术，全肺切除术，亚肺叶切除术	6分钟步行试验与术后 SF-36[d] 或 Ferrans 和 Powers 的生活质量指数无关。实际数据未获得	前瞻性研究（极低）

[a] 美国外科医师学会全国手术质量改进计划（ACS–NSQIP）

[b] 11项条目的 NSQIP 虚弱指数：完全依赖的功能性健康状态（1分），胰岛素依赖型糖尿病（1分）；有严重慢性阻塞性肺疾病或肺炎病史（1分）；术后30天内充血性心力衰竭（1分），6个月内心肌梗死（1分）；1个月内有经皮冠状动脉介入治疗、心脏手术或心绞痛病史（1分）；高血压需要药物治疗（1分）；因周围血管疾病或静息疼痛／坏疽而有血管重建／截肢史（1分）；短暂性脑缺血发作史（1分）；脑血管意外伴缺陷（1分）；感觉功能受损（1分）

[c] 11项条目的 NSQIP（改良）虚弱指数：部分或完全依赖性的功能健康状态（1分），非胰岛素或胰岛素依赖型糖尿病（1分）；有严重慢性阻塞性肺疾病或肺炎病史（1分）；术后30天内充血性心力衰竭（1分），6个月内心肌梗死（1分）；1个月内有过经皮冠状动脉介入治疗、心脏手术或心绞痛病史 –（1分）；高血压需要药物治疗（1分）；因周围血管疾病或静息疼痛／坏疽而有血管重建／截肢史（1分）；短暂性脑缺血发作史（1分）；脑血管意外／脑卒中伴神经功能缺损（1分）；感觉功能受损（1分）/11

[d] 健康调查简表 –36

　　最常被研究的虚弱评估工具是改良的缺陷累积虚弱指数［11项条目的 NSQIP（改良）虚弱指数（FI）］[40-42]。其余研究采用6分钟步行试验[43]。没有研究包括身体虚弱表型或相关测量措施。

　　研究结果包括术后死亡率[40-42]，Clavien 4 并发症[41]，30天并发症[42]，术后 SF-36 以及 Ferrans 和 Powers 的生活质量指数评分[43]。两项研究只包括接受肺叶切除术、全肺切除术或亚肺叶切除术的患者[41, 43]。两项研究包括所有手术类型，但对"肺切除术"[40] 和"普胸外科手术"进行了亚组分析[42]。

　　四项研究中只有一项研究对目标人群进行了多因素分析。在一项未校正的分析中，Mosquera 等发现，在 2005-2012 年的 NSQIP 数据集中，虚弱程度的增加预示着接受胸部手术患者30天死亡风险的增加（30天死亡风险：不虚弱 0.8%，轻度虚弱～2%，中度虚弱～3%，重度虚弱 6.4%；P 值未报告）[40]。在调整了年龄、美国麻醉医师协会（ASA）评分、伤口等级、急诊手术和功能状态后，Tsiouris 等发现，虚弱的存在可以显著预测肺叶切除术患者的术后死亡率，尽管 95% 置信区间很宽（改良的 FI ＞ 0.27:OR 9.3, 95% CI

9.1 ~ 27, P=0.002）[41]。在一个类似的模型中，校正了年龄、ASA 评分、伤口等级、紧急手术、功能状态、性别和种族，虚弱也是术后 Clavien 4 并发症的预测因素，尽管 95% 置信区间较宽（改良 FI > 0.27：OR 4.7, 95% CI 1.3 ~ 230, P=0.027）[41]。在对 2005–2009 年 NSQIP 手术患者的未校正的分析中，Velanovich 等发现，无论手术复杂性如何，虚弱程度的增加与较高的 30 天死亡率（每增加 1 个虚弱指数单位：低复杂性手术 OR 1.8, 95% CI 1.18 ~ 2.73，趋势 P=0.006；中等复杂性手术 OR 1.84, 95% CI 1.57 ~ 2.14，趋势 P < 0.001；高复杂性手术 OR 1.57, 95% CI 1.28 ~ 1.93，趋势 P > 0.001）以及 30 天并发症发生率（每增加 1 个虚弱指数单位：低复杂性手术 OR 1.24, 95% CI 1.06 ~ 1.45，趋势 P=0.006；中等复杂性手术 OR 1.53, 95% CI 1.38 ~ 1.69，趋势 P < 0.001；高复杂性手术 OR 1.25, 95% CI 1.15 ~ 1.37，趋势 P < 0.001）显著相关[42]。最后，Handy 等报道，术前 6 分钟步行试验（< 1000 英尺）的不良表现不能预测术后功能（健康调查简表 –36）或生活质量（Ferrans 和 Powers 的生活质量指数），但文章中未报道结果[43]。

3.2 肌肉减少症与肺切除术的结局（表 9.3）

15 篇回顾性单中心研究通过分析 1 ~ 12 年的数据，评估了肌肉减少症对肺切除术结局的影响。10 项研究的随访时间从 23.6 个月到 61 个月不等。14 项研究包括原发性肺癌患者，11 项研究纳入了不同分期的非小细胞肺癌（NSCLC）患者。其余的研究包括所有类型的肺切除术患者，但 94.6% 的患者患有肺癌[44]。文献中纳入的肺切除术的类型不同，包括肺叶切除术，双肺叶切除术，肺段切除术，全肺切除术和袖式切除术。

所有 15 篇文章均使用 CT 扫描测量肌肉横断面积，但是脊髓平面不同。所有的研究为男性和女性提供了不同的肌肉减少症诊断的临界点，大多数研究根据身高调整了肌肉面积。值得注意的是，没有研究包括肌力下降的测量。

11 项研究报道了术前肌肉减少症与术后生存（无病生存时间或总生存时间）或死亡率相关的多因素分析，其中 7 项研究发现肌肉减少症显著增加了死亡风险或降低了生存率。Kawaguchi 等在一项校正了临床、人口统计学和健康特征的多因素分析中发现，肌肉减少症是较差术后生存率的预测因素（男性 L3 腰大肌指数 < 3.70cm^2/m^2 或女性 < 2.50cm^2/m^2：OR 0.263, 95% CI 0.138 ~ 0.499, P < 0.001）[45]。Troschel 等发现，在校正了临床、人口统计学和健康特征后，增加肌肉质量可降低死亡风险（T8 横断面肌肉面积：HR 0.80, 95% CI 0.67 ~ 0.98, P=0.02）[46]。Nakamura 等发现，在校正了年龄、性别、CEA 和肿瘤分期后，肌肉减少症预测了死亡风险的增加（低腰大肌指数：HR 1.943, 95% CR 1.113 ~ 3.390, P=0.019）[47]。Takamori 等的一项研究评估了 T12 肌肉量的术前 / 术后比值（PPR）对生存率的影响。在校正年龄、BMI、血管浸润和组织学类型的多因素模型中，他们发现 PPR < 0.9 可以预测死亡风险（PPR < 0.9：HR 3.82, 95% CI 1.44 ~ 10.55, P=0.0072）和疾病复发风险（PPR < 0.9：HR 2.88, 95% CI 1.29 ~ 6.43, P=0.010）的增加[48]。Tsukioka 等发现，在校正了行为状态和细胞角蛋白 19 片段后，肌肉减少症增加了死亡风险（男

表 9.3　肌肉减少症与肺切除术结局的相关研究

作者，年份	肺切除病例数	年龄（岁）	数据来源	肌肉减少症的测量：骨骼肌	肌肉减少症的测量：肌力下降	手术类型和排除标准	结局	研究类型（证据质量）
Kawaguchi 2019[45]	173 例 > 75 岁的 NSCLC 患者（0～3 期）	平均 78.8	滋贺医科大学，2005 年 1 月 –2017 年 12 月	在 L3 水平通过 CT 测量腰大肌总面积（TPA）。腰大肌指数（PMI）=TPA/ 身高² (cm^2/m^2) 肌肉减少症临界值：男性 PMI < $3.70cm^2/m^2$，女性 < $2.50cm^2/m^2$	无	肺叶切除术	中位随访时间 33.3 个月 生存时间的多因素 Cox 比例风险模型：低 PMI OR 0.263（95% CI 0.138～0.499），$P < 0.001$	回顾性研究（低）
Nakada 2019[58]	173 例临床 1 期的 NSCLC 患者	中位 68，范围 31～89	慈惠会医科大学，2013 年 4 月 –2018 年 3 月	在 L3 水平通过 CT 测量腰大肌总面积（TPA）。腰大肌指数（PMI）=TPA/ 身高² (cm^2/m^2) 肌肉减少症临界值：PMI 中位数—1 个标准差，男性 < $4.61cm^2/m^2$，女性 < $3.26cm^2/m^2$	无	单个肺叶完全切除的胸腔镜下肺叶切除术 排除临床 II 期或 III 期肿瘤、视频辅助的开胸手术、不完全切除、双肺叶切除、数据不完整以及无 L3 水平的 CT 影像	中位随访 31 个月 肌肉减少症与术后并发症的单因素分析：Spearman's 等级相关系数 r=0.03, P=0.734 肌肉减少症无病生存时间的单因素分析：n=58（33.5%），$P=0.932$	回顾性研究（极低）
Sun 2019[52]	274 例病理分期 1 – 2 期肺癌患者	平均 68.1±10.6	东京大学附属医院，2009 年 1 月 –2013 年 12 月	在 L1 水平通过 CT 测量（面积）躯干的肌肉指数（面积 / 身高²）肌肉减少症：男性 < $38cm^2/m^2$，女性 < $29.6cm^2/m^2$	无	肺叶切除术伴纵隔淋巴结清扫 排除术前 CT > 90 天以及数据不完整的病例	中位随访时间未报道 总生存时间的多因素 Cox 回归分析：肌肉减少症 HR 1.84（95% CI 1.12～3.05），P=0.017 无复发生存时间的多因素 Cox 回归分析：肌肉减少症 HR 1.42（95% CI 0.80～2.520），$P=0.23$	回顾性研究（低）

续表

作者，年份	肺切除病例数	年龄（岁）	数据来源	肌肉减少症的测量：骨骼肌量	肌肉减少症的测量：肌力下降	手术类型和排除标准	结局	研究类型（证据质量）
Troschel 2019[46]	128例病理确诊的肺癌患者	平均61.02±10.63	美国胸外科医师协会普通胸外科数据库，麻省总医院，2005年1月1日-2017年6月30日	T8水平通过CT测量的肌肉横断面积 肌肉减少症临界值：无（连续变量）	无	肺癌全肺切除术 排除年龄<18岁，术前CT>90天，无CT影像或缺少肌肉数据，临床数据不完整，胸膜外全肺切除术	中位随访时间23.6个月 总生存时间的多因素Cox比例风险回归分析：肌肉减少症（连续变量）HR 0.80（95%CI 0.67~0.98），$P=0.02$	回顾性研究（低）
Fintelmann 2018[55]	135例分期0~2期的原发性肺癌患者（除1例患者外均为0~1期）	平均69	麻省省总医院，2015年7月-2016年6月	T5水平通过CT测量的肌肉横断面积 肌肉减少症：男性<181.2cm², 女性<129.4cm²	无	肺叶切除或双肺叶切除术 排除术前90天内无CT影像，肌肉显影不充分，术前12个月内无肺功能检查的病例	中位随访时间未报告 术后并发症的多因素logistic回归分析：T5水平肌肉横断面积大 HR 0.86（0.75~0.995），$P=0.04$；术后呼吸系统并发症：T5水平肌肉横断面积大OR 0.8（95%CI 0.65~0.98），$P=0.04$；术后入住ICU：T5水平肌肉横断面积大OR 0.73(95%CI 0.56~0.95)，$P=0.02$；住院时间：T5水平肌肉横断面积大OR 0.87(95%CI 0.78~0.98)，$P=0.02$；以及30天再住院：T5水平肌肉横断面积大OR 0.58（95%CI 0.37~0.91），$P=0.02$	回顾性研究（低）

续表

作者，年份	肺切除病例数	年龄（岁）	数据来源	肌肉减少症的测量：骨骼肌	肌肉减少症的测量：肌力下降	手术类型和排除标准	结局	研究类型（证据质量）
Kim 2018[57]	272 例新发的病理确诊的 NSCLC 患者，所有分期	平均 62.9 ±9.6，范围 33 ～ 81	嘉泉大学吉吉医院，2011 年 1 月 –2016 年 12 月	L3 水平通过 CT 测量的肌肉指数，根据身高标准化。肌肉减少症临界值：L3 肌肉指数男性 < 55cm²/m²，女性 < 39cm²/m²	无	根治性肺叶切除术，双肺叶切除术，袖式切除术，全肺切除术联合系统性淋巴结清扫 排除无 PET/CT 影像的病例	中位随访时间 26.3 个月 总体术后并发症的单因素分析：L3 水平肌肉指数低的单因素 OR 1.59（95% CI 0.84 ～ 3.02），$P=0.158$ 无病生存时间的单因素分析：L3 水平肌肉指数低 OR 0.619（0.315 ～ 1.216），$P=0.160$	回顾性研究（极低）
Miller 2018[44]	299 例患者，除 2 例外均为恶性肿瘤（94.6% 为肺癌）	平均 67.5 ±10.6	罗斯韦尔帕克癌症学会，2014 年 1 月 –2015 年 12 月	T12 水平通过 CT 测量的竖脊肌（ESM）横断面积以及胸锁关节 1cm 内胸大肌（PM）横断面积。根据身高进行调整（cm²/m²）：HA-ESM 和 HA-PM 肌肉减少症临界值：无（连续变量）	无	肺叶切除术或双肺叶切除术	中位随访时间未报道 并发症的多因素 logistic 回归分析：HA-ESM（增加 1cm²/m²）OR 0.96（95% CI 0.91 ～ 1.02），$P=0.192$；HA-PM OR 1.02（95% CI 0.98 ～ 1.06），$P=0.397$。 30 天死亡的多因素 logistic 回归分析：HA-ESM（增加 1cm²/m²）OR 0.77（95% CI 0.60 ～ 0.98）；HA-PM OR 1.11（95% CI 0.96 ～ 1.28）。 住院时间的多因素 logistic 回归分析：HA-ESM β –0.024（SE 0.010），$P=0.019$；HA-PM β –0.008（SE 0.008），$P=0.297$	回顾性研究（极低）

续表

作者,年份	肺切除病例数	年龄(岁)	数据来源	肌肉减少症的测量:骨骼肌	肌肉减少症的测量:肌力下降	手术类型和排除标准	结局	研究类型(证据质量)
Nakamura 2018[47]	328例病理确诊的NSCLC,分期0~3	平均69.8,中位数71.0,范围38~87	Mito医学中心,2005年1月-2017年4月	通过CT测量位于第三腰椎尾端的腰大肌 PMI=双侧腰大肌横断面积^2(cm^2/m^2) 肌肉减少症临界值:男性<6.36cm^2/m^2,女性<3.92cm^2/m^2	无	根治性肺切除 排除第三腰椎水平未行CT评估的病例	中位随访时间35.5个月 总生存时间的多因素Cox风险模型:低PMI HR 1.943(95%CI 1.113~3.390),$P=0.019$	回顾性研究(低)
Takamori 2018[48]	101例原发性发生病理分期1期的NSCLC患者	未报道平均均数 中位数68,范围34~93	九州大学附属医院,2005年1月-2010年12月	CT测量T12椎旁骨骼肌肉指数(cm^2/m^2) 肌肉减少症 PPR=术后/术前标准化比值<0.9	无	完整肺切除术 排除术前1个月内无CT以及术后10~14个月无CT、院外CT,亚肺叶切除的患者	中位随访时间为未报道 无病生存时间的多因素比例风险模型:PPR<0.9,HR 2.88(95%CI 1.29~6.43),$P=0.010$ 总生存时间的多因素比例风险模型:PPR<0.9,HR 3.82(95%CI 1.44~10.55),$P=0.0072$	回顾性研究(低)
Tsukioka 2018(A)[56]	47例完整切除的N2阳性的NSCLC男性患者	平均68,范围35~84	大阪市立大学医学部附属医院,2003年1月-2012年12月	CT测量L3水平肌肉指数[男性水平L3肌面积(cm^2)=126.9×身体表面积-66.2]/身高^2 肌肉减少症临界值:男性<52.4cm^2/m^2	无	根治性肺切除伴纵隔淋巴结清扫 排除术前接受治疗,不完全切除、全肺切除,肺段切除或部分切除的患者 排除不符合手术的患者,比如远处转移、纵隔淋巴结转移大于2站,较大的纵隔淋巴结转移,对侧纵隔淋巴结转移,FEV_1<40%)	中位随访时间37个月 早期复发的多因素logistic回归分析(术后1年发现):低L3肌肉指数 HR 0.1(95%CI 0.01,0.5),$P=0.004$	回顾性研究(低)

续表

作者，年份	肺切除病例数	年龄（岁）	数据来源	肌肉减少症的测量：骨骼肌量	肌肉减少症的测量：肌力下降	手术类型和排除标准	结局	研究类型（证据质量）
Tsukioka 2018 (B)[49]	69 例Ⅲ A (N2) 期 NSCLC 患者	平均 65.9±9.8	大阪市立大学医学部附属医院，2003 年 1 月–2012 年 12 月	CT 测量 L3 水平肌肉指数 [男性 L3 水平骨骼肌面积（cm²）=126.9 × 体表面积 − 66.2 或者女性面积 =125.6 × BSA − 81.1]/ 身高 ² 肌肉减少症临界界值：男性 < 52.4cm²/m²，女性 < 38.5cm²/m²	无	根治性肺切除伴隔淋巴结清扫 排除术前接受治疗，不完全切除、全肺切除、肺段切除或部分切除的患者	中位随访时间 56 个月 总生存时间的多因素 Cox 比例生存风险模型：低 L3 肌肉指数 HR 3.1（95% CI 1.58 ～ 6.06），P=0.001	回顾性研究（低）
Hervochon 2017[54]	161 例 NSCLC 患者，所有分期	平均 62.6±10.3	巴黎城市大学医院，2007 年 1 月–2012 年 6 月	CT 测量 L3 中段腰大肌总面积（TPA） 肌肉减少症界值：TPA < 33rd 百分位数（男性 1601mm²，女性 999mm²）	无	全肺切除术 排除术前无 CT 扫描的患者	中位生存时间 28 个月 生存时间的多因素 Cox 回归分析：< 33rd 百分位数 TPA RR 1.57（95% CI 1.01 ～ 2.45），P=0.045 生存模型中加入 BMI，CPR 的多因素 Cox 生存回归分析：< 33rd 百分位数 TPA RR 1.17（95% CI 0.66 ～ 2.08），P=0.59	回顾性研究（低）
Shoji 2017[50]	147 例病理分期 1 期 NSCLC 患者	平均数未报道 中位数 68，范围 42 ～ 86	九州大学，2005 年 8 月–2010 年 8 月	CT 测量 L3 水平骨骼肌横断面积，标准化（cm²/m²） 肌肉减少症临界界值：男性 < 43.75cm²/m²，女性 41.10cm²/m²	无	完全切除包括肺叶切除、肺段切除、楔形切除（12.9% 接受辅助化疗）	中位随访时间 59 个月 总生存时间的多因素 Cox 比例生存风险回归分析：低 L3 肌肉量 HR 5.138（95% CI 2.305 ～ 11.676），P < 0.0001	回顾性研究（低）

续表

作者，年份	肺切除病例数	年龄（岁）	数据来源	肌肉减少症的测量：骨骼肌量	肌肉减少症的测量：肌力下降	手术类型和排除标准	结局	研究类型（证据质量）
Tsukioka 2017[51]	215 例 I 期 NSCLC 男性患者	平均 68，范围 46~93	大阪市立大学医学部附属医院，2003 年 1 月 –2012 年 12 月	CT测量L3肌肉指数 [L3 骨骼肌面积（cm²），男性=126.9 × 体表面积 −66.2]/ 身高² 肌肉减少症临界值：$<49cm^2/m^2$	无	肺叶切除术或肺段切除术伴纵隔淋巴结清扫 排除术前接受治疗、其他器官恶性肿瘤病史、未完整切除肿瘤的患者	中位随访时间 61 个月 总生存时间的多因素 Cox 比例风险模型：低 L3 肌肉量 HR 3.3（95% CI 1.31 ~ 7.56），$P=0.012$	回顾性研究（低）
Suzuki 2016[53]	90 例 1 期 NSCLC 患者	平均 68.7 ± 8.7	九州大学附属医院，2005 年 1 月 –2008 年 12 月	CT 测量 L3 水平骨骼肌横断面积，标准化（cm²/m²）肌肉减少症临界值：男性< 43.75cm²/m²，女性 < 41.10cm²/m²	无	根治性肺切除 排除无 CT 的患者	中位随访时间未指明 总生存时间的多因素 Cox 比例风险模型：低 L3 肌肉量 HR 7.09（95% CI 2.30 ~ 23.20），$P=0.0008$ 根据性别分析的总生存时间的多因素 Cox 比例风险模型：男性低 L3 肌肉量 HR 8.39（95% CI 2.49 - 30.92），$P=0.0007$；女性低 L3 肌肉量 HR 不显著	回顾性研究（低）

性 L3 肌肉指数＜ 52.4cm²/m²，女性＜ 38.5cm²/m²：HR 3.1，95% CI 1.58 ～ 6.06，P=0.001 ）[49]。Shoji 等发现，在校正了人口统计学和临床特征后，肌肉减少症增加了死亡风险（男性 L3 肌肉面积＜ 43.75cm²/m²，女性 L3 肌肉面积＜ 41.10cm²/m²：HR 5.138，95% CI 2.305 ～ 11.676，P ＜ 0.0001 ）[50]。最后，Tsukioka 等发现，在校正了年龄、BMI 和临床特征后，肌肉减少症增加了死亡风险（L3 肌肉指数＜ 49cm²/m²：HR 3.3，95% CI 1.31 ～ 7.56，P=0.012 ）[51]。

剩下的四项关于死亡率的多因素分析的结果不一致，一些研究中肌肉减少症可以预测死亡率，但另外一些研究中则不能预测。Sun 等的研究发现，术前确诊为肌肉减少症可增加总体死亡的风险（躯干肌肉量指数最低四分位数：HR 1.84，95% CI1.12 ～ 3.05，P=0.017），但不能预测无复发生存时间（躯干肌肉量指数最低四分位数：HR 1.42，95% CI 0.80 ～ 2.520，P=0.23 ）[52]。Suzuki 等的研究也发现，术前确诊肌肉减少症降低了总生存时间（男性＜ 43.75cm²/m²，女性＜ 41.10cm²/m²：HR 7.09，95% CI 2.30 ～ 23.20，P=0.0008），但按性别分层后显示，肌肉减少症仅能预测男性的较短生存时间[53]。在校正了各种术前措施后，Miller 等发现，竖脊肌面积增加可降低 30 天死亡率（每增加 1cm²/m²：OR 0.77，95% CI 0.60 ～ 0.98），而胸大肌面积增加不能降低 30 天死亡率（每增加 1cm²/m²：OR 1.11，95% CI 0.96 ～ 1.28 ）[44]。最后，Hervochen 等注意到，在校正了患者的病理类型和病理分期后，术前确诊肌肉减少症显著增加了死亡风险（总腰大肌面积＜ 33rd 百分位：RR 1.57，95% CI 1.01 ～ 2.45，P=0.045），但在进一步校正了 BMI 和 C 反应蛋白（CRP）水平后则没有增加死亡风险[54]。

三项研究报告了肌肉减少症与其他结局的多因素分析。Fintelmann 等在校正了性别、年龄、BMI、预测 FEV1% 和手术方式后发现，肌肉量越大，术后并发症发生率越低（≥性别特异性 T5 中位肌肉面积：OR 0.86，95% CI 0.75 ～ 0.995，P=0.04）；术后呼吸系统并发症发生率降低（≥性别特异性 T5 中位肌肉面积：OR 0.8，95% CI 0.65 ～ 0.98，P=0.04）；术后入住重症监护病房（ICU）比例下降（≥性别特异性 T5 中位肌肉面积：OR 0.73，95% CI 0.56 ～ 0.95，P=0.02）；住院时间缩短（LOS）（≥性别特异性 T5 中位肌肉面积：OR 0.87，95% CI 0.78 ～ 0.98，P=0.02）；30 天再入院率降低（≥性别特异性 T5 中位肌肉面积：OR 0.58，95% CI 0.37 ～ 0.91，P=0.02 ）[55]。Miller 等在校正了术前人口统计学、临床和健康特征后发现，肌肉面积（校正身高后的竖脊肌或胸大肌面积）与任何术后并发症、肺炎、再入院或 ICU 时间无关联[44]。然而，在同一研究中，增加校正身高后的竖脊肌面积与住院时间缩短相关（每增加 1cm²/m² 单位：β –0.024，SE 0.010，P=0.019），而与胸大肌面积不相关[44]。Tsukioka 等在校正 CEA 水平、肿瘤大小和术后化疗暴露的模型中发现，高肌肉量降低了早期复发的风险（L3 肌肉指数≥ 52.4m²/cm²：HR 0.1，95% CI 0.01 ～ 0.5，P=0.004 ）[56]。

两项研究在未经校正的分析中发现，肌肉减少症与术后总体并发症或无病生存时间之间无关联[57, 58]。

4　结论与建议

我们发现在肺切除术中对肌肉减少症和虚弱的研究（15 项研究）较少。这些研究受限于其回顾性研究的性质，样本量小，纳入 / 排除标准不同，虚弱和肌肉减少症测量方法不同，以及未充分使用多因素分析校正重要的术前干预措施。考虑到这些局限性，来自低质量研究的较弱证据表明，在肺切除术中，通过累积缺陷模型测量的虚弱程度的增加与术后死亡率增加以及术后并发症风险增加有关。也有低质量研究中的较弱证据表明，通过 CT 测量肌肉横断面积确诊的术前肌肉减少症与术后死亡风险相关。一些研究发现术前肌肉减少症与术后或围手术期并发症和住院时间之间存在关联。基于这些早期肺切除术研究，我们建议在术前评估中筛查虚弱和肌肉减少症，以改善手术患者的风险分层。肺切除术中虚弱和肌肉减少症研究仍需要外科医生、老年病医生和老年病研究人员之间的持续合作，以推进我们对多系统生理脆弱性和应激恢复能力的理解。

推荐

- 对于考虑行肺切除术的成年患者，术前应对虚弱进行评估（证据质量低；弱推荐）。
- 对于考虑行肺切除术的成年患者，术前应对肌肉减少症进行评估（证据质量低；弱推荐）。

5　个人观点

虚弱和肌肉减少症是老年人评估中非常重要的方面，与外科治疗效果有很大的相关性。最近在虚弱和肌肉减少症方面的科学进展促使许多专家小组对相关定义和测量指南进行了完善，但这一领域仍存在争议，故应该密切关注文献进展。迄今为止，大量在肺切除术之外的患者中的研究显示了虚弱和肌肉减少症在术前风险评估中的价值，这使得相关知识在这一患者群体中有较大的科学增长空间。另外，在其他手术组中，大量和不断增加的研究表明，这些措施对风险分层有额外价值，促成了我们机构为转诊患者提供虚弱和肌肉减少症（目前仅限肌肉功能）的常规评估。到目前为止，这些评估的转诊途径仅在我们机构的一个手术组（肾移植）中实现了标准化，希望将来能在更多领域提供这一评估。这些评估在我们机构对这些患者的手术风险评估中发挥着重要作用[59]。

虚弱和肌肉减少症的研究将受益于外科医生、老年病学专家和老年病研究人员之间的持续合作，以继续推进我们对多系统生理脆弱性和应激恢复能力的理解。未来的工作需要在前瞻性肺切除术研究中探索替代的和新的虚弱测量措施；包括通过肌肉数量和质量诊断肌肉减少症的前瞻性研究；旨在帮助理解和区分虚弱、残疾、合并症、认知功能、肌肉减少症与恶病质与体重减轻、疲惫 / 易疲劳之间相互作用的研究；探索包括筛查工具识别病例可行性的研究；探索术前化疗和放疗对虚弱和肌肉减少症相关的手术风险影响的研究；探索测量中种族 / 民族和性别差异的研究；探索可以减少术前和术后虚弱和肌肉减少症的干预措施的研究；探索老年患者重要结局包括出院后去处和功能恢复的研究，这些是非常有必要的。

参考文献

1. Fried LP, Tangen CM, Walston J, Newman AB, Hirsch C, Gottdiener J, et al. Frailty in older adults：evidence for a phenotype. J Gerontol A Biol Sci Med Sci. 2001；56(3):M146–56.

2. Mitnitski AB, Mogilner AJ, MacKnight C, Rockwood K. The mortality rate as a function of accumulated deficits in a frailty index. Mech Ageing Dev. 2002；123(11):1457–60.

3. Buchner DM, Wagner EH. Preventing frail health. Clin Geriatr Med. 1992；8(1):1–17.

4. Bortz WM 2nd. The physics of frailty. J Am Geriatr Soc. 1993；41(9):1004–8.

5. Li Q, Wang S, Milot E, Bergeron P, Ferrucci L, Fried LP, et al. Homeostatic dysregulation proceeds in parallel in multiple physiological systems. Aging Cell. 2015；14:1103–12.

6. Lipsitz LA, Goldberger AL. Loss of 'complexity' and aging. Potential applications of fractals and chaos theory to senescence. JAMA. 1992；267(13):1806–9.

7. Bandeen-Roche K, Seplaki CL, Huang J, Buta B, Kalyani RR, Varadhan R, et al. Frailty in older adults：a nationally representative profile in the United States. J Gerontol A Biol Sci Med Sci. 2015；70(11):1427–34.

8. Beckert AK, Huisingh-Scheetz M, Thompson K, Celauro AD, Williams J, Pachwicewicz P, et al. Screening for frailty in thoracic surgical patients. Ann Thorac Surg. 2017；103(3):956–61.

9. Makary MA, Segev DL, Pronovost PJ, Syin D, Bandeen-Roche K, Patel P, et al. Frailty as a predictor of surgical outcomes in older patients. J Am Coll Surg. 2010；210(6):901–8.

10. Institute of Medicine(US)Committee on the Future Health Care Workforce for Older Americans. Retooling for an aging America：building the health care workforce. Washington, DC：National Academies Press；2008.

11. Ferrucci L, Guralnik JM, Studenski S, Fried LP, Cutler GB Jr, Walston JD. Designing random- ized, controlled trials aimed at preventing or delaying functional decline and disability in frail, older persons：a consensus report. J Am Geriatr Soc. 2004；52(4):625–34.

12. Walston J, Hadley EC, Ferrucci L, Guralnik JM, Newman AB, Studenski SA, et al. Research agenda for frailty in older adults：toward a better understanding of physiology and etiol- ogy：summary from the American Geriatrics Society/National Institute on Aging Research Conference on Frailty in Older Adults. J Am Geriatr Soc. 2006；54(6):991–1001.

13. Morley JE, Vellas B, van Kan GA, Anker SD, Bauer JM, Bernabei R, et al. Frailty consensus：a call to action. J Am Med Dir Assoc. 2013；14(6):392–7.

14. Rodriguez-Manas L, Feart C, Mann G, Vina J, Chatterji S, Chodzko-Zajko W, et al. Searching for an operational definition of frailty：a Delphi method based consensus statement：the frailty operative definition-consensus conference project. J Gerontol A Biol Sci Med Sci. 2013；68(1):62–7.

15. Buta BJ, Walston JD, Godino JG, Park M, Kalyani RR, Xue QL, et al. Frailty assessment instruments：

systematic characterization of the uses and contexts of highly-cited instruments. Ageing Res Rev. 2016；26:53–61.

16. Huisingh-Scheetz M, Walston J. How should older adults with cancer be evaluated for frailty? J Geriatr Oncol. 2016；8:8–15.

17. Mitnitski AB, Mogilner AJ, Rockwood K. Accumulation of deficits as a proxy measure of aging. ScientificWorldJournal. 2001；1:323–36.

18. Dent E, Morley JE, Cruz-Jentoft AJ, Arai H, Kritchevs y SB, Guralnik J, et al. International Clinical Practice Guidelines for Sarcopenia(ICFSR)：screening, diagnosis and management. J Nutr Health Aging. 2018；22(10):1148–61.

19. Fielding RA, Vellas B, Evans WJ, Bhasin S, Morley JE, Newman AB, et al. Sarcopenia：an undiagnosed condition in older adults. Current consensus definition：prevalence, etiol- ogy, and consequences. International working groupon sarcopenia. J Am Med Dir Assoc. 2011；12(4):249–56.

20. Cesari M, Fielding RA, Pahor M, Goodpaster B, Hellerstein M, van Kan GA, et al. Biomarkers of sarcopenia in clinical trials-recommendations from the International Working Groupon Sarcopenia. J Cachexia Sarcopenia Muscle. 2012；3(3):181–90.

21. Cruz-Jentoft AJ, Baeyens JP, Bauer JM, Boirie Y, Cederholm T, Landi F, et al. Sarcopenia：European consensus on definition and diagnosis：report of the European Working Groupon Sarcopenia in Older People. Age Ageing. 2010；39(4):412–23.

22. Cruz-Jentoft AJ, Bahat G, Bauer J, Boirie Y, Bruyere O, Cederholm T, et al. Sarcopenia：revised European consensus on definition and diagnosis. Age Ageing. 2019；48:16–31.

23. Bauer J, Morley JE, Schols A, Ferrucci L, Cruz-Jentoft AJ, Dent E, et al. Sarcopenia：a time for action. An SCWD position paper. J Cachexia Sarcopenia Muscle. 2019；10:956–61.

24. Morley JE, Abbatecola AM, Argiles JM, Baracos V, Bauer J, Bhasin S, et al. Sarcopenia with limited mobility：an international consensus. J Am Med Dir Assoc. 2011；12(6):403–9.

25. Chen LK, Liu LK, Woo J, Assantachai P, Auyeung TW, Bahyah KS, et al. Sarcopenia in Asia：consensus report of the Asian Working Groupfor Sarcopenia. J Am Med Dir Assoc. 2014；15(2):95–101.

26. Muscaritoli M, Anker SD, Argiles J, Aversa Z, Bauer JM, Biolo G, et al. Consensus defini- tion of sarcopenia, cachexia and pre-cachexia：joint document elaborated by Special Interest Groups(SIG)"cachexia-anorexia in chronic wasting diseases" and "nutrition in geriatrics". Clin Nutr. 2010；29(2):154–9.

27. Dam TT, Peters KW, Fragala M, Cawthon PM, Harris TB, McLean R, et al. An evidence-based comparison of operational criteria for the presence of sarcopenia. J Gerontol A Biol Sci Med Sci. 2014；69(5):584–90.

28. Shankaran M, Czerwieniec G, Fessler C, Wong PA, Killion S, Turner SM, et al. Dilution of oral D3-Creatine to measure creatine pool size and estimate skeletal muscle mass：develop- ment of a correction algorithm. J Cachexia Sarcopenia Muscle. 2018；9(3):540–6.

29. Joseph B, Pandit V, Zangbar B, Kulvatunyou N, Hashmi A, Green DJ, et al. Superiority of frailty over age in predicting outcomes among geriatric trauma patients：a prospective analysis. JAMA Surg. 2014；149(8):766–72.

30. Joseph B, Pandit V, Zangbar B, Kulvatunyou N, Tang A, O'Keeffe T, et al. Validating trauma- specific frailty index for geriatric trauma patients：a prospective analysis. J Am Coll Surg. 2014；219(1):10–7. e1.

31. Adams P, Ghanem T, Stachler R, Hall F, Velanovich V, Rubinfeld I. Frailty as a predictor of morbidity

and mortality in inpatient head and neck surgery. JAMA Otolaryngol Head Neck Surg. 2013；139(8):783–9.

32. Afilalo J, Eisenberg MJ, Morin JF, Bergman H, Monette J, Noiseux N, et al. Gait speed as an incremental predictor of mortality and major morbidity in elderly patients undergoing cardiac surgery. J Am Coll Cardiol. 2010；56(20):1668–76.

33. Buettner S, Wagner D, Kim Y, Margonis GA, Makary MA, Wilson A, et al. Inclusion of sar- copenia outperforms the Modified Frailty Index in predicting 1-year mortality among 1,326patients undergoing gastrointestinal surgery for a malignant indication. J Am Coll Surg. 2015；222:397–407.e2.

34. Crozier-Shaw G, Joyce WP. Too frail for surgery? A frailty index in major colorectal surgery. ANZ J Surg. 2018；88:1302–5.

35. Courtney-Brooks M, Tellawi AR, Scalici J, Duska LR, Jazaeri AA, Modesitt SC, et al. Frailty：an outcome predictor for elderly gynecologic oncology patients. Gynecol Oncol. 2012；126(1):20–4.

36. Green P, Woglom AE, Genereux P, Daneault B, Paradis JM, Schnell S, et al. The impact of frailty status on survival after transcatheter aortic valve replacement in older adults with severe aortic stenosis：a single-center experience. JACC Cardiovasc Interv. 2012；5(9):974–81.

37. McAdams-DeMarco MA, Law A, King E, Orandi B, Salter M, Gupta N, et al. Frailty and mortality in kidney transplant recipients. Am J Transplant. 2015；15(1):149–54.

38. Chow W, Ko C, Rosenthal R, Esnaola N. ACS NSQIP/AGS best practice guidelines：opti- mal preoperative assessment of the geriatric surgical patient. 2012. https://www.facs.org/ ～ / media/files/ quality%20programs/nsqip/acsnsqipagsgeriatric2012guidelines.ashx Accessed 2June 2020

39. Studenski S, Perera S, Patel K, Rosano C, Faulkner K, Inzitari M, et al. Gait speed and survival in older adults. JAMA. 2011；305(1):50–8.

40. Mosquera C, Spaniolas K, Fitzgerald TL. Impact of frailty on surgical outcomes：the right patient for the right procedure. Surgery. 2016；160(2):272–80.

41. Tsiouris A, Hammoud ZT, Velanovich V, Hodari A, Borgi J, Rubinfeld I. A modified frailty index to assess morbidity and mortality after lobectomy. J Surg Res. 2013；183(1):40–6.

42. Velanovich V, Antoine H, Swartz A, Peters D, Rubinfeld I. Accumulating deficits model of frailty and postoperative mortality and morbidity：its application to a national database. J Surg Res. 2013；183(1):104–10.

43. Handy JR Jr, Asaph JW, Skokan L, Reed CE, Koh S, Brooks G, et al. What happens to patients undergoing lung cancer surgery? Outcomes and quality of life before and after surgery. Chest. 2002；122(1):21–30.

44. Miller JA, Harris K, Roche C, Dhillon S, Battoo A, Demmy T, et al. Sarcopenia is a predictor of outcomes after lobectomy. J Thorac Dis. 2018；10(1):432–40.

45. Kawaguchi Y, Hanaoka J, Ohshio Y, Okamoto K, Kaku R, Hayashi K, et al. Sarcopenia pre- dicts poor postoperative outcome in elderly patients with lung cancer. Gen Thorac Cardiovasc Surg. 2019；67:949–54.

46. Troschel FM, Kuklinski MW, Knoll SJ, Best TD, Muniappan A, Gaissert HA, et al. Preoperative thoracic muscle area on computed tomography predicts long-term survival following pneumo- nectomy for lung cancer. Interact Cardiovasc Thorac Surg. 2019；28(4):542–9.

47. Nakamura R, Inage Y, Tobita R, Yoneyama S, Numata T, Ota K, et al. Sarcopenia in resected NSCLC：effect on postoperative outcomes. J Thorac Oncol. 2018；13(7):895–903.

48. Takamori S, Toyokawa G, Okamoto T, Shimokawa M, Kinoshita F, Kozuma Y, et al. Clinical impact and risk factors for skeletal muscle loss after complete resection of early non-small cell lung cancer.

Ann Surg Oncol. 2018；25(5):1229–36.

49. Tsukioka T, Izumi N, Mizuguchi S, Kyukwang C, Komatsu H, Toda M, et al. Positive cor- relation between sarcopenia and elevation of neutrophil/lymphocyte ratio in pathological stage IIIA(N2-positive)non-small cell lung cancer patients. Gen Thorac Cardiovasc Surg. 2018；66(12):716–22.

50. Shoji F, Matsubara T, Kozuma Y, Haratake N, Akamine T, Takamori S, et al. Relationshipbetween preoperative sarcopenia status and immuno-nutritional parameters in patients with early-stage non-small cell lung cancer. Anticancer Res. 2017；37(12):6997–7003.

51. Tsukioka T, Nishiyama N, Izumi N, Mizuguchi S, Komatsu H, Okada S, et al. Sarcopenia is a novel poor prognostic factor in male patients with pathological Stage I non-small cell lung cancer. Jpn J Clin Oncol. 2017；47(4):363–8.

52. Sun C, Anraku M, Karasaki T, Kuwano H, Nagayama K, Nitadori JI, et al. Low truncal muscle area on chest computed tomography：a poor prognostic factor for the cure of early-stage non- small-cell lung cancer. Eur J Cardiothorac Surg. 2019；55(3):414–20.

53. Suzuki Y, Okamoto T, Fujishita T, Katsura M, Akamine T, Takamori S, et al. Clinical implica- tions of sarcopenia in patients undergoing complete resection for early non-small cell lung cancer. Lung Cancer. 2016；101:92–7.

54. Hervochon R, Bobbio A, Guinet C, Mansuet-Lupo A, Rabbat A, Regnard JF, et al. Body Mass Index and total Psoas area affect outcomes in patients undergoing pneumonectomy for cancer. Ann Thorac Surg. 2017；103(1):287–95.

55. Fintelmann FJ, Troschel FM, Mario J, Chretien YR, Knoll SJ, Muniappan A, et al. Thoracic skeletal muscle is associated with adverse outcomes after lobectomy for lung cancer. Ann Thorac Surg. 2018；105(5):1507–15.

56. Tsukioka T, Izumi N, Kyukwang C, Komatsu H, Toda M, Hara K, et al. Loss of muscle mass is a novel predictor of postoperative early recurrence in N2-positive non-small-cell lung cancer. Ann Thorac Cardiovasc Surg. 2018；24(3):121–6.

57. Kim EY, Lee HY, Kim KW, Lee JI, Kim YS, Choi WJ, et al. Preoperative computed tomography-determined sarcopenia and postoperative outcome after surgery for non-small cell lung cancer. Scand J Surg. 2018；107(3):244–51.

58. Nakada T, Noda Y, Kato D, Shibasaki T, Mori S, Asano H, et al. Risk factors and cancer recur- rence associated with postoperative complications after thoracoscopic lobectomy for clinical stage I non-small cell lung cancer. Thorac Cancer. 2019；10:1945–52.

59. Huisingh-Scheetz M, Martinchek M, Becker Y, Ferguson MK, Thompson K. Translating frailty research into clinical practice：insights from the successful aging and frailty evaluation clinic. J Am Med Dir Assoc. 2019；20:672–8.

第 10 章

肺切除患者的虚弱状况和肌肉减少症可以缓解吗？

Mark K. Ferguson

1 引言

虚弱的定义是对生理应激源的脆弱性增加，并且随着年龄的增长而变得愈加普遍。据估计，65 岁以上人群中约 45% 可被归类为虚弱前期。并且，在这一人群中，随着年龄增长，虚弱的可能性也会增大。65 ~ 69 岁人群的患病率为 10%，85 ~ 90 岁人群的患病率会增长到 35% 以上 [1]。在普通人群中，虚弱与跌倒、残疾和死亡的概率增加有关。在接受手术治疗的人群中，虚弱与术后并发症风险增加，住院时间延长，出院到其他机构治疗的频率增加，护理费用增加以及长期生存率降低等相关。在胸外科门诊，近 70% 转诊手术的新患者确诊为虚弱前期或虚弱 [2]。

肌肉减少症的定义为与年龄相关的骨骼肌量和骨骼肌功能丧失。有研究表明，65 ~ 69 岁的人群中，有 10% ~ 20% 的人患有该病症，并且在 70 岁以上人群中，该患病率增加到将近 30% [3]。肌肉减少症经常伴随虚弱发生，在普通人群中，患肌肉减少症意味着可能发生跌倒、残疾和死亡。在外科领域，肌肉减少症患者通常更容易发生术后并发症，住院时间延长，出院到其他机构治疗的情况，并且他们的治疗费用要比其他非肌肉减少症患者高。

考虑到肺癌患者的年龄特点，虚弱和肌肉减少症发病率如此之高也就不足为奇了。虚弱与肺切除手术后的并发症风险增加 [4]，化疗毒性加重 [5]，和立体定向放射治疗（SBRT）后生存率低 [6] 相关。肌肉减少症与肺癌切除手术后病人生存率低 [7]，早期或局部晚期肺癌患者经放疗的生存率下降 [8]，以及免疫疗法效果下降相关 [9, 10]。

M. K. Ferguson（⊠）
Department of Surgery, The University of Chicago, Chicago, IL, USA
e-mail: mferguso@bsd.uchicago.edu

明白虚弱和肌肉减少症对肺部大手术结果的危害对手术的病人选择非常重要。该危害是否能通过运动和营养补充等干预来减轻是本章的主题。

2　检索策略

针对虚弱或肌肉减少症的研究越来越常见，但肺癌患者采取运动干预后的评估较少。根据本章（以及大多数的临床研究）的目的，我们用运动能力和耐力来代替虚弱和肌肉减少症的含义。使用 PubMed、Cochran Library、Embase 和 SCOPUS 数据库对 2010 年至 2019 年期间的英文文章进行了检索。检索关键词包括以下组合：lung OR pulmonary；cancer OR malignancy；sarcopenia OR muscle OR frailty；exercise OR nutrition OR rehabilitation（表 10.1）。选择的文章包括术前运动干预与一种替代策略的随机比较，每组有超过 15 例患者，并提供了区分干预表现的结果和 / 或手术结果的指标。我们对综述和 Meta 分析文章进行了评估，并确保所有相关出版物都被包含进来。

表 10.1　用于文献检索的 PICO 格式术语

P（患者）	I（干预）	C（对照）	O（结局）
虚弱 / 肌肉减少症高风险的肺癌患者	运动或营养干预	无具体干预措施	术后并发症 生存率

3　结果

我们一共纳入 9 篇符合随机试验标准的文章（表 10.2）[11-19]，证据质量为低到中等。干预措施包括吸气肌训练、耐力训练和阻力训练；大多数研究对象都接受了不止一种干预措施。其中非常短期的训练通常是在病人住院时进行的。衡量改善效果的方法包括 6 分钟步行实验（6MWT），肺活量测定或 DLCO，经心肺运动测试测量的 VO_{2max}，以 Borg 等级为标准的自感用力度评级[20]，以及生活质量（QOL）评估。相关的临床结果为术后并发症［尤其是术后肺部并发症（PPCs）］和住院时间。

大多数研究表明干预对改善结果有统计学上的显著差异，特别是 6MWT（6 项研究中的 5 项）和 VO_{2max}（3 项研究中的 3 项）。无论是组内比较还是组间比较结果均一致。7 项研究中至少都有一个方面，干预组的临床结果更好，特别是在 PPC 指标（6 项研究中的 6 项）和缩短住院时长方面（3 项研究中的 3 项）。

表 10.2　肺切除手术前运动的随机试验结果

作者(参考文献)年份	病例数	干预	时长	指标	干预组术前表现结果	肺切除术后的临床结果	证据质量
Pehlivan[11] 2011	60	30IMT+HIT 30 例对照	1 周	FEV₁ DLCO% 6MWT Borg scale	增强(P=0.01) 增强(P<0.001) 增强(P<0.001) 无变化	干预组 PPC 下降(P=0.04) 干预组住院时长缩短(P<0.001)	中
Stefanelli[12] 2013	40 例高风险患者	20IMT+HIT 20 例对照	3 周 15 期	FEV₁ DLCO Borg scale VO₂ₘₐₓ%	无变化 无变化 有改善(P<0.05) 增强(P<0.01)	N/A	中
Gao[13] 2015	142 例高风险患者	71IMT+ET 71 例对照	3~7 天	N/A	N/A	干预组 PPC 下降(P=0.009) 干预组总并发症减少(P<0.001) 干预组住院时长缩短(P=0.03) 护理费用无区别	低
Licker[14] 2016	151	74HIT 71 例对照	每周2~3次	VO₂ₘₐₓ% 6MWT	增强(P=0.003) 增强(P<0.001)	总并发症无区别(P=0.08) 干预组 PPC 下降(P<0.001)	中
Lai[15] 2017	60 例年龄≥70岁患者	30IMT+HIT 30 例对照	1 周	6MWT QOL	干预效果好于对照组(P=0.029) 无差别	干预组住院时长缩短(P=0.010) 干预组 PPC 下降(P=0.037)	中
Huang[16] 2017	90	30IMT+RT 30IMT 30 例对照	1 周	6MWT FEV₁ FVC DLCO QOL Borg	二者无区别 二者无区别 二者无区别 二者无区别 二者无区别 二者无区别	与对照组相比,IMT+RT 组 PPC 降低(P=0.045) IMT+RT 组住院时长短于对照组(P=0.001)	中
Lai[17] 2017	101 例>75 岁,COPD	51IMT+HIT 50 例对照	1 周	6MWT QOL	干预组改善效果更明显(P<0.001) 无差别	干预组 PPC 下降(P=0.019)	中
Boujibar[18] 2018	34	19RT+ET 15 例对照	14~20 期	N/A	N/A	干预组总并发症数量和严重程度均有所降低(P=0.038; P=0.025)	低

续表

作者（参考文献）年份	病例数	干预	时长	指标	干预组术前表现结果	肺切除术后的临床结果	证据质量
Bhatia[19] 2019	151 例功能衰退的患者	74HIT 77 例对照	2.5 周 8 期	VO$_{2max}$%	与对照组相比，HIT 组增加更多（P=0.004）	N/A	中
				6MWT	与对照组相比，HIT 组增加更多（P=0.001）		

IMT：吸气肌训练；RT：阻力训练；ET：耐力训练；HIT：高强度耐力训练；PPC：术后肺部并发症；N/A：不适用；6MWT：6 分钟步行实验；FEV$_1$：第一秒用力呼气量（ml），以预测百分比表示；DLCO：肺对一氧化碳的扩散能力（ml/min/mmHg），以预测百分比表示；VO$_{2max}$%：运动时耗氧量峰值［ml/（kg·min）］，以预测百分比表示；COPD：慢性阻塞性肺疾病

表 10.3　肺切除术患者术前运动研究的综述和 Meta 分析结果

作者（参考文献）年份	研究类型（包含的研究数量）	与运动相关表现结果	与运动相关临床结果	证据质量
Pouwels[21] 2015	系统性综述（11）	耐力提高 身体健康水平得到改善 生活质量提高	住院时长缩短 并发症发生率降低	低
Ni[22] 2016	系统性综述（4）	6MWT 结果改善（+62.8m） 呼吸困难评分降低（-14.3）	住院时长缩短（MD -4.98 天） 并发症发生率降低（OR 0.33）	低
Sebio Garcia[23] 2016	Meta 分析（14）	FEV$_1$ 提高（MD 0.27L） FVC 改善（MD 0.38L）	住院时长缩短（MD -4.83 天） PPC 的发生率降低（RR 0.45）	中
Steffens[24] 2018	系统性综述（8）	N/A	住院时长缩短（MD -2.86 天） 并发症发生率降低（RR 0.52）	低
Li[25] 2019	Meta 分析（7）	6MWT 改善 VO$_{2max}$ 改善	住院时长缩短（MD -4.23 天） PPC 的发生率降低（OR 0.44）	中
Rosero[26] 2019	Meta 分析（10）	6MWT 改善（MD 0.27） VO$_{2max}$ 改善（MD 0.78） 呼吸困难评分降低（MD -0.30）	住院时长缩短（MD -0.58 天） PPC 的发生率降低（RR 0.50）	中

PPC：术后肺部并发症；N/A：不适用；6MWT：6 分钟步行实验；FEV$_1$：第一秒用力呼气量（ml），以预测百分比表示；FVC：最大肺活量；VO$_{2max}$%：运动时耗氧量峰值［ml/（kg·min）］，以预测百分比表示；MD：平均差；OR：比值比；RR：相对危险度。

　　系统综述和 Meta 分析也表明术前运动干预具有优势。不过这些文献通常包含相同的原创性研究，因此他们的研究结果相似不应被解读为对运动干预结论的强化，但可以作

为系统综述或 Meta 分析方法的质量评价。综述均发现，经过运动干预后，耐力（6MWT）、运动能力（VO_{2max}）和呼吸困难都得到了改善。目前所有研究均得到相似的临床结果，即住院时间缩短和并发症减少（特别是肺部并发症）与术前运动相关。

4　结论与建议

肺癌切除术有发生并发症和死亡的风险，患者选择要谨慎。对这类患者术前手术风险评估一般包括肺功能检测和血管状况评估。也经常会进行某种形式的运动测试，并且对高危人群的虚弱状况评估也越来越普遍。虽然大多数患者都可以接受手术，但其中至少有一部分经过医生预先评估后，发现上述风险有所增加。对于这些患者传统的做法包括继续原有治疗方案并接受增加的风险，改变切除范围（比如尽可能保留肺实质而不是肺叶切除），改变手术方案（微创而不是开放手术），或采用完全不同的治疗方案，例如立体定向放射治疗。随着时间变化，微创手术和强化康复计划的出现使得手术操作得到改善，尽管患者的风险状况也随之改变，但如何针对高风险患者给出治疗建议仍然是一个重要的挑战。

现有证据表明，术前进行运动干预可有效降低肺部大手术相关风险，尤其是降低术后并发症（包括肺部并发症）方面，并且这些干预可以减少术后住院时长。这些干预措施之所以能带来好处可能是由于运动能力和耐力得到了提高。有趣的是，即使只经过一周的运功干预，其效果也很明显，这表明干预可以在不推迟手术的情况下完成。因此，对于那些与体力状态相关，已确诊肌肉减少症的，或有虚弱前期或虚弱等症状而造成的有较大肺部大手术风险的患者，我们建议要完成术前运动干预。

正如许多围手术期护理的建议一样，细节决定成败。运动干预既包括标准计划（每周 2 ～ 3 次运动），也包括高强度计划（每天 1 次或多次的运动）。干预也可以是中等强度的（比如目标是达到最大体力的 50%），或者是更剧烈的（如目标是达到最大体力的 75% 至 80%）。对于超短期限和高强度干预的研究通常在院内完成的，因为成本高，该研究在大多数情况下难以进行。同样，运动干预无论是在他人监督下进行还是自我指导，都可能对结果产生影响。并不是每个病人都适合进行运动干预。虚弱前期的患者与虚弱最严重的患者相比更应该进行运动干预。病人必须有足够的生理储备才能参与治疗。一些患者由于骨科问题、跛行和其他与心肺健康没有直接关系的合并症的原因而无法参与。如何能最好地评估这些患者仍然是一个挑战。

其他要考虑的问题包括推荐的运动类型。许多研究包括下列一项或多项训练：呼吸肌训练、力量（阻力）训练和耐力（有氧）训练。怎样对这些干预措施进行组合才能最好地降低手术风险，目前尚不清楚。我们也不清楚营养补充作为干预的一部分是否真的有好处，及营养干预的时长。我们还需要其他高质量的研究来确定最佳的运动方案、频率和持续时间，以及其他合适的额外干预（营养、平衡训练）。理想状况是，这些研究将有助于临床医生了解如何制定个性化的预康复方案，来促进手术患者的恢复。

> **推荐**
>
> ● 有较高风险的肺部大手术患者应完成术前运动计划（证据质量中，强推荐）。

5　个人观点

在过去的几十年里，对肺部大手术的风险评估和临床实践有了相当大的发展。然而，许多外科医生仍然不知道关于术前评估的参考建议，或者没有在临床实践中使用这些建议。发生后者的原因尚不清楚，但这种行为反映了一个普遍现象，即我们的行医方式，很大一部分是基于我们被教导的东西，而不是基于证据。希望这一章所包含的信息能够帮助外科医生重视对病人围手术期的护理管理。

长期以来，对每一位我考虑让其接受肺部手术的患者，我都建议他们参加一个术前运动预康复计划。通常我只建议步行锻炼，目标是每天进行一到两英里的剧烈步行。经常是在病人第一次来看门诊的那天，我就要求他们开始锻炼。就参与运动计划的患者而言，这种类型的干预的总体成功率很高；不过我没有对改善指标做过正式的测试。因严重肺功能障碍而风险等级最高的患者，需在门诊治疗基础上再接受为期四周的心肺康复计划，其中包括每周三次的监督治疗。在进行该治疗时，我会强烈警告我的患者不要吸烟，除非他们在手术前戒烟数周，否则他们将面临无法进行手术的风险。不足为奇，这种治疗方法还使患者戒烟率达到了 98%。

由于场地、设备、专家监督和针对患者的具体建议等原因，要在我的临床实践中采用更复杂的运动干预方法比较困难。然而随着对虚弱和肌肉减少症认识的逐渐增多，我们逐渐明确，对适当的患者进行筛检和干预是很必要的。我们使用以下方法进行虚弱 / 肌肉减少症的常规筛查：虚弱问卷[27]，握力测试，步态速度检测。虚弱问卷异常，男性握力 < 30kg，女性握力 < 20kg，或步态速度 < 0.8m/s，意味着要进一步进行全面老年评估和运动干预。高质量的病例和强烈的建议能够支持运动和营养干预对肌肉减少症有益的观点[28]。我们目前对大多数患者的干预是在家日常锻炼 2 ～ 3 周，包括阻力和耐力训练，后者包括步行或使用动感单车。我们发现，绝大多数的患者不仅能够积极地参与到这样的项目中，而且这样的参与使他们对自己疾病的治疗预期有所改善。

参考文献

1. Bandeen-Roche K, Seplaki CL, Huang J, Buta B, Kalyani RR, Varadhan R, Xue QL, Walston JD, Kasper JD. Frailty in older adults：a nationally representative profile in the United States. J Gerontol A Biol Sci Med Sci. 2015；70(11):1427–34.

2. Beckert AK, Huisingh-Scheetz M, Thompson K, Celauro AD, Williams J, Pachwicewicz P, Ferguson MK. Screening for frailty in thoracic surgical patients. Ann Thorac Surg. 2017；103(3):956–61.

3. Cruz-Jentoft AJ, Landi F, Schneider SM, Zúñiga C, Arai H, Boirie Y, Chen LK, Fielding RA, Martin FC, Michel JP, Sieber C, Stout JR, Studenski SA, Vellas B, Woo J, Zamboni M, Cederholm T. Prevalence of and interventions for sarcopenia in ageing adults：a systematic review. Report of the International Sarcopenia Initiative(EWGSOPand IWGS). Age Ageing. 2014；43(6):748–59.

4. Tsiouris A, Hammoud ZT, Velanovich V, Hodari A, Borgi J, Rubinfeld I. A modified frailty index to assess morbidity and mortality after lobectomy. J Surg Res. 2013；183(1):40–6.

5. Ruiz J, Miller AA, Tooze JA, Crane S, Petty WJ, Gajra A, Klepin HD. Frailty assessment pre- dicts toxicity during first cycle chemotherapy for advanced lung cancer regardless of chrono- logic age. J Geriatr Oncol. 2019；10(1):48–54.

6. Raghavan G, Shaverdian N, Chan S, Chu FI, Lee P. Comparing outcomes of patients with early-stage non-small-cell lung cancer treated with stereotactic body radiotherapy based on frailty status. Clin Lung Cancer. 2018；19(5):e759–66.

7. Nakamura R, Inage Y, Tobita R, Yoneyama S, Numata T, Ota K, Yanai H, Endo T, Inadome Y, Sakashita S, Satoh H, Yuzawa K, Terashima T. Sarcopenia in resected NSCLC：effect on postoperative outcomes. J Thorac Oncol. 2018；13(7):895–903.

8. Burtin C, Bezuidenhout J, Sanders KJC, Dingemans AC, Schols AMWJ, Peeters STH, Spruit MA, De Ruysscher DKM. Handgripweakness, low fat-free mass, and overall survival in non- small cell lung cancer treated with curative-intent radiotherapy. J Cachexia Sarcopenia Muscle. 2020；11:424–31. https://doi.org/10.1002/jcsm.12526.

9. Cortellini A, Verna L, Porzio G, Bozzetti F, Palumbo P, Masciocchi C, Cannita K, Parisi A, Brocco D, Tinari N, Ficorella C. Predictive value of skeletal muscle mass for immunotherapy with nivolumab in non-small cell lung cancer patients：a "hypothesis-generator" preliminary report. Thorac Cancer. 2019；10(2):347–51.

10. Tsukagoshi M, Yokobori T, Yajima T, Maeno T, Shimizu K, Mogi A, Araki K, Harimoto N, Shirabe K, Kaira K. Skeletal muscle mass predicts the outcome of nivolumab treatment for non-small cell lung cancer. Medicine(Baltimore). 2020；99(7):e19059.

11. Pehlivan E, Turna A, Gurses A, Gurses HN. The effects of preoperative short-term intense physical therapy in lung cancer patients：a randomized controlled trial. Ann Thorac Cardiovasc Surg. 2011；17(5):461–8.

12. Stefanelli F, Meoli I, Cobuccio R, Curcio C, Amore D, Casazza D, Tracey M, Rocco G. High- intensity training and cardiopulmonary exercise testing in patients with chronic obstructive pulmonary disease and non-small-cell lung cancer undergoing lobectomy. Eur J Cardiothorac Surg. 2013；44(4):e260–5.

13. Gao K, Yu PM, Su JH, He CQ, Liu LX, Zhou YB, Pu Q, Che GW. Cardiopulmonary exercise testing screening and pre-operative pulmonary rehabilitation reduce postoperative complica- tions and improve fast-track recovery after lung cancer surgery：a study for 342cases. Thorac Cancer. 2015；6(4):443–9.

14. Licker M, Karenovics W, Diaper J, Frésard I, Triponez F, Ellenberger C, Schorer R, Kayser B, Bridevaux PO. Short-term preoperative high-intensity interval training in patients awaiting lung cancer

surgery：a randomized controlled trial. J Thorac Oncol. 2017；12(2):323–33.

15. Lai Y, Huang J, Yang M, Su J, Liu J, Che G. Seven-day intensive preoperative rehabilitation for elderly patients with lung cancer：a randomized controlled trial. J Surg Res. 2017；209:30–6.

16. Huang J, Lai Y, Zhou X, Li S, Su J, Yang M, Che G. Short-term high-intensity rehabilita- tion in radically treated lung cancer：a three-armed randomized controlled trial. J Thorac Dis. 2017；9(7):1919–29.

17. Lai Y, Su J, Qiu P, Wang M, Zhou K, Tang Y, Che G. Systematic short-term pulmonary reha- bilitation before lung cancer lobectomy：a randomized trial. Interact Cardiovasc Thorac Surg. 2017；25(3):476–83.

18. Boujibar F, Bonnevie T, Debeaumont D, Bubenheim M, Cuvellier A, Peillon C, Gravier FE, Baste JM. Impact of prehabilitation on morbidity and mortality after pulmonary lobectomy by minimally invasive surgery：a cohort study. J Thorac Dis. 2018；10(4):2240–8.

19. Bhatia C, Kayser B. Preoperative high-intensity interval training is effective and safe in deconditioned patients with lung cancer：a randomized clinical trial. J Rehabil Med. 2019；51(9):712–8.

20. Borg GA. Psychophysical bases of perceived exertion. Med Sci Sports Exerc. 1982；14(5):377–81.

21. Pouwels S, Fiddelaers J, Teijink JA, Woorst JF, Siebenga J, Smeenk FW. Preoperative exercise therapy in lung surgery patients：a systematic review. Respir Med. 2015；109(12):1495–504.

22. Ni HJ, Pudasaini B, Yuan XT, Li HF, Shi L, Yuan P. Exercise training for patients pre- and postsurgically treated for non-small cell lung cancer：a systematic review and meta-analysis. Integr Cancer Ther. 2017；16(1):63–73.

23. Sebio Garcia R, Yáñez Brage MI, Giménez Moolhuyzen E, Granger CL, Denehy L. Functional and postoperative outcomes after preoperative exercise training in patients with lung cancer：a systematic review and meta-analysis. Interact Cardiovasc Thorac Surg. 2016；23(3):486–97.

24. Steffens D, BeckenkampPR, Hancock M, Solomon M, Young J. Preoperative exercise halves the postoperative complication rate in patients with lung cancer：a systematic review of the effect of exercise on complications, length of stay and quality of life in patients with cancer. Br J Sports Med. 2018；52(5):344.

25. Li X, Li S, Yan S, Wang Y, Wang X, Sihoe ADL, Yang Y, Wu N. Impact of preoperative exer- cise therapy on surgical outcomes in lung cancer patients with or without COPD：a systematic review and meta-analysis. Cancer Manag Res. 2019；11:1765–77.

26. Rosero ID, Ramírez-Vélez R, Lucia A, Martínez-Velilla N, Santos-Lozano A, Valenzuela PL, Morilla I, Izquierdo M. Systematic review and meta-analysis of randomized, controlled trials on preoperative physical exercise interventions in patients with non-small-cell lung cancer. Cancers. 2019；11:944.

27. Abellan van Kan G, Rolland Y, Bergman H, et al. The I.A.N.A. Task Force on frailty assess- ment of older people in clinical practice. J Nutr Health Aging. 2008；12:29–37.

28. Dent E, Morley JE, Cruz-Jentoft AJ, Arai H, Kritchevs y SB, Guralnik J, Bauer JM, Pahor M, Clark BC, Cesari M, Ruiz J, Sieber CC, Aubertin-Leheudre M, Waters DL, Visvanathan R, Landi F, Villareal DT, Fielding R, Won CW, Theou O, Martin FC, Dong B, Woo J, Flicker L, Ferrucci L, Merchant RA, Cao L, Cederholm T, SML R, Rodríguez-Mañas L, Anker SD, Lundy J, Gutiérrez Robledo LM, Bautmans I, Aprahamian I, JMGA S, Izquierdo M, Vellas B. International clinical practice guidelines for sarcopenia(ICFSR)：screening, diagnosis and management. J Nutr Health Aging. 2018；22(10):1148–61.

第 11 章

肺切除术是否需要预防性使用抗生素？

Darren S. Bryan and Mark K. Ferguson

1　引言

　　手术切除是早期肺癌的标准治疗方法，也是局部晚期患者根治性治疗的必要组成部分[1, 2]。2018 年，美国新确诊的肺癌病例超过 20 万，肺切除术是最常见的肿瘤手术之一[3]。术后肺部并发症和感染，如手术部位感染（SSI）、术后肺炎（POP）和脓胸，历来是肺切除术患者发生并发症和死亡的主要原因[4]。总的来说，术后发生肺部并发症的患者进入重症监护室的频率更高、时间更长，住院时间更长并且住院死亡率更高[5]。

　　20 世纪 90 年代早期，出现了择期手术前使用抗生素预防术后感染并发症的标准治疗方法[6]。从那时起，术前抗生素的使用和 SSI 率作为多个国家、州和机构的质量改进指标，并被纳入专业协会的临床实践指南。但已经发表的指南只是针对心脏手术，对肺部切除手术的患者并没有标准化的建议[7 - 9]。本章将讨论肺切除手术患者围手术期抗生素的使用，并评估已发表的关于感染结局的文献。

2　检索策略

　　在 PubMed、Embase 和 Cochrane Evidence Based Medicine 数据库中使用检索关键词"antibiotic prophylaxis," "preoperative care/methods," "bacterial infections/control," "surgical wound infection" AND "procedure, thoracic surgical" 对相关英文文献进行检索（表 11.1）。研究对象仅限于人类，只纳入过去 15 年内发表的文献。根据文章的相关性进行筛选，浏览参考文献并纳入相关研究。主要与心脏手术相关的文章被排除在此次分析之外，仅比较不同抗生素或抗生素治疗疗程的研究也排除在外。

D. S. Bryan · M. K. Ferguson (✉)
Department of Surgery, The University of Chicago, Chicago, IL, USA
e-mail: mferguso@bsd.uchicago.edu

表 11.1　用于文献检索的 PICO 格式术语

P（患者）	I（干预）	C（对照）	O（结局）
接受择期肺切除手术的患者	预防性使用抗生素	未使用抗生素	手术部位感染，肺炎，脓胸

3　结果

3.1　总体风险

在过去的 30 年里，肺切除手术和对患者的围手术期护理水平已经有了很大的发展，导致风险因素也随之变化，进而影响了术后感染的发生率。在该领域最瞩目的进展之一就是微创技术的应用，如电视或机器人辅助的胸腔镜手术。2016 年，Yang 等查询了美国国家癌症数据库，结果显示在 2010 年至 2012 年期间的早期肺癌肺叶切除术中，有将近 3 万例使用了微创技术 [10]。随着手术技术的进步，手术风险也随之改变。2015 年荷兰进行了一项研究，旨在确定影响因肺癌而接受肺切除术的患者在术后发生肺炎的危险因素。在纳入的 7000 多例患者中，有 268 例（3.6%）被诊断为术后肺炎，胸腔镜手术患者患肺炎的比例是开胸手术患者的一半 [11]。其他研究也发现胸腔镜手术患者的手术部位感染率有所降低 [12]。

3.2　伤口感染

皮肤和呼吸道正常菌群是术后伤口感染的主要原因。在肺部手术中，这些菌群包括金黄色葡萄球菌（最常见）、凝固酶阴性葡萄球菌、肺炎链球菌和革兰氏阴性杆菌 [9]。预防方案应基于医院和社区的致病菌耐药谱制定，但当怀疑有抗生素耐药菌种时，治疗方案通常包括头孢菌素（最常见的是头孢唑啉），或万古霉素。

一些研究虽然符合检索标准，报道了预防性使用抗生素后的伤口感染率，但所有研究都在预定的出版时间范围之外（表 11.2）。虽然这些数据已经过时，是在胸腔镜手术开展之前进行的，但仍有参考价值。1977 年，Kvale 等发表了第一个研究围手术期抗生素应用的随机双盲对照试验。他们将接受肺切除手术的患者随机分组，分别接受 5 天疗程的肌注 / 口服头孢菌素或安慰剂治疗。与对照组相比，治疗组患者总体感染并发症较少（19% vs 50%，$P < 0.005$），因此作者得出结论，肺切除术患者应接受术前抗生素治疗 [13]。随后的两项随机试验也着眼于肺切除术后伤口感染的发生率。1982 年，Frimodt-Moller 招募了 92 例接受肺切除术（包括肺叶切除术和全肺切除术）的患者，随机分组后，分别接受 6 个围手术期剂量的青霉素 G 或安慰剂治疗。同样，治疗组患者的术后伤口感染更少（4.4% vs 19.2%，$P=0.03$）[14]。1991 年，Aznar 等将 127 例患者随机分为头孢唑林和安慰

剂组进行研究，结果显示，治疗组的伤口感染显著减少（1.5% *vs* 14%，$P < 0.01$）[15]。

表 11.2　抗生素预防在肺切除手术患者中的作用

作者（年份）	例数	手术方式	研究分组	感染并发症发病率		P 值	证据质量
				对照组（并发症类型，%）	治疗组（并发症类型，%）		
Kvale（1977）[13]	77	开放楔形切除开放肺叶切除开放全肺切除	头孢菌素安慰剂	50%	19%	0.005	高
Truesdale（1979）[19]	57	开胸手术开放楔形切除开放肺叶切除开放全肺切除	头孢菌素安慰剂	肺炎，支气管胸膜瘘 17.2%	肺炎 17.8%	> 0.5	高
Frimodt-Moller（1982）[14]	92	开胸手术开放肺段切除开放肺叶切除开放全肺切除	青霉素 G安慰剂	脓胸（4.3）肺炎（40.4）伤口感染（19.2）	脓胸（4.4）肺炎（33.3）伤口感染（4.4）	0.03（伤口感染）	高
Aznar（1991）[15]	127	非心脏的胸部手术	头孢菌素安慰剂	脓胸（14）肺炎（9）伤口感染（14）	脓胸（7）肺炎（4）伤口感染（1.5）	< 0.01（伤口感染）	高

这些 30 年前的研究数据表明，在非心脏胸外科手术中，术前使用抗生素可以减少皮肤伤口感染。这些研究为临床实践的转变奠定了基础，以后的试验开始对抗生素的类型和治疗时间进行研究。直到现在，大多数发表的关于术后并发症的研究都会在所有试验组中加入抗生素。但这些研究也有很明显的不足，如发表时间久远，以及很难将其结论应用于不同时代的外科手术实践。在现代，以氯己定 – 酒精为基础的预备溶液，以及其他抗菌措施的使用，已经大大降低了伤口感染率[16]。此外，这些研究都是在胸腔镜时代之前进行的，所有患者都进行了开胸手术。感染防治措施和外科技术的发展使肺切除术的感染风险更小，不易发生手术部位感染。

3.3　肺炎和脓胸

术后肺炎可能是一种特别难处理的并发症，有报道显示肺炎相关死亡率接近 20%[4]。主要病原体包括最常见的肺炎链球菌和嗜血杆菌，这两种细菌在社区获得性肺炎中都很常见，并且是已知的支气管定植菌。在此基础上，一个法国团队改变了他们对肺切除术患者的预防性抗生素使用方案，从头孢孟多（第二代头孢菌素，对伤口感染中常见的细菌有活性，但不一定对术后肺炎患者分离的细菌有活性）改为大剂量阿莫西林 – 克拉维酸[17]。在新的预防方案实施后，他们的研究数据表明术后肺炎发生率显著下降，从 25%

降至 13.7%，手术中的支气管取样也显示细菌定植有所减少。但该研究受到了质疑，因其中病例的初始肺炎发生率高，并且第二组患者可能在术前进行了更优化的处理，导致支气管细菌定植减少[18]。此外，抗生素的使用剂量更符合治疗剂量而不是预防剂量。

虽然以往试验的结果表明，在术前应用抗生素可以减少伤口感染，但术后肺炎或脓胸未见同样的减少。在 Frimodt–Moller 和 Aznar 的试验中，治疗组术后肺炎和脓胸的发生率无显著差异。Truesdale 等在 1979 年做了另一项研究，比较接受头孢菌素作为预防治疗或接受安慰剂的肺切除手术患者，同样，在肺炎或支气管胸膜瘘方面，两组之间无显著差异[19]。

3.4　现有指南建议

围手术期的感染控制实践在过去三十年中发生了巨大的变化，胸外科领域也是如此。然而却很少有相关治疗方案的指南推出（表 11.3）。2017 年发表在《JAMA Surgery》上的《美国疾病预防与控制中心指南》从 170 项独立研究中汇总了预防手术部位感染的详细建议[20]，还对预防使用抗生素进行了讨论。这些研究支持在手术前一天进行术前皮肤准备，如使用以酒精为基础的消毒剂擦洗，以及使用消毒肥皂洗澡 / 清洁。该报告指出，只有已发表的临床实践指南有明确指示，才可以预防性使用抗生素，因此该报告不一定支持在手术中全面预防性使用抗生素的论点。

表 11.3　对肺切除手术患者使用抗生素的现有指南和临床实践建议

作者（年份）	期刊	研究结果 / 建议
Berrios– Torres（2017）[20]	JAMA Surgery	"只有已出版的临床实践指南给出明确意见时，才可以使用抗生素预防"
Bratzler（2013）[6]	美国保健药剂师协会	在接受胸部手术的患者中，推荐单剂量头孢唑林或氨苄西林 / 舒巴坦。VATS 预防的证据强度 = C（最低水平）；开胸手术预防的证据强度 = A（最高水平）

预防性使用抗生素是肺部切除手术经常采取的方法。许多人认为，促进接受肺部切除手术患者康复的方式确实应包括预防性使用抗生素，这也是欧洲胸外科学会支持的一项政策[21, 22]。这些建议是建立在详细的术后感染数据（即伤口感染、脓胸和肺炎）的基础上得出的。

2013 年，美国卫生系统药剂师协会、美国传染病学会（IDSA）和外科感染学会（SIS）联合发布了一份立场声明，详细地说明了预防手术部位感染的抗菌药物的建议[6]。对于接受非心脏胸外科手术的患者，根据指定等级为 A 级（最高）的病例研究结果（主要基于本文中提到的试验，大多是胸腔镜手术时代以前的研究），这些协会建议在术前使用头孢唑林或氨苄西林 / 舒巴坦。对于计划接受胸腔镜手术的患者，也推荐在术前使用头孢唑林或氨苄西林，但是证据等级为 C 级（最低）。

4　结论与建议

接受肺部切除手术的患者存在围手术期感染并发症的风险，包括伤口感染、脓胸和肺炎。特别是术后肺炎，是并发症和死亡的主要原因。虽然在其他手术领域，术前预防性使用抗生素已经是降低 SSI 发生率的成功策略，但在目前的手术时代，仍缺乏数据证明其对肺切除术患者有效。然而，在过去几十年里，大多数公布的术后感染数据都来自接受抗生素预防的患者。历史研究表明，术前使用抗生素可以成功地降低肺切除术患者的伤口感染率。然而在胸腔镜手术时代，浅表感染更为罕见。现有数据并未都得到脓胸或术后肺炎有效减少的结论。因此，对于接受开放肺切除术或很有可能中转开放的 VATS切除术患者，术前应使用抗生素预防伤口感染。对于计划接受 VATS 切除术且不太可能进行开胸的患者，不建议使用抗生素预防术后伤口感染。不推荐使用抗生素预防术后肺炎或脓胸。

推荐

- 对于计划接受胸腔镜肺切除术的患者，术前不建议使用抗生素（证据质量低，弱推荐）。
- 接受开胸肺切除术患者应预防性使用抗生素防止发生术后伤口感染（证据质量低，弱推荐）。
- 对于接受肺切除术的患者，不推荐使用抗生素预防术后肺炎或脓胸（证据质量低，弱推荐）。

5　个人观点

研究围手术期抗生素使用的初步试验表明术后感染并发症的发生率较高。自从 30 多年前这些研究发表以来，随着手术方法和感染控制实践的大幅进步，感染率已经下降。与此同时，将伤口感染作为质量指标的观点也越来越受到重视。现代的一系列研究表明肺切除术患者术后感染发生率较低，这一发现在接受微创手术的患者中更为明显。对于开放性手术或很可能中转开放的胸腔镜手术患者，我们建议根据医院相关致病菌耐药谱，针对伤口感染中发现的皮肤菌群和常见病原体，考虑对浅表手术部位感染进行预防。接受 VATS 肺切除术的患者在进一步使用抗生素后可能无显著改善效果，但尚无前瞻性数据支持这一观点。

我们认为术后肺炎是与支气管细菌定植相关的并发症，因此最好的预防感染方法是术前运动、气道清理和戒烟等，而不是术前使用抗生素。

参考文献

1. Donington JS, Kim YT, Tong B, et al. Progress in the management of early-stage non-small cell lung cancer in 2017. J Thorac Oncol. 2018；13(6):767–78.

2. Ramnath N, Dilling TJ, Harris LJ, et al. Treatment of Stage III non-small cell lung cancer：diagnosis and management of lung cancer, 3rd ed：American College of Chest Physicians Evidence-Based Clinical Practice Guidelines. Chest. 2013；143(5Suppl):e314S–40S.

3. Siegel RL, Miller KD, Jemal A. Cancer statistics, 2018. CA Cancer J Clin. 2018；68(1):7–30.

4. Schussler O, Alifano M, Dermine H, et al. Postoperative pneumonia after major lung resection. Am J Respir Crit Care. 2006；173(10):1161–9.

5. Agostini P, Cieslik H, Rathinam S, et al. Postoperative pulmonary complications following thoracic surgery：are there any modifiable risk factors? Thorax. 2010；65(9):815–8.

6. Bratzler DW, Dellinger EP, Olsen KM, et al. Clinical practice guidelines for antimicrobial prophylaxis in surgery. Surg Infect(Larchmt). 2013；14(1):73–156.

7. Edwards FH, Engelman RM, Houck P, et al. The Society of Thoracic Surgeons Practice Guideline Series：antibiotic prophylaxis in cardiac surgery, part I：duration. Ann Thorac Surg. 2006；81(1):397–404.

8. Engelman R, Shahian D, Shemin R, et al. The Society of Thoracic Surgeons practice guideline series：antibiotic prophylaxis in cardiac surgery, part II：antibiotic choice. Ann Thorac Surg. 2007；83(4):1569–76.

9. Chang SH, Krupnick AS. Perioperative antibiotics in thoracic surgery. Thorac Surg Clin. 2012；22(1):35.

10. Yang C-FJ, Sun Z, Speicher PJ, et al. Use and outcomes of minimally invasive lobectomy for stage I non-small cell lung cancer in the National Cancer Data Base. Ann Thorac Surg. 2016；101(3):1037–42.

11. Simonsen DF, Søgaard M, Bozi I, et al. Risk factors for postoperative pneumonia after lung cancer surgery and impact of pneumonia on survival. Respir Med. 2015；109(10):1340–6.

12. Imperatori A, Rovera F, Rotolo N, et al. Prospective study of infection risk factors in 988lung resections. Surg Infect(Larchmt). 2006；7(Suppl 2):S57–60.

13. Kvale P, Ranga V, Kopacz M, et al. Pulmonary resection. South Med J. 1977；70:64–8.

14. Frimodt-Møller N, Ostri P, Pedersen IK, et al. Antibiotic prophylaxis in pulmonary surgery：a double-blind study of penicillin versus placebo. Ann Surg. 1982；195(4):444.

15. Aznar R, Mateu M, Miro JM, et al. Antibiotic prophylaxis in non-cardiac thoracic surgery：cefazolin versus placebo. Eur J Cardiothorac Surg. 1991；5(10):515–8.

16. Darouiche RO, Wall MJ, Itani KMF, et al. Chlorhexidine–alcohol versus povidone–iodine for surgical-site antisepsis. N Engl J Med. 2010；362(1):18–26.

17. Schussler O, Dermine H, Alifano M, et al. Should we change antibiotic prophylaxis for lung surgery? Postoperative pneumonia is the critical issue. Ann Thorac Surg. 2008；86(6):1727–33.

18. Stern J-B, Pean Y. Antibiotic Prophylaxis for lung surgery：bronchial colonization is the criti- cal issue? Ann Thorac Surg. 2009；88(3):1051.

19. Truesdale R, D'Alessandri R, Manuel V, et al. Antimicrobial *vs* placebo prophylaxis in noncar- diac

thoracic surgery. JAMA. 1979；241(12):1254–6.

20. Berríos-Torres SI, Umscheid CA, Bratzler DW, et al. Centers for Disease Control and Prevention guideline for the prevention of surgical site infection, 2017. JAMA Surg. 2017；152(8):784–91.

21. Batchelor TJ, Rasburn NJ, Abdelnour-Berchtold E, et al. Guidelines for enhanced recovery after lung surgery：recommendations of the Enhanced Recovery After Surgery(ERAS®)Society and the European Society of Thoracic Surgeons(ESTS). Eur J Cardiothorac Surg. 2018；55(1):91–115.

22. Dinic VD, Stojanovic MD, Markovic D, et al. Enhanced recovery in thoracic surgery：a review. Front Med. 2018；5:14.

第 12 章
VATS 肺叶切除术中单孔与多孔的比较

Alan D. L. Sihoe

1 引言

电视辅助胸腔镜手术（VATS）是目前肺癌患者实施肺叶切除的一种微创手术方式[1-4]。自 25 年前 VATS 肺叶切除术发明以来，已有大量临床证据证明其相对于传统开胸术更具有安全性、有效性等优势[2, 5]。然而人们也认识到，传统的 VATS 通常使用三孔，包括一个"操作"孔，仍存在改进的空间。许多研究显示，多孔 VATS（mVATS）会导致相当多的患者经历疼痛或在术后感觉异常[4, 6, 7]。

随着机器人辅助手术的出现，另一个可能更受欢迎的手术发展方向是新一代 VATS 手术[4, 8]，包括针镜式 VATS，双孔 VATS 和单孔 VATS。单孔 VATS（uVATS）用于肺叶切除术在 2011 年首次报道，自此被世界各地的许多胸外科医生采用[8-10]。从概念上讲，将手术入路创伤限制在一个肋间节段的一个切口上，可使患者感受的疼痛最小，并发症发生率最低。

然而，那些还没使用 uVATS 方法的胸外科医生觉得他们正面临着一个艰难的决定：如果我已经能很好地操作 mVATS 肺叶切除术，那我是否还要切换到 uVATS？本章将利用目前可用的临床证据来回答这一问题。

2 检索策略

通过文献检索，筛查比较 uVATS 和 mVATS 用于成年肺癌患者肺叶切除术疗效的文献。表 12.1 总结了用于文献检索的 PICO 术语。检索日期从 1946 年到 2019 年 9 月 20 日，使用 Ovid Medline 进行检索。通过两组关键词和 MeSH 术语进行检索：1）'uniport*' or 'single port*' or 'single incision*'；以及 2）'VATS' or 'thoracoscop*' or 'video

A. D. L. Sihoe（✉）
Gleneagles Hong Kong Hospital, Hong Kong, China

assist*'。这两组关键词和术语通过布尔运算符"AND"进行组合。

表 12.1　用于文献检索的 PICO 格式术语

P（患者）	I（干预）	C（对照）	O（结局）
接受肺叶切除术的成年肺癌患者	uVATS	mVATS	安全性 手术结局 肿瘤学疗效

　　基于摘要和标题对所有检索结果进行初次筛选。合格的研究文献为含 15 例或 15 例以上确诊或疑似肺癌的成年患者，并采用单孔 VATS 肺叶切除术治疗。所有的研究都仅限于人类受试者。如果研究关注的不是肺部恶性肿瘤，而是手术指征（如纵隔肿瘤、气胸和多汗症）、不同技术（如剑突下或机器人辅助 uVATS）或麻醉技术（如非插管或清醒手术），则予排除。并排除病例报告、外科手术技术相关文献、综述、社论、专家意见、评论、会议摘要和信件。经过初步筛选后，查找相关文章的全文。然后根据与上述 PICO 术语的相关性进一步选择文献全文。

3　结果

　　最终选择 24 篇比较 uVATS 和 mVATS 的文献纳入本次评估，如表 12.2 所示[11-34]。各项研究包括 15 到 167 例接受 uVATS 治疗的肺癌患者。

　　根据 GRADE 系统，现有的 24 篇文献总体证据质量为低至中等。其中只有三项是前瞻性研究，但有一项是发表在质量未知的非英文期刊上，其结果明显是单方面地支持 uVATS[29]。另一项前瞻性研究为随机研究[20]，但这篇文献之前曾受过质疑，因为可能存在研究证据不足，而且可能有一个不合适的对照组[35]。其余 21 篇文献均为回顾性研究。许多都发表在不太知名的期刊上。其中有 8 项使用倾向评分匹配来减少 uVATS 与 mVATS 比较的偏倚。但是在这种情况下，对照组的数量就变得相当少，影响了统计功效。其余 13 项是回顾性研究，通过当前或历史队列的数据对 uVATS 和 mVATS 对照组进行比较，但未采用降低偏倚的措施。

3.1　安全性和可行性

　　有 20 篇文献比较了 uVATS 和 mVATS 的手术时间。3 篇文献中，uVATS 的操作时间更长。在另外 3 篇文献中，mVATS 的操作时间更长。在剩下的 14 篇文献中，两种方法的手术时间之间未发现显著差异。总体而言，与 mVATS 相比，uVATS 似乎不会使手术时间显著增加。值得注意的是，已发表的论文可能代表了大多数作者使用 uVATS 的早期经验或处于学习曲线的早期阶段。

表 12.2　在肺癌患者中比较单孔 VATS（uVATS）与多孔 VATS（mVATS）肺叶切除术的相关研究

研究的第一作者	参考文献	发表年份	uVATS	mVATS	OT	出血量	淋巴结清扫	CDD	LOS	并发症	疼痛	感觉异常	QoL	生存率	注释
Wang	11	2015	46	46	U	U	U		ND	ND					回顾性对照研究（PSM）
McElnay	12	2015	15	95					ND	ND	0				前瞻性对照研究（非随机）
Chung	13	2015	90	60	ND	ND	ND	ND	ND	ND					回顾性对照研究
Zhu	14	2015	33	49	M	ND		ND	ND	ND	U				回顾性对照研究
Mu	15	2015	47	47	ND	ND	ND	ND	M	ND					回顾性对照研究（PSM）
Liu	16	2016	100	342	U	U	U		U	ND					回顾性对照研究
Hirai	17	2016	60	20	ND	ND	ND	ND	ND	ND	U	U			回顾性对照研究
Chang	18	2016	29	57	ND	U	ND	ND	U	ND					回顾性对照研究
Shen	19	2016	100	100	ND	ND	ND	ND	ND	ND					回顾性对照研究（PSM）
Perna	20	2016	51	55	ND			ND	ND	ND	ND				前瞻性对照研究（随机）
French	21	2016	50	50	ND			ND	ND	ND	ND				回顾性对照研究（历史队列对照组）
Hao	22	2016	115	101	M	ND	ND	U	U	ND	U	U	U		回顾性对照研究
Dai	23	2016	63	63	ND	U	ND	ND	ND	ND	U				回顾性对照研究（PSM）
Han	24	2017	167	212	ND	ND	ND	U	ND	ND				ND	回顾性对照研究

续表

研究的第一作者	参考文献	发表年份	uVATS	mVATS	OT	出血量	淋巴结清扫	CDD	LOS	并发症	疼痛	感觉异常	QoL	生存率	注释
Ke	25	2017	40	40	U	ND	ND	U	U	ND	U				回顾性对照研究（PSM）
Heo	26	2017	32	32	ND	ND	ND	ND	ND	ND					回顾性对照研究（PSM）
Song	27	2017	26	26	ND	ND	U	ND	ND						回顾性对照研究（PSM）
Stamenovic	28	2018	24	24	ND	ND	ND			ND	U				回顾性对照研究（PSM）
Xu	29	2018	60	60		U		U	U		U		U		前瞻性对照研究（非随机）
Li	30	2018	131	101	ND	ND		ND	ND		U				回顾性对照研究
Wang	31	2018	153	113	ND	U	ND	U	U		U				回顾性对照研究
Liu	32	2019	166	162	ND	ND		U	U	ND	U				回顾性对照研究
Ko	33	2019	39	36	M	M		ND	ND	ND	ND				回顾性对照研究
Zhao	34	2019	73	56	ND	ND		ND	ND	ND	U				回顾性对照研究

OT time：手术时间；CDD：胸腔引流持续时间；LOS：住院时间；QoL：生活质量；PSM：倾向性评分分配；M：多孔更好；U：单孔更好；ND：两者无差异

有 18 篇论文比较了 uVATS 和 mVATS 入路肺叶切除术的失血量。6 项研究报告 uVATS 的出血量更少，1 篇报告 mVATS 的出血量更少，其余 11 篇研究报告中两种方法无差异。因此与 mVATS 相比，采用 uVATS 并未使出血的风险增加。

仅从已选择的文献中很难衡量 uVATS 方法的安全性。然而，有作者在 2018 年发表了一篇系统性综述，其中包括 22 项研究，共报告了 3129 例患者接受 uVATS 进行肺切除术的结果[36]。在这篇综述中，17 项研究报告里有 16 项的 uVATS 死亡率为 0%，剩下的一项研究为 3.3%。在 17 项研究报告中，uVATS 肺切除术的并发症发生率在 3% ~ 40% 之间。其中，报告了最多病例数的一项研究中，纳入了 731 例肺切除术患者，并发症的发生率为 5.6%[37]。该综述选择的 22 篇文献中，没有一篇文献明确指出任何与使用 uVATS 方法有关的安全性问题。

在研究 uVATS 的安全性和可行性时，唯一需要注意的是，几乎所有纳入的研究都来自大型或超大型的治疗中心，这些中心的外科医生通常已经对 mVATS 方法有丰富的经验。对于经验和针对 uVATS 培训较少的外科医生来说，发表的证据不应被视为 uVATS 安全性的保证。

3.2　手术结局

在 19 篇研究胸腔引流持续时间的文献中，有 6 篇发现 uVATS 的持续时间较短，另外 13 篇未发现二者的差异。目前尚不清楚为什么使用的切口数量会影响术后引流时间。

在 21 篇报告术后住院时长的论文中，有 7 篇文献表明接受 uVATS 后，患者的住院时间缩短，1 篇文献显示 mVATS 的住院时间更短，其余 13 篇报告无差异。尽管这可能提示接受 uVATS 后患者能快速康复，但有一点也值得注意，这些研究大多数是回顾性的，因此不能排除偏倚。还应注意，几乎所有的研究都没有预先设定术后拔除引流管或出院的标准。

在 15 篇报告术后疼痛的文献中，有 11 篇表明 uVATS 患者至少在术后一个时间点疼痛有所减轻。只有 2 篇文献报告了术后感觉异常的情况，而且这 2 篇文献都发现 uVATS 后患者的感觉异常较轻。uVATS 与 mVATS 相比，其最大的优点是疼痛和感觉异常的明显减少。不过此结果有一个重要的限制条件，几乎所有纳入的研究都没有为患者设定预先定义的、一致的、同样的疼痛管理方案。因此，不能排除各研究组之间镇痛方案的偏差。

有 20 篇文献研究了术后并发症，但没有发现 uVATS 和 mVATS 之间有任何差异。人们可能不能从中得出太多的结论，因为不同文献报告的结果包含了不同的并发症，并且可能对每个并发症的定义也不同。

3.3　肿瘤学疗效

淋巴结清扫已成为衡量肺癌切除是否彻底的常用替代方法[2, 5]。本综述中有 16 篇论文对此进行了报告，但使用不同的方式对淋巴结清扫进行了评估：一些报告了淋巴结清扫的总数，另一些报告了探查的淋巴结站数。总之，有 3 篇文献显示了 uVATS 的优越性，13 篇报告无差异。这些结果显示，至少对于有经验的外科医生来说，只使用一个切口相比于多个切口似乎并不会影响手术的彻底性。

这些比较研究中只有一篇报告了术后生存率[24]。对于 I 期肿瘤患者，Han 等的研究表明，uVATS 的 3 年总生存率为 93.2%（95% CI, 85.7% ～ 96.8%），双孔 VATS 的 3 年总生存率为 93.7%（95% CI, 77.2% ～ 98.4%），三孔 VATS 的 3 年总生存率为 87.3%（95% CI, 78.1% ～ 92.8%）（P=0.753）[24]。uVATS 的 3 年无复发生存率为 76.9%（95% CI, 64.6% ～ 85.5%），双孔 VATS 为 87.5%（95% CI, 69.9% ～ 95.1%），三孔 VATS 为 79.9%（95% CI, 69.9% ～ 86.9%）（P=0.656）。除此以外没有发现其他比较生存率的研究。在一项对 307 例接受 uVATS 肺切除术的肺癌患者的回顾性研究中，Wu 等报道了 2 年无病生存率和 2 年总体生存率，IA1 分别为 92.3% 和 100%，IA2 分别为 73.7% 和 91.4%，IA3 分别为 75.2% 和 93.4%，IB 分别为 62.1% 和 85.9%，IIA 分别为 55.6% 和 72.7%，IIB 分别为 47.1% 和 64.2%，IIIA 分别为 42.1% 和 60.3%（按第 8 版 AJCC 分级划分各阶段）[38]。

总之，这些结果表明 uVATS 的使用并不会影响肺癌的治疗效果。同样需要注意的是，它们可能只代表了 uVATS 早期以及专家的经验。

4　结论与建议

4.1　如果我已经采用了 mVATS，我可以安全地转换到 uVATS 吗？

回答：可以。现有证据表明，即使处在 uVATS 肺切除术学习曲线的早期阶段，经验丰富的 mVATS 外科医生也能达到与 mVATS 相当的手术时间和出血量控制水平。同时，与 mVATS 结果相比，uVATS 并不会降低淋巴结清扫效果和肺癌生存率。这说明在不影响患者治疗的情况下切换到 uVATS 是有可能的。然而，鉴于临床证据的质量和数量都较低，这一建议仍不太成熟。并且该建议仍需要一个严格的条件：即任何开始采用 uVATS 的人都必须先接受适当的培训，以使自己的手术水平可以达到这些评估文献中所描述的 uVATS 术者的标准。现在世界各地均有较好的 uVATS 培训[39, 40]，但如果没接受专业的培训就尝试操作 uVATS 肺叶切除术是不允许的。

4.2　如果我已经采用了 mVATS，我应该转换到 uVATS 吗？

回答：或许还是不要去改变。目前的文献显示，uVATS 比 mVATS 给患者带来的术后疼痛和感觉异常更少。尽管由于在镇痛方案和疼痛观察标准上缺乏一致性，现有数据的质量可能不具有足够说服力，但是如大多数研究证明 uVATS 的益处一样，疼痛仍然是一个衡量结果的指标。然而，以 10 分制衡量，uVATS 和 mVATS 疼痛评分的绝对差通常是 2 分或更少。是否仅凭这一点好处就能足以证明应该改用 uVATS，目前还不确定，尤其有时还可以采用其他方法来有效控制疼痛和加速术后康复[41-43]。在胸腔引流持续时间、住院时长和并发症发生率方面，uVATS 较 mVATS 并未表现出明显的优势。

总之，关于 uVATS 的老生常谈的结论仍然有效：证据表明可以采用这项技术，但还没有证据支持我们必须应该采用它。

推荐

- 对于已经采用多孔 VATS 肺叶切除术的外科医生，切换到单孔 VATS 肺叶切除术是安全的（证据质量低，弱推荐）。
- 对于已经采用多孔 VATS 肺叶切除术的外科医生，没必要转换到 uVATS，因为这种方法对患者整体获益不大（证据质量极低，弱推荐）。

5　个人观点

自从本作者之前对 uVATS 的系统性综述发表以来[36]，大量对原始临床数据研究的论文相继发表。但是如上所述，比较 uVATS 和 mVATS 肺叶切除术的临床证据质量仍然较差。许多文章是在不太知名的期刊上发表的，说明它们可能由于质量不够好，而被更知名的期刊拒绝了。同时，几乎所有的研究都是回顾性研究，而且通常研究队列的规模较小，因此可靠性较差。

解决这一问题的一种方法是将所有研究的数据结合起来进行 Meta 分析。事实上，在过去一两年中，已发表的关于 uVATS 与 mVATS 的 Meta 分析文章几乎和同一主题的原始论文一样多[44-47]。这一现象令人失望，因为这些 Meta 分析只是重复地评估相同的低质量数据，而没有提供任何新的数据。在综述中，作者故意避免进行任何统计学 Meta 分析。原因在于，任何 Meta 分析的质量都只取决于输入数据的质量。本章的 24 篇文献在以下方面存在着很大差别：mVATS 的方式（从三孔到两孔到针镜 VATS）；引流管拔除或出院的标准；术后镇痛方案（或缺乏方案）；对术后并发症的定义，等等。强行将这些完全不同的研究结合起来，试图炮制出一个 "$P < 0.05$" 的结果是没有意义的。相反，在本章中，作者选择简单地计算在不同论文中 uVATS 和 mVATS 之间都存在差异的频率，通过这种方式，至少每个研究组都尽可能保持在最相似的研究环境中。

展望未来，有人可能会建议，在获得一批更好的临床数据之前，继续对这一主题进行 Meta 分析为时尚早。uVATS 的支持者应避免只是为了更容易地发文章而写综述和评论，而是要努力建立良好的潜在数据库，来收集关于使用 uVATS（和任何其他手术方法）的可靠、一致的数据[35]。欧洲和亚洲 uVATS 团队的出现，使收集一致的、高质量的、多中心的数据在不久的将来成为可能[48,49]。

参考文献

1. Sihoe ADL, Yim APC. Video-assisted pulmonary resections. In: Patterson GA, Cooper JD, Deslauriers J, Lerut AEMR, Luketich JD, Rice TW, Pearson FG, editors. Thoracic surgery. 3rd ed. Philadelphia: Elsevier; 2008. p. 970–88.

2. Sihoe ADL. The evolution of VATS lobectomy. In: Cardoso P, editor. Topics in thoracic sur- gery. Rijeka: Intech; 2011. p. 181–210.

3. Howington JA, Blum MG, Chang AC, Balekian AA, Murthy SC. Treatment of stage I and II non- small cell lung cancer: diagnosis and management of lung cancer, 3rd ed: American College of Chest Physicians evidence-based clinical practice guidelines. Chest. 2013; 143:e278S–313S.

4. Sihoe ADL. The evolution of minimally invasive thoracic surgery: implications for the prac- tice of uniportal thoracoscopic surgery. J Thorac Dis. 2014; 6(Suppl 6):S604–17. https://doi. org/10.3978/j.issn.2072-1439.2014.08.52.

5. Sihoe DLA. Reasons not to perform uniportal VATS lobectomy. J Thorac Dis. 2016; 8:S333–43.

6. Passlick B, Born C, Sienel W, Thetter O. Incidence of chronic pain after minimal invasive surgery for spontaneous pneumothorax. Eur J Cardiothorac Surg. 2001; 19:355–9.

7. Sihoe ADL, Au SS, Cheung ML, Chow IK, Chu KM, Law CY, Wan M, Yim APC. Incidence of chest wall paresthesia after video-assisted thoracic surgery for primary spontaneous pneu- mothorax. Eur J Cardiothorac Surg. 2004; 25:1054–8.

8. Sihoe DLA. Uniportal video-assisted thoracic surgery(VATS)lobectomy. Ann Cardiothorac Surg. 2016; 5:133–44.

9. Gonzalez D, Paradela M, Garcia J, de la Torre M. Single-port video-assisted thoracoscopic lobectomy. Interact Cardiovasc Thorac Surg. 2011; 12:514–5.

10. Gonzalez-Rivas D, Paradela M, Fernandez R, Delgado M, Fieira E, Mendez L, Velasco C, de la Torre M. Uniportal video-assisted thoracoscopic lobectomy: two years of experience. Ann Thorac Surg. 2013; 95:426–32.

11. Wang BY, Liu CY, Hsu PK, Shih CS, Liu CC. Single incision versus multiple incision thoracoscopic lobectomy and segmentectomy: a propensity matched analysis. Ann Surg. 2015; 261:793–9.

12. McElnay PJ, Molyneux M, Krishnadas R, Batchelor TJP, West D, Casali G. Pain and recovery are comparable after either uniportal and multiport video assisted thoracoscopic lobectomy: an observation study. Eur J Cardiothorac Surg. 2015; 47:912–5.

13. Chung JH, Choi YS, Cho JH, Kim HK, Kim J, Zo JI, et al. Uniportal video-assisted thora- coscopic lobectomy: an alternative to conventional thoracoscopic lobectomy in lung cancer surgery? Interact Cardiovasc Thorac Surg. 2015; 20:813–9.

14. Zhu Y, Liang M, Wu W, Zheng J, Zheng W, Guo Z, Zheng B, Xu G, Chen C. Preliminary results of single-port versus triple-port complete thoracoscopic lobectomy for non-small cell lung cancer. Ann Transl Med. 2015; 3(7):92. https://doi.org/10.3978/j.issn.2305-5839.2015.03.47.

15. Mu JW, Gao SG, Xue Q, Zhao J, Li N, Yang K, Su K, Yuan ZY, He J. A matched comparison study of uniportal versus triportal thoracoscopic lobectomy and sublobectomy for early-stage nonsmall cell lung cancer. Chin Med J(Engl). 2015; 128:2731–5.

16. Liu CC, Shih CS, Pennarun N, Cheng CT. Transition from a multiport technique to a single- port technique for lung cancer surgery: is lymph node dissection inferior using the single-port technique? Eur J Cardiothorac Surg. 2016; 49:i64–72.

17. Hirai K, Takeuchi S, Usuda J. Single-incision thoracoscopic surgery and conventional video- assisted

thoracoscopic surgery: a retrospective comparative study of perioperative clinical out- comes. Eur J Cardiothorac Surg. 2016; 49:i37–41.

18. Chang JM, Kam KH, Yen YT, Huang WL, Chan W, Tseng YL, Wu MH, Lai WW, Gonzalez- Rivas D. From biportal to uniportal video-assisted thoracoscopic anatomical lung resection: a single-institute experience. Medicine. 2016; 95(40):e5097.

19. Shen Y, Wang H, Feng M, Xi Y, Tan L, Wang Q. Single- versus multiple-port thoraco- scopic lobectomy for lung cancer: a propensity-matched study. Eur J Cardiothorac Surg. 2016; 49:i48–53.

20. Perna V, Carvajal AF, Torrecilla JA, Gigirey O. Uniportal video-assisted thoracoscopic lobec- tomy versus other video-assisted thoracoscopic lobectomy techniques: a randomized study. Eur J Cardiothorac Surg. 2016; 50:411–5.

21. French DG, Thompson C, Gilbert S. Transition from multiple port to single port video-assisted thoracoscopic anatomic pulmonary resection: early experience and comparison of periopera- tive outcomes. Ann Cardiothorac Surg. 2016; 5:92–9. https://doi.org/10.21037/acs.2016.03.03.

22. Hao Z, Cai Y, Fu S, Zhang N, Fu X. [Comparison study of post-operative pain and short-term quality of life between uniportal and three portal video-assisted thoracic surgery for radical lung cancer resection]. [Chinese] Chin J Lung Cancer. 2016; 19:122–128.

23. Dai F, Meng S, Mei L, Guan C, Ma Z. Single-port video-assisted thoracic surgery in the treat- ment of non-small cell lung cancer: a propensity-matched comparative analysis. J Thorac Dis. 2016; 8(10):2872–8. https://doi.org/10.21037/jtd.2016.10.27.

24. Han KN, Kim HK, Choi YH. Midterm outcomes of single port thoracoscopic surgery for major pulmonary resection. PLoS One. 2017; 12:e0186857.

25. Ke H, Liu Y, Zhou X, Xue Q. Anterior fissureless uniport *vs* posterior intra-fissure triple- port thoracoscopic right upper lobectomy: a propensity-matched study. J Thorac Dis. 2017; 9(10):3866–74. https://doi.org/10.21037/jtd.2017.09.61.

26. Heo W, Kang DK, Min HK, Jun HJ, Hwang YH. Feasibility and safety of single-port video-assisted thoracic surgery for primary lung cancer. Korean J Thorac Cardiovasc Surg. 2017; 50:190–6.

27. Song KS, Park CK, Kim JB. Efficacy of single-port video-assisted thoracoscopic surgery lobectomy compared with triple-port vats by propensity score matching. Korean J Thorac Cardiovasc Surg. 2017; 50:339–45.

28. Stamenovic D, Messerschmidt A, Jahn T, Schneider T. Initial experience with uniportal video- assisted thoracoscopic surgery for anatomical lung resections: a propensity score study and an observational assessment of the learning curve. Zentralbl Chir. 2018; 143:84–9.

29. Xu GW, Xiong R, Wu HR, Li CW, Xu SB, Xie MR. A prospective comparative study exam- ining the impact of uniportal and three portal video-assisted thoracic surgery on short-term quality of life in lung cancer. Chin J Surg. 2018; 56(6):452–7.

30. Li CW, Xu MQ, Xu GW, et al. A comparative study of acute and chronic pain between sin- gle port and triple port video-assisted thoracic surgery for lung cancer. Chin J Lung Cancer. 2018; 21(4):279–84.

31. Wang GX, Xiong R, Wu HR, et al. Short-term outcome of uniportal and three portal video- assisted thoracic surgery for patients with non-small cell lung cancer. Chin J Lung Cancer. 2018; 21(12):896–901.

32. Liu Z, Yang R, Shao F. Comparison of postoperative pain and recovery between single-port and two-port thoracoscopic lobectomy for lung cancer. Thorac Cardiovasc Surg. 2019; 67:142–6.

33. Ko HJ, Chiang XH, Yang SM, Yang MC. Needlescopic-assisted thoracoscopic pulmonary anatomical lobectomy and segmentectomy for lung cancer: a bridge between multiportal and uniportal

thoracoscopic surgery. Surg Today. 2019；49:49–55. https://doi.org/10.1007/ s00595-018-1707-y.

34. Zhao R, Shi Z, Cheng S. Uniport video assisted thoracoscopic surgery(U-VATS)exhibits increased feasibility, non-inferior tolerance, and equal efficiency compared with multiport VATS and open thoracotomy in the elderly non-small cell lung cancer patients at early stage. Medicine. 2019；98(28):e16137. https://doi.org/10.1097/MD.0000000000016137.

35. Gonzalez-Rivas D, Damico TA, Jiang G, Sihoe A. Uniportal video-assisted thoracic surgery：a call for better evidence, not just more evidence. Eur J Cardiothorac Surg. 2016；50:416–7. https://doi. org/10.1093/ejcts/ezw187.

36. Sihoe ADL. Uniportal lung cancer surgery：state of the evidence. Ann Thorac Surg. 2019；107(3):962–72. https://doi.org/10.1016/j.athoracsur.2018.08.023.

37. Xie D, Wang HF, Fei K, Chen C, Zhao DP, Zhou X, Xie BX, Jiang L, Chen QK, Song N, Dai J, Jiang GN, Zhu YM. Single-port video-assisted thoracic surgery in 1063cases：a single- institution experience. Eur J Cardiothorac Surg. 2016；49:i31–6.

38. Wu CF, Fernandez R, de la Torre M, Delgado M, Fieira E, Wu CY, et al. Mid-term survival outcome of single-port video-assisted thoracoscopic anatomical lung resection：a two-centre experience. Eur J Cardiothorac Surg. 2018；54:252–9.

39. Sandri A, Sihoe ADL, Salati M, Gonzalez-Rivas D, Brunelli A. Training in uniportal video-assisted thoracic surgery. Thorac Surg Clin. 2017；27(4):417–23. https://doi.org/10.1016/j. thorsurg.2017.06.010.

40. Sihoe ADL, Gonzalez-Rivas D, Yang TY, Zhu Y, Jiang G. High volume intensive train- ing course：a new paradigm for video-assisted thoracoscopic surgery education. Interact Cardiovasc Thorac Surg. 2018；27(3):365–71. https://doi.org/10.1093/icvts/ivy038.

41. Sihoe AD, Lee TW, Wan IY, Thung KH, Yim AP. The use of gabapentin for post-operative and post-traumatic pain in thoracic surgery patients. Eur J Cardiothorac Surg. 2006；29:795–9.

42. Sihoe AD, Manlulu AV, Lee TW, Thung KH, Yim AP. Pre-emptive local anesthesia for needle- scopic video-assisted thoracic surgery：a randomised controlled trial. Eur J Cardiothorac Surg. 2007；31:103–8.

43. Sihoe DLA, Yu SYP, Kam TH, Lee SY, Liu X. Adherence to a clinical pathway for video assisted thoracic surgery：predictors and clinical importance. Innovations. 2016；11:179–86.

44. Zhang X, Yu Q, Lv D. The single-incision versus multiple-incision video-assisted thoraco- scopic surgery in the treatment of lung cancer：a systematic review and meta-analysis. Indian J Cancer. 2017；54:291–300.

45. Yang Z, Shen Z, Zhou Q, Huang Y. Single-incision versus multiport video-assisted thoraco- scopic surgery in the treatment of lung cancer：a systematic review and meta-analysis. Acta Chir Belg. 2018；118(2):85–93. https://doi.org/10.1080/00015458.2017.1379800.

46. Abouarab AA, Rahouma M, Kamel M, Ghaly G, Mohamed A. Single versus multi-incisional video-assisted thoracic surgery：a systematic review and meta-analysis. J Laproendosc Adv Surg Techniques. 2018；28:174–85.

47. Ng CSH, MacDonald JK, Gilbert S, Khan AZ, Kim YT, Louie BE, Marshall BM, Santos RS, Scarci M, Shargal Y, Fernando HC. Optimal approach to lobectomy for non-small cell lung cancer：systemic review and meta-analysis. Innovations. 2019；14(2):90–116. https://doi. org/10.1177/1556984519837027.

48. Bertolaccini L, Batirel H, Brunelli A, Gonzalez-Rivas D, Ismail M, Ucar AM, Ng CSH, Scarci M, Sihoe ADL, et al. Uniportal video-assisted thoracic surgery lobectomy：a consensus report from the

Uniportal VATS Interest Group(UVIG)of the European Society of Thoracic Surgeons(ESTS). Eur J Cardiothorac Surg. 2019；56(2):224–9. https://doi.org/10.1093/ejcts/ezz133.

49. Sihoe DLA. Opportunities and challenges for thoracic surgery collaborations in China：a commentary. J Thorac Dis. 2016；8:S414–26.

第 13 章

早期 NSCLC 肺切除术中机器人与电视辅助胸腔镜手术（VATS）的比较

Brian E. Louie and Jordan Wilkerson

1 引言

早期非小细胞肺癌（NSCLC）的主要治疗方法是手术切除；然而随着技术的不断发展，最佳方法仍在争论中。传统的开胸术逐渐被微创手术替代，目前微创手术是最常用的方法。与开胸手术相比，基于安全性、肿瘤疗效和成本效益考虑，多孔电视辅助胸腔镜手术（VATS）是微创手术中的首选方式。

2010 年后不久，人们开始对机器人手术感兴趣，认为它拥有比 VATS 更好的手腕灵活性以及更优化的 10 倍可视化放大水平。许多关于早期机器人肺叶切除术的研究表明，这项技术有较好的安全性和可行性。这导致越来越多的人接受和采用机器人手术平台，将其作为切实可行的另一种微创技术选择。然而与 VATS 相比，它的发展受到了多方面的阻碍，如手术时间更长、在手术转型和熟练程度的发展上存在挑战，成本也更高。

我们通过评估现有的文献，对两种微创技术在早期肺癌治疗中的应用进行了比较，以确定最佳的手术方法。

2 检索策略

通过 PubMed 和 EBSCO 数据库对 2015 年至 2019 年发表的相关英文文献进行检

B. E. Louie（✉）
Thoracic and Esophageal Surgery, Swedish Cancer Institute, Seattle, WA, USA
e-mail: brian.louie@swedish.org

J. Wilkerson
Thoracic and Esophageal Surgery, Swedish Medical Center, Seattle, WA, USA
e-mail: jordan.wilkerson@swedish.org

索。表 13.1 列出了指导检索策略的 PICO 术语。其他检索关键词包括："pulmonary resection,""lung resection,""lobectomy,""segmentectomy,""lung cancer,""robotic,"和 "robotic surgical procedures"。病例报告被排除在外，同时排除评估单孔 VATS 以及病理不包括 NSCLC 的文献。

表 13.1　用于文献检索的 PICO 格式术语

P（患者）	I（干预）	C（对照）	O（结局）
早期 NSCLC 患者	机器人辅助肺叶切除术	VATS 肺叶切除术	并发症 住院时间 肿瘤学结局 费用

3　结果

　　因没有发现关于比较 VATS 与机器人肺叶切除术的随机对照试验，目前还缺乏对比这两种微创技术的高水平证据。有一项由国际微创心胸外科学会（ISMICS）赞助的系统性综述和 Meta 分析，对治疗早期 NSCLC 患者的最佳肺叶切除术方法进行了评估[1]。它是一项包括了 145 份研究的综合性分析，旨在确定哪一种微创手术方法是肺叶切除术更好的方式。此外，我们的文献检索确定了多个病例对照研究和病例系列研究；我们仅检索过去 5 年内的研究，因为随着该方法经验的增加，这些检索结果更能代表与机器人肺叶切除术相关的数据。最终我们纳入了 12 项病例对照研究（表 13.2）。

3.1　安全性

　　早期采用机器人肺切除术的多项病例研究证明了其安全性和可行性。尽管在随后的初始队列研究中，关于围手术期的结果相互矛盾，但在我们文献检索的结果中，几乎所有文献都表明，VATS 和机器人肺切除术之间的并发症发生率无显著差异（表 13.2）。这些发现与 ISMICS 的 Meta 分析的结果一致（该 Meta 分析汇总了 6 项研究，共包括 999 例患者）[1]，两种微创方法的并发症发生率在统计学上无显著差异（OR 1.28；95% CI，$0.75 \sim 2.17$；$P=0.37$）。在这些合并研究中，25%（138/545）的 VATS 患者出现并发症，而机器人组的这一比例为 24%（108/454），并且两组 30 天死亡率也无显著差异。

　　值得注意的是，一项研究[8]通过 Premier 国家数据库，采用倾向匹配方法回顾性地比较了机器人、VATS 和开放性肺叶切除术，结果发现相对于 VATS，机器人切除术的总体术后并发症发生率（$P=0.0061$）以及中转开胸率（6.3% vs 13.1%；$P < 0.001$）都较低。然而，一项使用胸外科学会（STS）数据库的类似研究表明，术后并发症和患者 30 天死亡率无差异[4]。其他几项研究进一步证实，与 VATS 相比，机器人肺叶切除术的中转开胸率更低[6, 7]。

表 13.2 机器人 *vs* VATS 肺叶切除术／肺段切除术的结果

作者，年份	研究组	手术时间（分）	住院时间（天）	淋巴结	并发症	死亡率（30 天）	生存率	中转开胸率	费用	证据质量
Lee (2015)[2]	机器人 53	161	3	17	6	0	95%	1.9%	-	
	VATS 158	123	3	11	38	3	88%	3.2%	-	2a
	P 值	0.02	0.25	<0.001	0.05	0.57	0.48（2 年）	-	-	
Bao (2016)[3]	机器人 69	136	7.6	17.9	42	0	-	2.8%	$12 067	
	VATS 69	111	6.4	17.4	30	1	-	4.4%	$8328	2a
	P 值	<0.001	0.078	0.660	0.157	-	-	0.84	<0.001	
Louie (2016)[4]	机器人 1,220	186	4	-	-	0.6	-	-	-	
	VATS 12,378	173	4	-	-	0.8	-	-	-	2a
	P 值	<0.001	-	-	-	0.42	-	-	-	
Rinieri (2016)[5]	机器人	140	4	-	11.7%	-	-	1	-	
	VATS	150	5	-	20.6%	-	-	3	-	2a
	P 值	0.5	0.633	-	-	-	-	-	-	
Yang (2016)[6]	机器人 1938	-	5	8	-	1.3%	85%	10.3%	-	
	VATS 1938	-	5	9	-	1.5%	86%	17.5%	-	2a
	P 值		0.34	0.01	-	0.96	0.9（2 年）	<0.01	-	
Gonde (2017)[7]	机器人 57	183	5	-	37%	0	-	2%	$12 083	
	VATS 55	180	6	-	53%	2	-	16%	$10 613	2a
	P 值	0.51	0.13		0.09	-		0.008	0.007	
Oh (2017)[8]	机器人 2951	275.1	6.9	-	37.3	1.2%	-	6.3%	-	
	VATS 2951	247.6	7.3	-	40.5	1.4%	-	13.1%	-	2a
	P 值	<0.001	0.006		0.013	0.642		<0.001		

续表

作者，年份	研究组	手术时间(分)	住院时间（天）	淋巴结	并发症	死亡率(30天)	生存率	中转开胸率	费用	证据质量
Rajaram（2017）[9]	机器人 3689	-	6.1	9.9	-	1.7%	-	-	-	
	VATS 3689	-	5.9	10.9	-	1.4%	-	-	-	2a
	P值		0.019	0.001		0.545				
Yang（2017）[10]	机器人 172	-	4	5ª	29.7%	0	77.6%	9%	-	
	VATS 141	-	4	3ª	24.8%	1	73.5%	6%	-	2a
	P值		-	<0.001	0.55	0.30	0.10（5 年）	0.32		
Kaur（2018）[11]	机器人 42	324	5.09	-	64.3%	0		7.1%	$15 274	
	VATS 96	211	5.03	-	50%	2.1%		10.4%	$12 131	2a
	P值	<0.001	0.358		0.123	-		0.548	<0.001	
Li（2019）[12]	机器人 230	90.84	4.95	9.70	-	0		1.27%	$13 182	
	VATS 230	92.25	5.59	8.45	-	0		1.07%	$9453	2a
	P值	0.208	<0.001	<0.001				0.733	<0.001	
Merritt（2019）[13]	机器人 114	203.6	4.9	14.21	-	0	-	5	-	
	VATS 114	301.2	5.5	10.39	-	0	-	4	-	2a
	P值	<0.001	0.265	<0.001		-		0.733		

VATS：电视辅助胸腔镜手术

ª 评估的淋巴结站数

3.2　住院时间

对所回顾的队列研究的分析表明，两种微创方法的术后住院时间相似（表 13.2），因为许多研究未发现统计学上的显著差异。STS 数据库的研究显示[4]，机器人和 VATS 肺叶切除术的住院时间中位数相似，均为 4 天，但机器人手术治疗的患者在 4 天内出院的比例更高（48% vs 39%；P < 0.001）。此外，ISMICS 的 Meta 分析中[1]对包括 7752 例患者在内的五项研究的汇总分析显示，VATS 和机器人肺叶切除术的住院时间无差异（95% CI，−0.81 ～ 0.48；P=0.62）。

3.3　肿瘤学结局

肿瘤疗效可以通过质量指标来评估，如淋巴结清扫、淋巴结分期升期、无病生存率和总生存率。在评估哪种技术提供更好的淋巴结清扫时，所回顾的队列研究结果是不一致的（表 13.2）；其中一项研究显示组间无显著差异[3]，有几项研究支持 VATS[6, 9]，而其他研究则支持机器人手术[2, 10, 12, 13]。

综上所述，这些结果并未清楚地证明这两种方法的优劣，ISMICS 的 Meta 分析进一步支持了这一点[1]，其中对包括 7814 例患者在内的五项研究的汇总分析显示，VATS 和机器人手术之间的平均淋巴结清扫数量无统计学上的显著差异（MD − 0.82；95% CI，−2.69 ～ 1.04；P=0.39）。同样，对包括 179 例患者在内的两项研究的汇总分析显示，采样的淋巴结站的平均数量无显著差异（MD 0.20；95%CI，−1.07 ～ 0.68；P=0.66）。但是，这两项比较都有显著的异质性。

淋巴结分期升期长期以来一直被用作衡量彻底淋巴结清扫和高质量肿瘤手术的替代指标；但无论是比较机器人和 VATS 的三个独立病例对照研究[2, 4, 6]，还是 ISMICS 对包括 18 216 例患者在内的六项研究进行的汇总分析[1]，均未发现显著差异。淋巴结采样/清扫后，8%（1258/14,724）的 VATS 患者升期，而机器人手术患者的升期比率为 10%（355/3492）（OR 1.02；95% CI，0.85 ～ 1.22；P=0.87）。

只有两项研究报告了与微创肺叶切除术相关的切缘阳性率。一项国家癌症数据库的回顾性研究[9]评估了超过 60000 例接受开放、VATS 或机器人肺叶切除术的 I–IIIA 期 NSCLC 患者。倾向性匹配后每组包括 3689 例患者，结果表明各组手术切缘阳性率无显著差异，其中机器人和 VATS 肺叶切除术的阳性率均为 3.4%（P=0.948）。另一项研究也报告了类似的结果[6]，两组手术的切缘阳性率都为 2.4%（P=0.32）。

3.4　生存率

最早比较机器人与 VATS 切除术治疗早期 NSCLC 的生存率的研究之一是一项分析 2 年生存率数据的队列研究[2]。研究结果显示两者的总生存率（88% vs 95%；P=0.4）和无病生存率（83% vs 93%；P=0.48）相似。这些发现得到了一项倾向性匹配分析的支持，该分析回顾性地评估了 VATS 和机器人肺切除术的短期生存率[6]。匹配后各组包含924 例患者，在 2 年的随访中，两种方法之间无显著差异（VATS 86% vs 机器人 85.3%；P=0.9）。

只有一项比较研究[10]报告了 VATS 和机器人肺叶切除术的 5 年生存率。在倾向性匹配的队列中，机器人组的 5 年总生存率为 77.6%，VATS 组的 5 年总生存率为 73.5%，该结果无统计学意义（P=0.10）。在单因素分析中，机器人组的无病生存率（DFS）明显优于 VATS 组（72.7% vs 65.5%；P=0.047）；但这一结果并未在多因素分析中得到证实。一项多中心的回顾性研究（包含 1339 例患者的病例系列）对机器人肺叶切除术患者的长期生存率进行了评估，其中 5 年生存率：IA 期为 83%（n=672），IB 期为 77%（n=281），IIA 期为 68%（n=118），IIB 期为 70%（n=99）[14]。

3.5　费用

与其他技术相比，机器人平台的一个常被提到的缺点是费用较高。在回顾的文章中，有四项研究[3, 7, 11, 12]评估了两种微创手术之间的费用差异，结果都表明与机器人平台相关的费用在统计学上显著增加（表 13.2）。ISMICS 的 Meta 分析[1]确定了纳入 4268 例患者的两项研究，总手术费用以美元计算并报告。VATS 的总费用明显低于机器人手术（MD –4238.03；95% CI，–5507.27 ～ 2968.79；$P < 0.0001$）。

一项法国单中心的前瞻性费用研究评估了所有接受微创肺叶切除术或肺段切除术的患者的费用[7]。总的来说，VATS 和机器人手术的总费用在统计学上存在显著差异（P=0.007），机器人额外费用为€1335（1491 美元）。值得注意的是，这些额外费用中的大部分都来自医疗费用、消耗品和资本折旧；因为两组之间的手术时间相同，因此手术时间不是导致费用差异的因素。

加拿大在开发机器人手术计划的第一年，进行了一项单中心回顾性队列研究[11]，比较了机器人和 VATS 在早期肺癌手术中的医疗利用率。总体而言，机器人组患者总住院费用的中位数为 15247 美元，而 VATS 组为 12131 美元（$P < 0.001$），差异为 3116 美元。机器人组手术时间更长被认为是医院费用较高的主要驱动因素，因为二者手术时间的差异相当显著（机器人 324min vs VATS 211min；$P < 0.001$）。前 20 例机器人手术与其余22 例机器人手术的平均手术时间的事后分析发现，手术时间平均缩短了 71 分钟，这导致术中费用降低了 883 美元。一项在所有肺癌亚型中比较了机器人、VATS 和开放肺叶切除术费用的回顾性队列研究得到了相似的结果，必须缩短手术时间才能使机器人肺叶切除术的费用与 VATS 大致持平[15]。

4　结论与建议

在对目前文献进行完全分析后，可以认为这两种微创肺叶切除术在安全性、肿瘤疗效和总生存率方面是等效的。虽然费用这一变量可以通过提高熟练程度来降低，但 VATS 切除术仍然是最便宜的手术方式。总之，早期 NSCLC 患者可以安全地接受机器人或 VATS 切除术，不会影响并发症发生率或肿瘤疗效；只是使用机器人平台会增加费用。

> **推荐**
>
> ● 早期 NSCLC 患者可以安全地接受机器人或 VATS 切除术，两者在并发症发生率或肿瘤预后方面没有影响，但是机器人平台增加了费用（证据质量中，弱推荐）。

5　个人观点

　　关于早期 NSCLC 肺叶切除术的最佳手术方法，可能会在未来几年内仍持续存在争论。显然，无论选择 VATS、机器人还是现在的单孔手术，微创手术都是最理想的方法。各种微创方法之间都尚未发现较大的结局差异，因此也不会影响外科医生的选择。由于个人的偏好，外科医生可能会更喜欢某一种方式。随着机器人肺切除术经验的不断积累，越来越多的证据证明两种方式的围手术期结果和肿瘤疗效相似。两种方式之间的费用差异是一个关键问题，因为人们期望医院能用更少的钱做更多的事。使用机器人的外科医生需要关注的关键问题是增加手术熟练度和减少易变性，从而减少手术时间，这可能会使机器人与 VATS 保持费用一致，从而消除费用问题[16]。

参考文献

1. Ng CSH, MacDonald JK, Gilbert S, Khan AZ, Kim YT, Louie BE, Fernando HC. Optimal approach to lobectomy for non-small cell lung cancer：systemic review and meta-analysis. Innovations. 2019；14(2):90–116.

2. Lee BE, Shapiro M, Rutledge JR, Korst RJ. Nodal upstaging in robotic and video-assisted tho- racic surgery lobectomy for clinical N0lung cancer. Ann Thorac Surg. 2015；100(1):229–34.

3. Bao F, Zhang C, Yang Y, He Z, Wang L, Hu J. Comparison of robotic and video-assisted thoracic surgery for lung cancer：a propensity-matched analysis. J Thorac Dis. 2016；8(7):1798–803.

4. Louie BE, Wilson JL, Kim S, Cerfolio RJ, Park BJ, Farivar AS, Vallières E, Aye RW, Burfeind WR, Block MI. Comparison of video-assisted thoracoscopic surgery and robotic approaches for clinical stage I and stage II non-small cell lung cancer using the Society of Thoracic Surgeons database. Ann Thorac Surg. 2016；102(3):917–24.

5. Rinieri P, Peillon C, Salaün M, Mahieu J, Bubenheim M, Baste J-M. Perioperative outcomes of video- and robot-assisted segmentectomies. Asian Cardiovasc Thorac Ann. 2016；24(2):145–51.

6. Yang C-FJ, Sun Z, Speicher PJ, Saud SM, Gulack BC, Hartwig MG, Harpole DH, Onaitis MW, Tong

BC, D'Amico TA. Use and outcomes of minimally invasive lobectomy for stage I non-small cell lung cancer in the National Cancer Database. Ann Thorac Surg. 2016；101(3):1037–42.

7. Gondé H, Laurent M, Gillibert A, Sarsam O-M, Varin R, Grimandi G, Peillon C, Baste J-M. The affordability of minimally invasive procedures in major lung resection：a prospective study. Interact Cardiovasc Thorac Surg. 2017；25(3):469–75.

8. Oh DS, Reddy RM, Gorrepati ML, Mehendale S, Reed MF. Robotic-assisted, video-assisted thoracoscopic and open lobectomy：propensity-matched analysis of recent Premier data. Ann Thorac Surg. 2017；104(5):1733–40.

9. Rajaram R, Mohanty S, Bentrem DJ, Pavey ES, Odell DD, Bharat A, Bilimoria KY, DeCampMM. Nationwide assessment of robotic lobectomy for non-small cell lung cancer. Ann Thorac Surg. 2017；103(4):1092–100.

10. Yang H-X, Woo KM, Sima CS, Bains MS, Adusumilli PS, Huang J, Finley DJ, Rizk NP, Rusch VW, Jones DR. Long-term survival based on the surgical approach to lobectomy for clinical stage I non-small cell lung cancer：comparison of robotic, video-assisted thoracic surgery, and thoracotomy lobectomy. Ann Surg. 2017；265(2):431–7.

11. Kaur MN, Xie F, Shiwcharan A, Patterson L, Shargall Y, Finley C, Schieman C, Hanna WC. Robotic versus video-assisted thoracoscopic lung resection during early program devel- opment. Ann Thorac Surg. 2018；105:1050–7.

12. Li JT, Liu PY, Huang J, Lu PJ, Lin H, Zhou QJ, Luo QQ. Perioperative outcomes of radical lobectomies using robotic-assisted thoracoscopic technique *vs* video-assisted thoracoscopic technique：retrospective study of 1,075consecutive p-stage I non-small cell lung cancer cases. J Thorac Dis. 2019；11(3):882–91.

13. Merritt RE, Kneuertz PJ, D'Souza DM. Successful transition to robotic-assisted lobectomy with previous proficiency in thoracoscopic lobectomy. Innovations. 2019；14(3):263–71.

14. Cerfolio RJ, Ghanim AF, Dylewski M, Veronesi G, Spaggiari L, Park BJ. The long-term sur- vival of robotic lobectomy for non-small cell lung cancer：a multi-institutional study. J Thorac Cardiovasc Surg. 2018；155(2):778–86.

15. Deen SA, Wilson JL, Wilshire CL, Vallières E, Farivar AS, Aye RW, Ely RE, Louie BE. Defining the cost of care for lobectomy and segmentectomy：a comparison of open, video-assisted tho- racoscopic, and robotic approaches. Ann Thorac Surg. 2014；97(3):1000–7.

16. Feczko AF, Wang H, Nishimura K, Farivar AS, Bograd AJ, Vallières E, Aye RW, Louie BE. Proficiency of robotic lobectomy based on prior surgical technique in the Society of Thoracic Surgeons General Thoracic Database. Ann Thorac Surg. 2019；108(4):1013–20.

第 14 章

术后持续性漏气进行血补片胸膜固定术是否能缩短漏气时间？

Adam Lam and Mark K. Ferguson

1　引言

　　肺切除术后的持续性漏气常常困扰着胸外科医生。许多研究分析了增加持续性漏气风险的患者特点和手术操作的危险因素 [1-4]。但是，尽管手术技巧和技术有了改进，持续性漏气仍然是常见的并发症，增加了住院费用和合并症的发生率 [5]。美国胸科医师学会（ACCP）目前建议对于胸腔引流大于 4 天未好转的持续性漏气进行胸腔镜或开胸手术治疗 [6]。英国胸科协会（BTS）给出了类似的建议，对肺切除术后持续性漏气 3 ～ 5 天的患者进行手术治疗 [7]。

　　对于不能手术的持续性漏气患者，美国胸科医师学会给出的治疗共识是用多西环素或滑石粉进行化学胸膜固定。据报道，血补片胸膜固定术可替代传统的化学胸膜固定。Robinson 在 1987 年首次介绍了血补片胸膜固定术用于预防慢性漏气闭合后复发的方法 [8]。此后不久，Dumire 等使用血补片胸膜固定术完成了一例四环素胸膜固定无效的持续性漏气的主动闭合 [9]。从那时起，有多个病例系列报告以及随机对照研究对血补片胸膜固定术治疗持续性漏气的疗效进行了研究。在这一章中，我们回顾了已发表的有关血补片胸膜固定术治疗肺切除术后持续性漏气的文献。

2　检索策略

　　通过 Pubmed 检索 1990 年至 2019 年期间与血补片胸膜固定术结局相关的文章。检索关键词使用 "blood patch air leak"，"pneumothorax blood patch"，"pulmonary resection

A. Lam · M. K. Ferguson（⊠）
Department of Surgery, The University of Chicago, Chicago, IL, USA
e-mail: mferguso@bsd.uchicago.edu

blood patch"和"blood patch pleurodesis"。我们还通过初始检索文章中的相关参考文献来扩大检索范围，筛选文献时，先浏览文章题目，再浏览相关文章的摘要。我们仅纳入以英文发表的文章。我们最初纳入了所有接受血补片胸膜固定术患者的研究，其中包括因潜在肺部疾病（自发性气胸）或肺切除术后持续漏气的患者。我们最终的正式分析只纳入肺切除术患者的研究（表 14.1）。

表 14.1　用于文献检索的 PICO 格式术语

P（患者）	I（干预）	C（对照）	O（结局）
肺切除术后持续性漏气的患者	血补片胸膜固定术	保守治疗	漏气持续时间，并发症，费用

3　结果

3.1　血补片胸膜固定术治疗肺切除术后持续性漏气

我们找到了 9 项病例系列报告和 2 项随机对照研究，评估血补片胸膜固定术治疗肺切除术后持续性漏气的疗效（表 14.2 和 14.3）。在研究中最常见的术式是肺叶切除术。一些研究中，纳入的患者存在异质性，包括肺切除术后和自发性气胸导致的持续性漏气。而且，持续性漏气的定义（4 到 10 天）和干预措施（自体血的量和额外附加因素）也存在差异。

表 14.2　评估自体血补片治疗术后持续性漏气（PAL）疗效的研究设计

作者(年份)	研究设计	病例定义	PAL 持续天数	干预措施
Yokomise 等（1998）	病例系列	肺癌行肺叶切除术后 PAL 的患者；n=10	7	50ml ABP 联合 5.0KE 的 OK432；开放胸管，悬挂于患者上方 60cm，以 −15cmH$_2$O 压力吸引
Rivas de Andres 等（2000）	病例系列	肺切除术后 PAL 的患者；n=6（4 例肺叶切除术，1 例楔形切除术，1 例肺段切除术）	10	50 ～ 250ml ABP；开放胸管，悬挂于患者上方 60cm，持续 24 小时
Lang–Lazdunski 等（2004）	病例系列	肺切除术后用力呼气时 PAL 的患者；n=11	7	50ml ABP；夹闭胸管 30 分钟后开放胸管接水封瓶
Droghetti 等（2006）	病例系列	肺切除术后 PAL 的患者；n=21（13 例肺叶切除术，1 例双肺叶切除术，2 例胸膜剥脱术，5 例肺减容术）	10	50 ～ 150ml ABP；开放胸管并悬挂于患者上方，持续 1 小时

续表

作者(年份)	研究设计	病例定义	PAL 持续天数	干预措施
Korasidis 等 (2009)	病例系列	肺癌根治性切除术后 PAL 的患者; n=39(17 例上叶切除术,5 例袖式肺叶切除术,6 例双上叶切除术,11 例下叶切除术)	3	术后第 3 天使用气腹; 术后第 4 天使用 100ml 血补片; 开放胸管接水封瓶并悬挂于患者上方 60cm
Athanassiadi 等 (2009)	病例系列	PAL 患者, 大部分为术后; n=20 (10 例肺叶切除术, 3 例楔形切除术, 3 例肺减容术, 3 例继发性气胸)	7	60ml ABP; 开放胸管接水封瓶, 悬挂在患者上方 6 小时
Oliveira 等 (2010)	病例系列	PAL 患者, 大部分 (16/27) 为术后 (10 例肺叶切除术, 4 例肺大疱切除术, 2 例胸膜剥脱术); 其余患者为原发性或继发性气胸	5	24 ~ 200ml ABP; 开放胸管悬挂于患者上方 30 分钟
Özpolat (2010)	病例系列	PAL 患者; n=24, 少数 (7/24) 为肺包虫囊肿切除术后	7	2ml/kg ABP; 开放胸管并悬挂于患者上方 2 小时
Lillegard 等 (2013)	病例系列	18 岁以下 PAL 患者; n=8 (4 例 VATS 术后, 3 例胸腔闭式引流术后, 1 例肺活检术后)	5	1 ~ 2.5ml/kg ABP; 夹闭胸管 3 小时后开放胸管接水封瓶
Shackcloth 等 (2006)	随机对照试验	肺叶切除术后 PAL 患者; n=20	5	120ml ABP *vs* 保守治疗; 开放胸管并悬挂于患者上方持续 2 小时; 若病情需要可每 48 小时重复进行 ABP。各组样本量: 实验组 (n=10) *vs* 对照组 (n=10) 如果对照组术后 10 天仍未缓解则转至实验组
Andreetti 等 (2007)	随机对照试验	肺叶切除术后 PAL 患者; n=25+15 例回顾性病例	6	50ml ABP *vs* 100ml ABP *vs* 对照组 各组样本量: 50ml (n=12) *vs* 100ml (n=13) *vs* 对照组 (n=15)

PAL: 持续性漏气; ABP: 自体血补片; VATS: 电视胸腔镜手术

表 14.3 评估自体血补片治疗术后持续性漏气（PAL）疗效的研究结果

作者（年份）	结果（愈合时间，并发症）	证据质量
Yokomise 等（1998）	所有 PAL 均愈合 需要 1 次以上 ABP 的例数：4/10（40%） 愈合时间：平均 3.8 天 并发症：无	低
Rivas de Andres 等（2000）	所有 PAL 均愈合 需要 1 次以上 ABP 的例数：0/6（0%） 愈合时间：平均 16 天 并发症：无	低
Lang–Lazdunski 等（2004）	所有 PAL 均愈合 需要 1 次以上 ABP 的例数：0/11（0%） 愈合时间：8/11（72.7%）12 小时内，3/11（27.3%）48 小时内 并发症：1/11（9%）肺炎，2/11（18%）胸腔感染	低
Droghetti 等（2006）	所有 PAL 均愈合 需要 1 次以上 ABP 的例数：4/21（19%） 愈合时间：15/21（71%）12 小时内，2/21（10%）24 小时内，4/21（19%）60 小时内 并发症：无	低
Korasidis 等（2009）	所有 PAL 均愈合 需要 1 次以上 ABP 的例数：2/39（5%） 愈合时间：48 小时内 平均住院时间：8 天 并发症：无	低
Athanassiadi 等（2009）	19/20（95%）PAL 愈合 需要 1 次以上 ABP 的例数：2/20（10%） 愈合时间：14/20（70%）12 小时内，3/20（15%）24 小时内，2/20（10%）48 小时内 并发症：无	低
Oliveira 等（2010）	23/27（85%）PAL 愈合，术后愈合比例 14/16（87.5%） 需要 1 次以上 ABP 的例数：7/27（26%） 愈合时间：平均 1.5 天 并发症：1/27（4%）脓胸	低
Özpolat（2010）	21/24（87.5%）PAL 愈合，术后愈合比例 7/7（100%） 需要 1 次以上 ABP 的例数：4/24（17%） 愈合时间：20/24（83%）24 小时内，1/24（4%）48 小时内 并发症：无	低
Lillegard 等（2013）	所有 PAL 均愈合 需要 1 次以上 ABP 的例数：3/8（37.5%） 愈合时间：2/8（25%）治疗后立即愈合，1/8（12.5%）1 天内，2/8（25%）2 天内，3/8（37.5%）超过 2 天 并发症：1/8（12.5%）无症状气胸	低

续表

作者（年份）	结果（愈合时间，并发症）	证据质量
Shackcloth 等 （2006）	治疗组： 　所有 PAL 均愈合 　需要 1 次以上 ABP 的例数：3/10（30%） 　愈合时间：中位时间 24 小时内 　并发症：1/10（10%）胸腔感染 对照组： 　2/10（20%）在术后第 10 天愈合 　愈合时间：中位时间 6 天内 　并发症：无	中
Andreetti 等 （2007）	50ml ABP 组： 　所有 PAL 均愈合 　需要 1 次以上 ABP 的例数：0/12（0%） 　愈合时间：平均 2.3 天 　并发症：无 100ml ABP 组： 　所有 PAL 均愈合 　需要 1 次以上 ABP 的例数：0/13（0%） 　愈合时间：平均 1.5 天 　并发症：无 对照组： 　所有 PAL 均愈合 　愈合时间：平均 6.3 天 　并发症：1/15（7%）肺炎	中

PAL：持续性漏气，ABP：自体血补片

3.2　漏气愈合时间及住院时间

　　总体而言，所有研究的结果均显示血补片胸膜固定术可改善肺切除术后的持续性漏气。使用自体血补片进行胸膜固定术的愈合率在 83% 到 100%，一些研究报道部分漏气在胸膜固定术后立即愈合[10-18]。汇总术后患者的病例数据可以发现，81% 的持续性漏气在血补片胸膜固定术后 48 小时内愈合，仅有 2% 的漏气在胸膜固定术后未能闭合（表14.4）。值得注意的是，这些数据代表的是目前研究的平均愈合时间，其中许多研究切除方式不同，自体血输注的量以及额外的附加因素均有所不同（例如使用 OK432）。

　　在我们回顾的两项随机试验中，自体血补片胸膜固定术漏气愈合时间明显缩短。Shackcloth 等报道了使用自体血补片进行胸膜固定术的中位漏气持续时间为 5 天，对照组为 11 天[19]。更令人信服的是，对照组的 10 例患者中，有 8 例在 10 天内因漏气未愈合而转到血补片胸膜固定术组，对照组患者的所有漏气在术后第 15 天均愈合。Andreeti 等将两组行血补片胸膜固定术的患者（50ml 组和 100ml 组）与回顾性胸腔闭式引流保守治疗的患者队列进行比较，发现血补片胸膜固定术组平均漏气愈合时间（50ml 组 2.3 天，100ml 组 1.5 天，两组 P 值 < 0.001）较保守治疗组（6.3 天）明显缩短[20]。

表 14.4　病例系列报告中肺切除术后持续性漏气的愈合时间

作者		愈合时间					
		即刻	12 小时	24 小时	48 小时	> 48 小时	未愈合
研究	Lillegard 等（2013）	2/8（25%）	–	1/8（12.5%）	2/8（25.5%）	3/8（37.5%）	–
	Korasidis 等（2009）	–	–	–	39/39（100%）	–	–
	Yokomise 等（1998）	–	–	1/10（10%）	2/10（20%）	7/10（70%）	–
	Lang-Lazdunski 等（2004）	–	8/11（73%）	–	3/11（27%）	–	–
	Athanassiadi 等（2009）	–	14/20（70%）	3/20（15%）	2/20（10%）	–	1/20（5%）
	Rivas de Andres 等（2000）	–	–	–	–	6/6（100%）	–
	Oliveira 等（2010）	–	–	8/16（50%）	4/16（25%）	2/16（12.5%）	2/16（12.5%）
	Özpolat（2010）[a]	–	–	6/7（86%）	1/7（14%）	–	–
	Droghetti 等（2006）	–	15/21（71%）	2/21（10%）	–	4/21（19%）	–
	总计	2/138（1%）	37/138（27%）	21/138（15%）	53/138（38%）	22/138（16%）	3/138（2%）

[a] 研究中包括不同的患者人群，例如肺切除和未行肺切除的患者，仅将行肺切除术并报道了漏气愈合时间的患者纳入分析

　　值得注意的是，在较多研究中，有部分患者需要反复进行自体血输注才能使漏气完全愈合（表 14.3），重复输注自体血进行胸膜固定的时间各不相同，但大部分是在初始输注 2 天之内。

　　虽然我们回顾的大部分研究没有提及血补片胸膜固定术后具体的住院时间，但是有较多研究显示患者在漏气愈合后 24 ～ 48 小时内出院。因此，由于血补片胸膜固定术能减少持续性漏气的时间，所以它应该也能相应地减少住院时间。另外，住院费用与住院时间密切相关，所以血补片胸膜固定术也可减少患者的总体费用。总之，血补片胸膜固定术可缩短肺切除术后漏气的愈合时间以及住院时间。

3.3　并发症

血补片胸膜固定术最常见的不良反应为低热。目前观察到的最危险的并发症是张力性气胸[21]，但是发生率很低，往往继发于输注自体血后夹闭胸管或者自体血堵塞胸管。为了减少张力性气胸的发生风险，大多数中心使用生理盐水冲洗胸管，将胸管接水封瓶并将引流装置悬挂于患者上方，以防止自体血反流。研究报道的另一个主要并发症是胸腔感染，但是发生率也较低，仅报告了 2 例患者[13]。除此之外，在我们回顾的文章中无其他主要并发症发生。

3.4　局限性

这些研究并非没有局限性。首先是发表偏倚的风险，因为大部分研究（包括那些样本量较小的研究）只显示了有利的效果。其次，一些研究没有报道患者漏气的等级，这对血补片胸膜固定术治疗持续大量漏气的疗效提出了质疑。第三，干预措施和使用时机存在明显的异质性，降低了研究结论的推广价值。最后，所有研究的总体样本量都很小，需要开展大样本的研究来证实血补片胸膜固定术的疗效，并揭示该方法可能出现的非典型并发症。在今后的研究中解决这些问题将有助于自体血补片胸膜固定术的标准化，并对血补片胸膜固定术应用于持续性漏气提供坚实的理论基础。

3.5　血补片胸膜固定术治疗自发性气胸导致的持续性漏气

目前有较多的病例报告、病例对照研究和随机对照研究报道了血补片胸膜固定术治疗原发性和继发性气胸导致的持续性漏气的疗效。鉴于本章涉及肺切除术后的持续性漏气，这些研究不在该范围之内，但能对该主题进行补充，这里进行简要总结。

大部分病例报告和病例系列研究显示血补片胸膜固定术治疗原发性和继发性气胸导致的持续性漏气有一定的疗效，根据报道，愈合率在 27% ～ 100% 之间[22-26]。回顾了两项病例对照研究，一项研究在急性呼吸窘迫综合征伴有持续性漏气进行机械通气的患者中，对自体血补片和持续胸腔闭式引流进行了比较，结果显示自体血补片组能减少死亡率、呼吸机使用时间以及 ICU 住院时间[27]。另一项研究比较了自体血补片与化学胸膜固定（滑石粉或四环素）的疗效，结果显示滑石粉治疗漏气的成功率更高（84% *vs* 75%），但是自体血补片的漏气愈合时间更短（27h *vs* 51h）[28]。这些研究中报道的愈合率与 Aihara 等的回顾性研究结果相似（自体血补片胸膜固定术 73% *vs* 化学胸膜固定术 79%）[29]。

另外，有两项随机对照研究直接比较了血补片胸膜固定术与胸腔闭式引流术在继发性气胸持续性漏气患者中的疗效。Cao 等分析了不同剂量自体血（0 *vs* 0.5 *vs* 1.0 *vs* 2.0ml/kg）进行胸膜固定术对慢性阻塞性肺病伴发持续性漏气（> 7 天）患者的疗效[30]。在 44 例患者中（每组 11 例），血补片治疗的成功率分别为 9%、27%、82% 和 82%，因此血补片胸膜固定术最佳的自体血剂量为 1.0ml/kg。Ibrahim 在 2019 年开展了一项研究，比较了 50ml 自体血胸膜固定术（n=23）与保守治疗（n=24）在继发性气胸持续性漏气（＞3 天）患者中的疗效[31]。结果显示在自体血胸膜固定术组，漏气持续时间显著下降（5.4 *vs* 10.5 天，$P < 0.001$），胸管留置时间（7.9 *vs* 12.8 天，$P < 0.001$）以及总住院时间（10.0 *vs* 15.0 天，$P < 0.001$）显著缩短。

总体而言，这些结果显示血补片胸膜固定术治疗自发性气胸导致的持续性漏气有较好的疗效。

4　结论与建议

虽然本章中引用的大部分研究是病例系列研究，但也有两项小样本的随机对照研究评估了肺切除术后持续性漏气进行血补片胸膜固定术的疗效。总体而言，这些研究的结果是令人欣喜的。即使是持续性漏气接受长期胸腔闭式引流保守治疗的患者，自体血补片胸膜固定术也显示出较好的疗效。而且，血补片胸膜固定术的并发症发生率较低。根据目前的证据，我们建议肺切除术后发生持续性漏气，应考虑行血补片胸膜固定术，如果经首次治疗后仍存在漏气情况，应重复输注自体血进行胸膜固定。

> **推荐**
>
> ● 肺切除术后发生持续性漏气应推荐使用自体血补片胸膜固定术（证据质量中；弱推荐）。
> ● 在首次输注自体血后仍存在漏气情况，应重复输注自体血进行胸膜固定术（证据质量中；弱推荐）。

5　个人观点

对于术后发生持续性漏气的患者，我们的常规处理是进行胸腔闭式引流，如果在术后第 4 天仍有漏气情况，则予带管出院。本章中引用的研究数据较为可信，对存在持续性漏气的患者，我们应更多地应用自体血补片来促进愈合。

参考文献

1.　Cerfolio RJ, Bass CS, Pask AH, Katholi CR. Predictors and treatment of persistent air leaks. Ann Thorac Surg. 2002；73(6):1727–30.

2.　Brunelli A, Monteverde M, Borri A, Salati M, Marasco RD, Fianchini A. Predictors of pro- longed air leak after pulmonary lobectomy. Ann Thorac Surg. 2004；77(4):1205–10.

3.　Okereke I, Murthy SC, Alster JM, Blackstone EH, Rice TW. Characterization and importance of air leak after lobectomy. Ann Thorac Surg. 2005；79(4):1167–73.

4.　Pompili C, Falcoz PE, Salati M, Szanto Z, Brunelli A. A risk score to predict the incidence of prolonged air leak after video-assisted thoracoscopic lobectomy：an analysis from the European Society of Thoracic Surgeons database. J Thorac Cardiovasc Surg. 2017；153(4):957–65.

5.　Varela G, Jimenez MF, Novoa N, Aranda JL. Estimating hospital costs attributable to pro- longed air leak in pulmonary lobectomy. Eur J Cardiothorac Surg. 2005；27(2):329–33.

6.　Baumann MH, Strange C, Heffner JE, Light R, Kirby TJ, Klein J, et al. Management of spon- taneous pneumothorax：an American College of Chest Physicians Delphi consensus statement. Chest. 2001；119(2):590–602.

7.　Havelock T, Teoh R, Laws D, Gleeson F. GroupBTSPDG. Pleural procedures and thoracic ultrasound：British Thoracic Society Pleural Disease Guideline 2010. Thorax. 2010；65(Suppl 2):ii61–76.

8.　Robinson CL. Autologous blood for pleurodesis in recurrent and chronic spontaneous pneu- mothorax. Can J Surg. 1987；30(6):428–9.

9.　Dumire R, Crabbe MM, Mappin FG, Fontenelle LJ. Autologous "blood patch" pleurodesis for persistent pulmonary air leak. Chest. 1992；101(1):64–6.

10.　Athanassiadi K, Bagaev E, Haverich A. Autologous blood pleurodesis for persistent air leak. Thorac Cardiovasc Surg. 2009；57(8):476–9.

11.　Droghetti A, Schiavini A, Muriana P, Comel A, De Donno G, Beccaria M, et al. Autologous blood patch in persistent air leaks after pulmonary resection. J Thorac Cardiovasc Surg. 2006；132(3):556–9.

12.　Korasidis S, Andreetti C, D'Andrilli A, Ibrahim M, Ciccone A, Poggi C, et al. Management of residual pleural space and air leaks after major pulmonary resection. Interact Cardiovasc Thorac Surg. 2010；10(6):923–5.

13.　Lang-Lazdunski L, Coonar AS. A prospective study of autologous 'blood patch' pleurodesis for persistent air leak after pulmonary resection. Eur J Cardiothorac Surg. 2004；26(5):897–900.

14.　Lillegard JB, Kennedy RD, Ishitani MB, Zarroug AE, Feltis B. Autologous blood patch for persistent air leak in children. J Pediatr Surg. 2013；48(9):1862–6.

15.　Oliveira FH, Cataneo DC, Ruiz RL Jr, Cataneo AJ. Persistent pleuropulmonary air leak treated with autologous blood：results from a university hospital and review of literature. Respiration. 2010；79(4):302–6.

16.　Ozpolat B. Autologous blood patch pleurodesis in the management of prolonged air leak. Thorac Cardiovasc Surg. 2010；58(1):52–4.

17.　Rivas de Andres JJ, Blanco S, de la Torre M. Postsurgical pleurodesis with autologous blood in patients with persistent air leak. Ann Thorac Surg. 2000；70(1):270–2.

18.　Yokomise H, Satoh K, Ohno N, Tamura K. Autoblood plus OK432pleurodesis with open drainage for persistent air leak after lobectomy. Ann Thorac Surg. 1998；65(2):563–5.

19.　Shackcloth MJ, Poullis M, Jackson M, Soorae A, Page RD. Intrapleural instillation of autolo- gous blood in the treatment of prolonged air leak after lobectomy：a prospective randomized controlled trial. Ann Thorac Surg. 2006；82(3):1052–6.

20.　Andreetti C, Venuta F, Anile M, De Giacomo T, Diso D, Di Stasio M, et al. Pleurodesis with an autologous blood patch to prevent persistent air leaks after lobectomy. J Thorac Cardiovasc Surg. 2007；133(3):759–62.

21.　Williams P, Laing R. Tension pneumothorax complicating autologous "blood patch" pleurode- sis.

Thorax. 2005；60(12):1066–7.

22. Ando M, Yamamoto M, Kitagawa C, Kumazawa A, Sato M, Shima K, et al. Autologous blood- patch pleurodesis for secondary spontaneous pneumothorax with persistent air leak. Respir Med. 1999；93(6):432–4.

23. Cagirici U, Sahin B, Cakan A, Kayabas H, Buduneli T. Autologous blood patch pleurodesis in spontaneous pneumothorax with persistent air leak. Scand Cardiovasc J. 1998；32(2):75–8.

24. Evman S, Alpay L, Metin S, Kiral H, Demir M, Yalcinsoy M, et al. The efficacy and eco- nomical benefits of blood patch pleurodesis in secondary spontaneous pneumothorax patients. Kardiochir Torakochirurgia Pol. 2016；13(1):21–5.

25. Kagohashi K, Ohara G, Shiozawa T, Tamura T, Miyazaki K, Kurishima K, et al. Blood-patch pleurodesis for pneumothorax in lung fibrosis due to progressive systemic sclerosis：a case report. ExpTher Med. 2014；8(6):1919–21.

26. Karangelis D, Tagarakis GI, Daskalopoulos M, Skoumis G, Desimonas N, Saleptsis V, et al. Intrapleural instillation of autologous blood for persistent air leak in spontaneous pneumotho- rax-is it as effective as it is safe? J Cardiothorac Surg. 2010；5:61.

27. Martinez-Escobar S, Ruiz-Bailen M, Lorente-Acosta MJ, Vicente-Rull JR, Martinez- Coronel JF, Rodriguez-Cuartero A. Pleurodesis using autologous blood：a new concept in the management of persistent air leak in acute respiratory distress syndrome. J Crit Care. 2006；21(2):209–16.

28. Cobanoglu U, Melek M, Edirne Y. Autologous blood pleurodesis：a good choice in patients with persistent air leak. Ann Thorac Med. 2009；4(4):182–6.

29. Aihara K, Handa T, Nagai S, Tanizawa K, Watanabe K, Harada Y, et al. Efficacy of blood-patch pleurodesis for secondary spontaneous pneumothorax in interstitial lung disease. Intern Med. 2011；50(11):1157–62.

30. Cao G, Kang J, Wang F, Wang H. Intrapleural instillation of autologous blood for persistent air leak in spontaneous pneumothorax in patients with advanced chronic obstructive pulmonary disease. Ann Thorac Surg. 2012；93(5):1652–7.

31. Ibrahim IM, Elaziz MEA, El-Hag-Aly MA. Early autologous blood-patch pleurodesis ver- sus conservative management for treatment of secondary spontaneous pneumothorax. Thorac Cardiovasc Surg. 2019；67(3):222–6.

第 15 章

诱导治疗后手术切除对持续 N2 期患者是否有效?

Mark F. Berry

1　引言

　　III 期非小细胞肺癌（NSCLC）是一种异质性较强的肿瘤，其中 N2 淋巴结转移［IIIA 期（T1–2N2M0）和 IIIB 期（T3–T4N2M0）］的患者占所有 NSCLC 的 10% 左右 [1, 2]。美国国立综合癌症网络（NCCN）建议对于 IIIB（N2）期 NSCLC 的患者进行根治性同步放化疗，但是对于 IIIA（N2）期患者，推荐进行多学科综合治疗，包括手术切除、化疗和放疗 [3]。对于 IIIA（N2）期的患者，选择手术治疗还是放化疗尚无定论，最佳的治疗策略仍需随机对照研究的数据支持，但是目前普遍接受的观点是，对于部分经选择的患者无论是否进行放疗，在诱导化疗后行手术治疗是合适的 [4 - 12]。目前，"具有切除可能的 N2 期"的定义在不同中心以及外科医生之间都有所不同，各指南也没有明确给出选择根治性放化疗还是新辅助治疗后进行手术的具体建议。

　　对 N2 期患者的治疗应始终坚持进行多学科综合治疗，但是否对这部分患者进行手术治疗依然是 NSCLC 治疗领域中最具争议性的话题之一 [13, 14]。在诊断时淋巴结受累的程度（单站转移还是多站转移，是否肿大，肉眼可见还是显微镜下可见）以及需要切除肺组织的范围（肺叶切除还是全肺切除），是手术指征的重要考虑因素 [15, 16]。虽然诱导治疗选择单独化疗还是联合放化疗还没形成共识，但是在手术前进行诱导治疗的重要性已被广泛接受 [17 - 21]。另外，肿瘤内科医生和胸外科医生对于手术的作用也有较大的分歧 [22, 23]。比如，有 82% 的胸外科医生对于肉眼可见的多站 N2 转移可考虑进行手术治疗，但仅有 48% 的肿瘤内科医生同意进行手术治疗。原发肿瘤和受累淋巴结对于诱导治疗的

M. F. Berry（✉）

Department of Cardiothoracic Surgery, Falk Cardiovascular Research Center, Stanford University, Stanford, CA, USA

e-mail: berry037@stanford.edu

反应是决定 N2 期 NSCLC 患者在诱导治疗后是否继续手术的另一重要因素。本章回顾了已发表的关于对诱导治疗后持续 N2 期的患者进行手术治疗的相关研究。

2   检索策略

通过 Pubmed（www.pubmed.gov）检索相应的文献，检索关键词设定为"（induction OR neoadjuvant）AND（N2OR IIIA）AND lung AND resection"，检索的文献发表时间设定为 1992 年至 2019 年，仅检索英文文献（表 15.1）。根据研究类型和样本量大小对文献进行选择，仅纳入提供了详细治疗细节、围手术期结果和长期生存数据的研究，以及涉及不同分期但包括 IIIA（N2）期，并对 N2 亚组结局进行单独分析的研究。

表 15.1   用于文献检索的 PICO 格式术语

P（患者）	I（干预）	C（对照）	O（结局）
诱导治疗后持续 N2	手术切除	观察	治疗 并发症 死亡率 长期生存

3   结果

多学科综合治疗对于改善 N2 期患者的肿瘤学结局至关重要 [3, 24]。大部分 NSCLC-N2 期患者即使进行了完整的切除，仍会死于肿瘤复发。诱导治疗可以通过清除局部纵隔淋巴结转移灶，甚至可能是临床上无法检测到的微转移灶来控制病情进展，而且与辅助治疗相比，诱导治疗还有一个额外的优势，即患者的耐受性和依从性更好 [25]。但是，有一个需要密切关注的问题是诱导治疗之后进行手术切除导致的潜在的围手术期并发症 [26, 27]。对于 N2 期患者，应在手术的潜在肿瘤学获益与短期风险之间进行权衡，而且手术治疗是否可行也应在诱导治疗开始前做出判断 [13, 14]。

3.1   多学科综合治疗的证据

两项十几年前开展的前瞻性研究证实了多学科综合治疗在纵隔淋巴结转移的 NSCLC 患者中的重要性，研究显示对于临床诊断的 N2 期可手术患者，接受诱导化疗比直接进行手术切除有更显著的生存获益 [5, 6, 28, 29]。另外，也有随机对照研究显示 N2 期患者术后进行辅助化疗有明显的生存获益 [7, 8, 30 - 33]。因此，有强有力的证据支持对于 N2 期患者应采用联合手术和化疗的方案，目前临床实践指南推荐在手术前应先进行诱导治疗 [3, 13]。

3.2　N2 期患者手术后的肿瘤学结局

尽管上述研究表明了系统治疗与手术相结合的重要性，但手术作为局部治疗的必要性尚不清楚。Southwest Oncology Group（SWOG）Trial 8805 评估了 III 期 NSCLC 放化疗后进行手术治疗的可行性，研究中放化疗后的完全病理缓解达到 21%，这个临床试验结果也导致后续 North American Intergroup Trial 0139 的开展，在这项试验中评估了放化疗后进行手术是增加了风险还是增加了获益 [12, 34]。这项 III 期临床试验结果显示诱导放化疗（顺铂 / 依托泊苷 /45Gy 放疗）与根治性放化疗（61Gy 放疗）的 5 年总生存率无显著差异 [12]。后续的随机临床试验也未显示出包括手术在内的多模式治疗相较于根治性放化疗有获益 [11, 35]。同样的，一些 Meta 分析也没有对 N2 期患者接受手术治疗提供较强的证据 [36 - 39]。

然而，这些重要的研究结果并没有明确界定临床操作。Intergroup 研究的结果很大程度上受到手术相关性死亡率的影响，其中全肺切除术后死亡率高达 17.6%，而肺叶切除术后死亡率仅有 1.1%[12]。一项回顾性的亚组分析显示诱导治疗后行肺叶切除术的患者比根治性放化疗患者的预后更好。研究还显示，诱导治疗后淋巴结分期降期的患者比纵隔淋巴结持续阳性的患者预后更好（5 年生存率 41% vs 24%）。基于上述结果，在淋巴结分期降期以及肺叶切除术能实现 R0 切除的情况下，诱导治疗后的手术切除在 N2 期患者中能发挥较大作用 [4, 40]。

3.3　纵隔淋巴结降期对预后的影响

如上所述，Intergroup 研究显示在诱导治疗使纵隔淋巴结降期患者的术后生存率显著改善 [12]。SWOG 8805 研究也显示了纵隔淋巴结降期的预后价值，诱导治疗后纵隔淋巴结阴性的 3 年生存率为 44%，而持续 N2 期患者的 3 年生存率仅为 18%[34]。其他多项研究也都发现诱导治疗后持续的 N2 期是不良预后的独立危险因素 [21, 41 - 43]。在一项研究中，淋巴结完全清除（ypN0）的患者的复发风险最低，而持续 N1 或 N2 阳性患者的疾病复发和死亡风险相似 [44]。

意料之内的是，淋巴结降期已成为决定是否手术切除的关键因素，只有少数外科医生赞成在没有淋巴结降期的情况下进行手术 [22]。这些一致的意见使得诱导治疗后进行术前纵隔淋巴结重新分期成为普遍做法 [45 - 47]。一项研究发现，在诱导治疗后进行淋巴结病理再分期是长期生存率改善的预测因素，其中在诱导治疗后进行术前纵隔淋巴结病理再分期患者的 5 年生存率提高到了 45.2%，而没有接受病理再分期患者的 5 年存活率则为 13.9%[48]，这一点并不令人惊讶，足以证明淋巴结降期对预后的重要性。

3.4　纵隔淋巴结持续阳性的预后

不幸的是，有相当数量的患者诱导治疗后重新分期时仍持续存在阳性的淋巴结。经病理证实的 N2 化疗后降期率为 20% ～ 40%，放化疗后降期率为 46% ～ 68%[12, 18, 42, 49, 56]。当患者在诱导治疗后出现持续 N2 时，外科医生通常需要决定是否手术。

表 15.2 列出了评估诱导治疗后接受手术切除的 N_2 期患者的生存率的研究。大多数研究是回顾性的，但有两项是前瞻性 II 期临床试验，一项是前瞻性随机试验。其中四项研究中诱导治疗方案是化疗，四项研究是放化疗，一项研究包括两种诱导治疗方案。所有研究都表明，持续 N2 的生存率更低。诱导化疗后持续 N2 患者的 5 年生存率为 19% ～ 34%，诱导放化疗后持续 N2 患者的 5 年生存率为 0 ～ 42%。

表 15.2　持续 N2 期患者术后生存情况

作者	研究设计	完整切除的患者数量	诱导治疗	持续 N2 期患者的 5 年生存率或中位生存时间	ypN0-1 期患者的生存率或中位生存时间	证据等级
Cerfolio 等[67]	回顾性	113/149	CRT	42%	49% ～ 53%	低
Decaluwe 等[49]	回顾性	63/92	CT	27%	49%	低
Friedel 等[50]	前瞻性 II 期	58/62	CRT	30.8%	38.5% ～ 53.3%	中
Higgins 等[58]	回顾性	22	CT	34%	NR	低
Shintani 等[42]	回顾性	NR/52	CRT	0（n=23）	58%（n=29）	很低
Stefani 等[61]	回顾性	164/175	CT	22%	45%	低
Paul 等[43]	回顾性	131/136	CT（n=119）以及 CRT（n=17）	20%	45%	低
Albain 等[12]	前瞻性 / 随机	144/164	CRT	24%	41%	高
Jaklitsch 等[53]	前瞻性 II 期	21/42	CT	16.9 个月	47.8 个月	中
Port 等[57]	回顾性	47/52	CT	19%	30%	低

CT：化疗；CRT：放化疗；NR：未报告

3.5　其他的考虑

目前一致认为淋巴结降期与较好的预后正相关[18, 29, 42, 52, 56, 59, 60]。存在持续纵隔淋巴结阳性的患者也可能有较好的预后。如果患者对术前治疗能产生较好应答，那么也能有类似纵隔淋巴结降期的生存获益[18, 61, 62]。一项研究通过影像学评估诱导治疗前后反应情况对生存的影响，结果显示诱导治疗后正电子发射断层扫描（PET）持续高代谢活性达到治疗前 40% 的患者有较好的预后[62]。另一项针对 73 例接受诱导放化疗后手术切除的患者的研究显示，术前放化疗后影像学显示的淋巴结受累体积与局部复发率增加和总存活率降低有关[63]。

淋巴结受累的站数也与生存显著相关。Decaluwe 等发现与多站淋巴结持续阳性相比，单站持续阳性的 5 年生存率明显更高（37% *vs* 7%）[49]。作者还发现在治疗前多站受累的

5 年生存率也显著低于单站淋巴结阳性（17% *vs* 39%；*P* < 0.005）。

对于接受手术治疗的持续 N2 期患者来说，另一个需要考虑的重要因素是术后的辅助治疗[21]。一项来自国家癌症数据库对诱导化疗后手术治疗的 cN2 期 NSCLC 患者进行的研究发现，术后化疗（3 年生存率 49.3% *vs* 58.3%）和术后放疗（48.8% *vs* 53.5%）对持续 N2 期患者生存都有获益[64]。另一项回顾性研究还发现，在诱导化疗后接受手术的持续 N2 期患者中，术后辅助化疗能减少远处转移的风险[65]。但是，Billiet 等发现诱导化疗后接受手术的持续 N2 期患者术后辅助放疗并无生存获益[66]。

3.6　替代手术的治疗选择

影响手术选择的因素有很多，这导致要比较持续 N2 期患者手术治疗与非手术治疗的情况较困难。有一项研究发现，在最初考虑进行手术的患者中，超过 50% 的患者最终没有接受手术切除，可能是因为无法耐受或在诱导治疗阶段出现疾病进展[67]。尽管在这种情况下，预后可能会很差，但据报道 5 年生存率仍有 17%[12, 67]。非手术患者可能会接受进一步的化疗或放疗。然而，IIIA（N2）期 NSCLC 患者进行根治性放化疗也不是一种好的治疗选择，一项研究报告了患者中有 74% 的并发症发生率和 2.3% 的死亡率[68]。

3.7　切除范围：全肺切除是否可接受?

N2 期患者诱导治疗后达到完整切除的手术方式是一个需要重点考虑的因素。诱导治疗后全肺切除的围手术期死亡率在 Intergroup 试验中达到 17.6%，在其他回顾性研究中达到 18%[69]。一项小型研究纳入了 39 例患者，诱导化疗后进行全肺切除的患者术后 1 年死亡率高达 26%，5 年生存率仅有 16%，肺叶切除术后的患者 1 年死亡率为 11%，5 年生存率为 43%[70]。严格的患者选择可能会改善全肺切除术的结果，因为有小型单中心研究报道在这种情况下可以降低死亡率[71]。因此，诱导治疗后的 N2 期患者如需进行全肺切除，必须要对潜在可能出现的主要并发症进行全面的评估。

3.8　诱导治疗方案选择

目前另一个具有争议的话题是，在考虑对 N2 期患者进行诱导治疗后手术时，是否应该在诱导化疗的基础上增加放疗。NCCN 指南对两种诱导治疗方案均支持[3]。联合放化疗是大多数美国中心使用的策略，通常与更好的治疗反应有关，但尚未经随机对照试验证实其比单独化疗有更高的生存率[12, 17, 18, 20, 21, 72 - 74]。在给予诱导剂量的放疗但最终没有进行手术的情况下，放化疗策略可能导致治疗不彻底，从而导致局部治疗效果不够理想。单独诱导化疗的一个优点是，如果手术因任何原因推迟，可以给予根治性放疗剂量，因此不会因单独进行化疗而影响患者的预后[19]。

3.9 诱导治疗后行肺切除术的风险

在诱导治疗后，手术治疗持续 N2 期患者的潜在肿瘤学获益必须与手术风险进行权衡。早期报道发现诱导治疗会增加肺叶切除术和全肺切除术的并发症发生率和死亡率[75, 76]。手术和麻醉技术、围手术期护理和患者选择方案的优化可降低诱导治疗的影响，因为后续研究发现诱导治疗并不会显著增加死亡或并发症的风险[77-80]。肺部手术已被证明总体上是安全的，即使在较高的根治性剂量放疗之后也是如此[81]。然而，通过胸外科医师协会（STS）数据库回顾性分析 2002 年至 2006 年期间进行的 4979 例肺叶切除术的患者数据发现，诱导治疗可能会增加手术风险，并有延长住院时间的风险，住院时间被认为是并发症的一个替代指标[26]。一些前瞻性和回顾性研究显示，诱导治疗后行全肺切除比肺叶切除术后死亡率显著提高[12, 27, 74, 76, 82]。表 15.3 总结了报道诱导治疗后手术的并发症发生率和死亡率的各项研究。

表 15.3　诱导治疗后肺切除的并发症发生率和死亡率

作者	研究设计（nª）	诱导治疗 b	研究结果	证据等级
Fowler 等[76]	回顾性（13）	CRT（60Gy）	全肺切除死亡率 43%	低
Bonomi 等[75]	回顾性（16）	CRT（40Gy）	主要并发症发生率 38%	低
Deutsch 等[82]	回顾性（16）	CRT（60Gy）	总死亡率 19%，全肺切除死亡率 33%	低
Siegenthaler 等[77]	回顾性（76）	CT	死亡率 1.3%，并发症发生率 45%；诱导治疗与无诱导治疗患者结局类似	低
Martin 等[27]	回顾性（470）	CT（所有）/RT（18%，50Gy）	肺叶切除死亡率 2.4%；右全肺切除死亡率较左全肺切除显著升高（23.9% vs 0）	低
Albain 等[12]	前瞻性（202）	CRT（45Gy）	治疗相关死亡率肺叶切除组 1%，全肺切除组 26%	中
Evans 等[80]	回顾性（525）	CT（n=153）RT（n=23）CRT（n=349）	总死亡率 2.3%，主要并发症发生率 10.5%	中
Sonett 等[81]	回顾性（40）	CRT（62Gy）	死亡率 0	低

CT：化疗；RT：放疗；CRT：放化疗

ª 研究中诱导治疗后行肺切除的患者数量

b 放疗剂量以中位数表示

4　结论与建议

已发表的探索手术在 N2 期 NSCLC 患者中作用的文献包括随机试验与回顾性研究，探讨诱导治疗后仍持续 N2 期的研究基本上都是小样本、单中心的回顾性研究。不幸的是，不太可能在 N2 期患者中启动另外的大规模 III 期临床试验，以改善目前的证据水平，特别是针对诱导治疗后持续 N2 期的患者。更多的治疗方法如靶向治疗和免疫治疗，可能会增加治疗选择的复杂性和多样性[83]。为一个患者制定最佳的治疗方案需要包括经验丰富的胸外科医生在内的多学科团队，根据目前已有的证据进行仔细评估。

初始分期怀疑为 N2 的患者应该进行纵隔淋巴结病理评估，并且在手术切除之前进行诱导治疗。仅有单站纵隔淋巴结转移以及肺叶切除在技术上可行的情况下，才可以考虑进行手术治疗，其他情况应该接受根治性放化疗。手术前的诱导治疗应该选择单独化疗，这样如果患者最终没有进行手术，还可以使用根治性放疗剂量。计划进行手术的患者应在诱导治疗后进行重新分期，如果淋巴结分期降期可按计划进行手术，如果诱导治疗后有影像学可见的反应但纵隔淋巴结仍为阳性，也可以继续手术治疗。

推荐

- 初始分期怀疑 N2 的患者应该进行纵隔淋巴结病理评估，并在手术前先进行诱导治疗（证据质量高，强推荐）。
- 仅有单站纵隔淋巴结转移以及肺叶切除在技术上可行的情况下，才可以考虑进行手术治疗，其他情况应该接受根治性放化疗（证据质量中，强推荐）。
- 手术前的诱导治疗应该选择单独化疗，这样如果患者最终没有进行手术，还可以使用根治性放疗剂量（证据质量中，弱推荐）。
- 计划进行手术的患者应在诱导治疗后进行重新分期，如果淋巴结分期降期可按计划进行手术（证据质量中，强推荐）。
- 计划进行手术的患者诱导治疗后有影像学可见的反应但纵隔淋巴结仍为阳性，可以继续手术治疗（证据质量低，弱推荐）。

5　个人观点

本人对 N2 期患者的治疗方法紧跟目前的证据和推荐。虽然必须仔细考虑所有患者的具体情况，但当患者只有一站淋巴结受累，或者虽涉及多站但淋巴结病变仅显微镜下可见，同时肺叶切除术可耐受并能达到完全切除时，手术可能会发挥一定的作用。所有疑似 N2 期的患者均应进行病理诊断，不能仅根据影像学表现进行治疗，这样可以确保患者不会因为影像学的假阳性导致不必要的诱导治疗或者失去手术机会。我倾向于通过支气管内超声引导活检进行初始评估，以便在治疗后如果需要评估诱导治疗的反应或在手术前评估 N3 状态，可以安全地进行纵隔镜检查。本人对于诱导治疗的选择是采用单独化疗。如果要将放疗作为诱导治疗的一部分，考虑到诱导治疗后患者可能可以进行手术，我一般会使用根治性剂量。如果患者对诱导治疗有反应而无病情进展，我会继续进行手术治疗。对于诱导化疗后的患者，如果技术上可行，我一般会尝试微创手术，但对于诱导放化疗后的患者，则采取开胸手术并用肋间肌瓣覆盖支气管残端。

参考文献

1. Goldstraw P, Chansky K, Crowley J, Rami-Porta R, Asamura H, Eberhardt WE, et al. The IASLC lung cancer staging project：proposals for revision of the TNM stage groupings in the forthcoming(eighth) edition of the TNM Classification for Lung Cancer. J Thorac Oncol. 2016；11(1):39–51.

2. Mountain CF. Revisions in the international system for staging lung cancer. Chest. 1997；111:1710–7.

3. Ettinger DS, Wood DE, Aisner DL, Akerley W, Bauman J, Chirieac LR, et al. Non-small cell lung cancer, version 5.2017, NCCN Clinical Practice Guidelines in Oncology. J Natl Compr Cancer Netw. 2017；15(4):504–35.

4. Robinson LA, Ruckdeschel JC, Wagner H Jr, et al. Treatment of non-small cell lung cancer-stage IIIA：ACCPevidence-based clinical practice guidelines(2nd edition). Chest. 2007；132:243S–65S.

5. Roth JA, Atkinson EN, Fossella F, et al. Long-term follow-upof patients enrolled in a random- ized trial comparing perioperative chemotherapy and surgery with surgery alone in resectable stage IIIA non-small-cell lung cancer. Lung Cancer. 1998；21:1–6.

6. Rosell R, Gómez-Codina J, Camps C, et al. Preresectional chemotherapy in stage IIIA non- small-cell lung cancer：a 7-year assessment of a randomized controlled trial. Lung Cancer. 1999；26:7–14.

7. Douillard JY, Rosell R, De Lena M, et al. Adjuvant vinorelbine plus cisplatin versus observa- tion in patients with completely resected stage IB-IIIA non-small-cell lung cancer(Adjuvant Navelbine International Trialist Association [ANITA])：a randomised controlled trial. Lancet Oncol. 2006；7:719–27.

8. Arriagada R, Bergman B, Dunant A, et al. Cisplatin-based adjuvant chemotherapy in patients with completely resected non-small-cell lung cancer. N Engl J Med. 2004；350:351–60.

9. Johnstone DW, Byhardt RW, Ettinger D, et al. Phase III study comparing chemotherapy and radiotherapy with preoperative chemotherapy and surgical resection in patients with non- small-cell lung cancer with spread to mediastinal lymph nodes(N2)；final report of RTOG 89-01. Radiation Therapy Oncology Group. Int J Radiat Oncol Biol Phys. 2002；54:365–9.

10. Taylor NA, Liao ZX, Cox JD, et al. Equivalent outcome of patients with clinical Stage IIIA non-small-cell lung cancer treated with concurrent chemoradiation compared with induc- tion chemotherapy followed by surgical resection. Int J Radiat Oncol Biol Phys. 2004；58：204–12.

11. van Meerbeeck JP, Kramer GW, Van Schil PE, et al. Randomized controlled trial of resection versus radiotherapy after induction chemotherapy in stage IIIA-N2non-small-cell lung cancer. J Natl Cancer Inst. 2007；99:442–50.

12. Albain KS, Swann RS, Rusch VW, et al. Radiotherapy plus chemotherapy with or without surgical resection for stage III non-small-cell lung cancer：a phase III randomised controlled trial. Lancet. 2009；374:379–86.

13. Ramnath N, Dilling TJ, Harris LJ, et al. Treatment of stage III non-small cell lung cancer：diagnosis and management of lung cancer, 3rd ed：American College of Chest Physicians evidence-based

clinical practice guidelines. Chest. 2013；143:e314S–40S.

14. Vansteenkiste J, Crino L, Dooms C, Douillard JY, Faivre-Finn C, Lim E, et al. 2nd ESMO Consensus Conference on Lung Cancer：early-stage non-small-cell lung cancer consensus on diagnosis, treatment and follow-up. Ann Oncol. 2014；25(8):1462–74.

15. Andre F, Grunenwald D, Pignon JP, et al. Survival of patients with resected N2non-small-cell lung cancer：evidence for a subclassification and implications. J Clin Oncol. 2000；18:2981–9.

16. Ito M, Yamashita Y, Tsutani Y, et al. Classifications of N2non-small-cell lung cancer based on the number and rate of metastatic mediastinal lymph nodes. Clin Lung Cancer. 2013；14:651–7.

17. Pless M, StuppR, Ris HB, et al. SAKK Lung Cancer Project Group. Induction chemora- diation in stage IIIA/N2nonsmall-cell lung cancer：a phase 3randomised trial. Lancet. 2015；386:1049–56.

18. Katakami N, Tada H, Mitsudomi T, Kudoh S, Senba H, Matsui K, et al. A phase 3study of induction treatment with concurrent chemoradiotherapy versus chemotherapy before surgery in patients with pathologically confirmed N2stage IIIA nonsmall cell lung cancer(WJTOG9903). Cancer. 2012；118:6126–35.

19. Shah AA, Berry MF, Tzao C, Gandhi M, Worni M, Pietrobon R, D'Amico TA. Induction chemoradiation is not superior to induction chemotherapy alone in stage IIIA lung cancer. Ann Thorac Surg. 2012；93(6):1807–12.

20. Yang CF, Gulack BC, Gu L, Speicher PJ, Wang X, Harpole DH, et al. Adding radiation to induction chemotherapy does not improve survival of patients with operable clinical N2non- small cell lung cancer. J Thorac Cardiovasc Surg. 2015；150(6):1484–92.

21. Spicer JD, Shewale JB, Nelson DB, Mitchell KG, Bott MJ, Vallières E, et al. Multimodality therapy for N2non-small cell lung cancer：an evolving paradigm. Ann Thorac Surg. 2019；107(1):277–84.

22. Veeramachaneni NK, Feins RH, Stephenson BJ, et al. Management of stage IIIA non-small cell lung cancer by thoracic surgeons in North America. Ann Thorac Surg. 2012；94:922–6.

23. Tanner NT, Gomez M, Rainwater C, et al. Physician preferences for management of patients with stage IIIA NSCLC：impact of bulk of nodal disease on therapy selection. J Thorac Oncol. 2012；7:365–9.

24. Berry MF, Worni M, Pietrobon R, D'Amico TA, Akushevich I. Variability in the treat- ment of elderly patients with stage IIIA(N2)non-small-cell lung cancer. J Thorac Oncol. 2013；8(6):744–52.

25. Farray D, Mirkovic N, Albain KS. Multimodality therapy for stage III non-small-cell lung cancer. J Clin Oncol. 2005；23:3257–69.

26. Wright CD, Gaissert HA, Grab JD, O'Brien SM, Peterson ED, Allen MS. Predictors of pro- longed length of stay after lobectomy for lung cancer：a Society of Thoracic Surgeons General Thoracic Surgery Database risk-adjustment model. Ann Thorac Surg. 2008；85:1857–65.

27. Martin J, Ginsberg RJ, Abolhoda A, Bains MS, Downey RJ, Korst RJ, et al. Morbidity and mortality after neoadjuvant therapy for lung cancer：the risks of right pneumonectomy. Ann Thorac Surg. 2001；72:1149–54.

28. Roth JA, Fossella F, Komaki R, Ryan MB, Putnam JB Jr, Lee JS, et al. A randomized trial comparing perioperative chemotherapy and surgery with surgery alone in resectable stage IIIA non-small-cell lung cancer. J Natl Cancer Inst. 1994；86:673–80.

29. Garrido P, González-Larriba JL, Insa A, Provencio M, Torres A, Isla D, et al. Long-term sur- vival associated with complete resection after induction chemotherapy in stage IIIA(N2)and IIIB(T4N0-1) non small-cell lung cancer patients：the Spanish Lung Cancer GroupTrial 9901. J Clin Oncol. 2007；25(30):4736–42.

30. Winton T, Livingston R, Johnson D, et al. Vinorelbine plus cisplatin *vs* observation in resected non-

small-cell lung cancer. N Engl J Med. 2005；352:2589–97.

31. Strauss GM, Herndon JE 2nd, Maddaus MA, et al. Adjuvant paclitaxel plus carboplatin com- pared with observation in stage IB non-small-cell lung cancer：CALGB 9633with the Cancer and Leukemia GroupB, Radiation Therapy Oncology Group, and North Central Cancer Treatment GroupStudy Groups. J Clin Oncol. 2008；26:5043–51.

32. Pignon JP, Tribodet H, Scagliotti GV, et al. Lung adjuvant cisplatin evaluation：a pooled analy- sis by the LACE Collaborative Group. J Clin Oncol. 2008；26:3552–9.

33. Arriagada R, Auperin A, Burdett S, et al. Adjuvant chemotherapy, with or without postop- erative radiotherapy, in operable non-small-cell lung cancer：two meta-analyses of individual patient data. Lancet. 2010；375:1267–77.

34. Albain KS, Rusch VW, Crowley JJ, et al. Concurrent cisplatin/etoposide plus chest radio- therapy followed by surgery for stages IIIA(N2)and IIIB non-small-cell lung cancer：mature results of Southwest Oncology Groupphase II study 8805. J Clin Oncol. 1995；13:1880–92.

35. Eberhardt WE, Pottgen C, Gauler TC, et al. Phase III study of surgery versus definitive con- current chemoradiotherapy boost in patients with resectable stage IIIA(N2)and selected IIIB non-small-cell lung cancer after induction chemotherapy and concurrent chemoradiotherapy(ESPATUE). J Clin Oncol. 2015；33:4194–201.

36. McElnay PJ, Choong A, Jordan E, Song F, Lim E. Outcome of surgery versus radiotherapy after induction treatment in patients with N2disease：systematic review and meta-analysis of randomised trials. Thorax. 2015；70(8):764–8.

37. Pottgen C, Eberhardt W, Stamatis G, Stuschke M. Definitive radiochemotherapy versus sur- gery within multimodality treatment in stage III non-small cell lung cancer(NSCLC)-a cumulative meta-analysis of the randomized evidence. Oncotarget. 2017；8(25):41670–8.

38. Ren Z, Zhou S, Liu Z, Xu S. Randomized controlled trials of induction treatment and sur- gery versus combined chemotherapy and radiotherapy in stages IIIA-N2NSCLC：a systematic review and meta-analysis. J Thorac Dis. 2015；7(8):1414–22.

39. Xu YP, Li B, Xu XL, Mao WM. Is there a survival benefit in patients with stage IIIA(N2)non- small cell lung cancer receiving neo-adjuvant chemotherapy and/or radiotherapy prior to surgi- cal resection：a systematic review and meta-analysis. Medicine(Baltimore). 2015；94:e879.

40. Postmus PE, Kerr KM, Oudkerk M, et al. ESMO Guidelines Committee. Early and locally advanced nonsmall-cell lung cancer(NSCLC)：ESMO Clinical Practice Guidelines for diag- nosis, treatment and follow-up. Ann Oncol. 2017；28(Suppl_4):iv1–iv21.

41. Yang H, Yao F, Zhao Y, Zhao H. Clinical outcomes of surgery after induction treatment in patients with pathologically proven N2-positive stage III non-small cell lung cancer. J Thorac Dis. 2015；7(9):1616–23.

42. Shintani Y, Funakoshi Y, Inoue M, Takeuchi Y, Okumura M, Maeda H, Ohta M. Pathological status of mediastinal lymph nodes after preoperative concurrent chemoradiotherapy deter- mines prognosis in patients with non-small cell lung cancer. Ann Thorac Cardiovasc Surg. 2012；18(6):530–5.

43. Paul S, Mirza F, Port JL, Lee PC, Stiles BM, Kansler AL, Altorki NK. Survival of patients with clinical stage IIIA non-small cell lung cancer after induction therapy：age, mediastinal down- staging, and extent of pulmonary resection as independent predictors. J Thorac Cardiovasc Surg. 2011；141(1):48–58.

44. Lee J, Kim HK, Park BJ, Cho JH, Choi YS, Zo JI, et al. Recurrence dynamics after trimodality therapy(Neoadjuvant concurrent chemoradiotherapy and surgery)in patients with stage IIIA(N2)lung

cancer. Lung Cancer. 2018; 115:89–96.

45. De Leyn P, Dooms C, Kuzdzal J, Lardinois D, Passlick B, Rami-Porta R, et al. Revised ESTS guidelines for preoperative mediastinal lymph node staging for non-small-cell lung cancer. Eur J Cardiothorac Surg. 2014; 45(5):787–98.

46. Jaklitsch MT, Gu L, Demmy T, Harpole DH, D'Amico TA, McKenna RJ, et al. Prospective phase II trial of preresection thoracoscopic mediastinal restaging after neoadjuvant therapy for IIIA(N2)non-small cell lung cancer: results of CALGB Protocol 39803. J Thorac Cardiovasc Surg. 2013; 146(1):9–16.

47. De Waele M, Hendriks J, Lauwers P, Hertoghs M, CarpL, Salgado R, et al. Restaging the mediastinum in non-small cell lung cancer after induction therapy: non-invasive versus inva- sive procedures. Acta Chir Belg. 2011; 111(3):161–4.

48. Yang CF, Adil SM, Anderson KL, Meyerhoff RR, Turley RS, Hartwig MG, et al. Impact of patient selection and treatment strategies on outcomes after lobectomy for biopsy-proven stage IIIA pN2non-small cell lung cancer. Eur J Cardiothorac Surg. 2016; 49(6):1607–13.

49. Decaluwé H, De Leyn P, Vansteenkiste J, Dooms C, Van Raemdonck D, Nafteux P, et al. Surgical multimodality treatment for baseline resectable stage IIIA-N2 non-small cell lung cancer. Degree of mediastinal lymph node involvement and impact on survival. Eur J Cardiothorac Surg. 2009; 36(3):433–9.

50. Friedel G, Budach W, Dippon J, Spengler W, Eschmann SM, Pfannenberg C, et al. Phase II trial of a trimodality regimen for stage III non-small-cell lung cancer using chemotherapy as induc- tion treatment with concurrent hyperfractionated chemoradiation with carboplatin and pacli- taxel followed by subsequent resection: a single-center study. J Clin Oncol. 2010; 28(6):942–8.

51. Edelman MJ, Hu C, Le QT, Donington JS, D'Souza WD, Dicker AP, et al. Randomized phase II Study of preoperative chemoradiotherapy±panitumumab followed by consolidation che- motherapy in potentially operable locally advanced(Stage IIIa, N2+)non-small cell lung can- cer: NRG Oncology RTOG 0839. J Thorac Oncol. 2017; 12(9):1413–20.

52. Suntharalingam M, Paulus R, Edelman MJ, Krasna M, Burrows W, Gore E, et al. Radiation therapy oncology groupprotocol 02-29: a phase II trial of neoadjuvant therapy with concurrent chemotherapy and full-dose radiation therapy followed by surgical resection and consolidative therapy for locally advanced non-small cell carcinoma of the lung. Int J Radiat Oncol Biol Phys. 2012; 84(2):456–63.

53. Jaklitsch MT, Herndon JE 2nd, DeCampMM Jr, Richards WG, Kumar P, Krasna MJ, et al. Nodal downstaging predicts survival following induction chemotherapy for stage IIIA(N2)non-small cell lung cancer in CALGB protocol #8935. J Surg Oncol. 2006; 94(7):599–606.

54. Spaggiari L, Casiraghi M, Guarize J, Brambilla D, Petrella F, Maisonneuve P, De Marinis F. Outcome of patients with pN2 "potentially resectable" nonsmall cell lung cancer who underwent surgery after induction chemotherapy. Semin Thorac Cardiovasc Surg. 2016; 28(2):593–602.

55. Tanaka F, Yokomise H, Soejima T, Uramoto H, Yamanaka T, Nakagawa K, et al. Induction chemoradiotherapy(50Gy), followed by resection, for stage IIIA-N2non-small cell lung can- cer. Ann Thorac Surg. 2018; 106(4):1018–24.

56. Kamel MK, Rahouma M, Ghaly G, Nasar A, Port JL, Stiles BM, et al. Clinical predictors of persistent mediastinal nodal disease after induction therapy for stage IIIA N2non-small cell lung cancer. Ann Thorac Surg. 2017; 103(1):281–6.

57. Port JL, Korst RJ, Lee PC, Levin MA, Becker DE, Keresztes R, Altorki NK. Surgical resection for residual N2disease after induction chemotherapy. Ann Thorac Surg. 2005; 79(5):1686–90.

58. Higgins KA, Chino JP, Ready N, Onaitis MW, Berry MF, D'Amico TA, Kelsey CR. Persistent

N2disease after neoadjuvant chemotherapy for non-small-cell lung cancer. J Thorac Cardiovasc Surg. 2011；142(5):1175–9.

59. Kim HK, Cho JH, Choi YS, Zo JI, Shim YM, Park K, et al. Outcomes of neoadjuvant concur- rent chemoradiotherapy followed by surgery for non-small-cell lung cancer with N2disease. Lung Cancer. 2016；96:56–62.

60. Shumway D, Corbin K, Salgia R, Hoffman P, Villaflor V, Malik RM, et al. Pathologic response rates following definitive dose image-guided chemoradiotherapy and resection for locally advanced non-small cell lung cancer. Lung Cancer. 2011；74:446–50.

61. Stefani A, Alifano M, Bobbio A, Grigoroiu M, Jouni R, Magdeleinat P, Regnard JF. Which patients should be operated on after induction chemotherapy for N2non-small cell lung cancer? Analysis of a 7-year experience in 175patients. J Thorac Cardiovasc Surg. 2010；140(2):356–63.

62. Dooms C, Verbeken E, Stroobants S, Nackaerts K, De Leyn P, Vansteenkiste J. Prognostic stratification of stage IIIA-N2non-small-cell lung cancer after induction chemotherapy：a model based on the combination of morphometric-pathologic response in mediastinal nodes and primary tumor response on serial 18-fluoro-2-deoxy-glucose positron emission tomogra- phy. J Clin Oncol. 2008；26(7):1128–34.

63. Agrawal V, Coroller TP, Hou Y, Lee SW, Romano JL, Baldini EH, et al. Lymph node vol- ume predicts survival but not nodal clearance in stage IIIA-IIIB NSCLC. PLoS One. 2017；12(4):e0174268.

64. Shinde A, Horne ZD, Li R, Glaser S, Massarelli E, Koczywas M, et al. Optimal adjuvant therapy in clinically N2non-small cell lung cancer patients undergoing neoadjuvant chemo- therapy and surgery：the importance of pathological response and lymph node ratio. Lung Cancer. 2019；133:136–43.

65. Amini A, Correa AM, Komaki R, Chang JY, Tsao AS, Roth JA, et al. The role of consolida- tion therapy for stage III non-small cell lung cancer with persistent N2disease after induction chemotherapy. Ann Thorac Surg. 2012；94(3):914–20.

66. Billiet C, Peeters S, Decaluwé H, Vansteenkiste J, Dooms C, Deroose CM, et al. Outcome after PORT in ypN2or R1/R2versus no PORT in ypN0stage III-N2NSCLC after induction chemotherapy and resection. J Thorac Oncol. 2016；11(11):1940–53.

67. Cerfolio RJ, Maniscalco L, Bryant AS. The treatment of patients with stage IIIA non-small cell lung cancer from N2disease：who returns to the surgical arena and who survives. Ann Thorac Surg. 2008；86(3):912–20.

68. Seder CW, Allen MS, Cassivi SD, Deschamps C, Nichols FC, Olivier KR, et al. Stage IIIA non-small cell lung cancer：morbidity and mortality of three distinct multimodality regimens. Ann Thorac Surg. 2013；95(5):1708–16.

69. Shah AA, Worni M, Kelsey CR, Onaitis MW, D'Amico TA, Berry MF. Does pneumonec- tomy have a role in the treatment of stage IIIA non-small cell lung cancer? Ann Thorac Surg. 2013；95(5):1700–7.

70. Kappers I, van Sandick JW, Burgers SA, Belderbos JS, van Zandwijk N, KlompHM. Surgery after induction chemotherapy in stage IIIA-N2non-small cell lung cancer：why pneumonec- tomy should be avoided. Lung Cancer. 2010；68(2):222–7.

71. Yamaguchi M, Shimamatsu S, Edagawa M, Hirai F, Toyozawa R, Nosaki K, et al. Pneumonectomy after induction chemoradiotherapy for locally advanced non-small cell lung cancer：should curative intent pulmonary resection be avoided? Surg Today. 2019；49(3):197–205.

72. Rusch VW, Albain KS, Crowley JJ, Rice TW, Lonchyna V, McKenna R Jr, Livingston RB, Griffin BR, Benfield JR. Surgical resection of stage IIIA and stage IIIB non-small-cell lung cancer after concurrent induction chemoradiotherapy. A Southwest Oncology Grouptrial. J Thorac Cardiovasc Surg. 1993；105:97–104.

73. Chen Y, Peng X, Zhou Y, Xia K, Zhuang W. Comparing the benefits of chemoradiotherapy and chemotherapy for resectable stage III A/N2non-small cell lung cancer：a meta-analysis. World J Surg Oncol. 2018；16(1):8.

74. Thomas M, Rübe C, Hoffknecht P, Macha HN, Freitag L, Linder A, et al. Effect of preopera- tive chemoradiation in addition to preoperative chemotherapy：a randomised trial in stage III non-small-cell lung cancer. Lancet Oncol. 2008；9(7):636–48.

75. Bonomi P, Faber LP, Warren W, Lincoln S, LaFollette S, Sharma M, Recine D. Postoperative bronchopulmonary complications in stage III lung cancer patients treated with preoperative paclitaxel-containing chemotherapy and concurrent radiation. Semin Oncol. 1997；24:S12-123–S112-129.

76. Fowler WC, Langer CJ, Curran WJ Jr, Keller SM. Postoperative complications after combined neoadjuvant treatment of lung cancer. Ann Thorac Surg. 1993；55:986–9.

77. Siegenthaler MP, Pisters KM, Merriman KW, Roth JA, Swisher SG, Walsh GL, et al. Preoperative chemotherapy for lung cancer does not increase surgical morbidity. Ann Thorac Surg. 2001；71:1105–11.

78. Perrot E, Guibert B, Mulsant P, Blandin S, Arnaud I, Roy P, Geriniere L, Souquet PJ. Preoperative chemotherapy does not increase complications after nonsmall cell lung cancer resection. Ann Thorac Surg. 2005；80:423–7.

79. Gilligan D, Nicolson M, Smith I, Groen H, Dalesio O, Goldstraw P, et al. Preoperative che- motherapy in patients with resectable non-small cell lung cancer：results of the MRC LU22/NVALT 2/EORTC 08012multicentre randomised trial and update of systematic review. Lancet. 2007；369:1929–37.

80. Evans NR 3rd, Li S, Wright CD, Allen MS, Gaissert HA. The impact of induction therapy on morbidity and operative mortality after resection of primary lung cancer. J Thorac Cardiovasc Surg. 2010；139(4):991-6.e1–2.

81. Sonett JR, Suntharalingam M, Edelman MJ, Patel AB, Gamliel Z, Doyle A, et al. Pulmonary resection after curative intent radiotherapy(＞ 59Gy)and concurrent chemotherapy in non- small-cell lung cancer. Ann Thorac Surg. 2004；78:1200–5.

82. Deutsch M, Crawford J, Leopold K, Wolfe W, Foster W, Herndon J, et al. Phase II study of neoadjuvant chemotherapy and radiation therapy with thoracotomy in the treatment of clini- cally staged IIIA non-small cell lung cancer. Cancer. 1994；74:1243–52.

83. Edelman MJ, Hu C, Le QT, Donington JS, D'Souza WD, Dicker AP, Loo BW, Gore EM, Videtic GMM, Evans NR, Leach JW, Diehn M, Feigenberg SJ, Chen Y, Paulus R, Bradley JD. Randomized phase II study of preoperative chemoradiotherapy±panitumumab followed by consolidation chemotherapy in potentially operable locally advanced(Stage IIIa, N2+)non- small cell lung cancer：NRG Oncology RTOG 0839. J Thorac Oncol. 2017；12(9):1413–20.

第 16 章

VATS 肺切除时发现 N2 转移：继续手术还是中止手术？

Marco Schiavon, Samuele Nicotra, and Federico Rea

1 引言

自 20 世纪 90 年代以来，微创手术的引入和发展极大地改变了包括肺癌在内的外科疾病的治疗方式。

根据已发表的数据，通过电视胸腔镜手术（VATS）进行肺叶切除术在肿瘤学治疗效果上等同于开胸手术，生存率相似（甚至更高）[1, 2]。另外，有证据表明，胸腔镜肺叶切除术也适用于围手术期风险较高的患者[3, 4]，而且和开胸手术相比，胸腔镜手术的术后并发症发生率更低[5-7]，胸管留置时间和住院时间更短[5]，能更好地保留肺功能[4]，术后生活质量更高[8]。

基于这些结果，有学者建议扩大 VATS 治疗非小细胞肺癌（NSCLC）的适应证，包括晚期以及纵隔淋巴结受累（N2）的肿瘤。最近的美国胸科医师学会（ACCP）指南[9]将 III 期（N2）的 NSCLC 分为三组：（1）浸润性 III 期（N2）肿瘤患者，（2）临床诊断的（通过 CT 或 PET-CT 扫描）N2 受累的患者，以及（3）尽管术前进行了彻底的分期，但仍有隐匿性 N2 淋巴结受累的患者。虽然在前两种情况下，治疗策略已经有较详细地描述[9]，但对于第三类 III 期（N2）NSCLC，即在临床诊断为 I 期或 II 期 NSCLC，在肺切除术期间，术中意外发现 N2，就存在较多的不确定性。这部分患者治疗方案的选择可包括继续手术并进行术后辅助治疗，或者取消原计划的手术进行新辅助治疗或根治性放化疗。如果决定继续按计划行手术切除，应考虑手术入路的选择。事实上，与开胸手术相比，经胸腔镜行淋巴结清扫术的充分性也具有争议。

M. Schiavon（✉）· S. Nicotra · F. Rea
Department of Cardiac, Thoracic, Vascular Sciences and Public Health,
University of Padua, Padova, Italy
e-mail: marco.schiavon@unipd.it; federico.rea@unipd.i

在本章中，我们对手术过程中意外发现 N2 的 NSCLC 是否应继续手术的证据进行总结，目前尚无对不同治疗选择的直接比较结果来指导决策的制定，我们必须通过分析不同数据集来推断结论。

2　检索策略

我们通过 PubMed, Ovid Medline, Embase, Cochrane Central Register of Controlled Trials, ACPJournal Club, Database of Abstract of Review of Effectiveness 以及 the Cochrane Database of Systematic Reviews 进行文献检索，检索关键词或 MeSH 术语使用 "unexpected N2"，"N2disease"，"lung resection"，"VATS"，"surgical treatment"，"neoadjuvant chemotherapy"，"adjuvant chemo-radiotherapy"（表 16.1）。共检索到 832 篇文献，仅纳入 2005 年至 2019 年发表的英文文献，排除摘要、病例报告、会议报告、社论和专家意见。

表 16.1　用于文献检索的 PICO 格式术语

P（患者）	I（干预）	C（对照）	O（结局）
N2-NSCLC	VATS 切除	手术 / 中止 VATS/ 开胸	长期生存 无病生存

3　结果

3.1　切除

在目前的文献中，只有几项研究报道了在术中意外发现 N2 的情况下继续手术切除的结果（表 16.2）。事实上，大多数报道 N2 受累并接受手术的患者生存情况的研究中也包括临床 N2 受累的病例。Cerfolio 等发表了第一项关于意外发现 N2 的 NSCLC 行手术治疗的研究，共纳入 148 例患者[10]。在单站淋巴结受累的患者中，2 年生存率和 5 年生存率分别为 58% 和 35%，但在多站淋巴结受累的患者中，2 年生存率和 5 年生存率分别为 40% 和 25%。其中有 93% 的患者术后接受了辅助治疗。

在 2008 年，Watanabe 等分析了 69 例 pN2 的患者，将 VATS 与开胸手术进行了比较[11]。他们发现两者 3 年和 5 年生存率相似（67.6% vs 57.7% 和 45.4% vs 41.1%，P=0.833），3 年和 5 年的无复发生存率分别为 60.9% vs 49.6% 和 60.9% vs 49.6%，两组间也无显著差异（P=0.714）。Kim 等在 2010 年报道了相似的研究结果[12]：在 40 例 pN2 的患者中，3 年总生存率为 89%，但 3 年无病生存率仅有 33%。然而，在所有上述研究中，缺乏关于 N2 患者接受辅助治疗的具体数据。

表 16.2　意外发现 N2 的 NSCLC 手术切除的研究

作者	年份	分期	方案	pN2 患者数量	中位生存时间（月）	5 年生存率（%）	P 值	证据等级
Douillard[16]	2006	pIB-IIIA	Surg + CT vs Surg	407 vs 433	65.7 vs 43.7	42% vs 26%（IIIA 期）	NR	高
Cerfolio[10]	2008	pIIIA	Surg + Adj	148	NR	35%（单站）25%（多站）	0.02	中
Watanabe[11]	2008	cI-pIIIA	Surg + Adj	69	NR	45.5（VATS）45.1（开胸）	0.71	中
Kim[12]	2010	cI pIIB-IIIB	Surg + Adj	40	NR	89（3 年生存率）	NR	中
Lee[13]	2013	cIA-pIIIA	Surg + Adj（43.9%）	46	NR	33.5	0.10	中
Bille[14]	2017	cI-pIII	Surg + Adj	146	37.9	36.4	NR	中

Surg：手术；Adj：辅助治疗；c：临床；p：病理；CT：化疗；ObsL：观察；NR：未报道

2013 年 Lee 等报道了 46 例术中意外发现的 N2-NSCLC 患者的长期生存结果[13]。pN2 患者的 5 年生存率为 33%，显著低于 pN0 和 pN1 患者。研究中仅 43.9% 的患者接受了术后辅助治疗。最近，Bille 等分析了 146 例隐匿性 pN2 患者的结局[14]，中位生存时间为 37.9 个月，5 年生存率为 36.4%。同样的，中位生存时间显著低于 pN0 和 pN1 的患者（83.7 个月和 48 个月）。研究中没有报道辅助治疗的相关数据。

辅助治疗对手术切除的 N2 患者的重要性仍然存在争议，但是几项研究结果显示，与单纯手术治疗的患者相比，接受辅助治疗的患者似乎有生存获益。Berghmans 等在 2005 年发表了一项 Meta 分析，纳入了 19 项研究，评估可接受手术切除的 NSCLC 患者的辅助治疗的效果[15]。结果显示，早期患者生存率明显提高，在接受化疗的 IIIA 期患者中也观察到生存率提高的趋势（风险比为 0.85）。

Douillart 等发表的随机对照研究进一步证实了这些结果，该研究将 840 例 IB-IIIA 期 NSCLC 患者分配到辅助化疗组（n=407）和观察组（n=433）[16]。在 IIIA 期患者的亚组分析中，化疗组 5 年生存率为 42%，观察组为 26%，但是生存率上的差异无统计学差异。

最后，关于更合适的淋巴结清扫方法，几项研究比较了 VATS 与开胸手术的淋巴结清扫的准确性，发现二者清扫的准确性和淋巴结清扫的数目没有差别，即使是在 N2 受累的情况下也是如此[17]。

3.2　新辅助治疗（化疗 + 手术还是放化疗 + 手术）

对于 IIIA（N2）期 NSCLC 患者，目前尚无相关文献提供最佳的多模式治疗方法的确切证据。诱导治疗有几个好处：（1）可治疗播散性微转移灶；（2）降低肿瘤分期，增加手术完全切除的概率；（3）更好地选择手术的患者，因为对诱导治疗反应差可能也不适宜手术；（4）将对诱导治疗的反应作为一个预后指标。

通常用于潜在可切除的 N2 患者的诱导治疗包括化疗或联合放化疗[18]。最佳治疗方案仍然存在争议，但最近的一些随机对照试验已经对这两种方法进行了比较，以确定哪种方案更加优越（表 16.3）。Thomas 等在 2008 年报告了一项随机试验[19]，研究共纳入524 例 IIIA–IIIB 期 NSCLC 患者，在术前将患者随机分为两组：干预组接受三个周期顺铂+ 依托泊苷化疗后再接受放疗，对照组接受单独化疗。结果显示，与单独化疗相比，术前放化疗能增加病理缓解率和纵隔淋巴结降期率，但是总生存率并没有改善。

表 16.3　术前诱导化疗与诱导放化疗的比较

作者	年份	分期	CT 方案	CT + RT 方案	患者		中位生存时间（月）		5 年生存率（%）		P 值	证据等级
					CT	CT+RT	CT	CT + RT	CT	CT + RT		
Thomas[19]	2008	IIIA/B	Cis+ Eto	CE + RT（45Gy）+ CV	260	264	21.3	19.6	42	45	0.64	高
Girard[20]	2010	IIIA	Gem+ Cis	VP/PC + RT（46Gy）	14	32	24.2	13	43	87	0.2	中
									3 年生存率			
Katakami[21]	2012	IIIA	Doc+ Car	DC + RT（40Gy）	28	28	29.9	39.6	39.3	51.7	0.397	中
									3 年生存率			
Pless[22]	2015	IIIA	Doc+ Cis	DP + RT（44Gy）	115	117	26.2	31.7	NR	NR	-	高

CT：化疗；RT：放疗；Cis：顺铂；Eto：依托泊苷；Gem：吉西他滨；Car：卡铂；Doc：多西他赛；DP：顺铂 + 多西他赛；DC：多西他赛 + 卡铂；PC：卡铂 + 紫杉醇；VP：顺铂 + 长春瑞滨；CE：顺铂 + 依托泊苷；CV：顺铂 + 长春地辛

Girard 等开展了一项 II 期临床试验[20]，纳入 46 例患者，比较标准诱导治疗方案（A 组：顺铂 + 吉西他滨）与另外两种诱导放化疗方案（B 组：46Gy 剂量放疗联合顺铂 + 长春瑞滨，C 组：46Gy 剂量放疗联合卡铂 + 紫杉醇）。三种治疗方案的可行性无统计学差异，但接受放化疗患者的反应率明显高于单纯接受化疗的患者（87% *vs* 57%，*P*=0.049）。

Katakami 等最近报告了另一项 III 期随机对照试验[21]。在研究中，60 例患者术前随机分为两组，一组接受诱导化疗（多西他赛 + 卡铂）联合放疗（CRS 组），一组接受单独化疗（CS 组）。CRS 组和 CS 组的中位无进展生存时间和中位总生存时间无显著差异（12.4个月 *vs* 9.7 个月，*P*=0.187；39.6 个月 *vs* 29.9 个月，*P*=0.397）。一个值得注意的发现是，多站淋巴结转移在 CS 组中更常见（52% *vs* 35%），这意味着 CS 组的降期率较低，因此放疗能实现更好的局部控制。

2015 年 Pless 等报道了一项多中心临床试验的结果[22]，研究共纳入 232 例患者，117

例接受诱导放化疗（顺铂 + 多西他赛化疗后行放疗），115 例接受诱导化疗。放化疗组中位总生存时间为 37.1 个月，化疗组为 26.2 个月，但两组中位无事件生存时间相似（12.8 个月 *vs* 11.6 个月，*P*=0.67）。作者认为与单独化疗相比，放化疗并没有增加获益，对于 IIIA/N2 期 NSCLC 患者，手术前使用铂类联合多西他赛的方案可能就足够了。

新辅助放化疗似乎比单纯化疗更能实现 R0 切除，但是众所周知，放疗可能会引起广泛的粘连，这会增加手术切除的难度，特别是在纵隔区域。最近的一项研究表明，诱导放疗后淋巴结清扫的数量会减少，这引起了人们对这些患者淋巴结清扫不充分和病理分期不准确风险的担忧 [23]。

到目前为止，潜在可手术切除的 N2-NSCLC 的最佳诱导治疗方案仍然存在争议。联合诱导化疗和诱导放疗似乎在肿瘤和淋巴结反应方面提供了获益，而这似乎并没有导致长期生存率的改善 [24]。

3.3　单纯放化疗

当手术中发现隐匿性 N2 时，另一种治疗选择可能是放弃原来的切除计划，而实施根治性放化疗。2009 年 Albain 等发表了一项随机对照研究，比较潜在可切除的 N2 患者中单纯放化疗和放化疗后行手术切除的结果 [25]。结果显示，行手术切除的患者具有更好的 5 年无进展生存率（22% *vs* 11%），而且两组患者复发率也不同，行手术切除的患者局部复发率为 10%，对照组则为 22%。手术组 5 年总生存率也较高，但是统计学差异不显著（27% *vs* 20%）。

有趣的是，手术切除的类型对生存率也有显著影响。化疗后接受肺叶切除术的患者，与非手术组对比，有明显的生存获益（中位生存时间分别为 34 个月和 22 个月，5 年生存率分别为 36% 和 18%），但是类似的生存获益并没有在全肺切除的患者中发现（中位生存时间分别为 19 个月和 29 个月，5 年生存率分别为 22% 和 24%）。因此，基于这项研究，可以肯定的是，应针对每位患者仔细评估与放化疗和手术相关的风险和获益，并且应该由一个多学科的专家团队来决定最佳的治疗策略。

4　结论与建议

"意料之外"的 N2 意味着尽管有准确的临床分期，以及有行侵袭性纵隔淋巴结分期指征进行准确病理分期未发现纵隔淋巴结受累，但在肺切除手术过程中意外发现纵隔淋巴结转移。这些病例应与那些被忽视的 N2（CT 扫描淋巴结增大或 PET 阳性淋巴结，但没有进行活检）和未充分评估的 N2（已知 CT 或 PET 结果假阴性的风险高，但没有进行活检）患者区分开来。

根据这一定义，约 10% 的手术患者（5% ～ 16%）会出现意料之外的 N2[10, 11]。主要的治疗方案选择包括继续进行手术，以及中止手术进行诱导治疗（化疗或放化疗）或者进行非手术的根治性治疗。在选择继续手术的情况下，还应该考虑是选择开胸手术还是 VATS 进行手术切除和淋巴结清扫。我们没有找到在意外发现的 N2 患者中客观比较三种治疗方案的相关文献，因此，我们只能通过包括临床诊断 N2 患者的相关研究推断我们的结论。

抛开这些限制，分析已有研究似乎提示，与单纯手术切除相比，新辅助治疗似乎提供了生存获益，根治性放化疗的结果可能更差，因此不应该在意外发现 N2 的情况下考虑行根治性放化疗。

Ferguson 等在 2003 年进行了一项决策分析研究报道了相似的结论[26]，研究中通过模型比较了临床上意外发现的 N2 接受初始手术治疗患者的生存率与在新辅助治疗后接受手术的 N2 患者生存率。结果显示，新辅助治疗后手术的中位生存时间较长（2.1 年 *vs* 1.7 年），因此，作者得出结论，当手术时意外发现 N2 转移时，将手术切除推迟到新辅助治疗完成后再进行是有获益的。

在这个背景下，Detterbeck 提供了一些额外的考虑因素，他发表了一篇关于意外 N2 患者如何进行行术中处理的系统综述[27]。在影响这些患者生存的主要的积极预后因素中，完全切除（R0）和单站淋巴结转移是最重要的因素。作者还重申了进行彻底的淋巴结清扫和相关辅助治疗对提高这些患者生存率是非常重要的。不幸的是，根据相关文献，仅有 65% 左右的患者进行了辅助治疗。

表 16.2 中报告的一些研究也证实了这一假设，在 Lee 的研究中只有不到 50% 的患者接受了术后化疗[13]，在其他回顾性研究中（不包括 Cerfolio 的研究[10]）则无法推断这一数据。

仅在有限比例的 N2 阳性患者中进行辅助治疗的一个主要原因是，手术往往伴随着术后并发症，这可能导致患者不能耐受术后治疗。在这种情况下，手术入路的作用是另一个需要考虑的因素。如上所述，现有证据表明，VATS 与开胸手术在系统性淋巴结清扫术中的表现相似[17]，但 VATS 可以降低并发症的发生率，促进术后快速康复[3-8]。因此，在不久的将来，随着人们对 VATS 的信心不断增强和 VATS 适应证的扩大，预计将有更多的 N2 期患者术后能快速康复，从而能够接受辅助治疗。

综上所述，在术中发现纵隔淋巴结受累的病例中，根据报道的不同治疗方案的结果，我们认为在有可能进行完全切除和系统淋巴结清扫的情况下，继续进行手术切除是合适的。手术切除可以通过 VATS 安全进行，通过先前的讨论，我们知道 VATS 并不劣于开胸手术。VATS 可以使患者术后更好地恢复，从而更好地接受术后辅助治疗。手术联合辅助化疗的结果与报道的诱导治疗后再手术的结果相当，重要的是，可以避免与探查手术相关的并发症和死亡风险。

> **推荐**
>
> - 如果在胸腔镜手术中意外发现 N2 受累，外科医生应该继续通过 VATS 进行完全切除和系统性纵隔淋巴结清扫（证据治疗中，强推荐）。

5　个人观点

正确评价纵隔淋巴结受累情况是胸外科常见的问题。临床分期考虑为 N2 期的患者必须进行充分的术前淋巴结分期，以判断是否进行术前新辅助治疗。现在对于纵隔淋巴结分期阴性（cN0–N1）的患者，胸腔镜手术切除（VATS）已成为标准的手术方法。我们认为，如果手术切除时发现 N2 淋巴结受累，并且所有受累淋巴结和原发肿瘤在技术上都是可以切除的，那么外科医生应该继续按计划进行胸腔镜下肺切除和纵隔淋巴结清扫，同时术后辅助治疗应加入到这些患者的治疗管理中，以提高长期生存率。

参考文献

1. Berry MF, D'Amico TA, Onaitis MW, Kelsey CR. Thoracoscopic approach to lobectomy for lung cancer does not compromise oncologic efficacy. Ann Thorac Surg. 2014；98:197–202.

2. Hanna WC, de Valence M, Atenafu EG, Cypel M, Waddell TK, Yasufuku K, et al. Is video- assisted lobectomy for non-small-cell lung cancer oncologically equivalent to open lobec- tomy? Eur J Cardiothorac Surg. 2013；43:1121–5.

3. Oparka J, Yan TD, Ryan E, Dunning J. Does video-assisted thoracic surgery provide a safe alternative to conventional techniques in patients with limited pulmonary function who are otherwise suitable for lung resection? Interact Cardiovasc Thorac Surg. 2013；17:159–62.

4. Zhang R, Ferguson MK. Video-assisted versus open lobectomy in patients with compromised lung function：a literature review and meta-analysis. PLoS One. 2015；10:1–12.

5. Nwogu CE, D'Cunha J, Pang H, Gu L, Wang X, Richards WG, et al. VATS lobectomy has better perioperative outcomes than open lobectomy：CALGB 31001, an ancillary analysis of CALGB 140202(Alliance). Ann Thorac Surg. 2015；99:399–405.

6. Paul S, Altorki NK, Sheng S, Lee PC, Harpole DH, Onaitis MW, et al. Thoracoscopic lobec- tomy is associated with lower morbidity than open lobectomy：a propensity-matched analysis from the STS database. J Thorac Cardiovasc Surg. 2010；139:366–78.

7. Swanson SJ, Meyers BF, Gunnarsson CL, Moore M, Howington JA, Maddaus MA, et al. Video- assisted thoracoscopic lobectomy is less costly and morbid than open lobectomy：a retrospective multiinstitutional database analysis. Ann Thorac Surg. 2012；93:1027–32.

8. Bendixen M, Jørgensen OD, Kronborg C, Andersen C, Licht PB. Postoperative pain and qual- ity of life after lobectomy via video-assisted thoracoscopic surgery or anterolateral thoracot- omy for early stage lung cancer：a randomized controlled trial. Lancet Oncol. 2016；17:836–44.

9. Ramnath N, Dilling TJ, Harris LJ, Kim AW, Michaud GC, Balekian AA, Diekemper R, Detterbeck FC,

Arenberg DA. Treatment of stage III non-small cell lung cancer：diagnosis and management of lung cancer, 3rd ed：American College of Chest Physicians evidence-based clinical practice guidelines. Chest. 2013；143(5Suppl):e314S–40S.

10. Cerfolio RJ, Bryant AS. Survival of patients with unsuspected N2(Stage IIIA)nonsmall-cell lung cancer. Ann Thorac Surg. 2008；86:362–7.

11. Watanabe A, Mishina T, Ohori S, et al. Is video-assisted thoracoscopic surgery a feasible approach for clinical N0and postoperatively pathological N2non-small cell lung cancer? Eur J Cardiothorac Surg. 2008；33:812–8.

12. Kim HK, Choi YS, Kim J, et al. Outcomes of unexpected pathologic N1and N2disease after video-assisted thoracic surgery lobectomy for clinical stage I non-small cell lung cancer. J Thorac Cardiovasc Surg. 2010；140:1288–93.

13. Lee DH, Kim JB, Keum DY, et al. Long term survival of patients with unsuspected N2disease in non-small cell lung cancer. Korean J Thorac Cardiovasc Surg. 2013；46:49–55.

14. Bille A, Woo KM, Ahmad U, et al. Incidence of occult pN2disease following resection and mediastinal lymph node dissection in clinical stage I lung resection. Eur J Cardiothorac Surg. 2017；51:674–9.

15. Berghmans T, Paesmans M, Meert AP, et al. Survival improvement in resectable non-small cell lung cancer with(neo)adjuvant chemotherapy：results of a meta-analysis of the literature. Lung Cancer. 2005；49:13–23.

16. Douillart JY, Rosell R, De Lena M, et al. Adjuvant vinorelbine plus cisplatin versus observa- tion in patients with completely resected stage IB-IIIA non-small-cell lung cancer(Adjuvant Navelbine International Trialist Association [ANITA])：a randomised controlled trial. Lancet Oncol. 2006；7:719–27.

17. Zhang W, Wei Y, Jiang H, et al. Thoracotomy is better than thoracoscopic lobectomy in the lymph node dissection of lung cancer：a systematic review and meta-analysis. World J Surg Oncol. 2016；17:14–290.

18. Goldstraw P, Crowley J, Chansky K, et al. The IASLC Lung Cancer Staging Project：proposals for the revision of the TNM stage groupings in the forthcoming(seventh)edition of the TNM classification of malignant tumors. J Thorac Oncol. 2017；12:1434–41.

19. Thomas M, Rube C, Hoffknecht P, et al. Effect of preoperative chemoradiation in addition to preoperative chemotherapy：a randomized trial in stage III non-small-cell lung cancer. Lancet Oncol. 2008；9:636–48.

20. Girard N, Mornex F, Douillard J, et al. Is neoadjuvant chemoradiotherapy a feasible strategy for stage IIIA-N2non-small cell lung cancer? Mature results of the randomized IFCT-0101phase II trial. Lung Cancer. 2010；69:86–93.

21. Katakami N, Tada H, Mitsudomi T, et al. A Phase 3study of induction treatment with concur- rent chemoradiotherapy versus chemotherapy before surgery in patients with pathologically confirmed N2stage IIIA nonsmall cell lung cancer(WJTOG9903). Cancer. 2012；118:6126–35.

22. Pless M, StuppR, Ris H, et al. Induction chemoradiation in stage IIIA/N2non-small cell lung cancer：a phase 2randomized trial. Lancet. 2015；386:1049–56.

23. Yang CJ, Gulack BC, Gu L, et al. Adding radiation to induction chemotherapy does not improved survival of patients with operable clinical N2non-small cell lung cancer. J Thorac Cardiovasc Surg. 2015；150:1484–93.

24. Chen Y, Peng X, Zhou Y, et al. Comparing the benefits of chemoradiotherapy for resectable stage III A/N2non-small cell lung cancer：a meta-analysis. World J Surg Oncol. 2018；16:8.

25. Albain KS, Swann RS, Rusch VR, et al. Radiotherapy plus chemotherapy with or without surgical resection for stage III non-small cell lung cancer. Lancet. 2009；374(9687):379–86.
26. Ferguson MK. Optimal management when unsuspected N2nodal disease is identified dur- ing thoracotomy for lung cancer：cost-effectiveness analysis. J Thorac Cardiovasc Surg. 2003；126:1935–42.
27. Detterbeck F. What to do with "surprise" N2? Intraoperative management of patients with non- small cell lung cancer. J Thorac Oncol. 2008；3:289–302.

第 17 章

诱导免疫治疗是否会增加术中风险？

James G. Connolly, Matthew J. Bott, and David R. Jones

1 引言

完全手术切除是 I 期和 II 期非小细胞肺癌（NSCLC）患者以及特定 III 期患者的主要治疗方法。肿瘤较大、局部淋巴结阳性的患者更容易发生远处转移，即使在 R0 切除的情况下也是如此。我们最近的研究表明，即使在接受 R0 切除和 pN0 的患者中，发生转移的可能性也会随着肿瘤的增大而显著增加[1]。始于 20 世纪 90 年代并于 21 世纪初报道的多项国际 III 期随机临床试验证实，手术后以铂类为基础的辅助化疗可将 5 年生存率提高 5%[2-4]。有趣的是，在几项 II 期和 III 期试验中，新辅助化疗和放化疗的结果相似[5-7]。为了进一步提高早期肺癌患者的长期生存率，超越上述 5% 的生存获益，需要对潜在的治疗方案进行进一步的研究。

免疫检查点是一条独特的途径，它是健康免疫系统的内源性途径，用于维持自身免疫耐受性。尽管在一些临床前和临床模型中观察到了对癌症的内源性免疫反应，但这种反应通常是无效的，因为肿瘤细胞发展了多种逃逸机制来避免免疫识别，包括免疫抑制、诱导耐受和 T 细胞信号功能障碍[8]。免疫检查点抑制剂（ICIs）是为增强抗肿瘤免疫而研制的单克隆抗体。ICIs 能靶向结合肿瘤细胞表面 T 细胞功能的负调控因子，促进肿瘤抗原识别和随后的免疫介导的细胞毒作用[9]。尽管有许多潜在的受体靶点，但已经研发出来的 ICIs 主要与两种共刺激 T 细胞表面受体结合：程序性细胞死亡蛋白 1（PD-1）或其配体（PD-L1）和细胞毒性 T 淋巴细胞相关蛋白 4（CTLA-4）。

一些 III 期随机临床试验结果显示，在某些转移性 NSCLC 患者中，单药 ICIs 与标准的顺铂为基础的双药化疗相比，具有显著的总生存和无病生存获益[10-13]。最近，

J. G. Connolly · M. J. Bott · D. R. Jones（✉）

Thoracic Surgery Service, Department of Surgery, Memorial Sloan Kettering Cancer Center, New York, NY, USA

e-mail: jonesd2@mskcc.org

PACIFIC 试验的结果显示，在不可切除的 IIIA/B 期 NSCLC 患者中，序贯放化疗和 durvalumab 的无进展生存时间为 16.8 个月，相比之下，放化疗后安慰剂治疗组的无进展生存时间为 5.6 个月[10]。重要的是，在这些大型随机临床试验中，大约 20% 接受 ICIs 联合化疗或单药治疗的患者出现了持久的反应[12, 14 - 17]。

ICIs 在治疗转移性和局部晚期 NSCLC 中已显示出较好的结果，那么 ICIs 在早期可切除 NSCLC 的新辅助治疗中潜在的疗效也值得进一步探索。新辅助治疗的优势包括患者的耐受性较好、原位肿瘤的抗原负荷较高以及可病理评估肿瘤反应，主要病理缓解是最常用的衡量指标[18]。然而，肺切除前诱导免疫治疗的安全性尚不清楚，治疗后可能存在明显的结缔组织增生反应，这可能会使手术难度增加并引起患者的安全性问题。因此，有必要对接受诱导免疫治疗肺癌患者的围手术期风险进行评估。

2　检索策略

通过 Pubmed 和 Google Scholar 检索 2012 年到 2019 年发表的所有英文文献，筛选关于诱导免疫治疗后手术风险的研究（表 17.1）。检索关键词包括 "induction immunotherapy"，"immune checkpoint inhibitors"，"neoadjuvant immunotherapy"以及"thoracic surgery/perioperative risk"， "lung cancer resection/complications"， "pulmonary resection/safety"。由于发表的关于这一主题的文献数量很少，我们的参考材料也包括了正在进行的前瞻性临床试验的摘要。

表 17.1　用于文献检索的 PICO 格式术语

P（患者）	I（干预）	C（对照）	O（结局）
可切除的局部晚期 NSCLC 患者	标准的诱导治疗后进行手术	包括免疫治疗的诱导治疗后进行手术	手术可行性 并发症 死亡率

3　结果

已发表的关于 ICIs 治疗后手术风险的临床试验数据仅限于两项前瞻性试验［NCT02259621 和 TOP1201（NCT01820754）］。NCT02259621 试验关于对可切除肺癌患者（n=21）进行诱导免疫治疗的相关结果在 2018 年已经发表。来自纪念斯隆 - 凯特琳癌症中心和约翰霍普金斯大学的研究人员在手术切除 IB-IIIA 期 NSCLC 前给予两剂新辅助 PD-1 抑制剂 nivolumab 治疗，以评估其安全性和可行性[19, 20]。第二项研究是 Yang 等开展的 TOP1201（NCT01820754）试验，已报道了初步数据，这是一项开放标签的 II 期临床试验，纳入了 13 例临床分期 II-IIIA 期的 NSCLC 患者，给予新辅助 CTLA-4 抑制剂 ipilimumab 联合紫杉醇 + 顺铂或卡铂治疗，与标准化疗进行比较[21]。

　　Bott 等发表了一项单中心的回顾性研究，纳入 19 例晚期 NSCLC、不可切除 NSCLC 以及肺转移瘤的患者，共进行了 21 次肺切除术 [22]。研究团队评估了所有接受免疫治疗的患者，包括 nivolumab、pembrolizumab 和 ipilimumab 以及 nivolumab/ipilimumab 的联合治疗，这些患者随后接受了根治性手术切除，50% 的切除是肺叶切除或更大范围切除，免疫治疗平均为 21 剂（范围为 1 ～ 70 剂）。

3.1　肺门与纵隔周围的炎症反应及纤维化

　　免疫治疗的一个可能的副作用是促进结缔组织增生和炎症反应，在肺门周围尤为明显，可累及淋巴结、支气管和肺动脉。胸外科医生对接受诱导化疗的患者进行手术时已经观察到了类似的组织反应，接受放化疗的患者反应可能更加明显。上述临床试验和回顾性研究中有胸壁与原发肿瘤以及肺门与纵隔致密粘连的病例报告，有些病例的粘连中还可以发现新生血管 [22, 23]。这种炎症反应预示着可能对免疫治疗有较好的病理反应，但没有明确的数据支持这一观点。炎症、纤维化以及组织层次不清肯定会增加手术中游离纵隔和肺门的难度。不幸的是，术前影像很难预测免疫治疗后炎症或纤维化的程度。事实上，包括 NCT02259621 试验在内的几项研究表明，免疫治疗后的影像学反应显著低于主要的病理缓解 [19]。

　　上述研究中，手术持续时间、失血量和输血需求在接受新辅助化疗的患者队列中无显著差异。值得注意的是，在 NCT02259621（nivolumab 诱导治疗）和 TOP1201（ipilimumab 诱导治疗）试验中，完全切除（R0）率分别达到 95% 和 100%，但是从微创手术中转开胸的比例有所增高 [20-22]。虽然这可能与肿瘤较高的 T 分期和较高的淋巴结阳性率有关，但也有可能一些中转开胸手术是由先前所描述的免疫治疗后的炎症反应导致。然而，这两项研究都没有强有力的数据支持这一观点。重要的是，在任何一项研究中都没有手术死亡率报告（表 17.2）。

　　值得注意的是，用于描述免疫治疗后的治疗反应的命名和分类并不明确。尽管之前的研究者使用了诸如"纤维化"这样的术语，但目前还不清楚这个过程是否发生在从免疫治疗到手术的几周时间里 [20]。总体而言，在胸外科医生中，需要有更好的术语来量化术中诱导免疫治疗后产生的组织反应，以便与病理反应、中转开胸手术和患者预后有更好的关联。

3.2　并发症

　　关于免疫治疗相关毒性的大部分数据来源于晚期和转移性 NSCLC 的文献 [24, 25]。体内很多系统都可能受到免疫治疗的影响，最常见的是胃肠道、内分泌腺和皮肤。然而，目前尚无针对这些副作用的治疗策略的前瞻性研究。免疫治疗相关的不良事件（irAEs）涵盖了从皮疹和瘙痒到危及生命的肺炎。最常见的 irAE 是皮疹，在所有 ICIs 治疗的患者中，大约 40% ～ 60% 报告有皮疹症状 [26]。在上面提到的两项前瞻性研究中，大多数并发症

表 17.2　诱导免疫治疗后手术的安全性和可行性的相关研究

作者（年份）	N	分期	新辅助治疗方案	手术延迟的比例（%）	中转开胸的比例（%）	R0（%）	CPR/MPR（%）	LOS（天数）	并发症发生率（%）	死亡率（%）	2 年 OS（%）	2 年 PFS/DFS（%）	研究类型/证据质量
Forde 等[19]（2018）	21	IB–IIIA	Nivolumab	0	54	95	45	4（2～17）	50	0	NR	NR	I 期临床试验（低）
Yang 等[21]（2018）	13	II–IIIA	Ipilimumab	15	23	100	15	5（4～6）	69	0	73	NR	II 期临床试验（中）
Bott 等[22]（2018）	19	IV	Nivolumab, N/A[a] pembrolizumab, ipilimumab		20	95	NR	NR	32	0	77	42	回顾性研究（低）
Chaft 等[23]（2017）	5	IIIA–IV	PD1 抗体, PD–L1 抗体, PD1 抗体 +CTLA–4 抗体	20	50	100	NR	NR	20	0	随访时间未到	随访时间未到	病例系列（低）

R0: 完全切除; CPR: 完全病理缓解; MPR: 主要病理缓解; LOS: 住院时间; OS: 总生存率; PFS: 无进展生存率; DFS: 无病生存率; NR: 未报告

[a] 新辅助治疗前患者不适合进行手术

都是轻微的，基本上都是 1 级或者 2 级。TOP1201 试验使用了一个单中心手术数据库，其中包括 42 例术前接受含铂双药化疗的患者，非正式地比较了新辅助化疗与新辅助化疗联合免疫治疗的不良反应。作者观察到，与标准的新辅助化疗相比，联合 ipilimumab 没有增加不良反应的发生率 [21]。但是，文献中有充分的证据表明，使用 ICIs 后会导致严重的不良事件。

腹泻相关性结肠炎常见于接受 ICIs 治疗的患者 [25]。在 TOP1201 试验中，由于 ipilimumab 引起的腹泻，两例患者的手术时间分别延迟了 4 周和 5 周 [21]。有病例报告证实类固醇或免疫抑制药物如 infliximab，对治疗免疫相关性结肠炎有效 [27]。TOP1201 试验没有描述结肠炎的严重程度，也没有报告选择了何种治疗方案。Bott 等和 Ford 等没有报告与腹泻相关的 irAEs，在这些研究中，使用 nivolumab 进行新辅助治疗也没有观察到使手术时间延迟 [19, 22]。

免疫性肺炎是使用 ICIs 时发生的一种罕见但可威胁生命的并发症，特别是在接受联合免疫治疗的患者中。一项大型的多中心回顾性研究发现，肺炎症状的发生时间（9 天到 19.2 个月）有很大的差异，严重程度也所不同（1 ～ 5 级）[28]。在 Checkmate 012 试验中，使用 ipilimumab 和 nivolumab 联合治疗的患者中有 10% 发生了肺炎，在 Keynote–001 试验中，使用 pembrolizumab 治疗的患者中有 4% 发生肺炎 [13, 29]。这种副作用在可能需要进行根治性手术的肺癌患者中尤其令人担忧 [30]。在 Bott 等的研究中，有一例患者在 VATS 楔形切除术后发生对侧肺部肺炎，术后进行了重新插管，这例患者最终拔管并完全康复，在第一次手术的 3 个月后对患侧肺残留病灶进行了完全性肺叶切除术 [22]。TOP1201 试验中有一例患者出现了 ipilimumab 引起的肺炎 [21]。

ICIs 诱导的内分泌疾病是一种广泛的 irAEs，由于其非特异性的症状表现如疲劳、恶心和头痛，使其很难被诊断。甲状腺功能减退和甲状腺功能亢进是最常见的内分泌疾病，据报道发病率高达 10%[15]。虽然症状通常是短暂的，但在围手术期可能会给患者带来额外的风险，因此在整个治疗过程中都应该监测患者的甲状腺功能，以确保在出现症状之前就能得到诊断 [31]。ICIs 也可能会导致肾上腺功能不全，从而增加手术治疗的潜在风险 [32]。值得注意的是，TOP1201 试验中接受 ipilimumab 治疗的患者有 3 例发生了肾上腺功能不全 [21]。

无论是前瞻性试验还是回顾性研究，术后 30 天和 90 天均无手术相关性死亡报道。而且，在 TOP1201 试验中，接受免疫治疗和手术切除的患者在两年内没有死亡病例报告 [21]（表 17.2）。值得一提的是，在 Bott 等的研究中，有一例患者在 61 天时死亡，但死亡原因是与治疗无关的创伤性损伤 [22]。

3.3　未来的研究

目前有 3 项 I 期试验、26 项 II 期试验和 5 项 III 期试验研究可手术 NSCLC 患者的诱导免疫治疗方案。所有试验的研究对象都是局部晚期肺癌或除外 IA 期的早期肺癌。基于晚期 NSCLC 免疫治疗的相关结果，有一些研究在评估单药诱导免疫治疗（LCMC3, SAKK

16/14, NEOMUN, MK3475-223），也有一些评估联合免疫治疗（J1414, NEOSTAR）[33-38]。

虽然目前还没有确凿的证据，但一些研究已经公布了初步的安全性数据，包括在2019 年美国临床肿瘤学会年会（ASCO）上发布的两项研究[33, 35]。来自肺癌突变联合会（NCT02927301）的中期分析报告对原计划 180 例 IB-IIIB 期 NSCLC 患者中的 101 例进行了中期分析，这些患者接受了两个周期的 atezolizumab 诱导治疗，免疫治疗的耐受性良好，只有两例发生了与 ICIs 无关的死亡[35]。同样，NEOSTAR（NCT03158129）试验也公布了早期结果，该试验是一项多臂 II 期研究，对 44 例 I-IIIA（N2）期 NSCLC 患者进行nivolumab 诱导治疗，或联合使用 nivolumab 和 ipilimumab 治疗。手术并发症包括术后支气管胸膜瘘 2 例（4.5%），持续性漏气 8 例（18.2%），重要的是有 8 例患者的手术延迟时间超过了 42 天（3 例患者在 nivolumab 组，5 例患者在 nivolumab 联合 ipilimumab 组）。作者将 NEOSTAR 试验中 40% 的手术病例归类为"比常见病例更复杂"，而且手术难度的增加与更好的病理缓解无关[33]。来自西班牙的 NADIM 试验（NCT03081689）对 30 例患者的初步报告结果显示术前卡铂 + 紫杉醇化疗联合 nivolumab 没有发生不良反应，也没有延误手术[34]。

4　结论与建议

虽然 ICIs 单药治疗的早期结果是乐观的，但尚无足够的证据来确定与传统的化疗或放化疗诱导方案相比，ICIs 是否会增加手术风险。目前已发表的研究很少，但手术前ICIs 治疗仍然是标准化疗的潜在可行的替代或补充。目前研究的早期结果显示 ICIs 单药治疗有良好的病理缓解率和较高的 R0 切除率[20, 21]。纳入的研究显示，因为炎症、纤维化的增加和正常组织层次的丢失，特别是肺门和血管周围区域，使手术切除的难度增加了。但是，这些早期结果纳入的患者数量很少，而且目前还没有正式的分级系统来评估或描述免疫治疗后的这些变化，使得判断免疫治疗的影响更具挑战性。与目前的化疗 / 放疗诱导方案相比，免疫治疗并没有增加手术的不良结果。虽然目前的肿瘤学结果和患者安全性研究结果令人鼓舞，但我们仍在等待正在进行的大型随机对照试验的结果，以便对手术风险和围手术期的 irAEs 进行更严格的评估。

推荐

- 使用免疫检查点抑制剂进行单药诱导治疗时，无需过度担忧并发症和死亡率或者治疗相关毒性（证据质量低，弱推荐）。
- 诱导免疫治疗的方案应该进行多学科讨论后制定，最好是建立在足够的关于手术和整体肿瘤学结果的临床试验证据上（证据质量低，弱推荐）。

5　个人观点

ICIs 无论是单独使用还是与化疗联合使用，无论是诱导治疗还是辅助治疗，几乎肯定会在未来用于可手术的 NSCLC。虽然目前发表的数据没有提供手术风险的明确评估，但正在进行的多个诱导化疗和免疫治疗的 III 期临床试验将解决这个问题。这些研究的手术风险评估应该会在 2020 年中期发表，而与标准方案比较有效性等指标的对比研究结果将需要更长的时间。就我个人而言，我不认为单独的免疫治疗会额外增加手术风险。在 CTLA-4 和 PD-1/-L1 抑制剂联合治疗后，我在术中看到了更致密的纤维性粘连，但这显然需要进一步研究证实。围手术期不良反应与胸外科医生自身水平也高度相关，持续的学习对于减少药物的围手术期的毒性也非常重要。

参考文献

1. Brandt WS, Bouabdallah I, Tan KS, Park BJ, Adusumilli PS, Molena D, et al. Factors associ- ated with distant recurrence following R0lobectomy for pN0lung adenocarcinoma. J Thorac Cardiovasc Surg. 2018；155(3):1212–24.

2. Pignon JP, Tribodet H, Scagliotti GV, Douillard JY, Shepherd FA, Stephens RJ, et al. Lung adjuvant cisplatin evaluation：a pooled analysis by the LACE Collaborative Group. J Clin Oncol. 2008；26(21):3552–9.

3. International Adjuvant Lung Cancer Trial Collaborative Group. Cisplatin-based adjuvant che-motherapy in patients with completely resected non–small-cell lung cancer. New Engl J Med. 2004；350(4):351–60.

4. Waller D, Peake MD, Stephens RJ, Gower NH, Milroy R, Parmar MK, et al. Chemotherapy for patients with non-small cell lung cancer：the surgical setting of the Big Lung Trial. Eur J Cardio-Thorac. 2004；26(1):173–82.

5. Girard N, Mornex F, Douillard JY, Bossard N, Quoix E, Beckendorf V, et al. Is neoadjuvant chemoradiotherapy a feasible strategy for stage IIIA-N2non-small cell lung cancer? Mature results of the randomized IFCT-0101phase II trial. Lung Cancer. 2010；69(1):86–93.

6. Katakami N, Tada H, Mitsudomi T, Kudoh S, Senba H, Matsui K, et al. A phase 3study of induction treatment with concurrent chemoradiotherapy versus chemotherapy before surgery in patients with pathologically confirmed N2stage IIIA nonsmall cell lung cancer(WJTOG9903). Cancer. 2012；118(24):6126–35.

7. Pless M, StuppR, Ris HB, Stahel RA, Weder W, Thierstein S, et al. Induction chemo- radiation in stage IIIA/N2non-small-cell lung cancer：a phase 3randomised trial. Lancet. 2015；386(9998):1049–56.

8. Bakos O, Lawson C, Rouleau S, Tai LH. Combining surgery and immunotherapy：turning an immunosuppressive effect into a therapeutic opportunity. J Immunother Cancer. 2018；6(1):1–1.

9. Drake CG, Jaffee E, Pardoll DM. Mechanisms of immune evasion by tumors. Adv Immunol. 2006；90:51–81.

10. Antonia SJ, Villegas A, Daniel D, Vicente D, Murakami S, Hui R, et al. Overall survival with durvalumab after chemoradiotherapy in stage III NSCLC. N Engl J Med. 2018；379(24)：2342–50.

11. Borghaei H, Paz-Ares L, Horn L, Spigel DR, Steins M, Ready NE, et al. Nivolumab versus docetaxel

in advanced nonsquamous non–small-cell lung cancer. N Engl J Med. 2015；373(17):1627–39.

12. Gandhi L, Rodríguez-Abreu D, Gadgeel S, Esteban E, FelipE, De Angelis F, et al. Pembrolizumab plus chemotherapy in metastatic non–small-cell lung cancer. N Engl J Med. 2018；378(22):2078–92.

13. Herbst RS, Baas P, Kim DW, FelipE, Pérez-Gracia JL, Han JY, et al. Pembrolizumab ver- sus docetaxel for previously treated, PD-L1-positive, advanced non-small-cell lung cancer(KEYNOTE-010)：a randomised controlled trial. Lancet. 2016；387(10027):1540–50.

14. Topalian SL, Hodi FS, Brahmer JR, Gettinger SN, Smith DC, McDermott DF, et al. Safety, activity, and immune correlates of anti–PD-1antibody in cancer. N Engl J Med. 2012；366(26):2443–54.

15. Garon EB, Rizvi NA, Hui R, Leighl N, Balmanoukian AS, Eder JP, et al. Pembrolizumab for the treatment of non–small-cell lung cancer. N Engl J Med. 2015；372(21):2018–28.

16. Brahmer J, ReckampKL, Baas P, Crinò L, Eberhardt WE, Poddubskaya E, et al. Nivolumab versus docetaxel in advanced squamous-cell non–small-cell lung cancer. N Engl J Med. 2015；373(2):123–35.

17. Reck M, Rodríguez-Abreu D, Robinson AG, Hui R, Csőszi T, FülöpA, et al. Pembrolizumab versus chemotherapy for PD-L1–positive non–small-cell lung cancer. N Engl J Med. 2016；375(19):1823–33.

18. Hellmann MD, Chaft JE, William WN Jr, Rusch V, Pisters KM, Kalhor N, et al. Pathological response after neoadjuvant chemotherapy in resectable non-small-cell lung cancers：pro- posal for the use of major pathological response as a surrogate endpoint. Lancet Oncol. 2014；15(1):e42–50.

19. Forde PM, Chaft JE, Smith KN, Anagnostou V, Cottrell TR, Hellmann MD, et al. Neoadjuvant PD-1blockade in resectable lung cancer. N Engl J Med. 2018；378(21):1976–86.

20. Bott MJ, Yang SC, Park BJ, Adusumilli PS, Rusch VW, Isbell JM, et al. Initial results of pul- monary resection after neoadjuvant nivolumab in patients with resectable non–small cell lung cancer. J Thorac Cardiovasc Surg. 2019；158(1):269–76.

21. Yang CF, McSherry F, Mayne NR, Wang X, Berry MF, Tong B, et al. Surgical outcomes after neoadjuvant chemotherapy and ipilimumab for non-small cell lung cancer. Ann Thorac Surg. 2018；105(3):924–9.

22. Bott MJ, Cools-Lartigue J, Tan KS, Dycoco J, Bains MS, Downey RJ, et al. Safety and fea- sibility of lung resection after immunotherapy for metastatic or unresectable tumors. Ann Thorac Surg. 2018；106(1):178–83.

23. Chaft JE, Hellmann MD, Velez MJ, Travis WD, Rusch VW. Initial experience with lung cancer resection after treatment with T-cell checkpoint inhibitors. Ann Thorac Surg. 2017；104(3):e217–8.

24. Postow MA, Sidlow R, Hellmann MD. Immune-related adverse events associated with immune checkpoint blockade. N Engl J Med. 2018；378(2):158–68.

25. Arnaud-Coffin P, Maillet D, Gan HK, Stelmes JJ, You B, Dalle S, et al. A systematic review of adverse events in randomized trials assessing immune checkpoint inhibitors. Int J Cancer. 2019；145(3):639–48.

26. Friedman CF, Proverbs-Singh TA, Postow MA. Treatment of the immune-related adverse effects of immune checkpoint inhibitors：a review. JAMA Oncol. 2016；2(10):1346–53.

27. Yanai S, Nakamura S, Matsumoto T. Nivolumab-induced colitis treated by infliximab. Clin Gastroenterol Hepatol. 2017；15(4):e80–1.

28. Naidoo J, Wang X, Woo KM, Iyriboz T, Halpenny D, Cunningham J, et al. Pneumonitis in patients treated with anti-programmed death-1/programmed death ligand 1therapy. J Clin Oncol. 2017；35:709–17.

29. Hellmann MD, Rizvi NA, Goldman JW, Gettinger SN, Borghaei H, Brahmer JR, et al. Nivolumab plus ipilimumab as first-line treatment for advanced non-small-cell lung can- cer(CheckMate 012)：results

of an open-label, phase 1, multicohort study. Lancet Oncol. 2017；18(1):31–41.

30. Nishino M, Giobbie-Hurder A, Hatabu H, Ramaiya NH, Hodi FS. Incidence of programmed cell death 1inhibitor–related pneumonitis in patients with advanced cancer：a systematic review and meta-analysis. JAMA Oncol. 2016；2(12):1607–16.

31. Osorio JC, Ni A, Chaft JE, Pollina R, Kasler MK, Stephens D, et al. Antibody-mediated thy- roid dysfunction during T-cell checkpoint blockade in patients with non-small-cell lung can- cer. Ann Oncol. 2017；28:583–9.

32. Abdel-Rahman O, El Halawani H, Fouad M. Risk of endocrine complications in cancer patients treated with immune check point inhibitors：a meta-analysis. Future Oncol. 2016；12:413–25.

33. Sepesi B, Cascone T, William W, Lin H, Leung C, Weissferdt A, et al. Surgical outcomes fol- lowing neoadjuvant nivolumab or nivolumab plus ipilimumab in non-small cell lung cancer-NEOSTAR study. J Thorac Oncol. 2019；14(10):S241–2.

34. Provencio M, Nadal E, Insa A, Campelo RG, Casal J, Domine M, et al. NADIM study：updated clinical research and outcomes. J Thorac Oncol. 2019；14(10):S241.

35. Kwiatkowski DJ, Rusch VW, Chaft JE, Johnson BE, Nicholas A, Wistuba II, et al. Neoadjuvant atezolizumab in resectable non-small cell lung cancer(NSCLC)：interim analysis and bio- marker data from a multicenter study(LCMC3). J Thorac Oncol. 2019；37(15):S8503.

36. Eichhorn F, Klotz LV, Bischoff H, Thomas M, Lasitschka F, Winter H, et al. Neoadjuvant anti-programmed death-1immunotherapy by pembrolizumab in resectable nodal positive stage II/ IIIa non-small-cell lung cancer(NSCLC)：the NEOMUN trial. BMC Cancer. 2019；19(1):413.

37. Shu CA, Grigg C, Chiuzan C, Garofano RF, Patel V, Hernandez S, et al. Neoadjuvant atezoli- zumab + chemotherapy in resectable non-small cell lung cancer(NSCLC). J Clin Oncol. 2018；36(Suppl 15):8532.

38. Bar J, Urban D, Ofek E, Ackerstein A, Redinsky I, Golan N, et al. Neoadjuvant pembroli-zumab(pembro)for early stage non-small cell lung cancer(NSCLC)：updated report of a phase I study, MK3475-223. J Clin Oncol. 2019；37(Suppl 15):8534.

第 18 章

加速康复计划能否改善肺叶切除术的结局?

Linda W. Martin and Reza J. Mehran

1 引言

支气管肺癌的手术治疗常伴发并发症,无论手术如何进行,选择开胸或者保留肌肉的开胸,单孔或多孔的腔镜手术,还是机器人辅助手术,发生并发症的风险都较高,严重的会危及生命。手术的目的是彻底切除肿瘤和所有可能受累的淋巴结区域,无论选择哪种切口入路都存在风险。疼痛是一种常见的术后并发症,传统的疼痛管理策略是使用麻醉药物。麻醉药物的副作用是影响术后顺利恢复的一个重要且复杂的因素[1]。任何减少肺部手术相关疼痛的做法都将改善术后结果。手术后加速康复是一套策略,旨在减轻外科手术相关的心理和生理压力,缩短患者围手术期恢复过程[2]。加速康复一方面是为了减轻疼痛,另一方面还要消除手术后的疼痛,无论手术切口有多大。本章的目的是回顾术后的加速康复路径(ERP)的操作,特别是疼痛管理模块的应用,并根据文献中的最新证据描述疼痛对围手术期结果的影响。

2 检索策略

通过 Pubmed 检索从 2016 年 1 月到 2019 年 10 月以英文发表的关于肺切除术后加

L. W. Martin(✉)
Thoracic Cardiovascular Surgery, University of Virginia, Charlottesville, VA, USA
e-mail: Lm6yb@virginia.edu

R. J. Mehran
Thoracic and Cardiovascular Surgery, The University of Texas MD Anderson Cancer Center, Houston, TX, USA
e-mail: Rjmehran@mdanderson.org

速康复的相关文献（表 18.1）。检索式使用（（"enhanced recovery"[Title/Abstract] OR "ERAS"[Title/Abstract]）AND "thoracic" AND "english"[Language]）。共检索到 262 篇相关文献，排除心脏手术或食管手术等未涉及肺切除术的 188 篇文献，及 20 篇社论和评论，剩余 52 篇文献。其中，9 篇文献因没有具体研究加速康复，也被排除，增加一篇印刷中的文献，共纳入 46 篇文献。对这 46 篇文献的摘要进行回顾后，28 篇论文被排除，原因包括（1）为总结或叙述性文章，（2）与本章规定的观察结果无关，以及（3）文章质量与北美标准不符。我们的分析包括 2 项随机对照试验、9 项双向性队列研究、2 项前瞻性队列研究、1 项回顾性队列研究、1 个指南、1 篇系统综述和 2 篇综述文章，使用 GRADE 系统对数据进行分类。

表 18.1　用于文献检索的 PICO 格式术语

P（患者）	I（干预）	C（对照）	O（结局）
行肺切除术的肿瘤患者	加速康复路径	标准康复路径 [a]	死亡率 因并发症再住院率 报告的结局指标 疼痛评分 阿片类药物使用 继续进行肿瘤治疗 住院时间 费用

[a] 在一些情况下，对两组均进行加速康复路径干预进行比较

3　结果

最近发表的指南详细描述了胸科手术 ERP 的每个组成部分，并提供了证据和建议 [3]。表 18.2 总结了按上述方法检索到的相关研究。

"快速恢复"理念已经有 20 ~ 30 年的历史了。减少护理服务过程中的易变性有实际应用价值。"加速康复"是这一概念的更新版，总体目标是减少手术的心理和生理应激，实现短期内躯体的稳态，并尽快恢复正常的功能，而且更多关注的是康复的质量，而不是速度。近年加速康复越来越受到重视。首先，由于阿片类药物的滥用，对控制阿片类药物使用的关注激发了人们对 ERP 的兴趣。其次，减少住院时间（LOS）、并发症发生率、费用和再住院率也是考虑实施 ERP 的进一步动机。

表 18.2 加速康复在肺切除术中应用的相关研究

作者（年份）	研究设计	患者	结局	非 ERP	ERP	证据质量
Ansari（2016）[19]	RCT，盲法	择期肺切除	比较高流量吸氧与不进行高流量吸氧的 6 分钟步行试验	标准流量吸氧：中位住院时间 4 天	高流量吸氧：中位住院时间更短（2.5 天，P=0.03）患者满意度更高	低（没有对 ERP 组成部分进行对比研究）
Scarci（2016）[8]	前后对比	择期肺切除	住院时间，患者满意度	住院时间 11.7 天 ICU 比例 12.9%	住院时间 5.2 天 ICU 比例 5.8%	低
Brunelli（2017）[12]	前后对比	VATS 肺段切除术或肺叶切除术	术后结局	30 天死亡率 90 天死亡率 住院时间 再住院率	一致	低（ERP 干预极少）
Paci（2017）[4]	前后对比	择期肺癌手术	并发症及费用	总体并发症发生率 52% 肺部并发症发生率 34%	总体并发症发生率 32% 肺部并发症发生率 16% 社会成本减少 4396 加元	中
Gonzalez（2018）[6]	前后对比	恶性肿瘤 VATS 肺段切除术或肺叶切除术	住院时间，再住院率，并发症，总费用	中位住院时间 7 天 肺部并发症发生率 38% 总体并发症发生率 48%	中位住院时间 4 天 肺部并发症发生率 16% 总体并发症发生率 24% 平均费用减少 3686 法郎	中
Huang（2018）[10]	前后对比	单孔 VATS 肺切除术	住院时间，并发症	住院时间 8.7 天	住院时间 6.6 天	中
Khandhar（2018）[11]	前后对比	VATS 肺叶切除术	术后早期下床依从性，并发症发生率	中位住院时间 2 天	中位住院时间 1 天 61.5% 实现术后早期下床	低
Kim（2018）[13]	回顾性队列	VATS 肺切除术	出院后阿片类药物使用	无对照组	所有患者均使用阿片类药物，但是仅 10% 使用了二级管制麻醉药物	低
Martin（2018）[9]	前后对比	VATS 或开胸	手术结局，费用，住院时间，阿片类药物使用	VATS：MME 86mg；开胸：中位住院时间 6 天，MME 130mg	VATS：MME 22mg，住院时间相似，补液量更少，总费用更低，并发症发生率、疼痛评分相似 开胸：中位住院时间 4 天，MME 54mg，补液量更少，总费用更低，并发症发生率、疼痛评分相似	中

续表

作者（年份）	研究设计	患者	结局	非 ERP	ERP	证据质量
Rogers（2018）[7]	前瞻性队列	肺癌手术	ERP 依从性	低依从性，并发症发生率 50%	高依从性，并发症发生率 20%	中
Van Haren（2018）[5]	前后对比	肺癌手术	并发症，住院时间	肺部并发症发生率 28.7% 心脏并发症发生率 18.1% 中位住院时间（开胸）5 天	肺部并发症发生率 19.9% 心脏并发症发生率 12.3% 中位住院时间（开胸）4天 再住院率相似	中
Zejun（2018）[18]	RCT	VATS 肺叶切除术，硬膜外镇痛对比 PCA	疼痛评分，手术结局，恢复排气时间	PCA	硬膜外镇痛 术后疼痛评分更低 0～2 恢复排气时间缩短 10h 住院时间无差异	低
Krebs（2019）[20]	前瞻性队列	VATS 肺叶切除术对比开胸肺叶切除术	住院时间，阿片类药物使用，疼痛评分，手术结局	VATS： 住院时间 4 天 MME 33.2 中位淋巴结清扫个数：9 新辅助治疗 0 再住院率 1.4% 输血比例 0	开胸： 住院时间 4 天 MME 30.8 中位淋巴结清扫个数：13 新辅助治疗 22%，肺癌分期比 VATS 晚 再住院率 17% 手术相关输血比例 3.4%	中
Nelson（2019）[22]	前后对比	淋巴结阳性或肿瘤 > 5cm 的 I～II 期 NSCLC 直接手术切除	辅助化疗	40% 接受了辅助化疗，平均术后 60 天开始辅助化疗	62% 接受了辅助化疗，平均术后 40 天开始辅助化疗	中

RCT：随机对照试验；VATS：电视辅助胸腔镜手术；PCA：患者自控镇痛；NSCLC：非小细胞肺癌；ERP：加速康复路径；ICU：重症监护室；MME：吗啡毫克当量

3.1　并发症发生率，住院时间，再住院率，费用

　　有 4 篇文献显示并发症发生率降低，总体以及肺部或心脏并发症减少 30%～50%[4-7]。有 6 项研究显示住院时间缩短[5, 8, 9]，其中有 3 篇文献讨论了 ERP 对 VATS 术后的影响[6, 10, 11]。有一项研究显示 ERP 对 VATS 术后住院时间无显著影响，但是该研究中 ERP 组的干预措施与对照组相比差别很小[12]。开胸患者的住院时间有更大的改善空间，既往研究显示开胸患者的住院时间显著长于 VATS 患者。另外，已有的数据也支持在 VATS 人群中

实施 ERP 可缩短住院时间。有 3 篇研究显示 ERP 对再住院率无显著影响 [5, 9, 12]，这提示通过 ERP 实现的早期出院并不会导致再住院率升高。随着 ERP 的不断完善，我们希望住院时间进一步缩短，同时也能降低再住院率。

有 3 项研究显示 ERP 能降低费用，无论是医院成本 [6, 9] 还是社会成本 [4]。目前有来自 3 个不同国家的相关数据正在逐渐完善。降低成本的主要原因可能是缩短了住院时间。目前通过 ERP 实现降低成本的目标还不明确，建议各个机构可以跟踪费用情况，并与历史数据进行比较。

3.2 减少阿片类药物使用

一项研究显示，与未采用 ERP 且主要通过患者自控镇痛和胸段硬膜外麻醉的方案相比，ERP 显著减少了（60% ～ 75%）阿片类药物的使用，并且疼痛评分相似 [9]；另一项未设置对照组的研究显示，联合 ERP 组的二级管制麻醉药物使用率较低（10%）[13]。避免使用阿片类药物有助于将嗜睡、呼吸抑制、恶心和便秘等副作用降至最低，这些副作用都不符合加速康复的原则。近年来，美国因吸毒过量而导致的死亡率惊人，手术疼痛如何影响患者上瘾率的问题引起了人们的关注。多达 14% ～ 24% 的既往未服用阿片类药物的胸部手术患者在术后 90 天仍被开具麻醉剂处方 [14]，相比之下，大多数其他类型的择期手术患者中这一比例约为 3%[15]。我们希望 ERP 能在成功控制围手术期疼痛的基础上减少阿片类药物使用，从而降低患者对阿片类药物的依赖，但是到目前为止还没有文献可以在这一方面进行评估。最后，目前有数据显示阿片类药物对癌症预后有不良影响 [16]，其机制可能是会对癌症细胞的有丝分裂产生一定的影响 [17]，这也是在胸部肿瘤手术中减少阿片类药物使用的另一个原因。

3.3 其他结果

一些研究对采用 ERP 患者的具体结果进行了亚组分析。一项研究中比较了患者自控镇痛和硬膜外镇痛，发现硬膜外镇痛效果更好 [18]。然而，这不是减少阿片类药物使用的途径，该研究没有很好地描述 ERP 的其他组成部分。另一项研究考察了在 ERP 情况下使用高流量氧气，并指出高流量吸氧患者的住院时间更短，但研究主要终点 6 分钟步行试验结果没有变化 [19]。有观点认为，VATS 和开胸术后恢复存在差异主要是因为疼痛，有两篇文献指出通过 ERP 有效控制术后疼痛，可缩小开胸与 VATS 术后恢复上的差异，使两者达到相似的术后恢复水平 [5, 20]。虽然研究中存在选择偏倚，在开胸组病例更复杂、肿瘤分期更晚、新辅助治疗的比例更高，但是开胸与 VATS 的患者住院时间相似，均为 4 天。

ERP 还可通过其他方面影响肿瘤预后，包括继续既往计划的肿瘤治疗（RIOT）。与那些在术后康复过程中苦苦挣扎、体力评分差的患者相比，从癌症手术中迅速完全康复的患者更有可能继续进行预先设定的化疗或者放疗。并且，可及时接受推荐的完整治疗方案的患者，比如在术后 4 ～ 12 周内进行 4 个周期化疗，比延迟并仅接受 1 ～ 2 次化疗的患者预后更好[21]。Nelson 等发现，在 ERP 基础上行肺切除的患者能将接受辅助化疗的比例提高50% 以上，在 ERP 组接受全剂量化疗的比例为 62%，而非 ERP 组仅为 40%，而且 ERP 组的辅助化疗时间也提前了两周[22]。此外，可以接受辅助化疗的比例在微创和开胸之间相似。

3.4　局限性

评估 ERP 干预的证据质量存在一定的局限性。加速康复计划的实施需要整个医疗机构的认可，因为它会影响患者围手术期的各个阶段。因为几乎每个与患者接触的医务人员都参与到 ERP 中，所以很难真正使干预措施随机化。由于这些限制因素，大多数关于ERP 的研究都是将实施前与实施后进行比较。虽然这会影响数据评估的传统效力，但这是我们目前可采用的最好的方式。

不同医疗机构之间的 ERP 组成也存在巨大差异。在涉及的研究中，有几个 ERP 根本没有关注阿片类药物使用是否减少。在一些研究中，患者教育也是比较随意的。Rogers等认为 ERP 涵盖并有效执行的要素数量会影响 ERP 的结果[7]。尽管做出了一些努力，但目前还不能挑出 ERP 的哪些组成部分影响最大或成本效益最高。

最后，当患者的预后随着 ERP 的发展而受到密切关注时，可能会出现霍桑效应。任何对质量和结果的关注都可能仅仅因为成为研究对象而出现结局的改善，而不是因为ERP 干预本身。在我们看来，如果发生这种情况，就不应单纯认为是 ERP 的成功。

4　结论与建议

我们建议在胸外科实施 ERP，系统全面的 ERP 可以减少阿片类药物使用，尽快继续计划的肿瘤治疗，缩短住院时间，降低费用。有几项研究显示 ERP 有更低的并发症发生率，并有助于将患者护理中的易变性降至最低。患者进行 ERP 的风险很低，但有较大机会改善结局、降低费用以及减少阿片类药物使用。另外，应该对现有的指南和康复项目进行全面审查来为各个医疗机构量身定制 ERP，并且需要建立多学科团队以成功实施 ERP。此外，像 STS 和 NSQIP 之类的数据库应该纳入是否实施 ERP 的信息，因为这是一个可以影响结局的不可测量的因素。

> **推荐**
>
> ● 建议在胸外科实施 ERP（证据质量中，强推荐）。

5　个人观点

ERP 是近年来我们在胸外科实践中最重要的发展之一。ERPs 可改善肺部手术后的短期结果并降低成本，还可以通过改善 RIOT 和减少阿片类药物的使用来影响癌症预后。

启动 ERP 需要齐心协力，不能只由外科医生来完成。强烈建议在电子病历系统中纳入 ERP 数据收集和自动标记功能，以允许跟踪结果、疼痛评分、液体平衡、阿片类药物使用和费用。ERP 是一个反复更新的过程，应该每 3～6 个月审查一次，而且应该意识到方案会不断改进，并对相关人员进行培训。如果不对结果进行跟踪，ERP 方案的调整将会变得非常困难。由于 ERP 的实施会为医疗机构节省大量成本，因此在发展 ERP 中投入人力和物力是有经济效益的。在弗吉尼亚大学，5 年内对 9 个专科共 5600 多例患者实施 ERP，为医院带来了 960 万美元的额外收入，而人力和资源的投资为 153 万美元。

最后讨论一下关于疼痛控制的方法，虽然这不是本章的主要关注点，但在设计 ERP 时是一个关键的考虑因素。许多文献建议将硬膜外镇痛作为 ERP 的一部分用于疼痛控制。我们认同区域麻醉是可采用的，但我们机构已经完全取消了硬膜外镇痛的使用，改为进行长效的肋间神经阻滞，到目前我们机构已在数千例患者中使用了这种方法。避免硬膜外镇痛有助于及早拔除导尿管和动脉导管，并有助于减少静脉输液，因为由硬膜外镇痛导致的低血压将不会发生，而且硬膜外镇痛还会使患者多一根限制活动的管路。目前有可信的数据显示相比于硬膜外镇痛，使用脂质体布比卡因进行神经阻滞的效果更好 [23, 24]。我们认为神经阻滞的时机和方法对疗效至关重要，而关于不支持脂质体布比卡因肋间神经阻滞的研究没有使用一致或有效的方法。

参考文献

1. Clarke H, Soneji N, Ko DT, Yun L, Wijeysundera DN. Rates and risk factors for prolonged opioid use after major surgery：population based cohort study. BMJ. 2014；348:g1251.

2. Ljungqvist O, Scott M, Fearon KC. Enhanced recovery after surgery：a review. JAMA Surg. 2017；152(3):292–8.

3. Batchelor TJP, Rasburn NJ, Abdelnour-Berchtold E, et al. Guidelines for enhanced recovery after lung surgery：recommendations of the Enhanced Recovery After Surgery(ERAS(R))Society and the European Society of Thoracic Surgeons(ESTS). Eur J Cardiothorac Surg. 2019；55(1):91–115.

4. Paci P, Madani A, Lee L, et al. Economic impact of an enhanced recovery pathway for lung resection. Ann Thorac Surg. 2017；104(3):950–7.

5. Van Haren RM, Mehran RJ, Mena GE, et al. Enhanced recovery decreases pulmonary and car- diac complications after thoracotomy for lung cancer. Ann Thorac Surg. 2018；106(1):272–9.

6. Gonzalez M, Abdelnour-Berchtold E, Perentes JY, et al. An enhanced recovery after surgery program for video-assisted thoracoscopic surgery anatomical lung resections is cost-effective. J Thorac Dis. 2018；10(10):5879–88.

7. Rogers LJ, Bleetman D, Messenger DE, et al. The impact of enhanced recovery after surgery(ERAS) protocol compliance on morbidity from resection for primary lung cancer. J Thorac Cardiovasc Surg. 2018；155(4):1843–52.

8. Scarci M, Solli P, Bedetti B. Enhanced recovery pathway for thoracic surgery in the UK. J Thorac Dis. 2016；8(Suppl 1):S78–83.

9.　Martin LW, Sarosiek BM, Harrison MA, et al. Implementing a thoracic enhanced recovery program：lessons learned in the first year. Ann Thorac Surg. 2018；105(6):1597–604.

10.　Huang H, Ma H, Chen S. Enhanced recovery after surgery using uniportal video-assisted tho- racic surgery for lung cancer：a preliminary study. Thorac Cancer. 2018；9(1):83–7.

11.　Khandhar SJ, Schatz CL, Collins DT, et al. Thoracic enhanced recovery with ambulation after surgery：a 6-year experience. Eur J Cardiothorac Surg. 2018；53(6):1192–8.

12.　Brunelli A, Thomas C, Dinesh P, Lumb A. Enhanced recovery pathway versus standard care in patients undergoing video-assisted thoracoscopic lobectomy. J Thorac Cardiovasc Surg. 2017；154(6):2084–90.

13.　Kim MP, Chan EY, Meisenbach LM, Dumitru R, Brown JK, Masud FN. Enhanced recov- ery after thoracic surgery reduces discharge on highly dependent narcotics. J Thorac Dis. 2018；10(2):984–90.

14.　Brescia AA, Harrington CA, Mazurek AA, et al. Factors associated with new persistent opioid usage after lung resection. Ann Thorac Surg. 2019；107(2):363–8.

15.　Brummett CM, Waljee JF, Goesling J, et al. New persistent opioid use after minor and major surgical procedures in US adults. JAMA Surg. 2017；152(6):e170504.

16.　Nelson DB, Cata JP, Niu J, et al. Persistent opioid use is associated with worse survival after lobectomy for stage I non-small cell lung cancer. Pain. 2019；160(10):2365–73.

17.　Lennon FE, Mirzapoiazova T, Mambetsariev B, et al. The Mu opioid receptor promotes opi- oid and growth factor-induced proliferation, migration and Epithelial Mesenchymal Transition(EMT)in human lung cancer. PLoS One. 2014；9(3):e91577.

18.　Zejun N, Wei F, Lin L, He D, Haichen C. Improvement of recovery parameters using patient- controlled epidural analgesia for video-assisted thoracoscopic surgery lobectomy in enhanced recovery after surgery：A prospective, randomized single center study. Thorac Cancer. 2018；9(9):1174–9.

19.　Ansari BM, Hogan MP, Collier TJ, et al. A randomized controlled trial of high-flow nasal oxygen(Optiflow)as part of an enhanced recovery program after lung resection surgery. Ann Thorac Surg. 2016；101(2):459–64.

20.　Krebs ED, Mehaffey JH, Sarosiek BM, Blank RS, Lau CL, Martin LW. Is less really more? Reexamining video-assisted thoracoscopic versus open lobectomy in the setting of an enhanced recovery protocol. J Thorac Cardiovasc Surg. 2019；

21.　Aloia TA, Zimmitti G, Conrad C, Gottumukalla V, Kopetz S, Vauthey JN. Return to intended oncologic treatment(RIOT)：a novel metric for evaluating the quality of oncosurgical therapy for malignancy. J Surg Oncol. 2014；110(2):107–14.

22.　Nelson DB, Mehran RJ, Mitchell KG, et al. Enhanced recovery after thoracic surgery is asso- ciated with improved adjuvant chemotherapy completion for non-small cell lung cancer. J Thorac Cardiovasc Surg. 2019；158(1):279–286.e271.

23.　Rice DC, Cata JP, Mena GE, Rodriguez-Restrepo A, Correa AM, Mehran RJ. Posterior inter- costal nerve block with liposomal bupivacaine：an alternative to thoracic epidural analgesia. Ann Thorac Surg. 2015；99(6):1953–60.

24.　Martin LW, Mehran RJ. Intercostal nerve blockade for thoracic surgery with liposomal bupi- vacaine：the devil is in the details. J Thorac Dis. 2019；11(Suppl 9):S1202–5.

第 19 章

肺功能良好的 I 期 NSCLC 患者中手术与 SBRT 的比较

Chase Corvin and Mark K. Ferguson

1 引言

虽然肺癌仍然是美国癌症死亡的主要原因，但 National Lung Screening 试验结果显示低剂量 CT 筛查的普及能在早期发现肺癌，为患者提供了更大的治愈机会。此外，预计 2010 年至 2030 年间，美国老龄化人口的肺癌发病率将增加 52%，为早期肺癌提供有效和可负担的医疗是首要关注的问题 [1]。对于这些患者来说，还不确定哪些治疗方法是最好的，因为他们经常患有较多的心肺等方面的其他内科疾病。对于能进行手术的患者，肺叶切除术是治疗 I 期非小细胞肺癌（NSCLC）的标准术式。对于那些由于心肺功能不佳或存在合并症而不适合手术的患者，立体定向放疗（SBRT）提供了一种可行且有效的替代方案，具有较好的局部控制效果。然而，在肺功能良好的患者中，选择手术还是 SBRT 仍存在争议。本章拟比较手术切除和 SBRT 对可手术的 I 期 NSCLC 患者的远期结局的影响。

2 检索策略

通过 OVID Medline 数据库对 2009 年 8 月到 2019 年 8 月期间发表的英文文献进行检索，使用的 MESH 关键词包括 "carcinoma"，"non-small-cell lung" 以及 "thoracic surgery"，"video-assisted" 或者 "thoracotomy" 或者 "resection" 以及 "radiosurgery"（表 19.1）。我们初步筛查到 141 篇文献，然后选出比较 SBRT 和手术切除治疗 I 期 NSCLC 的研究，得到 27 篇适合的文献。将这些文章及其相关的参考文献纳入分析。

C. Corvin · M. K. Ferguson (✉)

Department of Surgery, University of Chicago, Chicago, IL, USA

e-mail: Chase.Corvin@uchospitals.edu; mferguso@bsd.uchicago.edu

表 19.1　用于文献检索的 PICO 格式术语

P（患者）	I（干预）	C（对照）	O（结局）
可切除的 I 期 NSCLC 患者	SBRT	肺段切除术 / 肺叶切除术	总生存率 癌症特异性生存率

3　结果

3.1　手术切除

手术切除是早期 NSCLC 患者的标准治疗方法，肺叶切除术后 5 年生存率大于 80%，复发率为 7%[2, 3]。根据肺癌研究组的既往研究，T1–2N0 的 NSCLC 患者接受肺叶切除术后的肿瘤学和总体生存结局比接受亚肺叶切除术的患者要好[4]。然而，最近的研究对这些结论提出了质疑，并试图确定哪些患者适合进行肺段切除术或肺叶切除术。在日本，Okada 等开展了一项多中心非随机临床研究，结果显示对于小于 2cm 的 T1N0M0 期 NSCLC，亚肺叶切除与肺叶切除具有相似的无病生存率和 5 年总生存率，即使该研究并不是一项非劣效性研究。而且，亚肺叶切除可使患者有更好的术后肺功能[5]。Nakamura 和 Zhao 等最近的两项回顾性分析也表明，与 I 期 NSCLC 进行 VATS 肺叶切除术相比，VATS 肺段切除术并不会导致更差的总体生存率和无复发生存率[2, 6]。目前，有两项比较肺叶切除与亚肺叶切除的随机对照临床试验已经完成患者入组，并处于随访阶段。CALGB 14053 是一项多中心随机非劣效试验，预计将于 2021 年 3 月完成，该试验在 ≤ 2cm 的周围型 NSCLC 患者中将亚肺叶切除术（肺段切除或楔形切除）与肺叶切除术进行比较[7]。早期结果显示，二者的围手术期并发症发生率和死亡率没有差别，目前正在等待长期随访结果[8]。JCOG0802/WJOG4607L 也是一项在日本进行的 III 期随机非劣效性临床试验，在 ≤ 2cm 的周围型 NSCLC 患者中将肺段切除与肺叶切除进行比较，预计末次随访时间在 2020 年 8 月[9]。最后，STEPS 试验于 2016 年 1 月在中国开始招募患者，这是一项 III 期多中心随机试验，比较 ≥ 70 岁的 I 期周围型 NSCLC 患者行亚肺叶切除术和肺叶切除术的疗效[10]。

虽然肺叶切除术仍然是 I 期 NSCLC 可手术患者的标准术式，但通过这些正在进行的临床试验可能会发现，肺段切除术提供了一个具有相似结果的选择，同时保留了肺实质，改善了术后肺功能。另一方面，楔形切除术与较差的肿瘤学结局和总体预后相关，但也可能适用于某些特定人群，比如体力评分差或存在多种合并症的患者（表 19.2）[11]。

3.2　放射治疗

在立体定向放疗（SBRT），即立体定向消融放疗（SABR）应用于临床之前，由于心肺功能不佳或存在合并症而不适合手术的患者几乎没有其他治疗选择。他们通常接受常规的放疗或观察，但预后均较差。在一项针对不适合手术的 I 期 NSCLC 患者的回顾性研究中，McGarry 等发现仅接受观察的患者与接受放疗的患者的中位生存率没有显著差异[12]。常规放疗后的 3 年总生存率和癌症特异性生存率分别只有 34% 和 39%[12, 13]。SBRT 使用低分割放疗提供较小的照射体积，可在较短的疗程内达到较高的局部每日剂量[14]。因此，它已经成为手术的一种可行的替代方案，提高了不适合手术患者的肿瘤控制率和生存率（表 19.3）。

表 19.2　手术切除的相关研究

作者	时间	研究类型	治疗	病例数	总生存率	癌症特异性生存率	无病生存率	30 天死亡率	复发率	中位随访时间（年）	证据质量
Ginsberg[4]	1982 - 1988	前瞻性随机试验	肺叶切除	125	5 年 70%	-	-	1.6%	5 年 18%	4.5	中
			亚肺叶切除	122	5 年 61%	-	-	0.8%	5 年 31%		
Okada[5]	1992 - 2001	前瞻性非随机试验	亚肺叶切除	305	5 年 90%	-	5 年 86%	0.3%		6.0	低
			肺叶切除	262	5 年 90%	-	5 年 83%	0		5.9	
Smith[11]	1998 - 2006	回顾性多中心研究	肺段切除	704	HR 0.80ª	HR 0.72ª	-		-		低
			楔形切除	2821							
Nakamura[2]	2000 - 2010	回顾性单中心研究	肺叶切除	289	5 年 82%	-	-	-	5 年 18%	4.5	低
			肺段切除	38	5 年 87%	-	-	-	5 年 8%	2.4	
			楔形切除	84	5 年 55%	-	-	-	5 年 16%	2.2	
Zhao[6]	2009 - 2012	回顾性单中心研究	肺叶切除	138	-	1 年 100%	-	0	1 年 4%	0.9	低
			肺段切除	36	-	1 年 100%	-	2.8%	1 年 3%	0.9	

ª 肺段切除风险更低

　　一些试验已经成功证明 SBRT 可用于不能手术的 I 期 NSCLC 患者。在荷兰和美国同时进行的前瞻性研究中发现，I 期 NSCLC 患者接受 SBRT 治疗后的 3 年总生存率为 43% ~ 60%。SBRT 后主要的不良反应发生率为 10% ~ 30%，中央型肿瘤不良反应的发生率较高[14 - 18]。因此，后来的放射治疗肿瘤学小组（RTOG）0236 临床试验只纳入距离近端支气管树 2cm 以上的肿瘤患者，发现 3 年总生存率为 56%。虽然在这项研究中肿瘤的局部控制在可接受的范围内，但 22% 的患者出现了远处转移[19]。这种较高的远处转移发生率在其他的 SBRT 相关试验中也得到了证实，这表明在这些不能手术的 I 期 NSCLC 患者中可能还需要其他的辅助治疗[14]。

表 19.3　放疗的相关研究

作者	时间	研究类型	治疗	病例数	中位生存时间（月）	总生存率	癌症特异性生存率	无病或无进展生存率	局部控制率	复发/进展率	毒副作用（严重）	平均随访时间（年）	证据质量
McGarry[12]	1994–1999	回顾性单中心研究	RT	36	20	–	43%	–	–	–	–	–	低
			观察	49	14	–	53%	–	–	–	–	–	
Baumann[15]	2003–2005	前瞻性 II 期试验	SBRT	57	40.6	3 年 60%	3 年 88%	3 年 52%	3 年 92%	3 年 24%	30%	2.9	中
Timmerman RTOG 0236[16]	2004–2006	前瞻性 II 期试验	SBRT	55	48.1	3 年 56%	–	3 年 48%	3 年 98%	3 年 26%	16%	2.9	中
Nagata JCOG 0403[14]	2004–2008	前瞻性 II 期试验	SBRT—可手术	64	–	3 年 77%		3 年 55%	3 年 85%	3 年 38%	8%	5.6	中
			SBRT—不能手术	100	–	3 年 60%		3 年 50%	3 年 87%	3 年 31%	12%	3.9	
Fakiris[17]	2008	前瞻性 II 期试验	SBRT	70	32.4	3 年 43%	3 年 82%	–	3 年 88%	3 年 21%	16%	4.2	中
Timmerman RTOG 0618[18]	2007–2010	前瞻性 II 期试验	SBRT	31	55.2	4 年 56%	–	4 年 57%	4 年 96%	4 年 27%	12%	4.0	中

最近有研究评估了潜在的可手术的 I 期 NSCLC 患者行 SBRT 的疗效。在日本的临床肿瘤学小组（JCOG）0403 研究中，可手术患者的 3 年总生存率为 77%，而不能手术患者的 3 年总生存率为 60%[14]。前瞻性多中心临床试验 RTOG 0618 观察了在周围型 I 期 NSCLC 且至少能耐受亚肺叶切除的患者中进行 SBRT 的疗效，发现 4 年总生存率和无病

生存率分别为 56% 和 57%，远处转移率仅为 12%[18]。基于这些研究，SBRT 显然为不能手术和拒绝手术的患者提供了一个好的选择，与观察或常规放疗相比，SBRT 的生存率要高得多。

3.3 手术 *vs* 放疗

虽然手术切除和放疗都可用于 I 期 NSCLC 患者，但它们的疗效对比尚不清楚。支持 SBRT 治疗的理由包括较低的治疗相关死亡率和并发症发生率，在门诊就可以治疗，SBRT 后肺功能损失少，与手术切除相比费用较低[20-23]。SBRT 的治疗相关死亡率不到 0.5%，而手术切除的死亡率为 1% ～ 2%[4, 24]。周围型肿瘤行 SBRT 主要的毒副作用（3 级或更高）的发生率为 12% ～ 16%，与 VATS 16% 的并发症发生率相当；然而，开胸手术的并发症发生率为 31%[17-19, 25]。另一方面，手术治疗有更准确的病理分期，据报道有 16% ～ 33% 的患者术后分期升期，这为术后辅助治疗提供更好的决策依据[26-29]。肺叶切除与肺段切除除了能切除原发病灶外，还可以清扫淋巴结区域，这可能会比 SBRT 有更好的局部控制率。

为了确定哪种治疗方法能提供更好的总生存率、癌症特异性生存率和较低的并发症发生率，有三项随机对照试验 STARS、ROSEL 和 ACOSOG Z4099 招募患者进行研究[30-32]。不幸的是，由于病例数增长缓慢，三项临床试验提前结束。有多个团队已经对这些试验的数据进行了分析，其中 Chang 等从 STARS 和 ROSEL 的合并数据中发现，SBRT 的 3 年总生存率明显好于手术切除，分别为 95% 和 79%，但二者在无复发生存率方面无显著差异，分别为 86% 和 80%。但是，进行单独分析时，仅在 STARS 试验中观察到二者在患者总生存率的差异，而在 ROSEL 试验中没有差异[33]。因结果显示 SBRT 相比于手术在总生存率方面疗效相当，甚至有潜在额外获益，使得这项研究广受质疑。有学者强调，这项研究基于两项非劣效性临床研究，这两项临床试验招募的患者数量仅达到预期需要纳入来证明非劣效性患者数量的 4%（22/960 以及 36/1030）。因此，分析的样本不够多，从而不足以充分识别不良事件或比较两种治疗方式的潜在差异，其结果也不能推广到更大的患者人群。所以，此试验和类似研究的有效性应该受到质疑，不能用来指导临床实践[30, 31, 33-35]。

在没有任何完整的随机临床试验结果的情况下，许多学者试图通过回顾性研究来回答 SBRT 是否能与手术切除效果相似。然而，从既往经验来看，大多数接受 SBRT 的患者是由于存在合并症或心肺功能不佳而不适合手术，这也是导致 SBRT 疗效更差的原因。为了解释是否是这些差异影响结果，许多研究利用倾向性评分匹配来寻找可比较的手术和 SBRT 患者。例如，Crabtree 等采用了配对比较，发现无论手术方式如何，术后 3 年的总生存率和无病生存率都有显著优势[26]。但是，在解读这些研究的结果时，有一个关键问题在于分析时是否将肺段切除和楔形切除归类在一起，因为两者的结局可能存在差异。Smith 等通过回顾性研究发现，与楔形切除术相比，肺段切除术有更好的总生存率和癌症特异性生存率，尽管 70 岁以上患者的总生存率无显著差异[11]。这可能与切缘状态、淋巴结采样站数以及淋巴结分期有关[36]。因此，目前研究分析的重点都是在比较 SBRT 与特定的手术切除方式，包括肺叶切除术、肺段切除术和楔形切除术的比较。

有一些学者在早期 NSCLC 患者中回顾性比较了肺叶切除术和 SBRT。在大部分研究中，比如 Bryant 等和 Hamaji 等的研究，发现肺叶切除术有更好的总生存率（69% *vs* 37%）和癌症特异性生存率（84% *vs* 57%），而 SBRT 与更高的全因死亡率和癌症特异性死亡率相关（HR 1.38，1.45）[24, 37]。Robinson 等也发现了肺叶切除术能提高总生存率，但是在癌症特异性生存率上没有差异[28]。根据目前现有证据，对于 I 期 NSCLC 患者，肺叶切除术比 SBRT 有更高的总生存率，以及可能更高的癌症特异性生存率。

对于亚肺叶切除术的结果还不太清楚。尽管肺段切除术和楔形切除术的结果可能不同，但很多回顾性研究在比较 SBRT 和亚肺叶切除术时将两者归类在一起[2, 6, 11, 36]。这些研究的结果已列在表 19.4 中，包括 Matsuo 等，Bryant 等以及 Chen 等的研究。然而，当肺段切除术和楔形切除术与 SBRT 单独比较时，研究人员确实发现，对于 I 期 NSCLC 患者，采用肺段切除术确实有更好的总生存率和癌症特异性生存率。通过分析 Surveillance, Epidemiology, and End Results（SEER）数据库，发现 SBRT 比肺段切除术有更差的生存率和癌症特异性生存率（HR 1.55），但是与楔形切除术相比无显著差异[38]。

表 19.4　比较手术与 SBRT 的相关研究

作者	时间	研究类型	治疗	病例数	总生存率	癌症特异性生存率	无病或无进展生存率	平均随访时间（年）	证据质量
Bryant[24]	2006 - 2015	回顾性研究	肺叶切除	2986	5 年 70%			2.9	低
			亚肺叶切除	634	5 年 56%			2.6	
			SBRT	449	5 年 44%			1.5	
Chang[33]	2008 - 2013	合并分析	肺叶切除	27	3 年 79%		3 年 80%	2.9	低
			SBRT	31	3 年 95%		3 年 86%	3.3	
Crabtree[26]	2004 - 2010	回顾性单中心研究	手术	458	3 年 68%		3 年 65%	2.8	低
			SBRT	151	3 年 52%		3 年 47%	2.0	
Grills[39]	2003 - 2008	回顾性单中心研究	楔形切除	69	2.5 年 87%	2.5 年 94%		2.5	低
			SBRT	58	2.5 年 72%	2.5 年 93%		2.5	
Hamaji[37]	2003 - 2009	回顾性单中心研究	肺叶切除	413	5 年 69%	5 年 84%		4.8	低
			SBRT	104	5 年 37%	5 年 57%		3.6	
Matsuo[43]	2003 - 2009	回顾性单中心研究	亚肺叶切除	65	5 年 56%			5.3	低
			SBRT	115	5 年 40%			6.7	
Nakaga-wa[42]	2001 - 2011	回顾性多中心数据库	手术	183	5 年 68%			3.4	低
			SBRT	35	5 年 44%			3.8	

续表

作者	时间	研究类型	治疗	病例数	总生存率	癌症特异性生存率	无病或无进展生存率	平均随访时间（年）	证据质量
Palma[40]	2005 - 2007	回顾性研究	手术	60	3年60%			3.6	低
			SBRT	60	3年42%			3.6	
Port[27]	2001 - 2012	回顾性研究	楔形切除	76	3年87%		3年88%	2.9	低
			SBRT	23	3年75%		3年72%	2.9	
Robin-son[28]	2004 - 2008	回顾性单中心研究	肺叶切除	260	4年64%	4年81%		4.3	低
			SBRT	78	4年30%	4年75%		4.2	
Wang[44]	2002 - 2010	回顾性研究	手术	104	5年77.5%	5年73%	5年58%	5.2	低
			SBRT	74	5年44.6%	5年58%	5年27%	5.2	

另一方面，楔形切除术与 SBRT 相比是否有生存获益仍不是很清楚。有回顾性分析比较 SBRT 和楔形切除术发现，虽然总生存率有显著差异（楔形切除为87%，SBRT 为72%），但癌症特异性生存率分别为94% 和93%，二者没有显著差异。但是，这两组患者之间合并症指数和年龄有显著差异，这可能会使总生存率结果存在偏差，表现出有利于楔形切除术的结果 [39]。Port 等发现 SBRT 和楔形切除术相比在3年生存率上没有显著差异，但是楔形切除术有更好的无复发生存率 [27]。是否患者接受 SBRT 比楔形切除术有更多的获益还需要进一步的研究来确定。

对于可手术的 I 期 NSCLC 患者，与 SBRT 相比，肺叶切除术和肺段切除术似乎提供了更好的治疗结果，而楔形切除术的结果可能与 SBRT 相似。相较于 SBRT，患者从手术中的获益可能会因患者的合并症和总体预期寿命的不同而有所不同。有几项针对老年患者的研究显示，他们往往身体虚弱，总体预期寿命较低，这些研究发现，选择手术的患者术后30天和6个月的死亡率较高，但6个月后的生存率和局部控制率较高 [40, 41]。在这些患者中，选择手术还是 SBRT 也可能受肿瘤大小的影响，即使是合并症较多的老年患者，对于直径大于 2cm 的肿瘤，手术切除也能提供更好的结果 [42]。因此，对于预期寿命超过3年的患者，手术切除仍然是治疗的选择之一。对于肿瘤小于 2cm 的患者，由于合并症或虚弱等原因，其总体预期寿命不到3年，因此，考虑 SBRT 而不选择手术切除也是合理的。

4   结论与建议

对于可手术的患者，基于目前中等质量的证据，应该首先选择肺叶切除术而不是 SBRT。与 SBRT 相比，肺段切除术在临界可手术患者中能提供更好的总生存率和癌症特异性生存率，但证据质量较低。楔形切除术与 SBRT 在预后上没有显著差异，但这需要进一步的研究证实。对于肿瘤直径小于 2cm 且由于虚弱或合并症预期寿命小于3年的患者，在与患者讨论后，考虑行 SBRT 而不进行手术切除是合理的。VATS 和 SBRT 的总体并发症发生率相似，但是 SBRT 在中央型肿瘤中发生并发症的风险较高，如果接受开胸手术，也会有较高的并发症发生率。SBRT 在门诊就可以完成，而接受 VATS 的患者通常需要住院，但也仅需几天时间，其中楔形切除术甚至也可以在门诊患者中进行。目前有了更好的手术技术和术后护理，手术的相关死亡率也正在接近 SBRT。

推荐

- 对于可切除的 I 期 NSCLC，肺叶切除术是标准的治疗方式（证据质量高，强推荐）。
- 对于临界可手术的患者，病情允许时建议优先选择肺段切除术而不是 SBRT（证据质量低，弱推荐）。
- 对于因虚弱或合并症导致预期寿命有限的患者，楔形切除术和 SBRT 均可作为治疗选择，尤其是 < 2cm 的周围型肺癌（证据质量低，弱推荐）。

5　个人观点

当在临床上遇到早期的 NSCLC 患者，适宜的治疗方案取决于患者的虚弱程度、合并症和肺功能情况。如果患者总体健康且肺功能良好，应选择 VATS 肺叶切除术。对于长期吸烟导致肺功能下降或影像学表现为多发结节导致再发 NSCLC 风险很高的患者，如果肿瘤位置允许，可以考虑行 VATS 肺段切除术。最后，对于手术风险较高且因虚弱或合并症导致预期寿命缩短的手术患者，我们将与患者进行讨论，将 VATS 楔形切除术和 SBRT 作为可替代肺叶切除术或肺段切除术的治疗方案。这些患者的寿命时长可能不足以去体验肺叶切除术和肺段切除术带来的生存获益，并且面临着与治疗相关的并发症和死亡风险。

参考文献

1. Smith BD, Smith GL, Hurria A, et al. Future of cancer incidence in the United States：burdens upon an aging, changing nation. J Clin Oncol. 2009；27(17):2758–65.
2. Nakamura H, Taniguchi Y, Miwa K, et al. Comparison of the surgical outcomes of thoraco- scopic lobectomy, segmentectomy, and wedge resection for clinical stage I non-small cell lung cancer. Thorac Cardiovasc Surg. 2011；59(3):137–41.
3. Thomas P, Rubinstein L. Cancer recurrence after resection：T1N0non-small cell lung cancer. Lung Cancer Study Group. Ann Thorac Surg. 1990；49(2):242–6.
4. Ginsberg RJ, Rubinstein LV. Randomized trial of lobectomy versus limited resection for T1N0non-small cell lung cancer. Lung Cancer Study Group. Ann Thorac Surg. 1995；60(3):615–22.

5.　Okada M, Koike T, Higashiyama M, et al. Radical sublobar resection for small-sized non- small cell lung cancer：a multicenter study. J Thorac Cardiovasc Surg. 2006；132(4):769–75.

6.　Zhao X, Qian L, Luo Q, et al. Segmentectomy as a safe and equally effective surgical option under complete video-assisted thoracic surgery for patients of stage I non-small cell lung can- cer. J Cardiothorac Surg. 2013；8:116. https://doi.org/10.1186/1749-8090-8-116.

7.　ClinicalTrials.gov. Comparison of different types of surgery in treating patients with stage IA non-small cell lung cancer. Available at：https://clinicaltrials.gov/ct2/show/NCT00499330?ter m=CALGB+140503&draw=2&rank=1. Accessed 13Jan 2020.

8.　Altorki NK, Wang X, Wigle D, et al. Perioperative mortality and morbidity after sublobar versus lobar resection for early-stage non-small-cell lung cancer：post-hoc analysis of an international, randomised, phase 3trial(CALGB/Alliance 140503). Lancet Respir Med. 2018；6(12):915–24.

9.　UMIN-CTR Clinical Trial. A phase III randomised trial of lobectomy versus limited resection(segmentectomy)for small(2cm or less)peripheral non-small cell lung cancer(JCOG0802/ WJOG4607L)2009. Available at：https://upload.umin.ac.jp/cgi-open-bin/ctr_e/ctr_view.cgi?r ecptno= R000002300&type=summary&language=E. Accessed 13Jan 2020.

10.　ClinicalTrials.gov. Surgical treatment of elderly patients with cT1N0M0non-small cell lung cancer comparison between sublobar resection and lobectomy(STEPS)NCT02360761 2016. Available at： https://clinicaltrials.gov/ct2/show/NCT02360761?term=NCT02360761&draw=2&rank=1. Accessed 13Jan 2020.

11.　Smith CB, Swanson SJ, Mhango G, et al. Survival after segmentectomy and wedge resection in stage I non-small-cell lung cancer. J Thorac Oncol. 2013；8(1):73–8.

12.　McGarry RC, Song GB, des Rosiers P, et al. Observation-only management of early stage, medically inoperable lung cancer - poor outcome. Chest. 2002；121(4):1155–8.

13.　Qiao XY, Tullgren O, Lax I, et al. The role of radiotherapy in treatment of stage I non-small cell lung cancer. Lung Cancer. 2003；41(1):1–11.

14.　Nagata Y, Hiraoka M, Shibata T, et al. Prospective trial of stereotactic body radiation ther- apy for both operable and inoperable T1N0M0non-small cell lung cancer：Japan Clinical Oncology GroupStudy JCOG0403. Int J Radiat Oncol Biol Phys. 2015；93(5):989–96.

15.　Baumann P, Nyman J, Hoyer M, et al. Outcome in a prospective phase II trial of medically inoperable stage I non-small-cell lung cancer patients treated with stereotactic body radio- therapy. J Clin Oncol. 2009；27(20):3290–6.

16.　Timmerman R, McGarry R, Yiannoutsos C, et al. Excessive toxicity when treating central tumors in a phase II study of stereotactic body radiation therapy for medically inoperable early-stage lung cancer. J Clin Oncol. 2006；24(30):4833–9.

17.　Fakiris AJ, McGarry RC, Yiannoutsos CT, et al. Stereotactic body radiation therapy for early- stage non-small-cell lung carcinoma：four-year results of a prospective phase II study. Int J Radiat Oncol Biol Phys. 2009；75(3):677–82.

18.　Timmerman RD, Paulus R, Pass HI, et al. Stereotactic body radiation therapy for operable early-stage lung cancer：findings from the NRG Oncology RTOG 0618trial. JAMA Oncol. 2018；4(9):1263–6.

19.　Timmerman R, Paulus R, Galvin J, et al. Stereotactic body radiation therapy for inoperable early stage lung cancer. JAMA. 2010；303(11):1070–6.

20.　Bishawi M, Kim B, Moore WH, et al. Pulmonary function testing after stereotactic body radio- therapy to the lung. Int J Radiat Oncol Biol Phys. 2012；82(1):e107–w10.

21.　Paix A, Noel G, Falcoz PE, et al. Cost-effectiveness analysis of stereotactic body radiotherapy and surgery for medically operable early stage non small cell lung cancer. Radiother Oncol. 2018；128(3):534–40.

22. Shah A, Hahn SM, Stetson RL, et al. Cost-effectiveness of stereotactic body radiation therapy versus surgical resection for stage I non-small cell lung cancer. Cancer. 2013；119(17):3123–32.

23. Smith BD, Jiang J, Chang JY, et al. Cost-effectiveness of stereotactic radiation, sublobar resec- tion, and lobectomy for early non-small cell lung cancers in older adults. J Geriatr Oncol. 2015；6(4):324–31.

24. Bryant AK, Mundt RC, Sandhu AP, et al. Stereotactic body radiation therapy versus surgery for early lung cancer among US veterans. Ann Thorac Surg. 2018；105(2):425–31.

25. Whitson BA, Groth SS, Duval SJ, et al. Surgery for early-stage non-small cell lung cancer：a systematic review of the video-assisted thoracoscopic surgery versus thoracotomy approaches to lobectomy. Ann Thorac Surg. 2008；86(6):2008–18.

26. Crabtree TD, Puri V, Robinson C, et al. Analysis of first recurrence and survival in patients with stage I non-small cell lung cancer treated with surgical resection or stereotactic radiation therapy. J Thorac Cardiovasc Surg. 2014；147(4):1183–91.

27. Port JL, Parashar B, Osakwe N, et al. A propensity-matched analysis of wedge resection and ste- reotactic body radiotherapy for early stage lung cancer. Ann Thorac Surg. 2014；98(4):1152–9.

28. Robinson CG, DeWees TA, El Naqa IM, et al. Patterns of failure after stereotactic body radia- tion therapy or lobar resection for clinical stage I non-small-cell lung cancer. J Thorac Oncol. 2013；8(2):192–201.

29. Chen H, Laba JM, Boldt RG, et al. Stereotactic ablative radiation therapy versus surgery in early lung cancer：a meta-analysis of propensity score studies. Int J Radiat Oncol Biol Phys. 2018；101(1):186–94.

30. Roth J. Randomized study to compare CyberKnife to surgical resection in stage I non-small cell lung cancer(STARS)2009. Available at：https://clinicaltrials.gov/ct2/show/NCT00840749. Accessed Sep2019.

31. Senan S, Smit E. Trial of either surgery or stereotactic radiotherapy for early stage(IA) lung cancer(ROSEL)2008. Available at：https://clinicaltrials.gov/ct2/show/NCT00687986. Accessed Sep2019.

32. Fernando HC, Timmerman R. American College of Surgeons Oncology GroupZ4099/ Radiation Therapy Oncology Group1021：a randomized study of sublobar resection compared with stereotactic body radiotherapy for high-risk stage I non-small cell lung cancer. J Thorac Cardiovasc Surg. 2012；144(3):S35–8.

33. Chang JY, Senan S, Paul MA, et al. Stereotactic ablative radiotherapy versus lobectomy for operable stage I non-small-cell lung cancer：a pooled analysis of two randomised trials. Lancet Oncol. 2015；16(6):630–7.

34. Meyers BF, Puri V, Broderick SR, et al. Lobectomy versus stereotactic body radiotherapy for stage I non-small cell lung cancer：post hoc analysis dressed upas level-1evidence? J Thorac Cardiovasc Surg. 2015；150(3):468–71.

35. Jones DR. Do we know bad science when we see it? J Thorac Cardiovasc Surg. 2015；150(3):472–3.

36. Kent M, Landreneau R, Mandrekar S, et al. Segmentectomy versus wedge resection for non- small cell lung cancer in high-risk operable patients. Ann Thorac Surg. 2013；96(5):1747–55.

37. Hamaji M, Chen F, Matsuo Y, et al. Video-assisted thoracoscopic lobectomy versus stereotac- tic radiotherapy for stage I lung cancer. Ann Thorac Surg. 2015；99(4):1122–9.

38. Ezer N, Veluswamy RR, Mhango G, et al. Outcomes after stereotactic body radiotherapy versus limited resection in older patients with early-stage lung cancer. J Thorac Oncol. 2015；10(8):1201–6.

39. Grills IS, Mangona VS, Welsh R, et al. Outcomes after stereotactic lung radiotherapy or wedge resection for stage I non-small-cell lung cancer. J Clin Oncol. 2010；28(6):928–35.

40. Palma D, Visser O, Lagerwaard FJ, et al. Treatment of stage I NSCLC in elderly patients： a population-based matched-pair comparison of stereotactic radiotherapy versus surgery. Radiother Oncol. 2011；101(2):240–4.

41. Shirvani SM, Jiang J, Chang JY, et al. Lobectomy, sublobar resection, and stereotactic ablative radiotherapy for early-stage non-small cell lung cancers in the elderly. JAMA Surg. 2014；149(12):1244–53.

42. Nakagawa T, Negoro Y, Matsuoka T, et al. Comparison of the outcomes of stereotactic body radiotherapy and surgery in elderly patients with cT1-2N0M0non-small cell lung cancer. Respir Investig. 2014；52(4):221–6.

43. Matsuo Y, Chen F, Hamaji M, et al. Comparison of long-term survival outcomes between stereotactic body radiotherapy and sublobar resection for stage I non-small-cell lung cancer in patients at high risk for lobectomy： a propensity score matching analysis. Eur J Cancer. 2014；50(17):2932–8.

44. Wang P, Zhang D, Guo XG, Li XM, Du LH, Sun BJ, Fang XQ, Guo YH, Guo J, An L, Qu GP, Liu CT. A propensity-matched analysis of surgery and stereotactic body radiotherapy for early stage non-small cell lung cancer in the elderly. Medicine(Baltimore). 2016；95(52):e5723.

第 20 章

支气管内活瓣是否有助于解决术后持续性漏气？

Laura Frye and Sean Stoy

1 引言

肺泡 – 胸膜瘘（APF）是指肺泡和胸膜腔相通，气体能自由进入胸膜腔而导致漏气。通过充分的保守治疗后仍存在持续 5 ～ 7 天以上的漏气，被视为持续性漏气（PAL）。持续性漏气是胸部手术的常见并发症，最常出现在接受肺减容手术（LVRS）或肺切除术的患者中 [1]。在行肺叶切除术的患者中，PAL 的发生率高达 26%[1-3]。DeCamp 等发现接受 LVRS 的患者持续 7 天以上 PAL 的发生率为 46%[4]。术后发生 PAL 的患者会导致其他并发症的发生、住院时间延长和相关费用的增加 [5]。

目前广泛采用的治疗 PAL 的策略包括延长胸腔闭式引流时间或较少使用的引流阀门，以及化学胸膜固定术或自体血补片胸膜固定术，以及其他的外科修复。虽然再次手术可能有助于解决正在发生的漏气，但手术也会导致明显的并发症，这促进了对创伤小且有效的治疗方法的探索。

近年来，越来越多的医生通过支气管镜来隔离漏气的支气管以达到治疗的目的。有报道通过使用密封剂、Watanabe 阀门、金属线圈和气管支架获得了治疗成功 [6-8]。最近，有研究显示通过支气管镜放置单向活瓣暂时阻断气道可取得治疗 PAL 的成功 [9]。这些支气管内活瓣（EBV）可持续清除支气管分泌物，从而降低了阻塞性肺炎的发生风险，而且这些活瓣是可移除的。本章将简要概述临床上遇到的术后漏气和发生 PAL 的危险因素，

L. Frye（✉）
Division of Allergy, Pulmonary, and Critical Care, University of Wisconsin,
Madison, WI, USA
e-mail: lfrye@medicine.wisc.edu

S. Stoy
North Memorial Health Hospital, Robbinsdale, MN, USA

并回顾性评价支气管内活瓣在 PAL 治疗中应用的数据。

2　检索策略

通过 PubMed，Embase 和 Cochrane library 检索 2004 年到 2019 年 7 月发表的关于支气管内单向活瓣治疗术后持续性漏气的原创性研究（表 20.1）。检索关键词使用 "valve" 以及 "air leak" 或 "postoperative air leak" 或 "bronchopleural fistula" 或 "alveolar–pleural fistula"。排除研究对象不是胸外科术后患者的文献，最终共纳入 9 项回顾性病例系列研究，3 项前瞻性病例系列研究、1 篇系统性综述以及 4 篇综述。使用 GRADE 系统对数据进行分类。

表 20.1　用于文献检索的 PICO 格式术语

P（患者）	I（干预）	C（对照）	O（结局）
术后持续性漏气的患者	支气管内活瓣置入	保守治疗或手术修补	漏气减少 漏气停止

3　结果

Travaline 等在 2009 年发表了在各种原因导致的漏气中成功应用支气管活瓣的研究，是这方面最早的报道之一 [9]。研究纳入了 4 年期间 17 个中心共 40 例 PAL 患者，在这项回顾性研究中，93% 的患者在放置活瓣后漏气情况得到改善，48% 的患者完全停止了漏气。从置入活瓣到拔除胸管的平均时间为 21 天（中位时间 7.5 天，四分位间隔 3 ～ 29 天），从置入瓣膜到出院的平均时间为 19 ± 28 天（中位时间 11 天，四分位间隔 4 ～ 27 天）。在 40 例患者中有 6 例发生了不良事件：1 例患者发生了肺炎，1 例患者出现活瓣细菌定植，2 例患者发生活瓣移位以及咳出，其余患者发生中度低氧血症。

到目前为止，关于 PAL 支气管内活瓣的最大规模的研究是两项回顾性的多中心研究，一项是 Gilbert 等在 2016 年开展的，另一项是 Fiorelli 等在 2018 年开展的。两项研究中分别纳入了 75 例和 74 例患者。在 Gilbert 的研究中，有近四分之三（53/75）的患者进行了超说明书使用的活瓣置入 [10]。

Fiorelli 最近的研究评估了一组不同类型的 PAL 患者，其中术后漏气的患者仅占 57% [11]。研究中所有患者的漏气情况都未能通过标准治疗改善，其中 67 例患者放置了支气管内活瓣，59 例患者（88%）漏气完全消失，6 例患者（9%）漏气减少，2 例患者（3%）无效。有 7 例患者由于无法隔离漏气的源头没有接受活瓣置入术。对比活瓣置入前后的相关数据，发现活瓣置入后能明显缩短漏气时间（16.2 ± 8.8 天 vs 5.0 ± 1.7 天，$P < 0.0001$）、拔除胸管时间（16.2 ± 8.8 天 vs 7.3 ± 2.7 天，$P < 0.0001$）和住院时间（16.2 ± 8.8 天 vs 9.7 ± 2.8

天，*P*=0.004）。

为了更好地了解球囊隔离和活瓣置入能成功地应用于哪些 PAL 患者，Majid 等最近评估了侧支通气对支气管内活瓣置入的影响[12]。他们利用胸部计算机断层扫描来评估侧支通气。如果治疗的肺叶毗邻叶间裂的完整性＜ 90%，则认为存在侧支通气（CV）。他们指出，在没有侧支通气的患者中，支气管内活瓣置入成功的可能性更大且漏气消失的中位时间更短。支气管内 PAL 治疗在无侧支通气且活瓣能完全堵塞肺叶的患者中效果最好。

评估叶间裂完整性和量化侧支通气量的一种侵入性的检查方法是使用 Chartis Pulmonary Assessment System（Pulmonx Inc., Redwood, CA, USA）进行基于导管的测量。该系统可以封闭肺叶，并测量封闭肺叶内的气压和流量，根据这些数据，Chartis 系统可对目标肺叶中的侧支通气进行分类[13]。

随着支气管镜肺减容手术扩大了支气管内活瓣应用的领域，研究者开始探索通过侵入性更小的 CT 检测相关参数来评估侧支通气。引发肺不张且避免明显的叶间侧支通气需要一定程度的叶间裂完整性，而一些定量 CT 的检测参数可以提供与 Chartis 系统相当的补充数据。其中有两个预测参数是低衰减区（LAC）和患者可检出的最小血管容量百分比/ 小血管体积比（SVPVV）。LAC 是反映终末气腔扩大的一个指数，可作为叶内侧支通气的替代指标。Schuhmann 等的一项研究中指出 FI，LAC 以及 SVPVV 可以达到与 Chartis 系统类似的评估效果[14]。这一点尤其重要，因为既往的研究表明，多达 16% 的受试者可能无法接受像 Chartis 这样的侵入性方法[15]。

这些非侵入性技术（叶间裂完整性、低衰减区和小血管体积比例）和有创（Chartis）技术可深入了解哪些患者在放置活瓣后最有可能减少或停止漏气。在围手术期并发症风险较高的患者中，如果不能确定治疗目标，可以首选定量 CT 预测指标，以避免使用镇静药物或正压通气。

表 20.2[9, 10, 16-24] 和表 20.3[9-12, 16-23] 中总结了各种适应证下使用支气管内活瓣的病例系列以及一份摘要报告，其中包括患者特征和结局。术后患者使用活瓣治疗的总体成功率似乎与漏气持续时间或者既往干预措施无关。活瓣治疗的成功率较高，且并发症的发生率低。

表 20.2　相关的研究

作者（年份）	研究类型（证据质量）	病例数	年龄（岁）	基础疾病，漏气病因（n）	既往干预措施（n）	活瓣置入前漏气持续时间	使用活瓣的数量
Travaline（2009）[9]	回顾性（低）	40	平均 60 ± 14	反复气胸（21）术后（7）医源性（6）首次自发性气胸（4）	留置胸管（39）Eloesser 皮瓣（1）血补片（3）楔形切除（1）胸膜固定（1）	中位 20 天四分位间距 15 ～ 45 天	均数 ± 标准差 2.9 ± 1.9

续表

作者 （年份）	研究类型 （证据质量）	病例数	年龄 （岁）	基础疾病，漏气病因（n）	既往干预措施（n）	活瓣置入前漏气持续时间	使用活瓣的数量
Conforti（2010）[16]	回顾性（低）	4	平均52	术后（3） 首次气胸（1）	胶水（1）	未标明	均数1.5
Gillespie（2011）[17]	回顾性（低）	7	中位58	肺气肿（5） 恶性肿瘤（3） 放疗后纤维化（1） 胸腔感染（2）	胸膜固定或胸膜切除（4） 手术干预（6）	中位数4周，范围2周到5个月	中位数3.5
Fillinger（2013）[18]	前瞻性（低）	13	未标明	肺癌（2） 气胸（2） 脓胸（4） 肺转移（1） 间皮瘤（3） 支气管扩张（1）	留置胸管（4） 胸膜固定（1） 肺叶切除（3） 胸膜剥脱（2） 胸膜切除（3）	中位数17天	均数±标准差1.4±0.7
Hance（2015）[19]	回顾性（低）	14	平均60	术后（8） 气胸（2） 肺大疱破裂（2） 肺炎（1） 胸管损伤（1）	留置胸管（14）	均数21.6天 中位数18天	中位数2
Reed（2015）[20]	回顾性（低）	21	16个月到70岁	术后（8） 气胸（11） 肺空洞感染（3） 全肺切除术后支气管胸膜瘘（2）	留置胸管（18） 胸膜固定（1） 肌瓣覆盖（2） 胸膜剥脱（1）	均数26天 中位数8天	均数3.6 中位数3 范围1～12
Cordovilla（2015）[21]	前瞻性（低）	8	平均68.5	气胸（7） 术后（1）	留置胸管（8）	中位数15.5天	中位数2 范围1～4
Podgaetz（2015）[22]	回顾性（低）	19	中位60	气胸（16） 术后（3）	留置胸管（19） 化学胸膜固定（2） 血补片（1）	中位数9天 均数12.8天	中位数4 范围2～6
Gilbert（2016）[10]	回顾性（低）	75	平均61.1 中位64	术后（28） 气胸（84）	留置胸管（112） 胸腔镜下肺组织缝合（3） 血补片（1） 纤维蛋白胶（1）	中位数9天 四分位间距7～14天	均数2.6 范围1～8
Podgaetz（2016）[23]	前瞻性（低）	13	中位60	术后（2） 医源性（4） COPD（7）	留置胸管（13）	中位数9天 均数14.9天	中位数4 范围2～6

续表

作者 （年份）	研究类型 （证据质量）	病例数	年龄 （岁）	基础疾病， 漏气病因（n）	既往干预措施 （n）	活瓣置入前漏 气持续时间	使用活瓣 的数量
Ding （2017）[24]	系统综述 （低）	52	平均 57	术后（12） 气胸（35） 瘘（8） 脓胸（9）	未标明	中位数 15 天	中位数 2 范围 1～8

表 20.3 单向活瓣置入的结局

作者 （年份）	病例数	漏气消失	漏气减少	漏气无变化	复发	单向活瓣相关并发症	移除单向活瓣	移除单向活瓣时间
Travaline （2009）[9]	40	19	18	2		6 例；中度氧饱和度下降、肺炎、细菌定植、活瓣咳出、移位需要更换，还有 1 例未指明	8	均数 ± 标准差 66±53 天
Conforti （2010）[16]	4	4					1	6 个月
Gillespie （2011）[17]	7	5	2		1		5	中位数 37 天
Fillinger （2013）[18]	13	13			3		7	
Hance （2015）[19]	14	14			4	6 例；4 例持续性漏气，2 例与活瓣置入无关的死亡	3	均数 ± 标准差 138±84 天
Reed （2015）[20]	21	术后 4	术后 4	术后 0	术后 0		17	均数 57 天，范围 1～177 天
Cordovilla （2015）[21]	8	6		2	1		8	中位数 49 天 范围 8～720 天
Podgaetz （2015）[22]	19	18		1			16	范围 4～6 周
Gilbert （2016）[10]	59	59				2 例；脓胸，对侧气胸		
Podgaetz （2016）[23]	13	13					9	范围 4～6 周
Fiorelli （2018）[11]	67	67	67	67			55	均数 ± 标准差 134±83 天
Majid （2019）[12]	26	26				2 例肺炎		

4　结论与建议

根据已有的病例系列研究和病例报告，对于保守治疗失败或手术修补效果不佳的 PAL 患者，放置支气管内活瓣是一个合理的选择。在未建立叶间侧支通气的患者中，进行支气管内活瓣置入可显著缩短住院时间，降低费用。为了更好地理解成本效益，需要进一步的研究与其他干预措施进行直接比较。

推荐

● 对于保守治疗失败或手术修补效果不佳的持续性漏气患者，推荐放置支气管内活瓣（证据质量低，弱推荐）。

5　个人观点

持续性漏气是患者术后可能出现的一个重要并发症。使用侵入性较小的治疗方法替代手术干预的疗效各有不同，但是支气管内活瓣技术的发展提供了一种新的治疗选择。虽然目前已有较多的研究报道在说明书适应证范围内或超说明书适应证使用支气管内活瓣成功治疗了 PAL，但是支气管内活瓣的作用、使用指征以及疗效仍需要进一步的研究。在未建立侧支通气的患者中，活瓣提供了一种效果较好的微创方法来改善 PAL。在存在侧支通气的患者中，活瓣置入可能不成功，因为不能在瘘口处诱导肺不张，而需要堵塞多个肺段才能获得治疗成功。将来需要进行前瞻性的随机对照临床试验，将活瓣治疗与包括非手术胸膜固定术、其他支气管镜检查技术、外科手术或这些治疗手段的组合在内的其他治疗方法进行比较。

参考文献

1. Liberman M, Muzihansky A, Wright CD, et al. Incidence and risk factors of persistent air leak after major pulmonary resection and use of chemical pleurodesis. Ann Thorac Surg. 2010；89(3):891–7.

2. Stolz AJ, Schutzner J, Lischke R, et al. Predictors of prolonged air leak following pulmonary lobectomy. Eur J Cardiothorac Surg. 2005；27(2):3340336.

3. Brunelli A, Monteverde M, Borri A, et al. Predictors of prolonged air leak after pulmonary lobectomy. Ann Thorac Surg. 2004；77(4):1205–10.

4. DeCampMM, Blackstone EH, Naunheim KS, et al. Patient and surgical factors influencing air leak after lung volume reduction surgery：lessons learned from the National Emphysema Treatment Trial. Ann Thorac Surg. 2006；82(1):197–206.

5. Shrager JB, DeCampMM, Murthy SC. Intraoperative and postoperative management of air leaks in patients with emphysema. Thorac Surg Clin. 2009；19:223–31.

6.　Watanabe S, Watanabe T, Urayama H. Endobronchial occlusion method of bronchopleural fistula with metallic coils and glue. Thorac Cardiovasc Surg. 2003；51(2):106–8.

7.　Watanabe Y, Matsuo K, Tamaoki A, et al. Bronchial occlusion with endobronchial Watanabe spigot. J Bronchol. 2003；10(4):264–7.

8.　Mehta HJ, Malhotra P, Begnaud A, et al. Treatment of alveolar-pleural fistula with application of synthetic hydrogel. Chest. 2015；154(3):695–9.

9.　Travaline JM, McKenna RJ, De Giacomo T. Treatment of persistent pulmonary air leaks using endobronchial valves. Chest. 2009；136(2):355–60.

10.　Gilbert CR, Casal R, Lee HL, et al. Use of one-way intrabronchial valves in air leak manage- ment after tube thoracostomy drainage. Ann Thorac Surg. 2016；101:1891–986.

11.　Fiorelli A, D'Andrili A, Cascone R, et al. Unidirectional endobronchial valves for manage- ment of persistent air-leaks：results of a multicenter study. J Thorac Dis. 2018；10(11):6158–67.

12.　Majid A, Kheir F, Sierra-Ruiz M, et al. Assessment of fissure integrity in patients with intra- bronchial valves for treatment of prolonged air leak. Ann Thorac Surg. 2019；107:407–11.

13.　Mantri S, Macaraeg C, Shetty S, et al. Measurement of collateral flow in the lung with a dedi- cated endobronchial catheter system. J Bronchol Intervent Pulmonol. 2009；16:141–33.

14.　Schuhmann M, Raffy P, Yin Y, et al. Computed tomography predictors of response to endo- bronchial valve reduction treatment：comparison with Chartis. Am J Respir Crit Care Med. 2015；191(7):767–74.

15.　Gompelmann D, Eberhardt R, Michaud G, et al. Predicting atelectasis by assessment of collat- eral ventilation prior to endobronchial lung volume reduction：a feasibility study. Respiration. 2010；80:419–25.

16.　Conforti S, Torre M, Fieschi S, et al. Successful treatment of persistent post-operative air leaks following the placement of an endobronchial one-way valve. Monaldi Arch Chest Dis. 2010；73(2):88–91.

17.　Gillespie CT, Sterman DH, Cerfolio RJ, et al. Endobronchial valve treatment for prolonged air leaks of the lung：a case series. Ann Thorac Surg. 2011；91:270–3.

18.　Fillinger I, Stubenberger E, Muller MR, et al. Endoscopic one-way valve implantation in patients with prolonged air leak and the use of digital air leak monitoring. Ann Thorac Surg. 2013；95(4):1243–9.

19.　Hance JM, Martin JT, Mullett TW. Endobronchial valves in the treatment of persistent air leaks. Ann Thorac Surg. 2015；100:1780–6.

20.　Reed MF, Gilbert CR, Taylor MD, Toth JW. Endobronchial valves for challenging air leaks. Ann Thorac Surg. 2015；100:1181–7.

21.　Cordovilla R, Torracchi AM, Novoa N, et al. Endobronchial valves in the treatment of persis- tent air leak, an alternative to surgery. Arch Bronconeumol. 2015；51(1):10–5.

22.　Podgaetz E, Andrade RS, Zamora F, et al. Endobronchial treatment of bronchopleural fistulas by using intrabronchial valve system：a case series. Semin Thorac Surg. 2015；27:218–22.

23.　Podgaetz E, Zamora F, Gibson H, et al. Intrabronchial valve treatment for prolonged air leak：can we justify the cost? Can Respir J. 2016；2016:2867547.

24.　Ding M, Gao Y, Zeng X, et al. Endobronchial one-way valves for treatment of persistent air leaks：a systematic review. Respir Res. 2017；18:186–95.

第 21 章

Ⅰ期非小细胞肺癌术后长期随访监测是否有效？

Seth T. Sankary and Mark K. Ferguson

1 引言

　　随访监测是肺癌生存管理的重要组成部分，但是早期非小细胞肺癌（NSCLC）手术切除后的最佳影像学随访策略尚未明确。术后随访的重要性与日俱增，因为目前有超过45 万美国人患有 NSCLC，预计到 2030 年这一数字将增加 22%[1, 2]。随着肺癌早期筛查的发展和普及，越来越多的早期肺癌患者被及时诊断，并接受了根治性的外科治疗[1, 3]。这意味着有越来越多的肺癌患者已经完成了根治性治疗，需要进行规范随访。

　　临床医生利用影像学技术进行随访的目的是能尽早发现无症状的局部复发病例，同时监测第二原发性肺癌（SPLC），并管理患者的恐惧和焦虑[4]。肺癌术后局部复发的风险取决于患者和肿瘤的特征，复发概率差异较大，为每年 6% ～ 10%，复发风险在术后两年内是最高的。SPLC 的风险每年从 3% 到 6% 不等[5, 6]。复发风险和 SPLC 发病率可以用双峰模型来体现，复发风险在术后 2 年达到高峰，SPLC 发病率在术后 6 年达到高峰[7]。虽然早期随访在理论上可能有好处，但是相关研究显示频繁的影像学检查未能带来生存获益[6 - 8]。本章我们回顾相关文献以分析影像学随访方案对总生存时间、局部复发或 SPLC 的早期检测以及成本的影响。

2 检索策略

　　通过 PubMed，Google Scholar，Cochrane Evidence Based Medicine 数据库检索从 2010年到 2019 年以英文发表的，关于 Ⅰ期 NSCLC 术后 CT 随访的相关文献。MESH 检索术语

S. T. Sankary · M. K. Ferguson（✉）

Department of Surgery, The University of Chicago, Chicago, IL, USA

e-mail: Seth.Sankary@uchospitals.edu; mferguso@bsd.uchicago.edu

包括："carcinoma, non-small cell lung/ surgery"，"neoplasm recurrence"，"metachronous second primary neoplasms"，"population surveillance"，"computed tomography"，"survival"，"mortality"，"cost"（表 21.1）。剔除了研究对象主要接受非手术治疗的文献。我们最终纳入了三项回顾性队列研究，两项回顾性分析，一项前瞻性队列研究，一项 Meta 分析以及五个包含本章研究要求的患者人群、干预、对照和结局术语的指南。另外，我们还回顾了初始检索文献的参考文献，使用 GRADE 系统对数据进行分类。

表 21.1　用于文献检索的 PICO 格式术语

P（患者）	I（干预）	C（对照）	O（结局）
I 期 NSCLC 进行根治性手术切除的患者	常规 CT 随访	不进行 CT 随访	生存 肿瘤复发的诊断 SPLC 的诊断 经济成本 生活质量

3　结果

3.1　总生存时间

我们检索到的多项研究将接受 CT 扫描与不进行影像学检查或仅使用胸片（CXR）进行了比较（表 21.2）。Backhus 等回顾性分析了 4421 例 I 期或 II 期 NSCLC 接受了手术切除的患者，发现在随访的初始阶段进行 CT 扫描无生存获益，在 I 期患者的亚组分析中，相比于不进行影像学检查,CT 扫描降低了 15% 的死亡风险[HR 0.85(95%CI 0.74 ~ 0.98)]，但是在肺癌特异性生存率上无显著差异［HR 1.03（95% CI 0.85 ~ 1.26）］[9]。Crabtree 等的研究显示在后来发生恶性肿瘤的患者中，接受 CT 随访比胸片检查能更早发现肿瘤的发生（1.93 年 vs 2.56 年；P=0.046），但是尽管缩短了诊断时间，二者在 5 年癌症特异性生存率并无显著差异（CT 39.1% vs 胸片 50.7%；平均 4.47 年 vs 6.51 年；P=0.353）[6]。

另外，也有研究试图了解更密集的随访频率是否会提高生存率。McMurry 等通过 SEER 数据库比较了每 3 个月随访一次的患者的生存率与 6 个月和 12 个月的生存率的差异，未发现组间生存率有显著差异（6 个月对比 3 个月的 HR 1.12，95%CI 0.98 ~ 1.29，P=0.09；12 个月对比 3 个月的 HR 1.06，95%CI 0.86 ~ 1.31）[10]。Calman 等的一个纳入了 8 项大型回顾性队列研究的 Meta 分析结果显示，密集的随访相比于标准随访频率并无显著的生存获益［HR 0.83（0.66 ~ 1.05）P=0.13］[8]。

表 21.2　评估 I 期 NSCLC 术后 CT 随访对结局影响的相关研究

作者 （年份）	研究设计 （证据质量）	患者	干预	对照	成本 / 生活质量	肿瘤学结局，生存
Backhus[9] （2016）	SEER 数据库回顾性队列研究（低）比较 CT 随访与无影像学随访	AJCC6 I～II 期 NSCLC 行手术切除的患者，n=18 406	术后 4～8 个月内第一次 CT 扫描，n= 4421	无影像学随访，n= 2293 胸片，n= 11 047 PET/CT，n=645	NR	初始阶段进行 CT 扫描的 5 年生存率为 61.4%，无影像学随访为 60.4%，两者无显著差异（P=0.11）。CT 扫描与死亡风险下降无关（HR 1.04，95%CI 0.96～1.14）。32% 患者术后接受了二次干预，不同影像学随访方式的比例没有显著差异。
Bille[11] （2016）	回顾性分析（低）回顾性分析单中心 I 期 NSCLC 行楔形切除的患者	AJCC7 I 期 NSCLC 行楔形切除的患者，n=446	CT 监测（每 3 个月 n= 14，每 4 个月 n=44，每 6 个月 n= 367，8～12 个月 n= 21），n=446	NR	NR	8% 检测出 SPLC，34% 检测出复发 82% 的复发模式为局部复发 SPLC 的 OS 为 68 个月，局部复发 OS 为 40.5 个月，区域复发 OS 为 16.9 个月，远处转移 OS 为 13.3 个月
Calman[8] （2011）	回顾性 Meta 分析（低）比较密集随访与非密集随访	来自 8 项研究的 I～III 期 NSCLC 行手术切除的患者，n=1669	密集随访，护士主导的随访	标准 CT 随访，传统的随访	在第 12 个月，护士主导的随访，患者有更好的情绪和精神状态（P=0.05）	密集随访没有显著改善生存率［HR 0.83（0.66～1.05）P=0.13］无症状复发与更长的生存时间相关［HR 0.61（0.5～0.7）P < 0.01］
Crabtree[6] 2015	单中心回顾性队列研究(低)比较 CT 随访于胸片随访	AJCC7 I 期 NSCLC 行手术切除的患者，n=544	CT 随访（平均每年 1.56 次），n=232	胸片随访（平均每年 1.58 次），n= 322	CT 组假阳性率 4%，胸片组假阳性率 1%	影像学随访手段（CT 和胸片）与预后无关（P= 0.958）CT 随访的患者更有可能在无症状时检测到复发（51% vs 81%，P=0.001）CT 随访较胸片随访更有可能发现新发的恶性肿瘤（73% vs 46%，P=0.001）CT 组和胸片组在新发恶性肿瘤是否有治疗意向方面没有差别（41% vs 40%，P=0.639）

续表

作者 （年份）	研究设计 （证据质量）	患者	干预	对照	成本 / 生活质量	肿瘤学结局，生存
Hanna[12] （2014）	单中心前瞻性队列研究(中) 肺癌切除后患者接受最小剂量胸部 CT（MnDCT）和胸片进行随访，图像采用盲法并由不同的放射科医生审阅	AJCC7 Ⅰ～Ⅳ期 NSCLC 行手术切除的患者，n=271，Ⅰ期 79%，Ⅱ期 12.5%，Ⅲ期 6.6%，Ⅳ期 1.1%	MnDCT 监测术后两年内每 3 个月 1 次，术后 5 年内每 6 个月 1 次	对照组采用同样的研究人群，胸片随访术后两年内每 3 个月 1 次，术后 5 年内每 6 个月 1 次	MnDCT 和胸片的 PPV 分别为 25.1% 和 91.7%	MnDCT 与胸片诊断新发肺癌或肺癌复发的敏感性为 94.2% 和 21.2%（P < 0.0001） 23.2% 的患者有新发肺癌或肺癌复发，其中 77.8% 在无症状时发现 75% 的无症状患者接受了手术或放疗，中位 OS 为 69 个月（12 ～ 76 个月） 所有有症状的患者均不适合行根治性手术
Lou[5] （2013）	单中心回顾性研究（低） 观察分析接受随访患者的复发模式和 SPLC	AJCC7 Ⅰ～Ⅱ期 NSCLC 行手术切除的患者，n=1294	每 6 ～ 12 个月行 CT 随访（平均每年 1.5 次）	NR	25% 存在 CT 异常表现，21% 在一定间隔时间内接受了 CT 复查，5% 接受了有创检查，0.3% 发生了并发症	20% 患者出现复发，61% 的复发由 CT 扫描发现，其中仅局部复发的患者 82% 由 CT 发现，仅远处转移的患者 46% 由 CT 发现 7% 患者出现 SPLC，93% 由 CT 扫描发现。96% 的 SPLC 诊断为 Ⅰ～Ⅱ 期，且超过 60% 接受了手术
McMurry[10] （2019）	NCDB 数据库回顾性队列研究（低） 比较高频 CT 随访与低频 CT 随访	AJCC7 Ⅰ～Ⅲ期 NSCLC 行手术切除的患者，n=4463	比较 CT 随访间隔 3 个月、6 个月与 12 个月	对各亚组间进行比较	NR	更频繁的影像学随访并没有生存获益（6 个月对比 3 个月的 HR 1.12，95%CI 0.98 ～ 1.29，P=0.09；12 个月对比 3 个月的 HR 1.06，95%CI 0.86 ～ 1.31） 复发前更频繁的影像学随访与复发后生存无关（HR 1.02，95%CI：0.99 ～ 1.04）

NR：未报道；OS：总生存时间；PPV：阳性预测值；HR：风险比；CI：置信区间

3.2　复发

　　许多学者发现 CT 扫描在诊断无症状局部复发中具有优势。早期 NSCLC 的复发风险可以通过位置和范围来定义，包括局部复发、局部区域复发和远处转移，每一种都预示着较差的中位总生存时间[11]。当肿瘤复发局限于局部区域时，及早发现将对患者预后有积极影响。Hanna 等开展的一项对比 CT 和胸片的前瞻性研究中，纳入分析了 271 例 I-III 期接受了根治性手术的患者，术后 2 年内每 3 个月接受 1 次低剂量 CT 和胸片检查，术后 5 年内每 6 个月接受 1 次低剂量 CT 和胸片检查[12]。有 23.2% 的患者出现了局部复发或者 SPLC，通过分析比较胸片和低剂量 CT，发现 CT 在诊断新发或复发病例上的敏感性更高（94% *vs* 21.2%）。另外，其中 77.8% 的患者在无症状时即被发现，75% 的患者接受了根治性治疗。Crabtree 等发现 CT 扫描相比于胸片在诊断无症状复发上更具优势，81% *vs* 51%（*P*=0.001）[6]。Calman 等的研究以及其他多项类似的观察性研究结果显示，无症状复发与更长的生存时间相关［HR 0.61（0.5～0.70），*P* < 0.01］[5, 8, 11, 12]。尽管如此，Crabtree 等研究显示，CT 与胸片发现的后续恶性肿瘤在行根治性治疗还是姑息治疗上无差异（41% *vs* 40%，*P*=0.639），并且 McMurry 等研究显示复发前影像学随访的时间与复发后生存时间无关（HR 1.02，95%CI 0.99～1.04）[6, 10]。

3.3　异时性第二原发肺癌

　　影像学随访的另一个好处就是能早期发现 SPLC。在既往行肺癌切除的患者中，出现 SPLC 并再次行根治性手术的 5 年生存率为 60%[13]。肿瘤分期是异时性肺癌手术治疗后唯一重要的生存决定因素[14]。美国国家肺部筛查试验表明，与胸片相比，低剂量 CT 扫描筛查在高危患者中有生存获益，有肺癌个人病史的患者每年发生 SPLC 的风险较高，达 3%～6%[5, 11, 15]。两项研究显示 CT 比胸片在诊断无症状 SPLC 上效率更高[6, 12]。另外，尚无研究显示，更频繁的随访监测在改善 SPLC 早期诊断方面有任何优势。

3.4　经济成本

　　虽然许多研究都提到了成本，但关于 CT 随访成本效益的建模数据却很少。Kent 等创建了一个决策分析模型分析了一组假想的患者，这些患者接受了根治性手术切除，并接受了每年一次的胸部 CT 检查，并与没有接受随访的对照组进行了比较。他们发现，患者年龄在 65 岁以下、CT 费用小于 700 美元、每名患者每年随访 SPLC 的发病率超过 1.6%、CT 监测的假阳性率低于 14%，这种情况下很可能达到每个质量调整生命年 6 万美元的成本效益阈值。对于既往接受过手术切除的大多数 I 期 NSCLC 患者，CT 被认为是一种经济有效的随访措施，然而，患者年龄较大，或医疗中心规模小、CT 扫描假阳性率高，可能与每质量调整生命年的较高成本相关[16]。除了前期成本外，正在接受 CT 随访的患者还更易于出现更多的假阳性结果（CT 为 4%，胸片为 1%）、接受有创操作以及出现后续的

并发症 [5, 6]。另外，低剂量 CT 等辅助检查的阳性预测值仅为 25.1%，而胸片的阳性预测值为 91.7%[12]。

3.5　临床指南

尽管证据薄弱，许多国际指南仍提倡 NSCLC 患者手术切除后进行常规随访监测，但是在影像学随访频率和方式上存在不同（表 21.3）[17 - 19]。在美国，来自美国胸科医师学会（ACCP），国际肺癌研究协会（IASLC）以及美国国立综合癌症网络（NCCN）的实践指南推荐的随访频率和方式均有所不同，随访间隔从 3 个月到 1 年，随访方式有胸片和 CT[7, 8]。另外，有研究表明影像学随访与局部复发和 SPLC 的早期诊断有关，但是这些证据主体主要由回顾性研究组成，相关指南也是由专家意见决定 [6, 9, 10]。

表 21.3　NSCLC 术后随访的国际指南

指南	随访频率	随访方式
ACCP[7]	2 年内每 6 个月 1 次，2 年后每年 1 次	病史，体格检查，CT
ESMO[17]	2 ~ 3 年内每 6 个月 1 次，然后每 12 个月 1 次，CT 扫描每年 1 次	病史，体格检查，前 2 年增强 CT，2 年后平扫 CT
NCCN[18]	2 ~ 3 年内每 6 个月 1 次，然后每年 1 次	病史，体格检查，前 2 年增强 CT，2 年后平扫 CT
NICE[19]	6 周内专家随访，之后定期预约	由一名肺癌临床护理专家主导随访
ASCO[20]	2 年内每 6 个月 1 次，然后每年 1 次	病史，体格检查，前 2 年增强 CT，2 年后低剂量 CT

ACCP：美国胸科医师学会；ESMO：欧洲肿瘤内科学会；NCCN：美国国立综合癌症网络；NICE：国家健康与临床优化研究所；ASCO：美国临床肿瘤学会

4　结论与建议

本章引用的大多数研究都是来自数据库的研究，大多是回顾性分析，研究人群和监测方式也有不同。由于这些局限性，尚无证据表明，与不进行影像学随访或增加随访频率相比，接受常规 CT 随访的患者的总生存率或癌症特异性生存率有所提高。另外，多项研究表明 CT 对早期发现肿瘤复发或 SPLC 更有帮助。其他研究表明，早期发现 SPLC 可以增加第二次肺部干预比例，并提高生存率。基于这一点，以及希望有更多更大规模的研究证明合适的随访间隔的生存获益，我们建议对成功切除的 I 期 NSCLC 患者定期进行 CT 随访。

推荐

- I 期 NSCLC 患者术后应每年进行 CT 随访以早期发现局部复发和 SPLC（证据质量低；弱推荐）。

5　个人观点

我们的术后随访方法包括询问病史、体格检查和 CT 检查，术后 2 年内每 6 个月随访一次，此后每年随访一次。术后 2 年内进行标准 CT 扫描，2 年后进行低剂量 CT 扫描。这与美国临床肿瘤学会提出的新建议是一致的 [20]。这使我们能够在足够早的阶段发现无症状的局部区域复发或 SPLC，以便能及时进行干预。目前没有高质量前瞻性数据证明更频繁的筛查没有获益，在这种情况下，我们将过度筛查的成本和假阳性与潜在获益进行了权衡。随着治疗肿瘤复发技术的发展，早期发现复发有可能提高生存率，但是这仍需进行更多的研究以确定最佳的随访策略。

参考文献

1. American Cancer Society. Cancer prevalence：how many people have cancer? http://www. cancer.org/ cancer/cancerbasics/cancer-prevalence. Updated 2017. Accessed Sep2019.
2. SEER. https://seer.cancer.gov/archive/csr/1975_2015/results_merged/sect_15_lung_bron- chus.pdf. Updated 2015. Accessed Sep2019.
3. Howington JA, Chang AC, Balekian AA, Murthy SC. Treatment of stage I and II non-small cell lung cancer：diagnosis and management of lung cancer, 3rd ed：American College of Chest Physicians evidence-based clinical practice guidelines. Chest. 2013；143(5Suppl):278S–e313S.
4. National Cancer Institute. Survivorship. http://www.cancer.org/content/dam/cancer-org/ research/ cancer-facts-and-statistics/cancer-treatment-and-survivorship-facts-and-figures/ cancer-treatment-and-survivorship-facts-and-figures-2019-2021.pdf. Updated 2019. Accessed Sep2019.
5. Lou F, Huang J, Sima CS, Dycoco J, Rusch V, Bach PB. Patterns of recurrence and second pri- mary lung cancer in early-stage lung cancer survivors followed with routine computed tomog- raphy surveillance. J Thorac Cardiovasc Surg. 2013；145(1):75–82.
6. Crabtree TD, Puri V, Chen SB, Gierada DS, Bell JM, Broderick S, Krupnick AS, Kreisel D, Patterson GA, Meyers BF. Does the method of radiologic surveillance affect survival after resection of stage I non-small cell lung cancer? J Thorac Cardiovasc Surg. 2015；149(1):45–52. 53.e1-3.
7. Colt HG, Murgu SD, Korst RJ, Slatore CG, Unger M, Quadrelli S. Follow-upand surveillance of the patient with lung cancer after curative-intent therapy：diagnosis and management of lung cancer, 3rd ed：American College of Chest Physicians evidence-based clinical practice guidelines. Chest. 2013；143(5Suppl):e437S–54S.
8. Calman L, Beaver K, Hind D, Lorigan P, Roberts C, Lloyd-Jones M. Survival benefits from follow- upof patients with lung cancer：a systematic review and meta-analysis. J Thorac Oncol. 2011；6(12):1993–2004.
9. Backhus LM, Farjah F, Liang CK, He H, Varghese TKJR, Au DH, Flum DR, Zeliadt SB. Imaging surveillance and survival for surgically resected non-small-cell lung cancer. J Surg Res. 2016；200(1):171–6.
10. McMurry TL, Stukenborg GJ, Kessler LG, Colditz GA, Wong ML, Francescatti AB, Jones DR, Schumacher JR, Greenberg CC, Chang GJ, Winchester DP, McKellar DP, Kozower BD. More frequent surveillance following lung cancer resection is not associated with improved survival：a nationally

representative cohort study. Ann Surg. 2018；268(4):632–9.

11. Billè A, Ahmad U, Woo KM, Suzuki K, Adusumilli P, Huang J, Jones DR, Rizk NP. Detection of recurrence patterns after wedge resection for early stage lung cancer：rationale for radio- logic follow-up. Ann Thorac Surg. 2016；102(4):1067–73.

12. Hanna WC, Paul NS, Darling GE, Moshonov H, Allison F, Waddell TK, Cypel M, de Perrot ME, Yasufuku K, Keshaviee S, Pierre AF. Minimal-dose computed tomography is superior to chest x-ray for the follow-upand treatment of patients with resected lung cancer. J Thorac Cardiovasc Surg. 2014；147:30–3.

13. Hamaji M, Matsuo Y, Chen-Yoshikawa TF, Mizowaki T, Date H. Surgery and stereotactic body radiotherapy for early stage non-small cell lung cancer：review of meta-analyses. J Thorac Dis. 2019；11(Suppl 13):S1646–52.

14. Lamont JP, Kakuda JT, Smith D, Wagman LD, Grannis FW. Systematic postoperative radio- logic follow-upin patients with non-small cell lung cancer for detecting second primary lung cancer in stage IA. Arch Surg. 2002；137(8):935–8. Discussion 938–40.

15. Aberle DR, Adams AM, Berg CD, Black WC, ClappJD, Fagerstrom RM, Gareen IF, Gatsonis C, Marcus PM, Sicks JD, Team NR. Reduced lung-cancer mortality with low-dose computed tomographic screening. N Engl J Med. 2011；365(5):395–409.

16. Kent MS, Korn P, Port JL, Lee PC, Altorki NK, Korst RJ. Cost effectiveness of chest com- puted tomography after lung cancer resection：a decision analysis model. Ann Thorac Surg. 2005；80(4):1215–22. Discussion 1222–3.

17. Vansteenkiste J, De Ruysscher D, Eberhardt WE, Lim E, Senan S, FelipE, Peters S, GroupEGW. Early and locally advanced non-small-cell lung cancer(NSCLC)：ESMO Clinical Practice Guidelines for diagnosis, treatment and follow-up. Ann Oncol. 2013；24(Suppl 6):vi89–98.

18. National Comprehensive Cancer Network. NSCLC(Version 7.2019). https://www.nccn.org/ professionals/physician_gls/pdf/nscl.pdf. Accessed Sep2019.

19. National Institute for Health and Care Excellence. Lung cancer：diagnosis and management [Version NG122]. https://www.nice.org.uk/guidance/ng122/chapter/Recommendations. Accessed Sep2019.

20. Schneider BJ, Ismaila N, Aerts J, Chiles C, Daly ME, Detterbeck FC, Hearn JWD, Katz SI, Leighl NB, Levy B, Meyers B, Murgu S, Nekhlyudov L, Santos ES, Singh N, Tashbar J, Yankelevitz D, Altorki N. Lung cancer surveillance after definitive curative-intent therapy：ASCO Guideline. J Clin Oncol. 2020；38(7):753–66.

第 22 章

ECMO 能否提高 ICU 呼吸衰竭患者的生存率？

Ben Dunne and Marc de Perrot

1 引言

体外膜肺氧合（ECMO）在急性呼吸衰竭中的作用已经争论了几十年。然而，随着 ECMO 越来越多地应用于治疗急性呼吸衰竭患者，特别是急性呼吸窘迫综合征（ARDS）患者，支持其使用的证据也越来越受到关注。在本章中，我们详细介绍了目前可获得的在三个不同患者群体中使用 ECMO 治疗急性呼吸衰竭的最佳证据：分别为缺氧性呼吸衰竭，高二氧化碳性呼吸衰竭，失代偿性毛细血管前肺动脉高压。我们认为这三个亚组代表了完全不同的患者群体，使用不同的体外支持模式进行管理，提供了不同水平的证据支持。因此，我们分别对这三个亚组患者进行了分析。

2 检索策略

通过 OVID Medline、OVID Epub Ahead of Print、Cochrane CENTRAL、Embase 数据库检索 2000 年至 2019 年发表的，仅纳入成人患者的英文文献（表 22.1）。检索关键词包括 "Acute Lung Injury"、"Acute Respiratory Distress Syndrome"、"Hypercarbia"、"Hypercapnoea"、"Pulmonary Hypertension"、"Mortality"、"Prognosis" AND "Extracorporeal Membrane Oxygenation"、"Extracorporeal Life Support"、"Extracorporeal CO_2 Removal"、"Extracorporeal Carbon Dioxide Removal"、"Extracorporeal Decarboxylation"。排除病例报告，社论，评论文章，会议摘要和信件。对原创性研究、系统综述和 Meta 分析的相关数据进行了回顾。

B. Dunne · M. de Perrot (✉)

Division of Thoracic Surgery, Toronto General Hospital, University Health Network, Toronto, ON, Canada

e-mail: Marc.deperrot@uhn.ca

表 22.1　用于文献检索的 PICO 格式术语

P（患者）	I（干预）	C（对照）	O（结局）
缺氧性呼吸衰竭	ECMO	常规机械通气	死亡率 治疗失败
高二氧化碳性呼吸衰竭	ECCOR	常规机械通气	死亡率 避免插管
失代偿性毛细血管前肺动脉高压	ECMO	NA	死亡率

对于缺氧性呼吸衰竭亚组患者，我们回顾了随机对照试验（RCT）、具有匹配对照队列的观察性研究和 Meta 分析，其中包括 3 项观察性研究，2 项随机试验和 1 项 Meta 分析。对于高二氧化碳性呼吸衰竭亚组患者，我们纳入了三项有匹配对照组的观察性研究。对于失代偿性毛细血管前肺动脉高压亚组患者，尚无文献对静 – 动脉 ECMO 或其他 ECMO 支持模式与失代偿性右心衰替代治疗策略进行比较。

3　结果

3.1　缺氧性呼吸衰竭

我们检索到了六篇在治疗缺氧性呼吸衰竭中比较静脉 – 静脉 ECMO 和常规机械通气的文献，有三项观察性研究，两项随机对照试验和一项纳入上述所有五项研究的高质量 Meta 分析（表 22.2）。

表 22.2　缺氧性呼吸衰竭的相关研究

作者	年份	研究设计	干预组（n）	对照组（n）	结局	干预组	对照组	P 值	证据质量
Munshi[6]	2019	Meta 分析	429（2 项 RCT）	429	60 天死亡率	RR 0.73（0.58 ～ 0.92）			高
			773（2 项 RCT，3 项观察性研究）	773	30 天死亡率	RR 0.69（0.5 ～ 0.95）			高
			429（2 项 RCT）	429	治疗失败	RR 0.58（0.39 ～ 0.85）			高
			429（2 项 RCT）	429	最长随访时间死亡率	RR 0.76（0.6 ～ 0.95）			

续表

作者	年份	研究设计	干预组（n）	对照组（n）	结局	干预组	对照组	P 值	证据质量
Combes[2]（EOLIA）	2018	RCT	124	125	60 天死亡率	35%	46%	P=0.07 RR 0.76 0.55 ～ 1.04	中
			124	125	治疗失败	35%	58%	P=0.001 RR 0.62 0.47 ～ 0.82	高
Peek[1]（CESAR）	2009	RCT	90	90	6 个月死亡或严重残疾率	37%	53%	P=0.03 HR 0.69 0.05 ～ 0.97	中
			90	90	6 个月死亡率	37%	50%	P=0.07 HR 0.73 0.52 ～ 1.03	中
Tsai[5]	2015	观察性研究	45	45	住院死亡率	49%	75%	P=0.009	低
			45	45	6 个月死亡率	更低		P=0.001	低
Pham[4]	2013	观察性研究	52	52	ICU 死亡率	50%	40%	P=0.32 HR 1.48 0.68 ～ 3.23	低
Noah[3]	2011	观察性研究	59	59	住院死亡率	24%	52%	P=0.006 RR 0.45 0.26 ～ 0.79	低

RR：相对危险度（95% CI）；RCT：随机对照试验；HR：风险比（95% CI）

　　纳入的第一个随机对照试验是 CESAR 试验 [1]，该研究本质上是一项比较患者转诊到 ECMO 中心与非 ECMO 中心的随机试验。主要结局为 6 个月时的死亡或严重残疾率，ECMO 组具有统计学优势：37% *vs* 53%（P=0.03，HR 0.69；95% CI 0.05 ～ 0.97）。6 个月死亡率上 ECMO 组也显示出获益的趋势：37% *vs* 50%（P=0.07 HR 0.73；95% CI 0.52 ～ 1.03）。但是这项试验受到了较多质疑，因为只有 75% 转诊到 ECMO 中心的患者实际接受了 ECMO 治疗，而对照组患者并非全部采用 ARDSNet 方案的低压通气疗法。这可能使结果偏向于支持 ECMO。然而，患者在转运过程中没有 ECMO 支持的事实可能会产生负面效应，在 ECMO 组中 90 例患者有 5 例因病情严重无法转运到 ECMO 中心，而在原医疗机构死亡。因此，这些病情严重的患者是可以被可移动 ECMO 挽救的，他们的死亡错误地提高了 "ECMO" 组的死亡率，因为他们实际上从未接受 ECMO 治疗。

　　这些质疑对 EOLIA 试验的设计提供了帮助 [2]。该试验比较了 124 例静脉 - 静脉 ECMO 患者和 125 例采用规范的常规机械通气患者。该研究将死亡率的差异设计在

20%，但遗憾的是，在招募 249 例患者后，由于无效而提前终止。这一决定也受到了质疑。研究的主要终点是 60 天死亡率，ECMO 组有获益趋势，35% *vs* 46%（*P*=0.09；RR 0.76；95% CI 0.55 ～ 1.04），许多人认为，如果试验继续进行，可能会有统计学差异。次要终点为治疗失败，定义为 ECMO 组患者死亡或通气组患者死亡或转入 ECMO 组，结果显示 ECMO 组具有显著获益：35% *vs* 58%（*P*=0.001；RR 0.62；95%CI 0.47 ～ 0.82）。这在很大程度上是由于常规通气组中有 28% 的病例转到 ECMO 组。该研究本质上是一项关于在重症 ARDS 中比较早期与抢救性 ECMO 治疗的试验。数据显示，常规通气治疗失败率高，较晚接受 ECMO 治疗的患者预后较差，这部分患者的死亡率达 57%。

　　Noah 等 [3] 在 2009 年流感暴发后在英国开展了一项观察性研究，与 CESAR 试验类似，研究对象也是转诊到 ECMO 中心的患者，研究中纳入转诊到英国 4 个 ECMO 中心共 80 例患者，其中 83% 接受了 ECMO 治疗，研究中这些患者有对照组进行匹配。主要终点是住院死亡率。单独匹配的患者（59 对）在 ECMO 组中预后更好（24% *vs* 52%；RR 0.45；95%CI 0.26 ～ 0.79；*P*=0.006）。倾向性匹配后（75 对），ECMO 组的预后也更好（24% *vs* 47%；RR 0.51；95%CI 0.31 ～ 0.81；*P*=0.008）。一般匹配后（75 对）的结果也类似（24% *vs* 51%；RR 0.47；95%CI 0.31 ～ 0.72；*P*=0.001）。因此，结果显示无论采用何种匹配方法，接受 ECMO 治疗的住院死亡率均更低。

　　Pham 等 [4] 在 2013 年发表了一项观察性研究，该研究使用了法国 30 个中心 2009-2010 年流感暴发期间的数据，其中 ECMO 患者 103 例，非 ECMO 患者 157 例，经匹配后有 52 对患者纳入分析。两组患者 ICU 死亡率无显著差异：50% *vs* 40%（*P*=0.32；HR 1.48；95%CI 0.68 ～ 3.23）。一项二次分析将 103 例 ECMO 患者与 58 例非 ECMO 患者进行了匹配，结果显示 ECMO 组具有显著获益（OR 0.45；95%CI 0.25 ～ 0.78；*P*=0.01）。

　　来自台湾地区的 Tsai 等 [5] 也开展了一项观察性研究，纳入重症 ARDS 患者 216 例，81 例接受 ECMO 治疗，135 例没有进行 ECMO 治疗，其中非 ECMO 组采用 ARDSNet 低压通气进行治疗。主要终点为住院死亡率，次要终点为 6 个月死亡率，匹配后纳入 45 对患者进行分析。ECMO 组的住院死亡率为 49%，非 ECMO 组为 75%（*P*=0.009）。ECMO 组的 6 个月死亡率显著降低（*P*=0.001），但文献中没有说明各组具体的生存率。对该项研究的质疑在于，ECMO 组中静脉 – 动脉 ECMO 使用率偏高（18%），且非 ECMO 组的死亡率较高。

　　Munshi 等 [6] 对上述研究进行了 Meta 分析，主要通过两项 RCT 对 60 天死亡率进行分析，这两项 RCT 还分析了最长随访时间（6 个月）死亡率和治疗失败率。纳入的所有五项研究都分析了 30 天死亡率。60 天死亡率方面 ECMO 组有显著获益：RR 0.73（95% CI 0.58 ～ 0.92）。在二次分析中，ECMO 组在 30 天死亡率（RR 0.69；95% CI 0.5 ～ 0.95），6 个月死亡率（RR 0.76；95%CI 0.6 ～ 0.95）以及治疗失败率（RR 0.58；95%CI 0.39 ～ 0.85）上也更低。

3.2 高二氧化碳性呼吸衰竭

通过检索发现了三篇文献，在 COPD 引起的高二氧化碳性呼吸衰竭患者中比较低流量 ECMO/ 体外二氧化碳去除（ECCOR）与常规通气的治疗效果（表 22.3）。这些均为观察性研究。没有随机对照试验或 Meta 分析。

表 22.3 高二氧化碳性肺衰竭的相关研究

作者	年份	研究设计	干预组（n）	对照组（n）	结局	干预组	对照组	P 值	证据质量
Braune[7]	2016	观察性研究	25	25	28 天死亡率	16%	12%	P=0.68	低
			25	25	90 天死亡率	28%	28%	P=1.0	低
Del Sorbo[9]	2015	观察性研究	25	21	气管插管率	12%	33%	P=0.04 HR 0.27 （0.07～0.9）	低
			25	21	住院死亡率	8%	33%	P=0.03	低
Kluge[8]	2012	观察性研究	21	21	28 天死亡率	24%	19%	P=0.84	低
			21	21	6 个月死亡率	33%	33%	P=0.89	低

HR：风险比（95% CI）

Braune 等 [7] 比较了 25 例为避免机械通气而接受 ECCOR 治疗的 COPD 加重患者与 25 例经匹配的既往患者。ECCOR 采用静脉 – 静脉模式，使用泵驱动的 Novalung 膜。所有 25 例对照组患者均接受了机械通气。ECCOR 组 44% 的患者需要机械通气。在主要终点 28 天死亡率上，两组相似：16% vs 12%（P=0.68），90 天的死亡率也相似：28% vs 28%（P=1.0）。

Kluge 等 [8] 的研究将 21 例采用 ECCOR 和（NIV）无创通气治疗的 COPD 加重患者，与 21 例均采用通气治疗的既往患者进行比较。ECCOR 通过无泵驱动股动脉静脉 – 动脉 Novalung 设备进行。ECCOR 组中只有 10% 的患者需要通气。两组在 28 天死亡率（24% vs 19%，P=0.84）和 6 个月死亡率（33% vs 33%，P=0.89）无差异。

Del Sorbo 等 [9] 将 25 例使用 NIV 和 ECCOR 治疗的 COPD 加重患者与 21 例单独使用 NIV 治疗的既往患者进行了比较。ECCOR 采用改良 CVVHD 线路并通过 14Fr 双腔股静脉插管进行。主要终点是气管插管比例。ECCOR 与 NIV 联合治疗优于单独 NIV 治疗：两组插管率分别为 12% vs 33%（HR 0.27；95%CI 0.07～0.9；P=0.047），联合治疗组的住院死亡率也显著降低：8% vs 33%（P=0.034）。但是，有 13 例患者（52%）发生了 ECCOR 相关不良反应，其中 9 例是在 ECCOR 通路中有血栓形成，3 例股静脉插管部位出血，1 例腹膜后血肿。

3.3　难治性/失代偿性毛细血管前肺动脉高压所致的呼吸衰竭

目前尚无有关静脉 – 动脉 ECMO 或 PA–LA Novalung 治疗失代偿性毛细血管前肺动脉高压的比较研究，原因在于缺乏可接受的替代治疗方法。在难治性肺动脉高压中，静 – 动脉 ECMO 仍然是最常用的治疗方法，可作为根治性治疗如移植或肺动脉内膜切除的过渡。

4　结论与建议

严重缺氧的急性呼吸衰竭有较高的死亡率，现在有足够的证据支持使用静脉 – 静脉 ECMO 来提高这些患者的短期生存率，另外静脉 – 静脉 ECMO 也可以提高患者 6 个月的生存率，但是长期结果尚未确定。我们强烈建议重症缺氧性呼吸衰竭患者接受静 – 静脉 ECMO 治疗。

在 NIV 治疗失败的高二氧化碳性呼吸衰竭患者中，仅有较弱的证据支持使用 ECCOR 可以避免插管，同时可能有生存获益，因此我们对在这类患者中采用 ECCOR 为弱推荐。

> **推荐**
>
> - 建议在重症缺氧性呼吸衰竭患者中使用静脉 – 静脉 ECMO（证据质量高，强推荐）。
> - 建议在高二氧化碳性呼吸衰竭患者中使用 ECCOR（证据质量低，弱推荐）。

5　个人观点

越来越多的证据支持在严重缺氧性呼吸衰竭患者中使用静脉 – 静脉 ECMO 治疗。我们在为这一患者群体提供 ECMO 治疗的过程中，看到了常规通气治疗无效的患者经 ECMO 治疗后病情有了明显的改善，并且目前证据也支持将 ECMO 纳入重症 ARDS 标准治疗。但是，仍然需要进一步的努力以减少并发症发生率与费用。

参考文献

1. Peek GJ, Mugford M, Tiruvoipati R, Wilson A, Allen E, Thalanany MM, et al. Efficacy and economic assessment of conventional ventilatory support versus extracorporeal membrane oxygenation for severe adult respiratory failure(CESAR)：a multicentre randomised controlled trial. Lancet. 2009；374(9698):1351–63. PubMed PMID：19762075.
2. Combes A, Hajage D, Capellier G, Demoule A, Lavoue S, Guervilly C, et al. Extracorporeal membrane oxygenation for severe acute respiratory distress syndrome. N Engl J Med. 2018；378(21):1965–75.

PubMed PMID：29791822.

3. Noah MA, Peek GJ, Finney SJ, Griffiths MJ, Harrison DA, Grieve R, et al. Referral to an extracorporeal membrane oxygenation center and mortality among patients with severe 2009influenza A(H1N1). JAMA. 2011；306(15):1659–68. PubMed PMID：21976615.

4. Pham T, Combes A, Roze H, Chevret S, Mercat A, Roch A, et al. Extracorporeal membrane oxygenation for pandemic influenza A(H1N1)-induced acute respiratory distress syndrome：a cohort study and propensity-matched analysis. Am J Respir Crit Care Med. 2013；187(3):276–85. PubMed PMID：23155145.

5. Tsai HC, Chang CH, Tsai FC, Fan PC, Juan KC, Lin CY, et al. Acute respiratory distress syn- drome with and without extracorporeal membrane oxygenation：a score matched study. Ann Thorac Surg. 2015；100(2):458–64. PubMed PMID：26116481.

6. Munshi L, Walkey A, Goligher E, Pham T, Uleryk EM, Fan E. Venovenous extracorporeal membrane oxygenation for acute respiratory distress syndrome：a systematic review and meta- analysis. Lancet Respir Med. 2019；7(2):163–72. PubMed PMID：30642776.

7. Braune S, Sieweke A, Brettner F, Staudinger T, Joannidis M, Verbrugge S, et al. The feasibility and safety of extracorporeal carbon dioxide removal to avoid intubation in patients with COPD unresponsive to noninvasive ventilation for acute hypercapnic respiratory failure(ECLAIR study)：multicentre case-control study. Intensive Care Med. 2016；42(9):1437–44. PubMed PMID：27456703.

8. Kluge S, Braune SA, Engel M, Nierhaus A, Frings D, Ebelt H, et al. Avoiding invasive mechan- ical ventilation by extracorporeal carbon dioxide removal in patients failing noninvasive venti- lation. Intensive Care Med. 2012；38(10):1632–9. PubMed PMID：22836139.

9. Del Sorbo L, Pisani L, Filippini C, Fanelli V, Fasano L, Terragni P, et al. Extracorporeal Co2removal in hypercapnic patients at risk of noninvasive ventilation failure：a matched cohort study with historical control. Crit Care Med. 2015；43(1):120–7. PubMed PMID：25230375.

第 23 章

局部治疗能否改善肺癌寡转移患者的生存率？

Jessica S. Donington

1 引言

寡转移的概念是由 Hellman 和 Weichselbaum 在 1995 年提出的，他们认为转移性疾病是以一种循序渐进的方式发生的，最初是有限的转移，然后发展为广泛的转移[1]。早期，转移被认为是基于肿瘤细胞与靶器官之间相互作用的"种子和土壤"模式，因此在数量和位置上可能存在一定的限制[1, 2]。影像学的进步，包括高分辨率 CT、PET/CT 和 MRI，提高了对孤立和小体积转移灶的识别能力。现在有更大比例的患者在转移的早期被发现，而且有可能从根治性的局部治疗中获益，这为转移性癌症的治疗提供了新的模式。目前将所有转移性实体瘤患者归入一个单一的临床队列，并采用统一的治疗方法已不再合适。一些寡转移患者有可能从更积极的治疗方法中获益，从而得到生存率的提高。

大约 50% ～ 60% 的非小细胞肺癌（NSCLC）患者被诊断为 IV 期。传统上，全身系统治疗一直是这些患者的首选治疗方法，但大多数患者面临原发病灶治疗失败的风险[3]。与单纯细胞毒性化疗相比，酪氨酸激酶抑制剂和检查点抑制剂等靶向治疗的引入提高了患者生存率，但早期治疗失败仍然最常发生在原发病灶。所以，以提高中位生存时间为目标的临床治疗方案仍有很大的提升空间。据估计，超过一半的 IV 期 NSCLC 患者的转移灶有可能接受手术或立体定向放疗（SBRT）为主的局部巩固治疗（LCT）[3]。

与那些存在广泛转移的患者相比，寡转移患者的生存期更长，美国癌症联合委员会（AJCC）第八版肺癌分期系统现在包括了寡转移的 M1b 分期[4]。M1b 定义为远处单个器官的单个转移病灶。目前关于 NSCLC 寡转移治疗结局的临床证据大多局限于非随机观察性研究。其中有较多研究表明，与转移性疾病的一般患者相比，局部治疗寡转移可以有

J. S. Donington （✉）

Department of Surgery, University of Chicago Medicine, Chicago, IL, USA

e-mail: jdonington@uchicago.edu

比预期更好的生存率 [5]。在局限性转移患者的系统治疗上增加局部治疗，能否提高肿瘤控制率和生存率目前已有较明确的理论基础。

2 检索策略

通过 Pubmed 检索 1960 年到 2019 年以英文发表的相关文献，表 23.1 总结了用于文献检索的 PICO 术语。检索关键词包括 non-small cell lung cancer，oligometastasis，isolated metastasis，radiation therapy，stereotactic radiotherapy，surgery，local consolidative therapy，prognosis，progression free survival 以及 overall survival。总共检索到 684 篇文献，最后有 45 篇纳入本章分析。

表 23.1 用于文献检索的 PICO 格式术语

P（患者）	I（干预）	C（对照）	O（结局）
寡转移的 NSCLC 患者	系统治疗 + 局部巩固治疗，手术或根治性放疗	单独系统治疗	总生存 无进展生存

3 结果

3.1 局部巩固治疗

局部巩固治疗是指在系统治疗后对已知病灶进行根治性治疗。手术或者治疗剂量的放疗是 NSCLC 治疗中最常用的 LCT 方法，其中放疗包括外照射或立体定向放疗（SBRT）。最近的许多文献，包括回顾性系列研究，甚至一些前瞻性试验将这些方法统一称为 LCT[5-8]。目前尚无关于手术和放疗在寡转移治疗中的头对头的比较研究。最接近比较局部治疗模式的研究是 Ashworth 等人最近对 NSCLC 寡转移患者的 Meta 分析 [5]。研究纳入了 757 例患者，其中大多数患者的转移灶 ≤ 3 个，接受手术或放疗治疗，中位总生存时间（OS）为 26 个月，原发肿瘤的手术治疗与无进展生存期（PFS）的提高有关。

早期在 NSCLC 寡转移患者中使用的 LCT 均为手术治疗。对 NSCLC 寡转移进行手术治疗已有 40 年以上的历史，5 年生存率在 15% ~ 55%，但是一些因素阻碍了手术的进一步推广，包括：（1）目前相关研究的数据均为回顾性的；（2）经验仅限于单个转移部位的患者；以及（3）生存获益可能受到选择性偏倚的影响。近年来，放射肿瘤学家的一系列前瞻性试验结果引起了 LCT 在 NSCLC 寡转移治疗中的广泛关注。"Oligomez 试验"是一项小型前瞻性 II 期临床试验，在单独化疗中加入 LCT，由于显著改善了无进展生存时间（PFS），该试验提前结束 [9, 10]。这项试验的设计是其成功的一个关键因素：它纳入了标准一线化疗期间无进展且转移灶 ≤ 3 个的患者，因此排除了肿瘤生物学状况不佳的患者。74 例患者被随机分为两组,分别对所有病灶接受积极的 LCT 治疗和接受标准治疗。加入 LCT 显著改善了 PFS(14.2 个月 *vs* 4.4 个月)[9] 和 OS(41.2 个月 *vs* 17 个月)[10]。在 LCT 组,新发转移灶的进展时间也延长了。行 LCT 的患者中,有 25% 接受了手术,其余的患者接受了放疗(外照射或 SBRT)。

Iyengar 等在一个设计类似的小型前瞻性 II 期临床试验中报道了相似的结果。这项试验仅使用了 SBRT,没有纳入手术和外照射,并且转移灶的数量最多有 6 个[11]。这项试验也提前结束,因为中期分析显示 LCT 治疗后的 PFS 有了显著改善(9.7 个月 *vs* 3.5 个月)。没有患者在病灶位置出现治疗失败,改变了治疗失败的预期模式。

Palma 等最近报道了 SABR–COMET 研究的结果,这是一项 II 期随机临床试验,在一线治疗无进展且转移灶不多于 5 个的患者中比较了 SBRT 和维持治疗的效果[12]。这项试验对所有部位和组织学类型的肿瘤患者开放,其中 99 例患者中有 18 例是 NSCLC。在 SBRT 组有 3 例发生治疗相关死亡,但是试验达到了主要研究终点,中位 OS 从 28 个月提高到了 41 个月[12]。

这些前瞻性临床试验已经引起了内科肿瘤学家的关注,并在 NSCLC 寡转移患者化疗后考虑将 LCT 加入到治疗方案中。不考虑这些数据,很难解决手术治疗在 NSCLC 寡转移患者中的作用。

3.2　手术

最早报道将手术应用于 IV 期 NSCLC 患者中的是在孤立性脑转移的治疗[13, 14]。早期的系列研究显示,与单纯化疗相比,切除原发肿瘤并对脑转移灶进行放疗可以延长生存时间[15, 16]。表 23.2 概括了目前一些较大病例系列的研究结果,完全切除后的 5 年总生存率为 23% ~ 38%[17-19]。关于手术治疗 NSCLC 寡转移患者的前瞻性数据很少,结果并不令人振奋。Downey 等开展了一项前瞻性 II 期临床试验,纳入了 23 例诱导化疗后切除所有病灶并进行巩固化疗的患者。仅有 12 例患者成功完成诱导化疗,中位 OS 为 11 个月,2 例患者生存时间达到 5 年[20]。

表 23.2　手术治疗 NSCLC 寡转移患者的回顾性研究

作者	年份	N	转移部位	5 年生存率	中位生存时间	预后因素
Congedo[17]	2012	53	脑 39 肾上腺 8 骨 6 其他 2	23%	19 个月	使用 PET,肺部病灶完全切除
Collaud[18]	2012	29	脑 19 肺 8 肾上腺 2	36%	20.5 个月	T 分期

续表

作者	年份	N	转移部位	5 年生存率	中位生存时间	预后因素
Tonnies[19]	2014	99	肺 57 脑 21 肾上腺 6 其他 11	38%	41 个月	肺部转移，N 分期，肿瘤分化

N：患者病例数；PET：正电子发射断层扫描

　　尽管缺乏相应的前瞻性研究数据支持，手术治疗转移性 NSCLC 越来越普及。原发性 NSCLC 转移灶切除的比例仅次于结肠癌。一项来自美国国家住院患者样本（NIS）的分析发现，2000 年至 2011 年间，NSCLC 转移灶的切除手术平均每年增加 5.8%[21]。这一增长归因于几个因素，包括疗效和耐受性更好的综合治疗方法比如靶向治疗的应用，这些方法减缓了肿瘤的广泛转移，改变了耐药模式。同时，手术技术也有了很大的进步，微创手术的应用越来越多，使得手术的耐受性更好，避免了系统治疗的长期中断。大多数考虑手术治疗的转移性 NSCLC 患者可分为三类：孤立性的脑转移、肾上腺转移或对侧肺转移。其他部位的孤立性转移患者也可以考虑进行手术，但对于局部治疗后能否延长生存时间的证据很少[22]。

　　在美国胸科医师学会（ACCP）的循证指南中，对于在充分分期后表现为单一转移灶，且体力评分好能耐受手术或者放疗的患者，建议对原发灶和转移灶进行积极的局部治疗[23]。肺叶切除术仍然是寡转移患者的标准治疗方案，其中淋巴结阴性和完全切除的患者预后较好[23]。另外，只有在彻底排查其他部位的转移灶后才能考虑根治性的局部治疗。纵隔淋巴结受累预示着不良的预后[24-28]，因此对于任何有寡转移且考虑手术的患者都应先进行侵袭性纵隔淋巴结分期。

3.2.1　孤立性脑转移

　　高达四分之一的 IV 期 NSCLC 患者有脑转移。腺癌与较高的脑转移风险相关，在 10% 的转移性腺癌患者中，大脑是唯一受累的部位[23]。头颅 MRI 检查可作为 PET/CT 的补充，因为它可以提高脑转移诊断的敏感性[29]。颅内病灶的治疗可采用手术切除或立体定向放疗（SRS）。放疗的优点是几乎可以对任何部位进行治疗，包括脑干[30-32]。多发脑转移并不是积极治疗的禁忌证，以往认为不多于三个病灶是 SRS 治疗的合理指征[23,33]，但是近年来适应证已经放宽。对孤立性脑转移和原发 NSCLC 进行根治性治疗后，5 年生存率在 10% ～ 24% 之间，而且原发灶和转移灶是同时性还是异时性对结果无明显影响[28,34]。表 23.3 概括了病例数大于 20 例的病例系列研究的结果，其中大部分研究年份久远[13,24-26,28,30,34,35]。

　　Modi 等的综述分析了有孤立性脑转移的 NSCLC 胸部手术价值，结果显示在没有纵隔淋巴结受累的情况下，对孤立脑转移患者的原发肿瘤进行完全切除可提高生存率[27]。年龄越小、女性、T 分期越低、体力状态越好的患者预后越好[24,25,28]。目前没有专门针对 IV 期 NSCLC 患者术后辅助化疗的随机研究数据，但是目前的证据支持对完全切除后的 II 期和 III 期 NSCLC 进行辅助化疗[36]，也推荐在 IV 期 NSCLC 患者术后使用辅助化疗[23, 33]。然而，同时存在原发灶和孤立性脑转移灶的患者面临一个问题，就是首先应该进行哪种治疗，是全身系统治疗还是局部治疗？

表 23.3　NSCLC 孤立性脑转移手术治疗的回顾性研究

作者	年份	N	5 年生存率	中位生存时间	预后因素
Bonnette[28]	2001	103	12%	11 个月	组织学类型
Billing[29]	2001	28	12%	24 个月	N 分期
Granone[24]	2001	20	14%	23 个月	组织学类型，N 分期
Getman[34]	2004	同时性 16	19%	9 个月	未发现
		异时性 16	19%	16 个月	
Furak[26]	2005	65	19%	19 个月	N/R
Girard[25]	2006	29	18%	22 个月	体力状态，组织学类型，化疗的反应
Flannery[30]	2008	42	21%	18 个月	体力状态
Cheufou[35]	2014	37	10%	14 个月	未发现

N：患者病例数；N/R；未报道

3.2.2　孤立性肾上腺转移

在经过选择的 NSCLC 孤立性肾上腺转移患者中，原发灶和转移灶完全切除后的生存率从 20% ～ 35% 不等（表 23.4）[37 - 42]。与孤立性脑转移相似，纵隔淋巴结转移预示着较差的预后，因此建议进行侵袭性纵隔淋巴结分期[43]。组织学类型和转移的位置（左侧或者右侧）似乎对生存率没有影响，另外推荐进行辅助化疗。文献中报道的手术死亡率均极低，腹腔镜肾上腺切除术相比于开放手术不会影响局部控制率和长期生存率[38]。

表 23.4　NSCLC 孤立性肾上腺转移手术治疗的回顾性研究

作者	年份	N	5 年生存率	中位生存时间	预后因素
Luketich[42]	1996	8	20%	31 个月	N/R
Porte[40]	2001	43	7%	11 个月	无
Mercier[39]	2005	23	23%	13 个月	DFI > 6 个月
Strong[38]	2007	腹腔镜 18	21%	13 个月	N/R
		开放手术 21	30%	18 个月	
Tanvetyanon[41]	2008	同时性 48	26%	12 个月	无
		异时性 66	25%	31 个月	
Raz[37]	2011	20	34%	N/R	N 分期，同侧

N：患者病例数；N/R：未报道；DFI：无病生存时间间隔

3.2.3　孤立性肺转移

在第八版 AJCC 分期系统中，肺内寡转移不再归于新的 M1b 分期，如果转移发生在同侧仍然视为 T3 或 T4 期，发生在对侧视为 M1a 期。具有相同的组织学类型的磨玻璃样阴影的双侧 NSCLC 病灶，较难分期。在没有其他病灶的情况下，很难区分同时发生的原发灶和寡转移灶。对突变状态和遗传克隆性差异的分析正处于研究中，目前尚无临床应用的可靠依据[44]。这种情况下，非常需要经验丰富的多学科团队的临床判断[23, 45]，Martini 和 Melamed 在 1975 年制定的标准仍然适用[46]。关于同时发生的双侧肿瘤的数据很少，在 Martini 和 Melamed 的研究中，50 例患者中只有 4 例符合标准。对于孤立性脑转移和肾上腺转移，在考虑进行根治性切除前，建议通过 PET/CT 对其他部位是否转移进行排查，并进行侵袭性纵隔淋巴结分期。在对肺转移灶进行切除时通常建议尽可能多地保留正常肺组织，为以后可能进行的第二次切除保留更多的肺功能。在大多数研究中，肺部病灶完全切除后的总生存率在 28% ~ 58% 之间[45]，低于早期 NSCLC 的生存率，但比其他部位寡转移病灶切除后的生存率要高，这提示同时存在原发灶和转移灶。

3.3　基于人群的分析

最近有几项基于人群的分析显示，在经选择的 IV 期 NSCLC 患者中，手术干预可以提高生存率[47 - 50]。选择性偏倚是此类研究一个固有的重要问题，但有两项研究试图通过仅纳入最常接受手术切除的队列来克服这种偏倚。David 等通过美国国家癌症数据库（NCDB）建立了一个手术选择评分（SSS），这个评分使用了与晚期 NSCLC 手术最相关的临床指标，包括组织学类型、肿瘤大小、临床 T 分期、临床 N 分期、临床 M 分期、Charlson 合并症指数、年龄、种族、设备类型和保险状况。在 SSS 高的 IV 期患者（最适合切除的患者）中，未接受手术患者的死亡风险是接受手术患者的两倍[47]。类似地，Yang 等通过分析 NCDB 中 cT1-3N0M1 的患者，发现与化疗相比，手术能改善 5 年总生存率（25.1% vs 5.8%）[49]。他们还发现生存率会受到局部区域的分期和切除程度的影响，与全肺切除或亚肺叶切除相比，肺叶切除术有更好的预后。

4　结论与建议

对于转移灶不多于 3 个且能接受手术切除或放疗的 NSCLC 寡转移患者，若一线系统治疗后无进展，推荐对原发肿瘤和所有转移病灶进行 LCT（手术、外照射放疗或 SBRT）。对可切除的 N0/N1 原发性 NSCLC 伴有孤立性脑或肾上腺转移的患者，应该在纵隔和胸腔外影像学检查以及侵袭性纵隔淋巴结分期之后，再评估能否行积极的根治性治疗。如果没有发现其他部位的转移，建议对原发灶进行手术切除，对转移灶进行手术切除或放疗。类似地，对于无其他部位转移，并且既往接受过完全切除的原发 NSCLC 患者，如果出现孤立性脑或肾上腺转移灶（表现为异时性），建议进行手术切除或放疗。如果患者接受了孤立性脑或肾上腺转移病灶以及原发 NSCLC 的根治性切除，在手术前没有接受过化疗，还应该进行辅助化疗的评估。可手术切除的 N0/N1 原发性 NSCLC 并且对侧肺内存在单发病灶的患者在分期上有一定的困难，较难区分是 M1a 期还是出现多个原发病灶，他们应该接受胸腔外的影像学检查如全身 PET 或腹部 CT 联合骨扫描，以及侵袭性纵隔淋巴结分期，建议进行多学科评估。在大多数情况下，这些病灶被认为是同时发生的原发性肿瘤，应该尽可能进行积极的根治性治疗。

> **推荐**
>
> - 对于转移灶不多于 3 个且能接受切除或放疗的 NSCLC 寡转移患者，若一线系统治疗后无进展，推荐对原发肿瘤和所有转移病灶进行 LCT（证据质量高，强推荐）。
> - 对于可切除的 N0/N1 原发性 NSCLC 伴有孤立性脑或肾上腺转移的患者，如果没有发现其他部位的转移，建议对原发灶进行手术切除，对转移灶进行手术切除或放疗（证据质量中，强推荐）。
> - 对于无其他部位转移，并且既往接受过完全切除的原发 NSCLC 患者，对新发的孤立性脑或肾上腺转移灶，建议进行手术切除或放疗（证据质量中，强推荐）。
> - 对于可切除的 N0/N1 原发性 NSCLC 并且对侧肺内存在单发病灶的患者，应采取积极的根治性治疗（证据质量中，强推荐）。

5 个人观点

对 IV 期 NSCLC 异质性的认识与日俱增，其中寡转移的患者作为特殊的一个群体，我们希望可获得更好的预后。第八版 AJCC 肺癌分期系统中将寡转移分类到新的 M1b 期中也体现了这一点。大多数人都认为生物学指标是寡转移预后的主要因素，局部干预对预后的真正影响尚不清楚。但是，在一个局部治疗并发症发生率和死亡率都很低的时代，这种不清楚的影响不应该成为拒绝对经选择的寡转移患者进行干预的理由。最近的 II 期随机临床研究显示，在一线化疗后加入 LCT 可使寡转移患者的 PFS 提高近三倍[9, 11]。在这些试验中，原发灶和转移灶的治疗主要是通过放疗，但是手术切除仍然是治疗 NSCLC 寡转移的重要组成部分。外科手术治疗寡转移已经有 40 多年的历史，治愈是这些患者的主要目标。局部控制、精确分期以及通过手术获取组织样本是手术得以继续应用于这些患者的原因。T 分期和 N 分期在寡转移中具有预后意义。因此，在开始积极的外科手术之前，彻底充分的分期是必不可少的，所以侵袭性纵隔淋巴结分期具有越来越重要的价值。另外，肺叶切除似乎有着最好的预后，对于更大范围的切除应该慎重考虑。最后，目前广泛关注的问题还有寡转移的定义应该包括多少个转移灶? 治疗的最佳顺序是什么? 哪些局部治疗可以提供最大的治愈可能？

参考文献

1. Hellman S, Weichselbaum RR. Oligometastases. J Clin Oncol. 1995；13(1):8–10.

2. Weichselbaum RR, Hellman S. Oligometastases revisited. Nat Rev Clin Oncol. 2011；8(6):378–82.

3. Rusthoven KE, Hammerman SF, Kavanagh BD, Birtwhistle MJ, Stares M, Camidge DR. Is there a role for consolidative stereotactic body radiation therapy following first-line sys- temic therapy for metastatic lung cancer? A patterns-of-failure analysis. Acta Oncol. 2009；48(4):578–83.

4. Eberhardt WE, Mitchell A, Crowley J, Kondo H, Kim YT, Turrisi A 3rd, et al. The IASLC Lung Cancer Staging Project：proposals for the revision of the m descriptors in the forth- coming Eighth Edition of the TNM Classification of Lung Cancer. J Thorac Oncol. 2015；10(11):1515–22.

5. Ashworth AB, Senan S, Palma DA, Riquet M, Ahn YC, Ricardi U, et al. An individual patient data metaanalysis of outcomes and prognostic factors after treatment of oligometastatic non- small-cell lung cancer. Clin Lung Cancer. 2014；15(5):346–55.

6. Li D, Zhu X, Wang H, Qiu M, Li N. Should aggressive thoracic therapy be performed in patients with synchronous oligometastatic non-small cell lung cancer? A meta-analysis. J Thorac Dis. 2017；9(2):310–7.

7. Li S, Zhu R, Li D, Li N, Zhu X. Prognostic factors of oligometastatic non-small cell lung cancer：a meta-analysis. J Thorac Dis. 2018；10(6):3701–13.

8. Juan O, Popat S. Ablative therapy for oligometastatic non-small cell lung cancer. Clin Lung Cancer. 2017；18(6):595–606.

9. Gomez DR, Blumenschein GR Jr, Lee JJ, Hernandez M, Ye R, Camidge DR, et al. Local con- solidative therapy versus maintenance therapy or observation for patients with oligometastatic non-small-cell lung cancer without progression after first-line systemic therapy：a multicentre, randomised, controlled, phase 2study. Lancet Oncol. 2016；17(12):1672–82.

10. Gomez DR, Tang C, Zhang J, Blumenschein GR Jr, Hernandez M, Lee JJ, et al. Local consoli- dative therapy *vs* maintenance therapy or observation for patients with oligometastatic non- small-cell lung cancer：long-term results of a multi-institutional, phase II, randomized study. J Clin Oncol. 2019；37(18):1558–65.

11. Iyengar P, Wardak Z, Gerber DE, Tumati V, Ahn C, Hughes RS, et al. Consolidative radio- therapy for limited metastatic non-small-cell lung cancer：a phase 2randomized clinical trial. JAMA Oncol. 2018；4(1):e173501.

12. Palma DA, Olson R, Harrow S, Gaede S, Louie AV, Haasbeek C, et al. Stereotactic ablative radiotherapy versus standard of care palliative treatment in patients with oligometastatic cancers(SABR-COMET)：a randomised, phase 2, open-label trial. Lancet. 2019；393(10185):2051–8.

13. Wronski M, Arbit E, Burt M, Galicich JH. Survival after surgical treatment of brain metas- tases from lung cancer：a follow-upstudy of 231patients treated between 1976and 1991. J Neurosurg. 1995；83(4):605–16.

14. Nakagawa H, Miyawaki Y, Fujita T, Kubo S, Tokiyoshi K, Tsuruzono K, et al. Surgical treat- ment of brain metastases of lung cancer：retrospective analysis of 89cases. J Neurol Neurosurg Psychiatry. 1994；57(8):950–6.

15. Patchell RA, Tibbs PA, Regine WF, Dempsey RJ, Mohiuddin M, Kryscio RJ, et al. Postoperative

radiotherapy in the treatment of single metastases to the brain: a randomized trial. JAMA. 1998; 280(17):1485–9.

16. Burt M, Wronski M, Arbit E, Galicich JH. Resection of brain metastases from non-small-cell lung carcinoma. Results of therapy. J Thorac Cardiovasc Surg. 1992; 103(3):399–411.

17. Congedo MT, Cesario A, Lococo F, De Waure C, Apolone G, Meacci E, et al. Surgery for oligometastatic non-small cell lung cancer: long-term results from a single center experience. J Thorac Cardiovasc Surg. 2012; 144(2):444–52.

18. Collaud S, Stahel R, Inci I, Hillinger S, Schneiter D, Kestenholz P, et al. Survival of patients treated surgically for synchronous single-organ metastatic NSCLC and advanced pathologic TN stage. Lung Cancer. 2012; 78(3):234–8.

19. Tonnies M, Pfannschmidt J, Bauer TT, Kollmeier J, Tonnies S, Kaiser D. Metastasectomy for synchronous solitary non-small cell lung cancer metastases. Ann Thorac Surg. 2014; 98(1):249–56.

20. Downey RJ, Ng KK, Kris MG, Bains MS, Miller VA, Heelan R, et al. A phase II trial of chemotherapy and surgery for non-small cell lung cancer patients with a synchronous solitary metastasis. Lung Cancer. 2002; 38(2):193–7.

21. Bartlett EK, Simmons KD, Wachtel H, Roses RE, Fraker DL, Kelz RR, et al. The rise in metastasectomy across cancer types over the past decade. Cancer. 2015; 121(5):747–57.

22. Salah S, Tanvetyanon T, Abbasi S. Metastatectomy for extra-cranial extra-adrenal non-small cell lung cancer solitary metastases: systematic review and analysis of reported cases. Lung Cancer. 2012; 75(1):9–14.

23. Kozower BD, Larner JM, Detterbeck FC, Jones DR. Special treatment issues in non-small cell lung cancer: diagnosis and management of lung cancer, 3rd ed: American College of Chest Physicians evidence-based clinical practice guidelines. Chest. 2013; 143(5Suppl):e369S–e99S.

24. Granone P, Margaritora S, D'Andrilli A, Cesario A, Kawamukai K, Meacci E. Non-small cell lung cancer with single brain metastasis: the role of surgical treatment. Eur J Cardiothorac Surg. 2001; 20(2):361–6.

25. Girard N, Cottin V, Tronc F, Etienne-Mastroianni B, Thivolet-Bejui F, Honnorat J, et al. Chemotherapy is the cornerstone of the combined surgical treatment of lung cancer with syn- chronous brain metastases. Lung Cancer. 2006; 53(1):51–8.

26. Furak J, Trojan I, Szoke T, Agocs L, Csekeo A, Kas J, et al. Lung cancer and its operable brain metastasis: survival rate and staging problems. Ann Thorac Surg. 2005; 79(1):241–7.

27. Modi A, Vohra HA, Weeden DF. Does surgery for primary non-small cell lung cancer and cerebral metastasis have any impact on survival? Interact Cardiovasc Thorac Surg. 2009; 8(4):467–73.

28. Bonnette P, Puyo P, Gabriel C, Giudicelli R, Regnard JF, Riquet M, et al. Surgical management of non-small cell lung cancer with synchronous brain metastases. Chest. 2001; 119(5):1469–75.

29. Billing PS, Miller DL, Allen MS, Deschamps C, Trastek VF, Pairolero PC. Surgical treat- ment of primary lung cancer with synchronous brain metastases. J Thorac Cardiovasc Surg. 2001; 122(3):548–53.

30. Flannery TW, Suntharalingam M, Regine WF, Chin LS, Krasna MJ, Shehata MK, et al. Long- term survival in patients with synchronous, solitary brain metastasis from non-small-cell lung cancer treated with radiosurgery. Int J Radiat Oncol Biol Phys. 2008; 72(1):19–23.

31. Fuentes R, Bonfill X, Exposito J. Surgery versus radiosurgery for patients with a solitary brain metastasis from non-small cell lung cancer. Cochrane Database Syst Rev. 2006; 1:CD004840.

32. Mariya Y, Sekizawa G, Matsuoka Y, Seki H, Sugawara T. Outcome of stereotactic radio- surgery for

patients with non-small cell lung cancer metastatic to the brain. J Radiat Res. 2010；51(3):333–42.

33. Novello S, Barlesi F, Califano R, Cufer T, Ekman S, Levra MG, et al. Metastatic non-small-cell lung cancer：ESMO Clinical Practice Guidelines for diagnosis, treatment and follow-up. Ann Oncol. 2016；27(suppl 5):v1–v27.

34. Getman V, Devyatko E, Dunkler D, Eckersberger F, End A, Klepetko W, et al. Prognosis of patients with non-small cell lung cancer with isolated brain metastases undergoing combined surgical treatment. Eur J Cardiothorac Surg. 2004；25(6):1107–13.

35. Cheufou DH, Welter S, Chalvatzoulis E, Christof D, Theegarten D, Stamatis G. Surgery of primary lung cancer with oligometastatic m1b synchronous single brain metastasis：analysis of 37cases. Thorac Cardiovasc Surg. 2014；62(7):612–5.

36. Pignon JP, Tribodet H, Scagliotti GV, Douillard JY, Shepherd FA, Stephens RJ, et al. Lung adjuvant cisplatin evaluation：a pooled analysis by the LACE Collaborative Group. J Clin Oncol. 2008；26(21):3552–9.

37. Raz DJ, Lanuti M, Gaissert HC, Wright CD, Mathisen DJ, Wain JC. Outcomes of patients with isolated adrenal metastasis from non-small cell lung carcinoma. Ann Thorac Surg. 2011；92(5):1788–92. Discussion 93.

38. Strong VE, D'Angelica M, Tang L, Prete F, Gonen M, Coit D, et al. Laparoscopic adrenalec- tomy for isolated adrenal metastasis. Ann Surg Oncol. 2007；14(12):3392–400.

39. Mercier O, Fadel E, de Perrot M, Mussot S, Stella F, Chapelier A, et al. Surgical treatment of solitary adrenal metastasis from non-small cell lung cancer. J Thorac Cardiovasc Surg. 2005；130(1):136–40.

40. Porte H, Siat J, Guibert B, Lepimpec-Barthes F, Jancovici R, Bernard A, et al. Resection of adrenal metastases from non-small cell lung cancer：a multicenter study. Ann Thorac Surg. 2001；71(3):981–5.

41. Tanvetyanon T, Robinson LA, Schell MJ, Strong VE, Kapoor R, Coit DG, et al. Outcomes of adrenalectomy for isolated synchronous versus metachronous adrenal metastases in non-small- cell lung cancer：a systematic review and pooled analysis. J Clin Oncol. 2008；26(7):1142–7.

42. Luketich JD, Burt ME. Does resection of adrenal metastases from non-small cell lung cancer improve survival? Ann Thorac Surg. 1996；62(6):1614–6.

43. Aloia TA, Zimmitti G, Conrad C, Gottumukalla V, Kopetz S, Vauthey JN. Return to intended oncologic treatment(RIOT)：a novel metric for evaluating the quality of oncosurgical therapy for malignancy. J Surg Oncol. 2014；110(2):107–14.

44. Wu CT, Lin MW, Hsieh MS, Kuo SW, Chang YL. New aspects of the clinicopathology and genetic profile of metachronous multiple lung cancers. Ann Surg. 2014；259(5):1018–24.

45. Detterbeck FC, Franklin WA, Nicholson AG, Girard N, Arenberg DA, Travis WD, et al. The IASLC Lung Cancer Staging Project：background data and proposed criteria to distinguish separate primary lung cancers from metastatic foci in patients with two lung tumors in the forthcoming Eighth Edition of the TNM Classification for Lung Cancer. J Thorac Oncol. 2016；11(5):651–65.

46. Martini N, Melamed MR. Multiple primary lung cancers. J Thorac Cardiovasc Surg. 1975；70(4):606–12.

47. David EA, Andersen SW, Beckett LA, Melnikow J, Clark JM, Brown LM, et al. Survival benefits associated with surgery for advanced non-small cell lung cancer. J Thorac Cardiovasc Surg. 2019；157(4):1620–8.

48. David EA, Canter RJ, Chen Y, Cooke DT, Cress RD. Surgical management of advanced non- small cell lung cancer is decreasing but is associated with improved survival. Ann Thorac Surg. 2016；

102(4):1101–9.

49. Yang CJ, Gu L, Shah SA, Yerokun BA, D'Amico TA, Hartwig MG, et al. Long-term outcomes of surgical resection for stage IV non-small-cell lung cancer：a national analysis. Lung Cancer. 2018；115:75–83.

50. Shen H, Cao Y, Li X, Tan Y, Chen J, Yang Z, et al. Surgical intervention improves survival for metastatic non-small cell lung cancer patients. Medicine(Baltimore). 2016；95(21):e3800.

第 24 章

肺转移瘤切除是否能有效延长生存时间?

Erin M. Corsini and Mara B. Antonoff

1 引言

　　肺是肿瘤最常见的转移部位,肺外原发性恶性肿瘤如结直肠癌、肉瘤、肾癌和生殖细胞肿瘤非常容易转移至肺部[1]。IV 期肿瘤曾经被认为是一种几乎无有效治疗方式的疾病,但是目前手术切除已经越来越广泛地应用于有限转移的特定患者群体[2, 3]。这部分患者通常是原发病灶得到控制,无肺外转移,且解剖学上可完全切除的肺部病灶[3]。对这部分晚期患者进行手术干预可能会带来生存获益,同时发生手术并发症的风险较低[1, 2, 4]。

　　然而,尽管这种做法较普遍,但是在目前多学科综合治疗的模式中手术的作用缺乏足够的研究,缺少相应的文献指导临床医生的实践。另外,在考虑对患者进行转移灶切除时,必须权衡这种干预措施的生存获益与手术的风险。尽管这种手术方式的风险较低,但必须认识到,手术过程总是伴随着一定的风险,系统治疗在围手术期需要中断,但是如果术后仍然存在残留病灶,系统治疗是非常重要的。由于化疗、免疫治疗和针对各种分子标志物的靶向药物的发展,以及原发肿瘤进展的多样性,使治疗策略的选择更为复杂了[1, 5]。

　　由于缺乏阐明肺转移瘤最佳治疗方法的随机临床试验,单臂回顾性研究是目前的主要数据来源。尽管早期结果尚未公布,目前正在进行的结直肠转移灶的治疗的前瞻性试验可能有助于指导未来的实践[6]。本章通过对相关文献进行全面回顾,以期能更好理解目前推荐的临床实践。

E. M. Corsini · M. B. Antonoff (✉)

Department of Thoracic and Cardiovascular Surgery, University of Texas MD Anderson
Cancer Center, Houston, TX, USA
e-mail: MBAntonoff@mdanderson.org

2　检索策略

为了阐述可切除肺转移灶患者的预后,我们使用 MeSH 术语"lung"和"metastasectomy"在 Pubmed 上进行检索,并限定语言种类为英语(表 24.1)。另外使用关键词"lung","pulmonary","metastasectomy"进行进一步的检索。检索中纳入 2012 年至 2019 年发表的原创性研究、系统综述和 Meta 分析。根据上述检索策略共检索到 140 篇文献,我们对摘要进行了评估。目前没有随机对照试验的数据,并且很难从文献中获得非手术治疗患者的治疗结果,我们优先考虑成人患者的系统综述和大样本的回顾性研究。

表 24.1　用于文献检索的 PICO 格式术语

P(患者)	I(干预)	C(对照)	O(结局)
可切除的,肺内转移灶的患者	肺转移灶切除	非手术治疗包括化疗、放疗、射频消融和观察	生存时间,并发症

3　结果

3.1　生存时间

结直肠癌是目前文献报道中行转移灶切除最常见的肿瘤类型,而且结直肠癌最常见的转移部位是肺,据估计 5% ~ 18% 的患者会在病程的某个阶段出现肺转移 [7]。因此,我们回顾了一些系统评价和 Meta 分析对这个主题进行阐述。

Gonzalez 等针对 2000 年至 2011 年发表的 25 项回顾性研究进行了 Meta 分析,其中包括 2925 例接受转移灶切除的患者 [8]。在 24 项仅纳入 R0 切除患者的研究中,5 年总生存率在 27% 到 68%,中位无病间隔时间(DFI)在 19 ~ 39 个月,较短的间隔时间与死亡风险增加相关(HR:1.59;CI:1.27 ~ 1.98)。其他的与预后密切相关的因素包括多发转移(HR, 2.04;95% CI, 1.72 ~ 2.41),纵隔或肺门淋巴结受累(HR, 1.65;95% CI, 1.38 ~ 2.02),癌胚抗原升高(CEA)(HR, 1.91;95% CI, 1.57 ~ 2.32)。值得一提的是,在 7 项专门评估既往有肝转移灶切除病史的研究中,未确定其与生存结果相关(HR, 1.22;95% CI, 0.91 ~ 1.64)。

Zabaleta 等的 Meta 分析进一步研究了肝转移对预后的影响,发现有肝转移史的患者死亡风险增加(HR, 1.37;95% CI, 1.14 ~ 1.64)[9]。这些结果是基于从 17 个异质性较低的研究中收集的 3501 例患者的数据。其他与生存率较低相关的因素包括胸腔内淋巴结受累、手术切缘阳性、肺转移灶的数目和大小、术前 CEA 水平、DFI 以及楔形切除术(与肺叶切除术相比)。既往有肝转移病史患者的中位总生存时间(n=744)和 5 年生存率为 51.8 个月和 44.5%,低于总体队列的 64 个月和 51.9%。在有肝肺转移诊断时间的患者中

（n=273），出现同时性肝肺转移的患者与异时性转移的比例类似（138，50.5% *vs* 135，49.5%），平均生存时间在这两组之间没有差异。

类似的，Lumachi 等随后的一项综述纳入了 2002 年至 2015 年发表的 15 项研究，评估了 1669 例患者的预后[7]。纳入的每项研究至少有 50 例患者的 5 年生存率数据，并通过多变量分析确定与生存相关的因素。结果显示中位 5 年生存率为 45%（25% ～ 72%）。多变量分析显示，与较差生存率相关的因素与 Gonzalez 的研究结果相似，包括较大的结节，双侧结节，CEA 水平升高，肺门或纵隔淋巴结受累，较短的 DFI，不完全切除（R1），低分化肿瘤，接受新辅助化疗，老年和女性。作者进一步评估了结直肠突变状态与生存结局的关系，结果显示 KRAS- 和 BRAF- 突变患者的肺转移发生率较高，而且预后较差。这些结果与 Corsini 等最近的一项研究相一致，该研究显示转移瘤切除后 RAS（KRAS 或 NRAS）或 TP53 突变阳性的患者有类似的结果，而 APC 突变阳性与生存期延长有关[10]。

虽然结直肠癌肺转移是肺转移灶切除最常见的适应证，但其他几种原发恶性肿瘤也经常转移到肺部，也是研究的热点。Marulli 等评估了 1996 至 2016 年间的 21 项回顾性研究[11]。作者特别指出这些研究存在异质性，尤其是在组织学分类方面（骨肉瘤与软组织肉瘤），研究报告的 5 年生存率在 15% ～ 51% 之间，其中骨肉瘤患者的生存率更高。确定的预后因素是年龄、DFI、转移数目和切除的完整性，与本文讨论的其他肿瘤类型相似，虽然肿瘤分级似乎与肺转移的程度密切相关（高级别肉瘤与更多的肺转移相关），但作者也讨论了分级与预后的关系。一般认为，化疗耐药、肿瘤对新辅助治疗的反应性（或治疗期间无进展）是积极的预后指标。与结直肠癌相比，肉瘤转移病灶的数量和大小以及转移负荷（双侧和单侧）与预后的关系还不太清楚[11, 12]。其中，经选择的部分肉瘤患者在疾病过程中进行了多次转移灶切除术。

由于许多研究中肿瘤的组织类型存在异质性，对于软组织肉瘤患者预后因素的理解由于组织学的多样性而变得具有挑战性。平滑肌肉瘤的生物学侵袭性似乎较弱，一些研究报告显示其存活率略高于其他组织学亚型[11]。在 Chudgar 等的大型单中心研究中，评估了 539 例软组织肉瘤患者，这些患者共有 760 处转移灶接受了切除，其中平滑肌肉瘤占了一大部分（n=169, 39%），纤维肉瘤在队列中所占比例相对较小（n=33，6%），其中平滑肌肉瘤患者的中位总生存时间最长，达到 42 个月（HR, 0.66；95%CI, 0.48-0.89）[13]。在整个队列中，5 年生存率为 34%。通过多变量分析确定的其他预后因素包括原发肿瘤大小、DFI、转移灶数目、对新辅助治疗的反应以及手术方式。

在考虑对黑色素瘤转移灶行切除术时，与非手术治疗相比，肺转移病灶手术治疗与生存获益呈正相关[14]。除了转移灶切除带来的生存获益外，其他预后指标还包括组织学分类、胸外转移灶和肺部转移灶数量，有类似的研究也指出对全身治疗（化疗和免疫治疗）的反应性以及 DFI 是影响预后的因素[2]。5 年生存率在 4.5% ～ 38% 之间[1, 14]。作者还讨论了靶向药物的进展，在经选择的合适患者中联合使用靶向治疗和手术切除可能会为这些患者进一步提供生存获益。此外，通过安大略省癌症登记处，Hanna 等评估了 99 例行转移灶切除的黑色素瘤患者，5 年生存率达到 21%，其中肿瘤大小和切除的完整性与预后密切相关 [15]。

肾细胞癌在诊断时经常已处于 IV 期，虽然这预示着较差的预后，但切除数量有限的肺转移灶似乎也能取得较好的治疗效果，5 年生存率可达到 36% ~ 53%[14]。Zhao 等的综述报告了 1997 年至 2014 年发表的 16 项研究的结果，涵盖 1447 例患者 [16]。中位 5 年生存率为 43%，多变量分析显示，与原发肿瘤相关的区域淋巴结受累、切除完整性、转移灶的大小和数量以及 DFI 与生存结局相关。与黑色素瘤类似，单克隆抗体和抑制剂分子，如贝伐单抗和索拉非尼，正在改变疾病治疗的模式 [14]。

3.2　胸腔内淋巴结切除

关于在转移瘤切除术中进行胸腔内淋巴结切除的建议还不明确。Sihag 等回顾了之前的研究，发现有些研究显示胸腔内淋巴结受累的患者预后较差 [17]。而且，既往的研究无法确定淋巴结采样与清扫的生存差异，也无法确定 N1 期与 N2 期之间的生存差异 [18]。淋巴结采样或清扫并不是常规操作，通常仅在肿瘤具有较强侵袭性或纵隔或肺门淋巴结受累的情况下进行。虽然这些原则存在选择偏倚，并且目前也没有任何决定性的证据来支持这种做法，但进行淋巴结采样或清扫可能有助于指导辅助治疗。

3.3　切除的范围

进行肺转移灶切除术时应尽可能保留肺组织，特别是对有多个病灶或将来需要进一步切除的患者。目前最常采用的方式是使用吻合器进行肺段切除，对于较大或多发的肿瘤可采取范围更大的解剖性切除 [4, 19]。这种方式可以最大限度地降低术后并发症的风险。一些研究报道，与楔形切除相比，肺段切除术可能获得更长的总生存时间和无病生存时间 [19]。

一些学者认为全肺切除术是转移瘤切除术的禁忌证，其围手术期死亡率高达 19%。然而，也有学者认为在一些罕见情况下也可行全肺切除术，比如有较长 DFI 的孤立性中央型肿瘤 [4]。对于更常见的外周型病灶，即使缺乏证据，切除的完整性仍然被认为是任何转移灶切除术中最重要的考虑因素。在保证切缘的基础上，切除最少的肺组织以保留肺功能是可行的，这也为患者将来可能发生的转移灶切除提供了机会。

3.4　肺定向化疗

Phillips 等回顾了结直肠癌肺转移患者管理中的几个影响因素，包括针对肺部病灶的全身治疗 [19]。作者指出，在肺转移瘤治疗中是否使用新辅助化疗或辅助化疗还没有形成共识。在一项纳入 354 例患者的多中心研究中，7.6% 的患者进行了新辅助全身治疗，34.5% 的患者进行了辅助全身治疗，无论在无病生存时间还是总生存时间方面都没有观察到差异 [20]。此外，通过在胸腔内淋巴结受累的患者中进行的进一步分析，也没有发现辅助化疗存在获益[21]。

最近的一篇综述中，Guerrera 等分析了 6 项提供了围手术期化疗相关数据的研究[22]。总体而言，在肺转移瘤切除术的围手术期使用全身治疗没有生存获益，但是所有的研究都报道了接受化疗的患者无病生存期可以延长。尽管作者指出现有的证据并不支持将肺部的定向化疗纳入整体治疗模式，但存在一些患者有可能从化疗中获益的可能。作者注意到这样的患者包括多个或异时性肺转移灶患者、低风险患者和某些分子亚型的患者。另外，一项研究数据表明，以奥沙利铂为基础的化疗方案的长期结局更具优越性，特别是与伊立替康相比时。

3.5　手术入路

与原发性肺恶性肿瘤切除的最佳手术方式存在争议一样，在转移瘤切除术领域手术方式也是讨论的热点。虽然在这一领域还没有随机对照试验的结果，但已有一些文献对这一主题进行了研究。Greenwood 等的综述显示开胸与 VATS 的生存时间是相似的[23]。研究中显示接受开胸手术的患者术后并发症的发生率较高，住院时间和胸管留置时间更长，然而两组患者基线特征存在差异，提示可能存在选择偏倚，这限制了对这些数据进一步的解读。另外，虽然行 VATS 的患者转移灶离切缘更近，但这并没有导致两组患者之间的生存差异。

Eckardt 等进行了一项前瞻性研究，通过 VATS 和开胸手术切除经 CT 发现的肺转移灶[24]。这项前瞻性研究采用观察者盲法，评估了 89 例患者，其中经 CT 发现肺转移灶140 个，包括多种不同的原发恶性肿瘤。患者在手术室中首先进行 VATS，期间通过手指触诊来判断相应结节的性质。在不切除转移灶的情况下，另一手术团队进行开胸手术识别结节。VATS 成功地识别了 122 个（87%）结节；但是开胸手术除了能够识别所有影像学发现的转移病灶，还另外发现了 67 个结节，其中包括 22 个（33%）继发转移病灶，43 个（64%）良性病变和 2 个（3%）原发肺部恶性肿瘤。相比之下，通过 VATS 没有发现额外的肿瘤。虽然术前常规进行 CT 扫描（3mm 层厚），术中仍有意外发现的术前 CT未识别的恶性病灶，因此作者认为 VATS 在肺转移瘤的治疗上可能不太充分。在一项相关的综述中，Macherey 等报道，与螺旋 CT 成像相比，手工触诊可以增加结节的检出，尽管近一半（48.5%）的病灶是良性的[25]。虽然 Macherey 等的研究中人工触诊的方法优于CT 扫描，但是这个结论的价值是有限的，因为大多数研究中 CT 扫描层厚大于 5mm，最大可达 10mm。另外，虽然开胸手术比 VATS 能发现更多的结节，但是两组患者的 5 年生存率没有差别[14]。

手术入路的选择也应考虑术后并发症的风险。Greenwood 等发现，尽管研究中数据存在选择偏倚，可能会对结果有一定影响，但结果显示在接受 VATS 切除术的患者中，住院时间和胸管留置时间更短[23]。另一些研究显示，通过 VATS 切除的转移灶离手术切缘更近，但两组患者之间未表现出生存上的差异。而且，术后并发症在接受开胸手术的患者中更为常见。

4　结论与建议

在伴有肺内数量有限转移病灶的患者中，虽然现有的数据不足以使我们对手术治疗相比于非手术治疗的确切获益程度有清晰的了解，但很明显，在这些患者中，通过对选定的患者进行手术切除可以提高生存率，尤其是在长 DFI 后出现孤立的小的转移结节的患者获益最大。虽然转移灶切除在黑色素瘤患者中的获益还不太明确，尤其是具有不良预后危险因素的情况下，但是目前已广泛开展结直肠癌和肉瘤的转移灶切除，并为这些患者提供了较好的生存预期。

当选择开放手术还是微创入路时，重要的是要考虑到，虽然开胸手术可能有助于发现更多的结节，但这些病灶可能是良性的，即使是在恶性病变的情况下，接受更彻底切除的患者也未显示出生存上的获益。淋巴结采样虽然没能改善预后，但是对治疗策略的制定具有重要的临床意义，尤其是对肿大的淋巴结。最后，尽可能保留肺组织的手术方法是合理的，特别是对已证实患有肺部疾病且将来可能需要行手术切除的患者。

在考虑我们的建议时，要记住我们没有使用随机对照研究的数据，否则我们能更好地确定可能受益于转移瘤切除的理想患者人群。由于缺乏足够的证据，我们不能排除在回顾性研究中从转移瘤切除中获益的患者可能是一些较为特殊的人群，他们的肿瘤恶性程度相对较低，即使不手术，他们也有可能获得较好的预后。因此不能排除选择偏倚的可能。

推荐

- 在长 DFI 的情况下，对于单个转移瘤或数量有限的转移瘤建议切除（证据质量低；弱推荐）。
- 当微创手术在技术上是可行的，选择开胸或者电视辅助胸腔镜手术切除都是可接受的（证据质量低；弱推荐）。
- 手术应该在局部病灶得到完全控制的情况下进行（证据质量低；弱推荐）。
- 应该尽可能保留肺组织（证据质量低；弱推荐）。
- 如果胸腔内淋巴结切除有助于指导辅助治疗，推荐进行（证据质量低；弱推荐）。

5　个人观点

如果患者选择恰当，肺转移瘤切除可以显著延长生存期，为患者提供无病生存状态，并将他们从无止境的全身治疗中解脱出来。

　　一般来说，大家的共识是转移灶少、长 DFI、肿瘤侵袭性较低的患者从肺转移瘤切除术中获益最大（表 24.2）。然而，对于病灶数量较多、诊断时就存在转移和肿瘤侵袭性较强的患者，作为临床医生，做出失去手术机会的决定也是不容易的。这个问题尤其具有挑战性，因为我们经常碰到肺部有转移灶的结直肠癌和肉瘤的年轻患者，尽管他们具有相对较高的肺部复发风险。但他们其他方面都是健康的并且渴望积极的治疗，而且，年轻患者往往有良好的体力评分，较好的肺功能储备，以及渴望"与困难作斗争"的愿望。因此，虽然 DFI 和转移灶数量等信息有助于我们判断患者预后，但它们并不一定是确切、严格的切除适应证。严格的切除适应证应包括：无胸腔外转移，原发肿瘤得到控制，所有肺部病灶能解剖性切除以及具备能耐受完整切除的足够的肺功能。

表 24.2　肺转移瘤切除的系列研究

作者（年份）	患者	结局	组织学类型	5 年生存率	预后因素
Gonzalez 等（2013）[8]	2000—2011 年发表的 25 项研究	总生存率多因素分析影响预后的因素	结直肠癌	27%～68%（24 项研究中 R0 切除的患者）	DFI，肺多发转移，肺门或纵隔淋巴结阳性，CEA
Lumachi 等（2016）[7]	2002—2015 年发表的 15 项研究	总生存率多因素分析影响预后的因素	结直肠癌	25%～72%	CEA，多发或双侧肺转移，肺门或纵隔淋巴结阳性，DFI，切缘阳性，新辅助化疗，年龄
Zabelata 等（2018）[9]	2007—2014 年发表的 17 项研究	总生存率多因素分析影响预后的因素	结直肠癌	51.9%	肝转移病史，胸腔内淋巴结阳性，切缘阳性，肺转移灶的数量，转移灶大小，CEA，DFI，楔形切除
Marulli 等（2017）[11]	1996—2016 年发表的 21 项研究	总生存率多因素分析影响预后的因素	肉瘤	15%～51%	DFI，切缘阳性，肺转移灶数量，年龄，组织学亚型，肿瘤分级
Chudgar 等（2017）[13]	单中心，1991—2014 年，n=539	总生存率无病生存率多因素分析	软组织肉瘤	34%	组织学亚型，原发肿瘤大小，DFI，转移灶数量，新辅助治疗的反应，手术入路，同时性转移
Zhao 等（2017）[16]	1997—2014 年发表的 16 项研究	总生存率多因素分析影响预后的因素	肾细胞癌	18%～58%（总生存率 43%）	原发肿瘤淋巴结受累，切缘阳性，肺转移灶数量，转移灶大小，肺门或纵隔淋巴结阳性，同时性转移，DFI
Hanna 等（2018）[15]	癌症登记处，2004—2012 年，n=99	总生存率多因素分析影响预后的因素	黑色素瘤	21%	肿瘤大小，切缘阳性（肿瘤大小与切缘阳性率正相关）

DFI 无病间隔时间；CEA：癌胚抗原

　　我们没有足够的数据表明淋巴结采样或清扫可使患者获益,但是淋巴结切除的并发症发生率低,同时可以为肿瘤治疗团队提供预后信息。此外,尽管获益尚不清楚,但出于诊断的目的,异常的淋巴结应该被切除。

　　在手术入路方面,作者倾向于根据每个患者的具体病情进行个体化选择。单发、孤立的转移灶且在较长时间的随访下没有新增病灶,可以很容易地通过胸腔镜切除。而存在解剖上可切除的 5 个或更多转移灶的患者,建议采用小切口辅助保留肌肉的开胸手术,因为开胸手术很可能发现术前影像学遗漏的病灶,而且切割吻合器的使用角度更加灵活,可以最大限度地保留正常肺组织而且,最近的数据显示,在可以快速康复的情况下,开胸手术的术后恢复也与 VATS 相近。总之,我们建议根据患者的具体状况选择手术入路。

参考文献

1. Cheung FP, Alam NZ, Wright GM. The past, present and future of pulmonary metastasectomy: a review article. Ann Thorac Cardiovasc Surg. 2019; 25:129–41.

2. Petrella F, Diotti C, Rimessi A, Spaggiari L. Pulmonary metastasectomy: an overview. J Thorac Dis. 2017; 9:S1291–s8.

3. Erhunmwunsee L, Tong BC. Preoperative evaluation and indications for pulmonary metasta- sectomy. Thorac Surg Clin. 2016; 26:7–12.

4. Nichols FC. Pulmonary metastasectomy: role of pulmonary metastasectomy and type of sur- gery. Curr Treat Options in Oncol. 2014; 15:465–75.

5. Schweiger T, Lang G, Klepetko W, Hoetzenecker K. Prognostic factors in pulmonary metastasectomy: spotlight on molecular and radiological markers. Eur J Cardiothorac Surg. 2014; 45:408–16.

6. ClinicalTrials.gov. Chemotherapy and/or metastasectomy in treating patients with metastatic colorectal adenocarcinoma with lung metastases. Available at https://clinicaltrials.gov/ct2/ show/NCT03599752. Accessed 10Sep2019.

7. Lumachi F, Chiara GB, Tozzoli R, Del Conte A, Basso SM. Factors affecting survival in patients with lung metastases from colorectal cancer. A short meta-analysis. Anticancer Res. 2016; 36:13–9.

8. Gonzalez M, Poncet A, Combescure C, Robert J, Ris HB, Gervaz P. Risk factors for sur- vival after lung metastasectomy in colorectal cancer patients: a systematic review and meta- analysis. Ann Surg Oncol. 2013; 20:572–9.

9. Zabaleta J, Iida T, Falcoz PE, et al. Individual data meta-analysis for the study of survival after pulmonary metastasectomy in colorectal cancer patients: a history of resected liver metastases worsens the prognosis. Eur J Surg Oncol. 2018; 44:1006–12.

10. Corsini EM, Mitchell KG, Mehran RJ, et al. Colorectal cancer mutations are associated with survival and recurrence after pulmonary metastasectomy. J Surg Oncol. 2019; 120:729.

11. Marulli G, Mammana M, Comacchio G, Rea F. Survival and prognostic factors following pulmonary metastasectomy for sarcoma. J Thorac Dis. 2017; 9:S1305–s15.

12. Digesu CS, Wiesel O, Vaporciyan AA, Colson YL. Management of sarcoma metastases to the lung. Surg Oncol Clin N Am. 2016; 25:721–33.

13. Chudgar NP, Brennan MF, Munhoz RR, et al. Pulmonary metastasectomy with therapeutic intent for soft-tissue sarcoma. J Thorac Cardiovasc Surg. 2017; 154:319–30.e1.

14. Ripley RT, Downey RJ. Pulmonary metastasectomy. J Surg Oncol. 2014; 109:42–6.

15. Hanna TP, Chauvin C, Miao Q, et al. Clinical outcomes after pulmonary metastasectomy for melanoma: a population-based study. Ann Thorac Surg. 2018; 106:1675–81.

16. Zhao Y, Li J, Li C, Fan J, Liu L. Prognostic factors for overall survival after lung metas- tasectomy in renal cell cancer patients: a systematic review and meta-analysis. Int J Surg. 2017; 41:70–7.

17. Sihag S, Muniappan A. Lymph node dissection and pulmonary metastasectomy. Thorac Surg Clin. 2016; 26:315–23.

18. Seebacher G, Decker S, Fischer JR, Held M, Schafers HJ, Graeter TP. Unexpected lymph node disease in resections for pulmonary metastases. Ann Thorac Surg. 2015; 99:231–6.

19. Phillips JD, Hasson RM. Surgical management of colorectal lung metastases. J Surg Oncol. 2019; 119:629–35.

20. Pages PB, Serayssol C, Brioude G, et al. Risk factors for survival and recurrence after lung metastasectomy. J Surg Res. 2016; 203:293–300.

21. Hamaji M, Cassivi SD, Shen KR, et al. Is lymph node dissection required in pulmonary metas- tasectomy for colorectal adenocarcinoma? Ann Thorac Surg. 2012; 94:1796–800.

22. Guerrera F, Falcoz PE, Renaud S, Massard G. Does perioperative chemotherapy improve survival in patients with resectable lung metastases of colorectal cancer? Interact Cardiovasc Thorac Surg. 2017; 24:789–91.

23. Greenwood A, West D. Is a thoracotomy rather than thoracoscopic resection associated with improved survival after pulmonary metastasectomy? Interact Cardiovasc Thorac Surg. 2013; 17:720–4.

24. Eckardt J, Licht PB. Thoracoscopic or open surgery for pulmonary metastasectomy: an observer blinded study. Ann Thorac Surg. 2014; 98:466–70.

25. Macherey S, Doerr F, Heldwein M, Hekmat K. Is manual palpation of the lung neces- sary in patients undergoing pulmonary metastasectomy? Interact Cardiovasc Thorac Surg. 2016; 22:351–9.

第二部分

食 管

第 25 章

T1bN0 期食管腺癌的内镜治疗与外科治疗比较

Bailey Su and Mark K. Ferguson

1 引言

传统的食管癌治疗以手术切除为主，以减轻肿瘤负荷为核心目的。随着内镜监测与筛查的普及，越来越多的 T1 期食管癌得到了早期的诊断，并且由于内镜下治疗（ET）安全性的提升，T1 期食管癌的局部治疗率从 1998 年的 8.1% 逐步上升到 2008 年的 24.1%[1]。值得注意的是，针对 T1b 期食管癌的 ET 率也有所上升，从 2004 年的 6.6% 上升到 2010 年的 20.9%[2]。但是，由于食管癌淋巴结转移的风险相对较高，即使在早期食管癌中，ET 无法清扫并全面评估淋巴结仍然是一个主要问题。此外，ET 通常需要多个步骤来清除所有病灶，且术后需长期密切的内镜监测随访[3]。本章的目的是比较 T1bN0 期食管腺癌（EAC）的内镜下治疗（ET）与食管切除术的疗效，同时比较二者的并发症发生率和死亡率并评估临床 T1b 期食管癌淋巴结转移（LNM）的风险。

2 检索策略

通过 PubMed 检索 2004 年至 2019 年发表的相关文献，检索关键词为："early esophageal adenocarcinoma"，"T1"，"early–stage"，"submucosal adenocarcinoma"，"endoscopic resection"，"endoscopic mucosal resection"，"endoscopic submucosal dissection"，"esophagectomy"，"lymph node metastasis/metastases"，"outcomes"。此外，评估相关研究的参考文献，将合适的文献也纳入本章分析（表 25.1）。

B. Su · M. K. Ferguson（✉）

Department of Surgery, The University of Chicago, Chicago, IL, USA

e-mail: mferguso@bsd.uchicago.edu

表 25.1 用于文献检索的 PICO 格式术语

P（患者）	I（干预）	C（对照）	O（结局）
可切除的临床 T1bN0 期食管癌患者	食管切除术	内镜下治疗	并发症发生率 死亡率 肿瘤结局（OS，DFS，CSS，复发）

OS 总生存率，*DFS* 无进展生存率，*CSS* 癌症特异性生存率

3 结果

3.1 内镜下治疗与食管切除术的治疗结果对比

3.1.1 内镜治疗后的并发症发生率与预后

总体来说，ET 治疗食道黏膜腺癌具有较好的安全性及疗效（表 25.2）。据文献报道，ET 治疗食道腺癌的出血概率在 0 ～ 6.5% 之间，穿孔的概率为 0% ～ 2.2%[4-6]。术后的食道狭窄是最常见的并发症（0 ～ 22.2%），尤其是在病灶切除范围较大的患者中发生率更高。食道狭窄的治疗通常需要多次手术，且常伴发穿孔风险[6]。Probst 等曾报道初次内镜切除术后的穿孔率为 0，同时，也有患者在接受初次内镜切除术后出现食道狭窄，在行食道扩张后出现扩张相关性穿孔[5]。

对于 T1b 期食道腺癌行 ET 治疗的肿瘤学结局报道较少，且相关报道的结果也存在较大的异质性，但从已有的报道来看治疗效果很有前景。由于操作医师的经验不同，食道腺癌的根治性切除率在 56.3% ～ 87% 之间不等。实现完全腔内缓解平均需要 2.6 ± 2.9 次手术，平均治疗时间为 4.5 ± 5.3 个月，局部复发率为 0 ～ 2.4% 不等[4-6]。其中只有一项研究报道了预计的 5 年生存率为 84%，值得注意的是，这项研究仅适用于局限在黏膜下层的低风险病变患者[4]。

综上所述，这些研究表明黏膜下腺癌的内镜黏膜下剥离术（ESD）治疗是安全的，但要确定单独内镜治疗对局部复发率及总体生存率的真实影响，需要更长期，更大样本量的数据。

3.1.2 食管切除术的并发症发生率和预后

虽然食管切除术被普遍认为是一种高风险手术，但最近的研究报道了食管切除术后的良好结局，在一些手术量较大的中心所有食管癌切除术后患者的住院死亡率低至 1% ～ 2.82%[7-9]。一些样本量相对较大的研究专门研究了早期 EAC 食管切除术后的结果（表 25.3）[10-15]。同样的，早期 EAC 行食管切除术后的死亡率也相对较低（2.6% ～ 4.5%）[10,12-14]。总体并发症发生率为 32%，吻合口漏发生率为 8% ～ 10.3%[10,12]。

表 25.2　内镜下治疗早期食管腺癌的围手术期结果和肿瘤学结局

作者	年份	例数	T 分期	根治率	出血	穿孔	狭窄	淋巴结	异时性肿瘤	局部复发	5 年生存率	平均随访时间（月）	证据质量
Manner[4]	2013	66	低风险 pT1b sm1	53/61（87%）	0/66（0）	1/66（1.5%）	0/66（0）	1/53（1.9%）	10/53（18.9%）	无数据	84%	47±29.1	中
Probst[5]	2015	87	T1a, T1b	All EAC: 63/87（72.4%）≤ M3: 46/60（76.7%）> M3: 17/27（63.0%）	> M3 1/27（3.7%）	> M3 0/27（0）	6/27（22.2%）	无数据	无数据	2/82（2.4%）	无数据	24.3	低
Yang[6]	2017	46	HGD, T1a, T1b	EAC only: 18/32（56.3%）	3/46（6.5%）	1/46（2.2%）	7/46（15.2%）	无数据	无数据	0/32（0）	无数据	11.3	低

Sm：黏膜下层；M3：黏膜 3；HGD：高度异型增生

表 25.3　早期食管腺癌切除术后的肿瘤预后

作者年份	例数	研究类型	T 分期 (N)	手术类型 (N)	围手术期并发症发生率	生存情况	随访	证据质量
Altorki 等 2008[10]	75	单中心回顾性研究	T1a (30) T1b (45) (60EAC, 15SCC)	开放经胸 (49) 开放经食管裂孔 (26)	总体:24/75 (32%) 吻合口漏:6/75 (8%)	院内死亡率:2/75 (2.6%) 中位 OS:12.4 年 5 年 OS:78.6% T1a:90%, T1b:71% 5 年 CSS:86.5% T1a:96.7%, T1b:79.6%	中位:4.4 年	低
Pennathur 等 2009[11]	100	单中心回顾性研究	T1a (29) T1b (71)	开放 Mc-Keown (77) 开放 Ivor-Lewis (5) 经食管裂孔 (18)	无数据	30 天死亡率:0 中位 OS:84 个月 中位 3 年 DFS:80% 预估 5 年 OS (仅 T1b):60%	中位:66 个月	低
Grotenhuis 等 2010[12]	222	多中心回顾性研究	T1b (164EAC, 58SCC)	开放经胸 (132) 经食管裂孔 (90)	吻合口漏: TTE:11/132 (8.3%) THE:12/90 (13.3%) 出血: TTE:2/132 (1.5%) THE:2/90 (2.2%)	院内死亡率:10/222 (4.5%) 5 年 OS:65.8% 5 年 DFS:77.5% 5 年 DFS (仅 EAC):76.7% 复发:46/222 (20.7%)	至少 5 年	中
Griffin 等 2011[13]	119	单中心回顾性研究	HGD (23) T1a (31) T1b (65)	开放 Ivor-Lewis	无数据	院内死亡率:5/119 (4%) OS:79% CSS (T1b):88% 复发 (T1b):8/119 (7%)	中位:1246 天	中
Lorenz 等 2014[14]	168	单中心回顾性研究	T1a (42) T1b (126)	开放 Ivor Lewis (130) 改良 Merendino (30) 经食道裂孔 (2) MIE Mc-Keown (6)	无数据	院内死亡率:5/168 (2.97%) 5 年 OS:79% sm1—83.5%, sm2—67.8%, sm3—70.4% 5 年 CSS:sm1—92.3%, sm2—89.2%, sm3—81% 5 年复发率:13% sm1—6.9%, sm2—16.8%, sm3—21.9%[a]	中位:64 个月	中

续表

作者 年份	例数	研究 类型	T 分期（N）	手术类型 （N）	围手术期并 发症发生率	生存情况	随访	证据 质量
Dubecz 等 2015[15]	589	SEER 数据 库回 顾性 研究	T1a（329） T1b（345）	无数据	无数据	5 年 OS: T1a—86%, T1b 65%	中位 27 个 月	中

OS：总生存率；DFS：无进展生存率；EAC：食管腺癌；SCC：鳞状细胞癌；TTE：经胸食管切除术；THE：经食管裂孔食管切除术；HGD：高级别异型增生；MIE：微创食管切除术；CSS：肿瘤特异性生存率；sm：黏膜下
[a] sm2/3 疾病患者的 5 年复发率显著高于 m1–sm1 疾病患者（20.3% vs 5.7%；P=0.021）

T1b 期 EAC 患者行食管切除术后的 5 年生存率在 65% ～ 79% 之间[10, 12, 14, 15]。对于 sm1 患者，Lorenz 等发现食管切除术后 5 年总生存率为 83.5%，与 Manner 等报道的内镜切除术后的 5 年生存率相当（84%）[4, 14]。中位生存时间为 7 ～ 12.4 年，5 年肿瘤特异性生存率为 79.6% ～ 92.3%[10, 14]。有意思的是，Lorenz 等检查了 168 例食管切除手术标本，发现其中 124 例既往有内镜切除史。术后发现 113 例（91.2%）内镜切除的标本在组织学上与术后组织学结果完全吻合。对于其他 11 例患者，最终组织学结果与内镜切除的标本相比，有更深的浸润程度，且这些患者的基底部没有明确的切缘，因此建议进行手术治疗[14]。

3.1.3　ET 与食管切除手术的总生存率比较

对于 T1b 期食管癌，只有少数的研究通过流行病学随访及 SEER 数据库直接比较了内镜治疗和食管切除手术在总体生存方面的差异。Zeng 等分析了 1998-2013 年的数据，并比较了 T1b 期食管肿瘤（腺癌及鳞癌）治疗后的 OS 及 CSS[16]。他们发现两组之间 CSS（HR, 0.651；95% CI 0.174 ～ 2.434；P=0.651）和 OS（HR 1.950；95% CI 0.770 ～ 4.942；P=0.159）无差异。Ngamruengphong 等研究了 1998-2009 之间的食管癌患者数据，得出了类似的结论[17]。同样的，Wani 等使用 1998-2009 的数据，也发现 T1b 期食管癌患者行 ET 与食管切除术的 2 年及 5 年癌症相关死亡率相似[18]。

3.2　淋巴结转移

ET 主要的缺点是无法对淋巴结进行评估和治疗，但是淋巴结转移是影响预后最重要的因素[11, 14, 15, 19]。对于早期 EAC 患者（包括 T1a 期和 T1 期），Lorenz 等报道 pN0 的 5 年生存率为 87.1%，pN+ 的 5 年生存率为 56.0%（P < 0.001）[14]。事实上，淋巴结转移是总生存率、肿瘤特异性生存率和肿瘤复发的独立危险因素。Dubecz 等也发现，早期 EAC 患者 pN0 与 pN+ 相比，pN0 患者的 5 年生存率显著优于 pN+（78% vs 51%, P < 0.001）[15]。这些研究表明，准确的淋巴结分期对患者的预后至关重要。

ET 作为治疗早期 EAC 的可行选择，需要准确地预测淋巴结的受累情况，将淋巴结转移的发生率控制在可接受的范围内。有较多的研究报道了基于食管癌根治术的 T1a 期与 T1b 期食管腺癌的淋巴结转移率（表 25.4）[2, 3, 11, 13 - 15, 19 - 26]。Sm1 的淋巴结转移发生率为 0 ~ 37.5%，而 sm2/3 的淋巴结转移发生率为 7% ~ 54%，所有 T1b 期病灶的淋巴结转移率为 19.6% ~ 27%。

表 25.4　T1 期病灶行食管切除术的淋巴结转移率

作者年份 [参考文献]	研究类型	病例数 （NT1b）	T1a 淋巴结转移	T1b 淋巴结转移 Sm1	T1b 淋巴结转移 Sm2/3	注释	证据质量
Bollschweiler 等 2005 [20]	单中心回顾性研究	36 （22）	0/14 （0）	2/9 （22%）	7/13 （54%）	Sm3 *vs* Sm1/2 （P < 0.01）	低
Pennathur 等 2009 [11]	单中心回顾性研究	100 （71）	2/29 （7%）	19/71（27%）			中
Badreddine 等 2010 [21]	单中心回顾性研究	80（80）	–	4/31 （12.9%）	10/49 （20.4%）	在黏膜下各亚型中，淋巴结累及率无显著差异	中
Sepesi 等 2010 [22]	单中心回顾性研究	54 （29）	0/25 （0）	3/14 （21%）	6/15 （40%）	在黏膜下各亚型中，淋巴结累及率无显著差异	低
Griffin 等 2011 [13]	单中心回顾性研究	96 （65）	0/31 （0）	5/22 （23%）	3/43 （7%）	在黏膜下各亚型中，淋巴结累及率无显著差异	低
Leers 等 2011 [19]	单中心回顾性研究	126 （51）	1/75 （1.3%）	11/51（22%）			中
Raja 等 2011 [23]	单中心回顾性研究	107 （107）	–	3/35 （8.6%）	23/72 （31.9%）	深层黏膜浸润是淋巴结转移的独立危险因素（P < 0.001）	中
Lee 等 2013 [24]	多中心回顾性研究	258 （136）	9/122 （7.4%）	35/136（25.7%）			中
Lorenz 等 2014 [14]	单中心前瞻性研究 （前瞻性队列）	168 （126）	4/42 （9.5%）	3/37 （8%）	23/89 （25.8%）	肿瘤累及深度的增加 （m1 到 sm3）和淋巴结转移之间有显著的相关性（P=0.004）	中
Merkow 等 2014 [2]	NCDB 回顾性研究	3963 （2153）	90/1810 （5.0%）	358/2153（16.6%）		EAC 89.4%，SCC 10.6%	中
Nentwich 等 2014 [25]	单中心回顾性研究	37 （37）	–	3/8 （37.5%）	7/29 （24.1%）	在黏膜下各亚类中，淋巴结累及率无显著差异	低

续表

作者年份 [参考文献]	研究类型	病例数 （NT1b）	T1a 淋巴结转移	T1b 淋巴结转移 Sm1	Sm2/3	注释	证据质量
Dubecz 等 2015[15]	SEER 数据库分析	1127	6.4% 如果切除淋巴结 ＞23：8.1%	19.6% 如果切除淋巴结＞23：27.8%			低
Scholvinck 等 2016[26]	回顾性数据库分析（荷兰）	26	-	0/1 （0）	5/25 （20%）		
Boys 等 2016[3]	多中心回顾性研究	42（23）	0	26%			低

NCDB：国家癌症数据库；EAC：食管腺癌；SCC：鳞状细胞癌

　　有几项研究报道了预测 T1b 期 EAC 发生淋巴结转移的危险因素。Leers 等发现肿瘤分化差，存在淋巴脉管浸润（LVI）、肿瘤 ≥ 2cm 与淋巴结转移的发生显著相关[19]。Boys 等报道了相似的结果，LVI、肿瘤分化差、黏膜下浸润＞ 500μm 与淋巴结转移显著相关[3]。虽然尚未确定最具有预测性的单一危险因素，但是危险因素越多，淋巴结转移的可能性越大。Lee 等开发了一种算法，可作为早期 EAC 淋巴结转移风险的预测评分模型[24]。这个加权预测模型考虑了肿瘤大小，浸润深度，分化程度和 LVI，也有人指出该模型中某些因子权重过大，另一些则不够。该模型的 C 指数为 0.82，其在区分风险类别中的效用尚可（低风险：发病率 ≤ 2%；中度风险：发病率 3% ～ 6%；高危：发病率 ≥ 7%）。

4　结论与建议

　　对于 T1bN0 期的食管腺癌，ET 是一种可以替代食管切除术的选择，但其报道的淋巴结转移率仍较高。ET 通常需要多个步骤来根除病灶，且患者需要终身频繁的内镜监测。相比之下，虽然食管切除手术的围术期安全性有所改善，但其仍是一个高风险手术。

　　目前已有的诊断方法（如 PET/CT，EUS-FNA）在评估肿瘤负荷 / 深度及淋巴结受累方面效果较好，但是对于存在淋巴结转移的患者，一旦漏诊，对患者预后的影响是不可接受的。现今，辅助治疗在改善长期预后方面的效果有限，因此，完全的病灶根治手术仍是最重要的。对于能较好耐受手术的患者，食管切除术应作为 T1bN0 期食管腺癌的标准治疗。即使对于 sm1 肿瘤，淋巴结转移发生率仍然较高，这些患者也应当行食管切除手术。对于手术耐受较差的患者，在与患者仔细沟通并权衡内镜下治疗不充分的风险与食管切除术并发症及死亡风险后，可以考虑进行内镜下治疗。

> **推荐**
>
> ● 对于适合手术的患者，建议对 T1bN0 期食管腺癌行食管切除术（证据质量中，弱推荐）。
> ● 对于不适合手术的患者，建议内镜治疗，尤其是针对低风险的浅表黏膜下病变（证据质量低，弱推荐）。

5 个人观点

我们经常发现肿瘤的 T 分期比 EUS 最初诊断的分期要高，并且我们认为不行淋巴结切除的风险是较难接受的。虽然 dEUS–FNA 在评估淋巴结方面效果较好，但是淋巴结转移通常与较差的预后相关，这要求我们对所有潜在受累淋巴结进行充分评估，同样，淋巴结转移也会影响术后辅助治疗方案的确定。因此，我们将继续对所有符合条件的 T1bN0EAC 患者行食管切除手术。

参考文献

1. Berry MF, Zeyer-Brunner J, Castleberry AW, Martin JT, Gloor B, Pietrobon R, et al. Treatment modalities for T1N0esophageal cancers：a comparative analysis of local therapy versus surgi- cal resection. J Thorac Oncol. 2013；8:796–802.

2. Merkow RP, Bilimoria KY, Keswani RN, Chung J, Sherman KL, Knab LM, et al. Treatment trends, risk of lymph node metastasis, and outcomes for localized esophageal cancer. J Natl Cancer Inst. 2014；106(7)

3. Boys JA, Worrell SG, Chandrasoma P, Vallone JG, Maru DM, Zhang L, et al. Can the risk of lymph node metastases be gauged in endoscopically resected submucosal esophageal adeno- carcinomas? A multi-center study. J Gastrointest Surg. 2016；20:6–12. Discussion 12.

4. Manner H, Pech O, Heldmann Y, May A, Pohl J, Behrens A, et al. Efficacy, safety, and long- term results of endoscopic treatment for early stage adenocarcinoma of the esophagus with low-risk sm1invasion. Clin Gastroenterol Hepatol. 2013；11:630–5. quiz e45.

5. Probst A, Aust D, Märkl B, Anthuber M, Messmann H. Early esophageal cancer in Europe：endoscopic treatment by endoscopic submucosal dissection. Endoscopy. 2015；47:113–21.

6. Yang D, Coman RM, Kahaleh M, Waxman I, Wang AY, Sethi A, et al. Endoscopic submucosal dissection for Barrett's early neoplasia：a multicenter study in the United States. Gastrointest Endosc. 2017；86:600–7.

7. Finks JF, Osborne NH, Birkmeyer JD. Trends in hospital volume and operative mortality for high-risk surgery. N Engl J Med. 2011；364:2128–37.

8. Markar SR, Karthikesalingam A, Thrumurthy S, Low DE. Volume-outcome relationshipin surgery for esophageal malignancy：systematic review and meta-analysis 2000-2011. J Gastrointest Surg. 2012；16:1055–63.

9.　Luketich JD, Pennathur A, Awais O, Levy RM, Keeley S, Shende M, et al. Outcomes after minimally invasive esophagectomy: review of over 1000patients. Ann Surg. 2012; 256:95–103.

10.　Altorki NK, Lee PC, Liss Y, Meherally D, Korst RJ, Christos P, et al. Multifocal neoplasia and nodal metastases in T1esophageal carcinoma: implications for endoscopic treatment. Ann Surg. 2008; 247:434–9.

11.　Pennathur A, Farkas A, Krasinskas AM, Ferson PF, Gooding WE, Gibson MK, et al. Esophagectomy for T1esophageal cancer: outcomes in 100patients and implications for endoscopic therapy. Ann Thorac Surg. 2009; 87:1048–54. Discussion 1054.

12.　Grotenhuis BA, van Heijl M, Zehetner J, Moons J, Wijnhoven BPL, van Berge Henegouwen MI, et al. Surgical management of submucosal esophageal cancer: extended or regional lymphadenectomy? Ann Surg. 2010; 252:823–30.

13.　Griffin SM, Burt AD, Jennings NA. Lymph node metastasis in early esophageal adenocarci- noma. Ann Surg. 2011; 254:731–6. Discussion 736.

14.　Lorenz D, Origer J, Pauthner M, Graupe F, Fisseler-Eckhoff A, Stolte M, et al. Prognostic risk factors of early esophageal adenocarcinomas. Ann Surg. 2014; 259:469–76.

15.　Dubecz A, Kern M, Solymosi N, Schweigert M, Stein HJ. Predictors of lymph node metas- tasis in surgically resected T1esophageal cancer. Ann Thorac Surg. 2015; 99:1879–85. Discussion 1886.

16.　Zeng Y, Liang W, Liu J, He J. Endoscopic treatment versus esophagectomy for early-stage esophageal cancer: a population-based study using propensity score matching. J Gastrointest Surg. 2017; 21:1977–83.

17.　Ngamruengphong S, Wolfsen HC, Wallace MB. Survival of patients with superficial esopha- geal adenocarcinoma after endoscopic treatment *vs* surgery. Clin Gastroenterol Hepatol. 2013; 11:1424–1429.e2. quiz e81.

18.　Wani S, Drahos J, Cook MB, Rastogi A, Bansal A, Yen R, et al. Comparison of endoscopic therapies and surgical resection in patients with early esophageal cancer: a population-based study. Gastrointest Endosc. 2014; 79:224–232.e1.

19.　Leers JM, DeMeester SR, Oezcelik A, Klipfel N, Ayazi S, Abate E, et al. The prevalence of lymph node metastases in patients with T1esophageal adenocarcinoma a retrospective review of esophagectomy specimens. Ann Surg. 2011; 253:271–8.

20.　Bollschweiler E, Baldus SE, Schröder W, Prenzel K, Gutschow C, Schneider PM, et al. High rate of lymph-node metastasis in submucosal esophageal squamous-cell carcinomas and ade- nocarcinomas. Endoscopy. 2006; 38:149–56.

21.　Badreddine RJ, Prasad GA, Lewis JT, Lutzke LS, Borkenhagen LS, Dunagan KT, et al. Depth of submucosal invasion does not predict lymph node metastasis and survival of patients with esophageal carcinoma. Clin Gastroenterol Hepatol. 2010; 8:248–53.

22.　Sepesi B, Watson TJ, Zhou D, Polomsky M, Litle VR, Jones CE, et al. Are endoscopic thera- pies appropriate for superficial submucosal esophageal adenocarcinoma? An analysis of esophagectomy specimens. J Am Coll Surg. 2010; 210:418–27.

23.　Raja S, Rice TW, Goldblum JR, Rybicki LA, Murthy SC, Mason DP, et al. Esophageal submu- cosa: the watershed for esophageal cancer. J Thorac Cardiovasc Surg. 2011; 142:1403–11.e1.

24.　Lee L, Ronellenfitsch U, Hofstetter WL, Darling G, Gaiser T, Lippert C, et al. Predicting lymph node metastases in early esophageal adenocarcinoma using a simple scoring system. J Am Coll Surg. 2013; 217:191–9.

25.　Nentwich MF, von Loga K, Reeh M, Uzunoglu FG, Marx A, Izbicki JR, et al. Depth of submucosal tumor infiltration and its relevance in lymphatic metastasis formation for T1b squamous cell and adenocarcinomas of the esophagus. J Gastrointest Surg. 2014；18:242–9. Discussion 249.

26. Schölvinck D, Künzli H, Meijer S, Seldenrijk K, van Berge Henegouwen M, Bergman J, et al. Management of patients with T1b esophageal adenocarcinoma：a retrospective cohort study on patient management and risk of metastatic disease. Surg Endosc. 2016；30:4102–13.

第 26 章

T2N0 期食管腺癌患者的诱导治疗是否可改善患者的生存?

Claire L. Donohoe and John V. Reynolds

1 引言

　　新辅助治疗，无论是联合化疗和放疗（NeoCRT），还是术前和术后化疗，是目前食管腺癌（EAC）治疗的标准方案，CROSS[1] 和 FLOT[2] 研究分别为上述方案提供了最佳证据[3]。然而，"局部晚期"的定义尚未标准化。尽管临床分期为 cT3 期或 cT4 期和预计淋巴结受累（cN ≥ 1）明确代表局部晚期疾病，但大多数新辅助治疗的临床试验也包括预计淋巴结阴性、cT3 或 cT2 期的患者。目前争议最大的是关于 cT2N0 期病灶，在这类分期的患者中，在高质量的根治性切除术之前进行放疗和化疗是否能带来局部和全身获益[1, 4-6]。局部晚期 EAC 的相关 RCT 试验没有提供该队列受益的明确数据，因此没有明确的 A 级证据用于指导实践。目前主要的 RCT，ESOPEC[7] 和 NeoAEGIS[8] 试验，分别比较 CROSS 和 FLOT 或 FLOT/MAGIC 方案，也纳入了 cT2N0 期患者，但未在此基础上进行分层分析。此外，这些试验在 3 年内可能不能提供完整的结果。

　　有一项 RCT 对 T2N0 期患者进行了一些讨论，在这项来自法国的 FFCD 9901 试验中，纳入了 195 例 cT1N0/N+、cT2N0/N+ 或 cT3N0 期患者，70% 的患者为鳞状细胞癌，患者被分配到术前 5-FU 和顺铂联合同步 45Gy 放疗组与单独手术组[6]。该试验提前终止，

C. L. Donohoe
National Centre for Esophageal and Gastric Cancer, St. James's Hospital Cancer Institute,
Trinity College, Dublin 8, Ireland

J. V. Reynolds (✉)
National Centre for Esophageal and Gastric Cancer, St. James's Hospital Cancer Institute,
Trinity College, Dublin 8, Ireland

Department of Surgery, Trinity Translational Medicine Institute, St. James's Hospital,
Dublin 8, Ireland
e-mail: reynoljv@tcd.ie

因为未显示出组间生存获益的差异，手术组与联合治疗组的 5 年生存率分别为 41.1% 和 33.8%（P=0.94）。重要的是，neoCRT 与术后院内死亡率增加近三倍有关（11.4% vs 3.4%）。

　　为 cT2N0 期患者制定合适治疗策略的一个主要干扰因素是临床分期的不准确。内镜超声（EUS）作为分期的金标准，依赖于医生的经验[9]。CT–PET 对淋巴结疾病的评估具有高特异性但敏感性低，多达 50% 的淋巴结阴性病例实际上有淋巴结受累。分期不足是一个比过度分期更大的临床问题，占 37% ～ 62%，而大约 20% 的患者存在过度分期（表 26.1）。因此，非临床试验的肿瘤委员会给出的决策建议中可能会考虑到与分期不足相关的因素。如果患者进行手术，并且病理学发现有明显的淋巴结受累，则推荐辅助治疗，但这一决定也缺乏高质量随机数据的支持。一些手术后为 pN1–3 期的患者可能由于治疗不耐受而导致辅助治疗疗效欠佳或无效，这可能间接导致接受新辅助治疗患者的预后较差。cT2N0 期患者具有异质性，且新辅助化疗和 / 或放疗的反应率不超过 50%，如果需要通过随机对照试验验证治疗方案的优劣，则需要非常大的样本量。

　　因此可供决策者使用的高质量数据较少。在本章中，我们总结了现有的可能支持决策的证据，并对这些证据进行了解读。

2　检索策略

　　表 26.2 总结了本章关键的 PICO 术语。通过 Pubmed 检索相关文献，检索关键词（t2n0esophageal cancer）OR t2n0esophageal cancer）OR t2n0esophageal adenocarcinoma）OR t2n0esophageal adenocarcinoma）OR t2n0esophageal adenocarcinoma）OR t2n0oesophageal cancer）OR t2n0oesophageal cancer）。共检索到 131 篇论文。其中，95 篇文献与 PICO 问题无关予以排除，获取其余文献的全文（n=36），并通过对其参考文献的筛选，另外纳入了两篇相关文献。

3　结果

　　在诱导治疗局部晚期食管癌的 17 项 RCT 中[3]，三项试验纳入了 cT2N0 期患者[1, 4, 5]。没有试验报告每个临床分期的结果，因此这方面没有高质量的 RCT 数据。上述法国FFCD 9901 试验从 2000 年到 2009 年招募的 195 例患者中有 57 例患有腺癌[6]，但没有根据组织学亚型对临床分期或病理分期进行细分，因此，尚不清楚这些患者中有多少分期为 cT2N0 期以及有多少 T3 或 I 期。该试验因为组间没有显示出获益的差异而提前终止。

　　有两项系统综述包括了回顾性观察性队列研究的 Meta 分析，但没有来自随机试验的数据。迄今为止，有七项研究（表 26.1）提供了来自大型患者人群或多中心的数据[10-16]，五项研究为单中心队列研究[17-20]。即使是更大的基于人群的数据库研究也容易出现偏倚，因此这些证据的质量较低。

表 26.1　相关数据库及单中心队列研究的总结

作者	年份	数据类型	国家	#病例数	ac/scc(n)比例	临床过度分期(%)	分期不足(%)	EUS应用	CT应用	PET应用	治疗方式	仅手术	诱导治疗	5年总生存率（手术 vs 诱导）	注释
Markar	2000-2010	30个欧洲中心	法语国家	355	171/184	18.9%	48.10%	有	有	按需	多样	285	70	中位时间：43.4个月（95% CI 36.1～50.5）vs 39.2个月（95% CI 19.6～58.7），$P=0.56$	
Dolan	1999-2011	单中心	USA	27	未报道	38%	56%	有	有	有时	NCRT			37% vs 68.7%	T2N0组中分期不足
Martin	1998-2008	SEER数据库	USA	490	339/151	未报道	未报道	未报道	未报道	未报道	联合放疗	267	223	38.6% vs 42.3%	不确定治疗方案是否包括化疗；没有病理数据
Rice	1987-2005	单中心	USA	61	未报道	63%	37%	有	EUS评估分期	EUS评估分期	NCRT	53	8	52% vs 12%	
Speicher	1998-2011	癌症数据库	USA	1559	未报道	31.70%	41.60%	未报道	未报道	未报道	NCRT（85%）	871	688	中位时间：41.1月 vs 41.9月，$P=0.51$	相似的住院死亡率和R1/2切除率
Zhang	1989-2009	单中心	USA	69	54/15	21.30%	50%	有时（65%）	有	有时	NCRT	14	55	49.5% vs 53.8%	相似的R1切除率
Crabtree	2002-2011	STS数据库	USA	752	611/141	25.90%	46.70%	有	有	有	未报道	270	482	未报道	围术期死亡率无差异
Hardacker	1990-2011	单中心	USA	68	57/11	43.80%	48.50%	有	有	无	未报道	35	33	45.7 vs 51.5%	
Malin	1990-2001	单中心	USA	43	35/8	未报道	未报道		有	无	NCRT	23	20	34.8% vs 35%	

续表

作者	年份	数据类型	国家	#病例数	ac/scc(n)比例	临床过度分期(%)	分期不足(%)	EUS应用	CT应用	PET应用	治疗方式	仅手术	诱导治疗	5年总生存率(手术 vs 诱导)	注释
Samson	2006-2012	癌症数据库	USA	1785	1378/407		45.70%	未报道	未报道	未报道	未报道	932	853	诱导组中位时间:(43.8±3)个月 vs 单纯手术组:(20.8±2.3)个月($P<0.001$)vs 手术+辅助治疗:(34.6±4.2)个月($P=0.14$)	与Speicher等人数据库队列重叠
ECSGPC	2002-2012	15个西方中心	USA	767	673/133	45%	41%	377/548	有	329/500	175 CTR, 73化疗	499	268	中位时间:63个月(95% CI 48～78),vs 71个月(95% CI 53～90)$P=0.956$	
Goense	2005-2014	国家数据库	荷兰	533	277/76	0	62%	未报道	未报道	未报道	NCRT(CROSS)	180(145)	353(277)	36% vs 48%,$P<0.001$	

表 26.2　用于文献检索的 PICO 格式术语

P（患者）	I（干预）	C（对照）	O（结局）
cT2N0 可切除的食管腺癌患者	诱导治疗后切除	单纯切除	肿瘤学结局

Mota 等[21] 在 2018 年发表了一项 Meta 分析，纳入了关于 cT2N0 期患者的 10 项队列研究以比较新辅助治疗与直接手术，共纳入 5265 例患者，其中 1171 例组织学类型为鳞癌、1620 例未报告组织学类型，其中 490 例可能是重复研究的病例。Meta 分析中 5 年总生存率存在较大的异质性（I^2=0.60），但生存率（风险差异：0.00；95% CI：–0.09，0.09）和复发率（风险差异：0.21；95% CI：–0.03，0.45）没有差异。新辅助治疗后切缘受累的可能性较低（n=3723 例患者，风险差异 0.04（0.02～0.06）；I^2=0）。Kidane 等[22] 在 2019 年报告了一项纳入 9 项队列研究的 Meta 分析，其中包含 5433 例患者，962 例组织学类型为鳞癌，1586 例未报告组织学类型。组间 5 年总生存率之间无显著差异（HR：0.99，95% CI 0.92～1.08，P=0.17，I^2=0），死亡或主要并发症的风险也没有增加。尽管两项 Meta 分析都表明在 cT2N0 期患者中新辅助治疗没有明显的获益，但解读这一结果时应考虑各项研究之间的异质性程度、治疗人群特征的差异，以及每项研究中可能存在的显著偏倚。

4　文献中的偏倚来源

- 在所有队列研究中混合了组织学亚型，未单独报告亚型以进行亚组分析。我们从 CROSS 试验中了解到，与腺癌相比，鳞状细胞癌（SCC）对放化疗的敏感性至少提高了两倍，并且根据文献，单纯根治性放化疗可能治愈 SCC。
- 治疗模式的混合，包括治疗中心内和中心之间不同的方案或未报告的化疗方案。
- 由于使用辅助治疗而产生的混杂偏倚未进行报告，特别是在前期手术队列中，这可能导致高估手术结果或低估新辅助治疗的益处。
- 研究涉及的时间跨度较大（1990–2014 年），护理模式和治疗方案会发生变化。
- 研究之间的分期方式不统一，并且经常没有报告。
- 分期手段（EUS/CT–PET）可能会影响分期准确性。
- EUS 分期的准确性高度依赖于操作者。
- 选择偏倚——各治疗中心对 cT2N0 期患者的治疗方法存在差异（例如，所有患者均接受诱导治疗，或没有患者接受诱导治疗，或更健康的患者及较年轻的患者仅接受诱导治疗）。没有报告常规的治疗方法。一项多中心研究表明，分期更准确的中心（尽管分期准确率仍然只有 20%，而准确度较低的中心为 14%）更有可能支持直接手术[15]。另外，大型的中心倾向于诱导治疗[13]。

cT2N0 期患者接受诱导治疗相比于直接手术，在目前的大多数数据库和单中心队列研究中没有显示出 5 年的总生存率或疾病特异性生存率的差异。值得注意的是，这些研究存在偏倚，包括不同的组织学类型如腺癌和 SCC，且治疗方式多样，包括手术后辅助治疗和诱导治疗方案。

然而，最近的一项来自荷兰的关于 cT2N0 期患者的研究是个例外，这项研究未被纳入上述 Meta 分析中 [16]，研究纳入了荷兰癌症登记处的荷兰所有中心在 2005~2014 年期间进行食管切除术的数据。在纳入的 533 例患者中，353 例患者接受了 CROSS 方案的诱导治疗，180 例患者仅接受了手术治疗。79% 的患者为腺癌。与其他研究类似，在 62% 的病例中存在着明显的分期不足。该研究通过倾向性评分匹配（PSM）对患者的年龄、性别、组织学、手术方法、诊断时间和医院水平等方面进行了匹配，比较了 78 例接受新辅助 CRT 患者与 78 例仅接受手术患者的结果。neoCRT 组的 pCR 率为 35%，R0 切除率有所提高（98% vs 88%，$P < 0.001$），淋巴结转移比例降低（82% vs 55%，$P < 0.001$），5 年总生存率提高（48% vs 36%，$P < 0.001$），在 PSM 分析后也显示出联合治疗的获益，（46% vs 33%，$P=0.017$）。尽管存在许多潜在的偏倚，但拥有高质量数据和标准化治疗方法的患者数量相对较多，这意味着该数据相对可靠，因此在这类人群中联合治疗可能会带来一些获益。

5　可能出现分期升期的 cT2N0 期患者特征

在缺乏可靠的 RCT 数据且 cT2N0 分期不足的可能性很高的情况下，在决策时可以考虑使用反映不良肿瘤特征的生物学指标，这些生物学指标对疾病的生存和分期不足都有预后意义。纳入了美国约 70% 食管病例数据的国家癌症数据库报告显示，45.7% 的患者在诊断时存在分期不足 [14]，与准确分期或过度分期的患者相比，这类患者中肿瘤分化等级较高（OR 9.4；95% CI 1.8 ~ 48.8，$P < 0.001$），且存在淋巴脉管浸润（OR：6.0；95% CI 2.9 ~ 12.5，$P < 0.001$）。此外，包括有 cT2N0 期患者的七项研究（n=1650）的系统综述显示，浸润深度、分化、肿瘤大小和淋巴脉管浸润是手术切除时淋巴结转移的预测因素 [23]。这强烈提示，存在这些不良生物学指标的患者应该考虑降低进行新辅助治疗的门槛。希望当前和未来的科学研究和临床试验可以确定常见的驱动突变，高突变负荷，以及生长因子如 VEGF、Her2 或 HGF 是否在指导治疗选择上具有额外的预后价值 [24, 25]。

6　决策分析

为将最佳证据整合到临床决策中，Semenkovich 等 [26] 进行了一项基于国家癌症数据库（NCDB）数据的决策分析研究，讨论了不同临床情况下的结果，包括 EUS 的局限性和潜在的术后并发症发生率。升期、分期不变和降期的概率分别设置为 0.341、0.243 和

0.416，并且将诱导治疗升期与直接手术升期的比值设置为 0.82。在直接手术组中，根据 NCDB 数据，对那些最初在手术前期分期不足的患者进行了辅助治疗的概率为 50%[26]。尽管在基线模型中诱导治疗和手术治疗的中位生存时间相似，但 EUS 升期概率的阈值被确定为 48.1%，因此与直接手术相比，诱导治疗更有可能为患者带来获益。三个关键变量（大小 ≥ 3cm、高级别或淋巴脉管浸润）中任何一个的存在都与超过 48.1% 的升期风险相关，基于敏感性分析，诱导放化疗可使患者获益。

另一项使用 NCDB 数据的研究中，纳入 932 例 cT2N0 期患者，其中 52.2% 的患者只接受手术治疗。45.7% 的 cT2N0 患者肿瘤分期升级，其中 44.2% 接受了辅助治疗，中位总生存时间为 27.5 ± 2.5 个月，而诱导治疗患者的生存期为 43.9 ± 2.9 个月[14]。肿瘤升期患者具有更高的淋巴脉管浸润概率（OR 6；95% CI：1.8 ～ 48.4；$P < 0.001$）和肿瘤分化等级为 3 级的概率（OR 9.4；95% CI 1.8 ～ 48；$P=0.007$）。需要注意的是，尽管所有研究都存在偏倚，但该数据与以下论点一致，即肿瘤大小、分化和淋巴脉管浸润可代替分期过低和不良生物学指标，在缺乏 RCT 的 I 级证据的情况下为决策提供参考。

7　结论与建议

应将 cT2N0 期腺癌患者的数据前瞻性地纳入高质量的数据库中，准确记录各临床变量，以便研究他们的结局。肿瘤范围较广（ ≥ 3cm）、分化差或存在淋巴脉管浸润的患者更可能有淋巴结受累，因此应考虑进行新辅助诱导治疗而不是直接手术。目前没有高质量数据支持在 cT2N0 期患者队列中使用诱导治疗。因此，临床医生应该在考虑患者的价值观和偏好的情况下，与患者一起制定治疗方案。不良生物学指标或分期不足预测指标包括肿瘤大小、淋巴脉管浸润和分化差，如果存在一个或多个因素或指标，可能应进行诱导治疗而不是直接手术。

推荐

● 肿瘤范围较广（ ≥ 3cm）、分化差或存在淋巴脉管浸润的患者应考虑先行新辅助治疗，然后再手术（证据质量低，弱推荐）。

8　个人观点

NCCN 指南[27] 建议对 < 2cm，分化良好且无不良病理特征的临床分期为 T2N0 的患者进行手术治疗，否则应进行诱导放化疗[14, 28]。根据既往文献，肿瘤长度 ≥ 3cm、分化差或存在淋巴脉管浸润有很大可能存在分期评估不足，这也是进行新辅助治疗有说服力

的论点。相反，如果发现固有肌层受累有限，并且不存在不良病理特征，那么 EMR/ESD 也值得考虑。MD Anderson 癌症中心在 75 例 cT2N0 期患者中对其中 30 例进行 EMR 的经验显示，17/30 的患者成功地完整切除了肿瘤，其中 12 例为 pT1a，5 例为 pT1b[29] 期。未报道有穿孔发生。这项研究是在老年患者或肿瘤较小和低 SUVmax 肿瘤中进行，正如目前 AJCC/UICC 指南所建议的，EMR/ESD 可以改善 T 分期，并且有利于更好地选择在没有诱导治疗情况下进行手术的患者。如果存在不良生物学特征，如上所述，我们倾向于诱导治疗。

显然目前需要针对 cT2N0 期食管腺癌开展 RCT 研究，将新辅助治疗最佳方案（如 CROSS 或 FLOT）与单独手术进行比较。然而，就统计功效而言，解决优效性或非劣效性的临床试验可能是一项艰巨的任务，并且可能永远不会进行。ESOPEC[7] 和 Neo-AEGIS[8] 试验可从亚组分析中提供一些有用的结局数据，尤其当可以合并数据集时。目前，一种务实的方法是尝试将来自大容量系统的高质量数据与统一的分期和诱导治疗技术融合在一起。总的来说，对指标良好的患者进行更大规模的研究将使我们更加确定，是否有足够多的患者能在毒副作用可接受的情况下从诱导治疗中获益。

目前的随机对照试验、Meta 分析或病例系列研究，无论是否有倾向性匹配，均无有力证据支持手术前的新辅助治疗。分期不准、无法避免偏倚和缺乏随机对照试验是没有高质量证据的关键因素。另一个真正的难点是，并非所有患者都对诱导治疗有反应，因此，要解决 cT2N0 期患者治疗方案推荐的问题，需要有预估患者是否对诱导治疗有反应的能力，无论其临床阶段如何。希望技术进步和对食管腺癌生物学的科学理解能够在未来提供帮助。目前，早期 EUS 检测到 T2 期病灶如果较小且 PET 阴性应该考虑进行 EMR/ESD，如果 T2 期病灶较大且没有临床或病理不良指标则应该直接进行手术。最后，如果较大的病灶在 PET 扫描中显示 FDG 摄取增高，且具有不良组织学表现，例如分化差或淋巴脉管浸润，可能需要进行诱导治疗，因为这些情况出现分期不足的可能性很高。

参考文献

1. van Hagen P, Hulshof MCCM, van Lanschot JJB, Steyerberg EW, van Berge Henegouwen MI, Wijnhoven BPL, et al. Preoperative chemoradiotherapy for esophageal or junctional cancer. New Engl J Med. 2012；366(22):2074–84.

2. Al-Batran S-E, Homann N, Pauligk C, Goetze TO, Meiler J, Kasper S, et al. Perioperative chemotherapy with fluorouracil plus leucovorin, oxaliplatin, and docetaxel versus fluorouracil or capecitabine plus cisplatin and epirubicin for locally advanced, resectable gastric or gastro-oesophageal junction adenocarcinoma(FLOT4)：a randomised, phase 2/3trial. Lancet. 2019；393(10184):1948–57.

3. Sjoquist KM, Burmeister BH, Smithers BM, Zalcberg JR, Simes RJ, Barbour A, et al. Survival after neoadjuvant chemotherapy or chemoradiotherapy for resectable oesophageal carcinoma：an updated meta-analysis. Lancet Oncol. 2011；12(7):681–92.

4. Tepper J, Krasna MJ, Niedzwiecki D, Hollis D, Reed CE, Goldberg R, et al. Phase III trial of

trimodality therapy with cisplatin, fluorouracil, radiotherapy, and surgery compared with surgery alone for esophageal cancer：CALGB 9781. J Clin Oncol. 2008；26(7):1086–92.

5. Walsh TN, Noonan N, Hollywood D, Kelly A, Keeling N, Hennessy TPJ. A compari- son of multimodal therapy and surgery for esophageal adenocarcinoma. N Engl J Med. 1996；335(7):462–7. PubMed PMID：8672151.

6. Mariette C, Dahan L, Mornex F, Maillard E, Thomas P-A, Meunier B, et al. Surgery alone ver- sus chemoradiotherapy followed by surgery for stage I and II esophageal cancer：final analysis of randomized controlled phase III trial FFCD 9901. J Clin Oncol. 2014；32(23):2416–22.

7. Hoeppner J, Lordick F, Brunner T, Glatz T, Bronsert P, Röthling N, et al. ESOPEC：prospec- tive randomized controlled multicenter phase III trial comparing perioperative chemotherapy(FLOT protocol)to neoadjuvant chemoradiation(CROSS protocol)in patients with adenocar- cinoma of the esophagus(NCT02509286). BMC Cancer. 2016；16(1):503.

8. Reynolds J, Preston S, O'neill B, Baeksgaard L, Griffin S, Mariette C, et al. ICORG 10-14：NEOadjuvant trial in Adenocarcinoma of the oEsophagus and oesophagoGastric junction International Study(Neo-AEGIS). BMC Cancer. 2017；17(1):401.

9. van Vliet EP, Eijkemans MJ, Poley J-W, Steyerberg EW, Kuipers EJ, Siersema PD. Staging of esophageal carcinoma in a low-volume EUS center compared with reported results from high- volume centers. Gastrointest Endosc. 2006；63(7):938–47.

10. Markar SR, Gronnier C, Pasquer A, Duhamel A, Beal H, Théreaux J, et al. Role of neoadjuvant treatment in clinical T2N0M0oesophageal cancer：results from a retrospective multi-center European study. Eur J Cancer. 2016；56:59–68.

11. Martin JT, Worni M, Zwischenberger JB, Gloor B, Pietrobon R, D'Amico TA, et al. The role of radiation therapy in resected T2N0esophageal cancer：a population-based analysis. Ann Thorac Surg. 2013；95(2):453–8.

12. Speicher PJ, Ganapathi AM, Englum BR, Hartwig MG, Onaitis MW, D'Amico TA, et al. Induction therapy does not improve survival for clinical stage T2N0esophageal cancer. J Thorac Oncol. 2014；9(8):1195–201.

13. Crabtree TD, Kosinski AS, Puri V, Burfeind W, Bharat A, Patterson GA, et al. Evaluation of the reliability of clinical staging of T2N0esophageal cancer：a review of the Society of Thoracic Surgeons database. Ann Thorac Surg. 2013；96(2):382–90.

14. Samson P, Puri V, Robinson C, Lockhart C, Carpenter D, Broderick S, et al. Clinical T2N0esophageal cancer：identifying pretreatment characteristics associated with pathologic upstag- ing and the potential role for induction therapy. Ann Thorac Surg. 2016；101(6):2102–11.

15. Atay SM, Correa A, Hofstetter WL, Swisher SG, Ajani J, Altorki NK, et al. Predictors of stag- ing accuracy, pathologic nodal involvement, and overall survival for cT2N0carcinoma of the esophagus. J Thorac Cardiovasc Surg. 2019；157(3):1264–72.e6.

16. Goense L, Visser E, Haj Mohammad N, Mook S, Verhoeven RHA, Meijer GJ, et al. Role of neoadjuvant chemoradiotherapy in clinical T2N0M0esophageal cancer：a population-based cohort study. Eur J Surg Oncol. 2018；44(5):620–5.

17. Rice TW, Blackstone EH, Adelstein DJ, Zuccaro G Jr, Vargo JJ, Goldblum JR, et al. Role of clinically determined depth of tumor invasion in the treatment of esophageal carcinoma. J Thorac Cardiovasc Surg. 2003；125(5):1091–102.

18. Zhang JQ, Hooker CM, Brock MV, Shin J, Lee S, How R, et al. Neoadjuvant chemoradiation therapy is beneficial for clinical stage T2N0esophageal cancer patients due to inaccurate preoperative staging.

Ann Thorac Surg. 2012；93(2):429–37.

19. Hardacker TJ, Ceppa D, Okereke I, Rieger KM, Jalal SI, LeBlanc JK, et al. Treatment of clini- cal T2N0M0esophageal cancer. Ann Surg Oncol. 2014；21(12):3739–43.

20. Dolan J, Kaur T, Diggs B, Luna R, Sheppard B, Schipper P, et al. Significant understaging is seen in clinically staged T2N0esophageal cancer patients undergoing esophagectomy. Dis Esophagus. 2016；29(4):320–5.

21. Mota F, Cecconello I, Takeda F, Tustumi F, Sallum R, Bernardo W. Neoadjuvant therapy or upfront surgery? A systematic review and meta-analysis of T2N0esophageal cancer treatment options. Int J Surg. 2018；54:176–81.

22. Kidane B, Korst RJ, Weksler B, Farrell A, Darling GE, Martin LW, et al. Neoadjuvant therapy *vs* upfront surgery for clinical T2N0esophageal cancer：a systematic review. Ann Thorac Surg. 2019；108(3):935–44.

23. Al-Kaabi A, van der Post RS, Huising J, Rosman C, Nagtegaal ID, Siersema PD. Predicting lymph node metastases with endoscopic resection in cT2N0M0oesophageal cancer：a system- atic review and meta-analysis. United European Gastroenterol J. 2020；8:35.

24. Visser E, Franken IA, Brosens LA, Ruurda JP, van Hillegersberg R. Prognostic gene expres- sion profiling in esophageal cancer：a systematic review. Oncotarget. 2017；8(3):5566.

25. The Cancer Genome Atlas Research Network, Kim J, Bowlby R, Mungall AJ, Robertson AG, Odze RD, et al. Integrated genomic characterization of oesophageal carcinoma. Nature. 2017；541:169.

26. Semenkovich TR, Panni RZ, Hudson JL, Thomas T, Elmore LC, Chang S-H, et al. Comparative effectiveness of upfront esophagectomy versus induction chemoradiation in clinical stage T2N0esophageal cancer：a decision analysis. J Thorac Cardiovasc Surg. 2018；155(5):2221–30.e1.

27. Ajani JA, D'Amico TA, Bentrem DJ, Chao J, Corvera C, Das P, et al. Esophageal and esopha- gogastric junction cancers, Version 2.2019, NCCN Clinical Practice Guidelines in Oncology. J Natl Compr Cancer Netw. 2019；17(7):855–83.

28. Haisley KR, Hart KD, Fischer LE, Kunio NR, Bakis G, Tieu BH, et al. Increasing tumor length is associated with regional lymph node metastases and decreased survival in esophageal can- cer. Am J Surg. 2016；211(5):860–6.

29. Nelson DB, Mitchell KG, Weston BR, Betancourt S, Maru D, Rice DC, et al. Should endo- scopic mucosal resection be attempted for cT2N0esophageal cancer? Dis Esophagus. 2019；32(10):1–6.

第 27 章

食管切除术患者的虚弱和肌肉减少症可以减轻吗？

Ana–Maria Misariu and Lorenzo Ferri

1 引言

1.1 肌肉减少症和虚弱是手术效果的预测因素

由于诊断时的中位年龄在 65 ～ 70 岁之间，并且接受联合治疗的老年患者的比例较高，因此食管癌患者被认为具有相关功能失调、合并症增加、多重用药、脏器功能下降和心肺功能下降的高风险 [1-5]。鉴于人口老龄化，术前风险评估和患者选择仍然是一个挑战，做出治疗决策时应考虑功能年龄而不是实际年龄。最近，将虚弱和肌肉减少症作为手术危险因素进行评估的想法越来越突出，因为它们与身体和功能储备的丧失有关 [6-14]。虚弱导致生理应激源的脆弱性，并与手术并发症的增加、住院时间延长以及出院后再入院有关 [8, 15, 16]。食管癌患者容易发生肌肉减少症，这是一种以骨骼肌质量和功能进行性和全身性丧失为特征的综合征，是食管肿瘤梗阻和吞咽困难以及新辅助或辅助治疗毒性联合导致的效应 [5, 17-19]。肌肉减少症与主要的术后并发症发生以及总体生存率和无病生存率降低直接相关 [20-24]。

考虑到虚弱和肌肉减少症与术后并发症和住院时间增加、功能恢复时间延长、无法完成新辅助或辅助治疗以及术后生活质量（QOL）差存在关联，因此必须制定策略以减轻其影响 [25-28]。在过去十年中，关注重点已转移到术前阶段，因为这是优化身体功能、营养状况和心理健康以承受重大手术压力的最佳时机，所以这个概念被称为"预康复" [29-31]。

A.-M. Misariu
Division of Thoracic and Upper GI Surgery, McGill University, Montreal, QC, Canada

L. Ferri（✉）
Division of Thoracic and Upper GI Surgery, McGill University, Montreal, QC, Canada

Division of Thoracic Surgery, Montreal General Hospital, McGill University,
Montreal, QC, Canada
e-mail: lorenzo.ferri@mcgill.ca

1.2 "预康复"：ERAS 是基本原则

传统上，手术康复在术后快速康复（ERAS）方案中主要在术后恢复部分解决，术前阶段仅包括生理和合并症优化部分。尽管 ERAS 方案的实施已显示出对住院时间（LOS）、资源使用和短期效果的积极影响，但腹部大手术后并发症的发生率仍介于 25% ～ 55% 之间[20, 32-35]。虽然这些结果引起了临床医生和研究人员的极大兴趣，但从患者角度来看，恢复基线功能和日常活动是康复的一个重要方面[36]。外科医生经常将身体承受大手术的压力比作跑马拉松的压力。然而，跑马拉松没有体力、营养和心理训练似乎是很荒谬的，在没有类似训练和功能优化的情况下进行复杂手术同样也很荒谬。由于强有力的证据支持机体功能与术后结果之间的关系，除了结构化和目标导向的锻炼计划外，实施包括营养干预、心理干预（例如，减轻焦虑）在内的多模式康复计划最近已经引起了人们的兴趣[25, 37, 38]。这为患者提供了承受大手术压力的储备，以最大限度地恢复功能[30]。

例如，结直肠手术研究表明，机体功能的显著改善可在短短 3 周内实现[39]。Minella 等通过分析 2010 年至 2015 年在单中心开展的一项初步研究和两项随机对照试验（一项未发表）的数据，评估了结直肠手术前 4 周三模态康复（锻炼、营养和减少焦虑）的效果。该研究发现，接受多模式康复训练的患者术前身体素质显著改善 [68（60%）*vs* 15（21%），$P < 0.001$]，同时术后 8 周进行的 6 分钟步行测试水平（6MWT）较基线水平提高[40]。类似的 RCT 和大型队列研究的结果已包含在几项系统评价中，这些评价证实了康复训练能够提高身体素质和功能储备[41-46]。

尽管有这些有趣的发现和可信的结果，但很少有精心设计的研究评估多模式预康复在食管癌手术中的效果，目前 ERAS 指南的推荐局限于将先前提到的结直肠手术或"主要腹部手术"的随机对照试验结果外推[47]。本章旨在回顾是否可以通过多学科康复计划来减轻食管切除术患者的虚弱和肌肉减少症。

2　检索策略

我们在 MEDLINE 和 EMBASE（OVID 平台）以及 Cochrane Central Register of Controlled Trials（CENTRAL）中对 2000 年至 2019 年发表的英文文献进行了检索。表 27.1 总结了用于检索的患者 – 干预 – 对照 – 结局（PICO）的格式术语。表 27.2 详细说明了用于本研究的检索策略和检索词。通过手动检索相关研究和现有评论的参考文献，以扩大纳入的文献。由于仅评估食管切除术的研究数量有限，因此将检索范围扩大到接受胃癌手术的患者。评估胃肠手术或"主要腹部手术"的研究被排除在外。我们的分析包括十项随机对照试验（RCT）和四项队列研究[48-61]。使用 GRADE 系统对数据进行分类。表 27.3 中提供了纳入分析的文献的研究特征和主要结果，对机体功能（以 6MWT、握力或步态速度衡量）、总并发症、感染并发症、肺部并发症和 LOS 的结果进行了总结。

表 27.1　用于文献检索的 PICO 格式术语

P（患者）	I（干预）	C（对照）	O（结局）
食管和胃手术患者	术前预康复	不进行预康复	机体功能、术后结局及住院时间

表 27.2　检索策略（运用 MEDLINE Ovid and EMBASE）

1. Prehabilitation.mp.	19.（（stomach or gastric）adj3（cancer* or neoplas* or carcinoma* or tum?or* or malignan*））.ti,ab,kw,kf.
2.（pre-hab* or prehab*）.mp.	20.（（Gastro-Esophageal or "upper gastrointestinal*" or "upper GI" or "upper abdominal" or gastroesophag*）adj3（cancer* or neoplas* or carcinoma* or tum?or* or malignan*））.ti,ab,kw,kf.
3. rehabilitation/or early ambulation/	21.（"upper GI surg*" or "upper gastrointestinal surg*" or "upper abdominal surg*"）.ti,ab,kw,kf.
4. rehabili*.ti,ab,kw,kf.	22. or/16-21
5. preoperative period/	23. 5or 6or 7
6. Preoperative Care/	24. exp Nutrition Therapy/
7.（preoperative or pre-operative）adj2（care or procedure* or rehabilitation or period or education or evaluation or treatment））.ti,ab,kw,kf.	25.（nutrition* or diet*）.ti,ab,kw,kf.
8. exp Exercise/	26.（（exercis* or nutrition* or diet*）adj2optimization*）.ti,ab,kw,kf.
9. exercis*.ti,ab,kw,kf.	27. 1or 2or 3or 4or 8or 9or 10or 11or 12or 13 or 14or 15or 24or 25or 26
10. exp Exercise Therapy/	28. 23 and 27
11. preconditioning.ti,ab,kw,kf.	29. 22 and 28
12.physical therapy modalities/or exercise movement techniques/or breathing exercises/	30. 1 or 2 or 3 or 4 or 5 or 6 or 7 or 8 or 9 or 10 or 11 or 12 or 13 or 14 or 15 or 24 or 25 or 26
13. physical therap*.ti,ab,kw,kf.	31. 22 and 30
14. "Physical Education and Training" /	32. limit 31to（english language and yr= "2000- Current"）
15. "Physical Education and Training". ti,ab,kw,kf.	
16.esophageal neoplasms/or esophageal squamous cell carcinoma/	
17.（（Oesophag* or Esophag*）adj3（cancer* or neoplas* or carcinoma* or malignan* or tum?or*））.ti,ab,kw,kf.	
18. Stomach Neoplasms/	

3 结果

3.1 锻炼

在六项研究中评估了运动康复作为一种单模式干预的效果。术前运动计划包括以下一种或多种组合：有氧运动、力量训练以及吸气肌训练（IMT）或呼吸锻炼。在五项食管切除术研究中，两项研究将全身运动计划与 IMT 结合使用，并仅评估肺部并发症，这两项研究中接受术前干预的患者的并发症显著减少 [48, 51]。其余研究仅包括 IMT，尽管肺功能有所改善，但没有一项研究发现肺部并发症或术后结果有显著差异 [49, 50, 52]。Guinan 等进行的 PREPARE 试验的亚组分析，是唯一评估 IMT 对功能结果影响的研究，令人惊讶的是，干预组的影响结果更糟。作者认为观察到的效果是由于对照组接受的中等强度运动量几乎翻了一番。虽然 IMT 对吸气功能有积极影响，但它对整体机体功能的影响很小，有氧运动可能更有效 [50]。纳入的唯一关于胃切除术的研究是回顾性研究，其结论为干预减少了术后并发症，但没有报告机体功能的测量结果 [53]。

3.2 营养与免疫加强型营养

在五项试验中评估了单模式营养和免疫加强型营养，干预持续时间从 5 天到至少 10 天不等，没有一项试验将机体功能作为结局进行评估。两项分析术前免疫加强型营养在食管切除术中作用的 RCT 结果显示，由于对术后结局的影响有限，不推荐增强免疫的术前饮食 [55, 56]。只有一项食管切除术的回顾性研究发现总并发症有所减少 [54]。相比之下，一项回顾性研究和一项 RCT 仅对胃癌手术的术前营养进行评估，结果发现感染并发症的发生率和 LOS 下降 [57, 58]。

3.3 多模式预康复

三项 RCT 研究了综合运动、营养和心理健康的多模式康复的效果。两项针对食管切除术患者的 RCT 结果显示机体功能有所改善 [59, 60]。在 McGill 大学中心进行的一项单盲 RCT，纳入了 51 例患者，显示术前及术后患者的 6MWD 水平均有所改善，但没有显示 LOS 或总并发症有统计学差异 [60]。这可能是因为这两项 RCT 在分析身体状况与术后并发症或住院时间之间的关联时，统计功效不足。Yamamoto 等的一项小型 RCT 中，纳入 22 例胃切除术患者，通过步态速度反映机体功能，结果发现老年肌肉减少症患者中预康复对机体功能无显著改善，且体重和并发症发生率与对照组相似 [61]。

表 27.3　纳入的研究总结

试验	研究类型（证据质量）	病例数	中位年龄	预康复的干预	持续时长	结局评估	机体功能	术后结局
锻炼								
食管癌								
Yamana 等（2015）[48]	非盲 RCT（低）	60	67.1	术前锻炼计划（吸气训练、力量和有氧训练）	≥ 1 周	PPC		PPC 下降（27.7% vs 60%；P=0.014）
Valkenet 等（PREPARE）（2018）[49]	单盲 RCT（中）	241	63.2	术前 IMT ≥ 2 周，进行 30 次呼吸，每天两饮	≥ 2 周	吸气力量和耐力，POC，PPC	增加术前吸气耐力和力量	- PPC：干预组的 LRTI 发生率为 39.2%，对照组为 35.5%（P=0.561）。 -POC：无统计学差异
Guinan 等（2018）[50]	PREPARE 试验再分析（中）	60	63.07（i） 65.06（c）	术前 IMT ≥ 2 周，进行 30 次呼吸，每天两饮。	≥ 2 周	MIP，呼吸肌耐力，6 M W T，体力活动，POC，PPC，LOS	- 术前 MIP 显著改善（P=0.03）以及吸气肌力改善（P=0.04） - 术前 6MWT 距离没有变化。术后，对照组在 POD1 以及 POD1~POD5 更活跃（P=0.04） - 平均（SD）6MWT：IMT 组 [305.61（116.3）m] 相比于对照组 [380.2（47.1）m，P=0.03] 显著下降	两组的术后恢复（医院 LOS，重症监护 LOS 和 PPC）相似
Inoue 等（2013）[51]	回顾性研究（低）	100	66.5	IMT+ 腹肌训练 + 15 分钟的有氧运动 / 天（住院时监督）	> 7 天	PPC		预康复组的 PPC 显著减少

续表

试验	研究类型（证据质量）	病例数	中位年龄	预康复的干预	持续时长	结局评估	机体功能	术后结局
Dettling 等（2013）[52]	探索性非随机对照试验（低）	83	65	IMT（7次/周，20分钟，一人监督）	>2周	MIP, PPC, LOS	MIP升高	肺部并发症无显著差异
胃癌								
Cho 等（2014）[53]	配对队列研究（低）	72	63.1（i）66.1（c）	无监督的有氧运动（3～7次/周）和抗阻训练（1～2/周）	4周	POC, PPP, LOS		- 运动组 POC 严重程度明显降低（P=0.008）- PPC 相似（P=1.0）- LOS 下降（9天 vs 10天；P=0.038）
营养支持								
食管癌								
Kubota 等（2014）[54]	回顾性队列研究（低）	55	67	1000ml/天的茚沛（味之素公司，东京，日本）	5天	POC, 死亡率, LOS		减少感染并发症，死亡率和住院率的有效策略，改善了短期生存
Kitagawa 等（2017）[55]	非盲 RCT（低）	30	67.1（i）66.8（c）	600ml/天的 MHN-02（免疫加强型营养）	5天	POC,PPP, LOS, SSI		POC 无显著差异
Mudge 等（2018）[56]	双盲 RCT（高）	276		免疫加强型营养乳剂茚沛	7天	感染并发症, POC, LOS		无获益

续表

试验	研究类型（证据质量）	病例数	中位年龄	预康复的干预	持续时长	结局评估	机体功能	术后结局
胃癌								
Fukuda 等（2015）[57]	回顾性队列研究（低）	152	73	通过口服摄入、TPN 或 EN 提供 ≥ 25kcal/kg 的理想营养	≥ 10 天	SSI		在接受至少 10 天充分能量支持的良好营养支持组中，营养不良患者接受 SSI 的发生率显著低于接受充分能量支持或没有能量支持或 < 10 天的较差营养支持组（17.0 % vs 45.4%；P=0.0006）
Zhao 等（2018）[58]	非盲 RCT（中）	66	62	500 ml/天的 EN 悬液（能全力）	> 7 天	LOS		- LOS 及住院费用降低（8 vs 7；P=0.004）/（P=0.016）
多模式治疗								
食管癌								
Xu 等（2015）[59]	非盲 RCT（低）	59	59.6	术前锻炼（有监督的步行），营养支持	4 ~ 5 周	6MWT，HGS，营养状态（体重），POC	-6MWT: 干预 471 - 453m vs 对照 437 - 319m（P=0.012） -HGS: 干预 32.4 - 31.3kg vs 对照 31.8 - 27.7kg（P=0.002） - 体重: 干预 58.2 - 57.4kg vs 对照 58.8 - 55.3kg（P < 0.001）	有效保持功能性行走能力和营养状况

续表

试验	研究类型（证据质量）	病例数	中位年龄	预康复的干预	持续时长	结局评估	机体功能	术后结局
Minella 等（2018）[60]	单盲 RCT（中）	51	67.3（i）68（c）	个性化、居家的有氧锻炼和力量训练，营养评估和乳清蛋白补充	4周（中位36天）	6MWT，POP，LOS	改善术前的功能能力[均值（SD）6MWD变化，36.9（51.4）vs −22.8（52.5）个月；$P<0.001$）以及术后的功能能力[均值（SD）6MWD变化，15.4（65.6）vs −81.8（87.0）个月；$P<0.001$]	无法确定身体状况与术后并发症或住院时间之间的关系
胃癌								
Yamamoto 等（2017）[61]	探索性非盲 RCT（低）	22	75	术前锻炼（抗阻训练、步行、HGS训练）和营养补充	3周（平均16天）	步态速度、体重、POC	−步态速度：对照组0.85m/s vs 干预组0.8m/s（$P=0.06$）−体重：对照组54.7kg vs 干预组54.7kg（$P=0.98$）	无肌肉减少症患者POC相似（13.6% vs 13.2%，$P=0.96$）

i: 干预；c: 对照；RCT: 随机对照试验；HIT: 高强度训练；IMT: 吸气肌训练；EN: 肠内营养；TPN: 全肠外营养；POC: 术后天数；POD: 术后天数；PPC: 肺后并发症；SSI: 手术部位感染；MIP: 最大吸气压力；HGS: 手握强度；6MWT: 6分钟步行测试；6MWD: 6分钟步行距离；

4　结论与建议

食管切除术和胃切除术的康复研究在康复方案和报告结果方面具有较大的异质性，使得结果较难统一进行解释。目前，我们中心的单盲 RCT 是仅有的方案设计得良好的研究，提供了中等质量的证据，证明多模式康复可以改善机体功能并减轻肌肉减少症和虚弱对食管切除术的影响 [60]。此外，从上消化道手术和胃切除术以及主要腹部肿瘤手术（包括结直肠手术）的研究中推断出的结果表明，康复训练可加速功能恢复，并且在 ERAS 中发挥重要作用，代表了临床和科学发展的方向。多项正在进行的试验（包括我们中心的一项试验）的结果将有助于更好地评估身体机能的提高是否会转化为食管切除术后临床和肿瘤结局的显著改善 [62]。未来的试验应使用统一的终点来衡量机体功能，以及使用理想的指标来衡量预康复的获益。

推荐

- 建议食管切除术患者接受多模式预康复计划以提高机体功能，从而减轻肌肉减少症和虚弱的影响（证据质量低，强推荐）。

5　个人观点

肌肉减少症和虚弱是食管癌及其治疗的普遍不良反应，其对术后恢复和生活质量以及治疗依从性产生负面影响。然而，这些危险因素可以通过康复来减轻。与传统的康复方法不同，预康复重在预防而不是针对因癌症治疗产生的功能性影响。尽管关于食管切除术预康复的试验数量很少，但我们最近发表的 RCT 表明，结构化的术前调理干预对预防上消化道癌术前及术后的功能障碍是可行、安全和有效的。通过结直肠术前康复的文献和腹部大手术研究的数据进行推断，我们建议食管切除术的患者进行预康复。目前多项正在进行的试验将为未来的指导建议提供进一步的信息。

参考文献

1. Pennathur A, Gibson MK, Jobe BA, Luketich JD. Oesophageal carcinoma. Lancet. 2013；381:400–12.

2. Low DE, Alderson D, Cecconello I, et al. International consensus on standardization of data collection for complications associated with esophagectomy. Ann Surg. 2015；262:286–94.

3. Finks JF, Osborne NH, Birkmeyer JD. Trends in hospital volume and operative mortality for high-risk surgery. N Engl J Med. 2011；364:2128–37.

4. Andrici J, Eslick GD. Epidemiology and risk factors for esophageal cancer. In：Esophageal Cancer. New York, NY：Springer；2015. p. 1–23.

5. Hodari A, Hammoud ZT, Borgi JF, Tsiouris A, Rubinfeld IS. Assessment of morbidity and mor- tality after esophagectomy using a modified frailty index. Ann Thorac Surg. 2013；96:1240–5.

6. Partridge JSL, Harari D, Dhesi JK. Frailty in the older surgical patient：a review. Age Ageing. 2012；41:142–7.

7. Wagner D, DeMarco MM, Amini N, Buttner S, Segev D, Gani F, Pawlik TM. Role of frailty and sarcopenia in predicting outcomes among patients undergoing gastrointestinal surgery. World J Gastrointest Surg. 2016；8:27–40.

8. Robinson TN, Wallace JI, Wu DS, Wiktor A, Pointer LF, Pfister SM, SharpTJ, Buckley MJ, Moss M. Accumulated frailty characteristics predict postoperative discharge institutionaliza- tion in the geriatric patient. J Am Coll Surg. 2011；213:37–42.

9. Robinson TN, Eiseman B, Wallace JI, Church SD, Mcfann KK, Pfister SM, SharpTJ, Moss M. Redefining geriatric preoperative assessment using frailty, disability and co-morbidity. Ann Surg. 2009；250:449–55.

10. Tsiouris A, Hammoud ZT, Velanovich V, Hodari A, Borgi J, Rubinfeld I. A modified frailty index to assess morbidity and mortality after lobectomy. J Surg Res. 2013；183:40–6.

11. Sündermann SH, Dademasch A, Seifert B, Biefer HRC, Emmert MY, Walther T, Jacobs S, Mohr F-W, Falk V, Starck CT. Frailty is a predictor of short- and mid-term mortality after elec- tive cardiac surgery independently of age. Interact Cardiovasc Thorac Surg. 2014；18:580–5.

12. Dasgupta M, Rolfson DB, Stolee P, Borrie MJ, Speechley M. Frailty is associated with postoperative complications in older adults with medical problems. Arch Gerontol Geriatr. 2009；48:78–83.

13. Lee DH, Buth KJ, Martin B-J, YipAM, Hirsch GM. Frail patients are at increased risk for mortality and prolonged institutional care after cardiac surgery. Circulation. 2010；121:973–8.

14. Fried LP, Tangen CM, Walston J, et al. Frailty in older adults：evidence for a phenotype. J Gerontol A Biol Sci Med Sci. 2001；56:146–56.

15. Makary MA, Segev DL, Pronovost PJ, et al. Frailty as a predictor of surgical outcomes in older patients. J Am Coll Surg. 2010；210:901–8.

16. Won E. Issues in the management of esophagogastric cancer in geriatric patients. Surg Oncol Clin N Am. 2017；26:335–46.

17. Cruz-Jentoft AJ, Baeyens JP, Bauer JM, et al. Sarcopenia：European consensus on definition and diagnosis：report of the European Working Groupon Sarcopenia in Older People. Age Ageing. 2010；39:412–23.

18. West MA, Wischmeyer PE, Grocott MPW. Prehabilitation and nutritional support to improve perioperative outcomes. Curr Anesthesiol Rep. 2017；7:340–9.

19. Jack S, West M, Raw D, et al. The effect of neoadjuvant chemotherapy on physical fitness and survival in patients undergoing oesophagogastric cancer surgery. Eur J Surg Oncol. 2014；40:1313–20.

20. Elliott JA, Doyle SL, Murphy CF, King S, Guinan EM, Beddy P, Ravi N, Reynolds JV. Sarcopenia：prevalence, and impact on operative and oncologic outcomes in the multi- modal management of locally advanced esophageal cancer. Ann Surg. 2017；266:822–30.

21. Levolger S, Vugt JLAV, Bruin RWFD, Ijzermans JNM. Systematic review of sarcope- nia in patients operated on for gastrointestinal and hepatopancreatobiliary malignancies. BJS. 2015；102:1448–58.

22. Makiura D, Ono R, Inoue J, Kashiwa M, Oshikiri T, Nakamura T, Kakeji Y, Sakai Y, Miura Y. Preoperative sarcopenia is a predictor of postoperative pulmonary complications in esophageal cancer following esophagectomy：a retrospective cohort study. J Geriatr Oncol. 2016；7:430–6.

23. Pamoukdjian F, Bouillet T, Lévy V, Soussan M, Zelek L, Paillaud E. Prevalence and predic- tive value of pre-therapeutic sarcopenia in cancer patients：a systematic review. Clin Nutr. 2018；37:1101–13.

24. Deng H-Y, Zha P, Peng L, Hou L, Huang K-L, Li X-Y. Preoperative sarcopenia is a predictor of poor prognosis of esophageal cancer after esophagectomy：a comprehensive systematic review and meta-analysis. Dis Esophagus. 2019；32:doy115. https://doi.org/10.1093/dote/doy115.

25. Wilson R, Davies S, Yates D, Redman J, Stone M. Impaired functional capacity is associ- ated with all-cause mortality after major elective intra-abdominal surgery. Br J Anaesth. 2010；105:297–303.

26. Robinson TN, Wu DS, Pointer L, Dunn CL, Cleveland JC, Moss M. Simple frailty score pre- dicts postoperative complications across surgical specialties. Am J Surg. 2013；206:544–50.

27. Moran J, Wilson F, Guinan E, Mccormick P, Hussey J, Moriarty J. Role of cardiopulmonary exercise testing as a risk-assessment method in patients undergoing intra-abdominal surgery：a systematic review. Br J Anaesth. 2016；116:177–91.

28. Lawrence V, Hazuda H, Cornell J, Pederson T, Bradshaw P, Mulrow C, Page C. Functional independence after major abdominal abdominal surgery in the elderly. J Am Coll Surg. 2004；199:762–72.

29. Carli F, Zavorsky GS. Optimizing functional exercise capacity in the elderly surgical popula- tion. Curr Opin Clin Nutr Met Care. 2005；8:23–32.

30. Carli F, Gillis C, Scheede-Bergdahl C. Promoting a culture of prehabilitation for the surgical cancer patient. Acta Oncol. 2017；56:128–33.

31. Gillis C, Li C, Lee L, et al. Prehabilitation versus rehabilitation a randomized control trial in patients undergoing colorectal resection for cancer. Anesthesiology. 2014；121:937–47.

32. Christensen T, Bendix T, Kehlet H. Fatigue and cardiorespiratory function following abdomi- nal surgery. BJS. 1982；69:417–9.

33. Li C, Ferri LE, Mulder DS, et al. An enhanced recovery pathway decreases duration of stay after esophagectomy. Surgery. 2012；152:606–16.

34. Lee L, Li C, Robert N, Latimer E, Carli F, Mulder DS, Fried GM, Ferri LE, Feldman LS. Economic impact of an enhanced recovery pathway for oesophagectomy. BJS. 2013；100:1326–34.

35. Preston SR, Markar SR, Baker CR, Soon Y, Singh S, Low DE. Impact of a multidisciplinary standardized clinical pathway on perioperative outcomes in patients with oesophageal cancer. BJS. 2012；100:105–12.

36. Kleinbeck SV, Hoffart N. Outpatient recovery after laparoscopic cholecystectomy. AORN J. 1994；60:394–402.

37. Smith TB, Stonell C, Purkayastha S, Paraskevas P. Cardiopulmonary exercise testing as a risk assessment method in non cardio-pulmonary surgery：a systematic review. Anaesthesia. 2009；64:883–93.

38. Snowden CP, Prentis J, Jacques B, Anderson H, Manas D, Jones D, Trenell M. Cardiorespiratory fitness predicts mortality and hospital length of stay after major elective surgery in older peo- ple. Ann Surg. 2013；257:999–1004.

39. Fearon KC, Jenkins JT, Carli F, Lassen K. Patient optimization for gastrointestinal cancer surgery. BJS. 2013；100:15–27.

40. Minnella EM, Bousquet-Dion G, Awasthi R, Scheede-Bergdahl C, Carli F. Multimodal preha- bilitation improves functional capacity before and after colorectal surgery for cancer：a five- year research experience. Acta Oncol. 2017；56:295–300.

41. Luther A, Gabriel J, Watson RP, Francis NK. The impact of total body prehabilitation on post-operative

outcomes after major abdominal surgery: a systematic review. World J Surg. 2018; 42:2781–91.

42. Vermillion SA, James A, Dorrell RD, Brubaker P, Mihalko SL, Hill AR, Clark CJ. Preoperative exercise therapy for gastrointestinal cancer patients: a systematic review. Syst Rev. 2018; 7:103. https://doi.org/10.1186/s13643-018-0771-0.

43. Valkenet K, Port IGVD, Dronkers JJ, Vries WRD, Lindeman E, Backx FJ. The effects of preoperative exercise therapy on postoperative outcome: a systematic review. Clin Rehabil. 2011; 25:99–111.

44. Odoherty A, West M, Jack S, Grocott M. Preoperative aerobic exercise training in elective intra-cavity surgery: a systematic review. Br J Anaesth. 2013; 110:679–89.

45. Hijazi Y, Gondal U, Aziz O. A systematic review of prehabilitation programs in abdominal cancer surgery. Int J Surg. 2017; 39:156–62. https://doi.org/10.1016/j.ijsu.2017.01.111.

46. Bolshinsky V, Li MH-G, Ismail H, Burbury K, Riedel B, Heriot A. Multimodal prehabili- tation programs as a bundle of care in gastrointestinal cancer surgery. Dis Colon Rectum. 2018; 61:124–38.

47. Low DE, Allum W, Manzoni GD, et al. Guidelines for perioperative care in esophagec- tomy: Enhanced Recovery After Surgery(ERAS®)Society recommendations. World J Surg. 2018; 43:299–330.

48. Yamana I, Takeno S, Hashimoto T, Maki K, Shibata R, Shiwaku H, Shimaoka H, Shiota E, Yamashita Y. Randomized controlled study to evaluate the efficacy of a preoperative respira- tory rehabilitation program to prevent postoperative pulmonary complications after esopha- gectomy. Dig Surg. 2015; 32:331–7.

49. Valkenet K, Trappenburg JCA, Ruurda JP, et al. Multicentre randomized clinical trial of inspiratory muscle training versus usual care before surgery for oesophageal cancer. BJS. 2018; 105:502–11.

50. Guinan EM, Forde C, O'Neill L, et al. Effect of preoperative inspiratory muscle training on physical functioning following esophagectomy. Dis Esophagus. 2019; 32(2)https://doi. org/10.1093/dote/doy091.

51. Inoue J, Ono R, Makiura D, Kashiwa-Motoyama M, Miura Y, Usami M, Nakamura T, Imanishi T, Kuroda D. Prevention of postoperative pulmonary complications through inten- sive preoperative respiratory rehabilitation in patients with esophageal cancer. Dis Esophagus. 2013; 26:68–74.

52. Dettling DS, Schaaf MVD, Blom RL, Nollet F, Busch OR, Henegouwen MIVB. Feasibility and effectiveness of pre-operative inspiratory muscle training in patients undergoing oesopha- gectomy: a pilot study. Physiother Res Int. 2013; 18:16–26.

53. Cho H, Yoshikawa T, Oba MS, et al. Matched pair analysis to examine the effects of a planned preoperative exercise program in early gastric cancer patients with metabolic syndrome to reduce operative risk: the Adjuvant Exercise for General Elective Surgery(AEGES)Study Group. Ann Surg Oncol. 2014; 21:2044–50.

54. Kubota K, Kuroda J, Yoshida M, Okada A, Deguchi T, Kitajima M. Preoperative oral supple- mentation support in patients with esophageal cancer. J Nutr Health Aging. 2014; 18:437–40.

55. Kitagawa H, Namikawa T, Yatabe T, Munekage M, Yamasaki F, Kobayashi M, Hanazaki K. Effects of a preoperative immune-modulating diet in patients with esophageal cancer: a prospective parallel grouprandomized study. Langenbeck's Arch Surg. 2017; 402:531–8.

56. Mudge LA, Watson DI, Smithers BM, Isenring EA, Smith L, Jamieson GG. Multicentre facto- rial randomized clinical trial of perioperative immunonutrition versus standard nutrition for patients undergoing surgical resection of oesophageal cancer. BJS. 2018; 105:1262–72.

57. Fukuda Y, Yamamoto K, Hirao M, et al. Prevalence of malnutrition among gastric cancer patients

undergoing gastrectomy and optimal preoperative nutritional support for preventing surgical site infections. Ann Surg Oncol. 2015；22:778–85.

58. Zhao Q, Li Y, Yu B, Yang P, Fan L, Tan B, Tian Y. Effects of preoperative enteral nutri- tion on postoperative recent nutritional status in patients with Siewert II and III adenocar- cinoma of esophagogastric junction after neoadjuvant chemoradiotherapy. Nutr Cancer. 2018；70:895–903.

59. Xu Y-J, Cheng JC-H, Lee J-M, Huang P-M, Huang G-H, Chen CC-H. A walk-and-eat inter- vention improves outcomes for patients with esophageal cancer undergoing neoadjuvant chemoradiotherapy. Oncologist. 2015；20:1216–22.

60. Minnella EM, Awasthi R, Loiselle S-E, Agnihotram RV, Ferri LE, Carli F. Effect of exercise and nutrition prehabilitation on functional capacity in esophagogastric cancer surgery. JAMA Surg. 2018；153:1081.

61. Yamamoto K, Nagatsuma Y, Fukuda Y, et al. Effectiveness of a preoperative exercise and nutri- tional support program for elderly sarcopenic patients with gastric cancer. Gastric Cancer. 2016；20:913–8.

62. Zylstra J, Boshier P, Whyte G, Low D, Davies A. Peri-operative patient optimization for oesophageal cancer surgery -from prehabilitation to enhanced recovery. Best Pract Res Clin Gastroenterol. 2018；36-37:61–73.

第 28 章

食管切除术患者的快速康复计划是否会改善预后？

Sara H. Jamel and Sheraz R. Markar

1 引言

　　快速康复是多模式协同的康复方案，旨在减少手术应激反应，改善术后恢复，并在大手术后加速功能状态的恢复。快速康复方案于 1997 年首次推出，重点关注术后导致并发症和住院时间延长的风险因素 [1]。1999 年在结肠手术中引入了特定的多模式路径，后被广泛采用。多项研究表明，在结肠手术中使用快速康复方案可改善临床结果。它与住院时间缩短 [2, 3] 以及术后并发症发生率和严重程度的降低直接相关 [4, 5]。这使肠道术后患者的恢复得到极大改善，并在 2005 年形成了结肠手术标准化方案的共识。这为快速康复的推广提供了助力，随后被其他几个亚专科采用 [6-15]。

　　尽管在围术期护理方面取得了长足的进步，食管切除术仍然具有较高的死亡率（30 天 2.4% 和 90 天 4.5%）和并发症发生率（40% ～ 80%）[13]。由于手术的复杂性和手术方式的不同，以及快速康复的特定组成部分（例如早期肠内营养）存在争议，临床医生在食管切除术中使用快速康复方案存在顾虑。2004 年快速康复理念首次引入食管癌手术 [14]，从那时起，几项研究调查了在该部分患者中实施快速康复外科（ERAS）的效果。最近，专门针对食管切除术的快速康复建议已经发表，旨在规范患者的围手术期治疗，使快速康复获得常规应用，提高依从性，以改善患者的临床结局 [15]。

S. H. Jamel
Department of Surgery & Cancer, Imperial College London, London, UK

S. R. Markar（✉）
Division of Surgery, Department of Surgery and Cancer, St Mary's Hospital, Imperial College
London, London, UK
e-mail: s.markar@imperial.ac.uk

2　检索策略

在 MEDLINE、Embase、Web of Science 和 Cochrane Library 数据库中对 1950 年 1 月至 2019 年 8 月的英文文献进行系统检索。通过布尔运算符 AND 或 OR 联合使用关键词'（o）esophagectomy'，'enhanced recovery'，'fast track'，'clinical pathway'，'（o）esophageal cancer'，and '（o）esophageal disease'，以及医学主题词（MeSH）术语'（o）esophagectomy'，'（o）esophageal neoplasm'，'critical pathways' 进行检索。表 28.1 列出了检索的术语格式。如果研究只评估了快速康复方案的单个组成部分而不是完整的多组分路径，则将其排除在外。

表 28.1　用于文献检索的 PICO 格式术语

P（患者）	I（干预）	C（对照）	O（结局）
行食管切除术的患者	快速康复方案	非快速康复方案	LOS, 吻合口漏，并发症发生率，死亡率，肺部并发症

LOS：住院时间

3　结果

最初检索到 1230 篇文献，筛选后纳入 25 篇[15-39]：18 项队列研究（前瞻性和回顾性），一项结合前瞻性和回顾性的研究，三项非对照研究，以及三项随机对照试验（表 28.2 和 28.3）。已发表的研究中使用的快速康复方案存在差异，但是尽管如此，各项研究似乎在两个方面达成了普遍共识，即早期活动以及术后 5 天内移除硬膜外导管。

表 28.2　ERAS 相关研究中的并发症发生率和死亡率

研究	年份	研究类型	非 ERAS 组病例数	ERAS 组病例数	非 ERAS 组平均年龄	ERAS 组平均年龄	非 ERAS 组总体并发症发生率（%）	ERAS 组总体并发症发生率（%）	非 ERAS 组死亡率（%）	ERAS 组死亡率（%）
Cerfolio[15]	2004	非对照研究	-	90	-	63	-	16	-	4
Munitiz[23]	2010	回顾性研究	74	74	60.5	59	28	23	4	1
Tomaszek[24]	2010	回顾性研究	276	110	54					
Jianjun[38]	2012	非对照研究	-	80	-	62	-	-	-	0
Cao[25]	2013	回顾性研究	55	57	55.6	55.5	16	27	3	1
Li[16]	2012	前瞻性研究	47	59	65	64	29	35	0	1
Preston[26]	2013	回顾性研究	24	86	68.5	65	18	39		
Lee[27]	2013	回顾性研究	47	59	-	-	-	-		

续表

研究	年份	研究类型	非 ERAS 组病例数	RAS 组病例数	非 ERAS 组平均年龄	ERAS 组平均年龄	非 ERAS 组总体并发症发生率（%）	ERAS 组总体并发症发生率（%）	非 ERAS 组死亡率（%）	ERAS 组死亡率（%）
Tang[34]	2013	回顾性和前瞻性研究	27	36	68.5	64	7	6	1	2
Zhao[22]	2014	随机对照试验	34	34	57.86	55.14	4	2	–	–
Blom[20]	2013	前瞻性研究	78	103	64	65	53	73	–	–
Markar[17]	2014	前瞻性研究	92	183	66	64	–	–	0	1
Findlay[18]	2015	前瞻性研究	55	77	66	64	47	38	3	1
Ford[19]	2014	前瞻性研究	121	80	–	–	–	–	–	–
Pan[28]	2014	回顾性研究—MIO	40	40	62.5	66	31	23	0	0
Shewale[29]	2015	回顾性研究	322	386	61	61	–	–	16	14
Gatenby[30]	2015	回顾性研究	16	9	–	–	–	–	–	–
Oakley[31]	2016	回顾性研究	81	66	78.8	78.8	–	–	–	–
Chen[35]	2016	随机对照试验	132	128	55.72	56.43	16	11	2	2
Li[51]	2016	前瞻性研究	55	55	67.73	67.00	–	–	–	–
Giacopuzzi[32]	2017	回顾性研究	17	22	66	61	–	–	–	–
Akiyama[21]	2017	前瞻性研究	21	33	64.9	64.7	–	–	0	–
Liu[33]	2017	回顾性研究	69	64	55.1	53.8	24	11	0	0
Underwood[37]	2017	非对照研究	–	81	–	66	–	9	–	0
Zhang[36]	2018	随机对照试验	57	57	67.01	66.89	16	6	–	–
合计			1685	1924	63.2	62.7	24.1	23.3	2.6	1.9

表 28.3 ERAS 相关研究中特定并发症和住院时间（LOS）

研究	年份	研究类型	非 ERAS 组病例数	ERAS 组病例数	非 ERAS 组肺部并发症（%）	ERAS 组肺部并发症（%）	非 ERAS 组吻合口瘘（%）	ERAS 组吻合口瘘（%）	非 ERAS 组 LOS（天）	ERAS 组 LOS（天）
Cerfolio[15]	2004	非对照研究	–	90	–	12	–	0	–	7
Munitiz[23]	2010	回顾性研究	74	74	17	10	6	5	13	9
Tomaszek[24]	2010	回顾性研究	276	110	–	–	33	3	13	10
Jianjun[38]	2012	非对照研究	–	80	–	3		0		

续表

研究	年份	研究类型	非 ERAS 组病例数	ERAS 组病例数	非 ERAS 组肺部并发症（％）	ERAS 组肺部并发症（％）	非 ERAS 组吻合口瘘（％）	ERAS 组吻合口瘘（％）	非 ERAS 组 LOS（天）	ERAS 组 LOS（天）
Cao[25]	2013	回顾性研究	55	57	11	6	6	4	14.8	7.7
Li[16]	2012	前瞻性研究	47	59	16	13	5	8	10	8
Preston[26]	2013	回顾性研究	24	86	14	21	1	4	15	7.5
Lee[27]	2013	回顾性研究	47	59	–	–	–	–	10	8
Tang[34]	2013	回顾性和前瞻性研究	27	36	–	–	3	3	15	11
Zhao[22]	2014	随机对照试验	34	34	–	–	1	0	12.52	7.15
Blom[20]	2013	前瞻性研究	78	103	18	15	18	15	1	4
Markar[17]	2014	前瞻性研究	92	183	–	–	3	12	10	8
Findlay[18]	2015	前瞻性研究	55	77	21	21	4	5	12	14
Ford[19]	2014	前瞻性研究	121	80	–	–	12	3	13	10
Pan[28]	2014	回顾性研究—MIO	40	40	5	7	3	3	12	7
Shewale[29]	2015	回顾性研究	322	386	88	76	45	49	12	8
Gatenby[30]	2015	回顾性研究	16	9	–	–	–	–	20.5	17
Oakley[31]	2016	回顾性研究	81	66	–	–	–	–	18	14
Chen[35]	2016	随机对照试验	132	128	7	5	3	2	12.56	7.62
Li[51]	2016	前瞻性研究	55	55	5.45	21.8	0	10.9	8.31	13.72
Giacopuzzi[32]	2017	回顾性研究	17	22	–	–	–	–	10	9
Akiyama[21]	2017	前瞻性研究	21	33	8	14	0	0	32.7	19.6
Liu[33]	2017	回顾性研究	69	64	10	4	4	2	14.6	9.5
Underwood[37]	2017	非对照研究	–	81	–	26	–	4	–	9
Zhang[36]	2018	随机对照试验	57	57	–	–	–	–	13.51	9.47
合计			1685	1924	19.5	17	9.2	6.8	13.6	9.8

3.1　常规结局

快速康复的主要目的是改善术后恢复，主要通过术后结局指标来衡量，最常见的是住院时间（定义为从手术到出院的时间）、住院死亡率和术后并发症，特别是吻合口漏和肺部并发症。这些研究已经显示出确凿的证据，证明快速康复对临床结局有积极的影响。术后早期活动具有改善心血管及肺功能并降低血栓栓塞风险的好处[1]。

3.2 并发症

食管切除术中最严重的并发症是吻合口瘘。与非 ERAS 组相比，ERAS 组的吻合口瘘发生率较低[16, 18, 24, 26]。但必须强调的是，在这些不同的研究中没有吻合口并发症的标准定义，因此吻合口瘘也可能包括亚临床表现。这可能也是导致研究之间吻合口瘘发生率不同，特别是 Shewale 等报告的吻合口瘘发生率[29] 与其他报告相比更高的原因。

ERAS 组的肺部并发症和住院时间明显减少，平均住院时间 < 12 天，而传统治疗组的平均住院时间长达 19 天。与传统治疗相比，快速康复还可以降低术后死亡率。

3.3 ERAS 各个组成部分的影响

当具体分析 ERAS 的某一组成部分时，我们便可以理解观察到的结果存在差异的原因。围手术期液体管理和液体超负荷与术后并发症的增加有关，尤其是在肺部并发症方面[39, 40]。但是在食管切除术病例中，大多数快速康复方案研究并未强调目标导向的液体治疗。研究报道，目标导向的液体治疗可以避免血容量过多，液体超负荷已被证明与较高的吻合口瘘和肺炎发生率有关[41]。此外，目标导向的液体治疗已被证明可以改善术后胃肠道功能恢复和活动，以及术后营养状况和蛋白质的合成[42, 43]。

术后立即拔管在其他类型的手术中可以使患者获益，早期拔管可显著缩短 ICU 住院时间[44, 45]。然而，与在食管切除术后的快速康复中不立即拔管相比，似乎没有发现差异。

对于鼻胃管，大多数研究的常规做法是术后常规放置，然后 5 天内拔除。只有少数研究提供了反对常规使用鼻胃管的证据，因为鼻胃管会增加术后呼吸道感染的风险，并且还可能与较高的吻合口瘘发生率相关[46, 47]。

快速康复的一个重要部分是早期肠内营养，由于担心早期肠内营养会导致吻合口瘘和误吸，所以其仍然是食管切除术中最具争论的部分。肠道手术中的早期肠内营养已被证明可以显著减少感染并发症、呼吸系统并发症和胃肠道并发症，特别是吻合口瘘[48] 的发生。在食管手术中，手术当天的早期空肠造口喂养以及第 4 天进行口服摄入似乎对吻合口瘘发生率没有影响[49]。同样，通过胃管进行肠内喂养也可以减少吻合口瘘、伤口感染、其他感染、肺炎的发生和死亡率，并相应地减少住院时间[49]。

术后治疗的一个主要挑战是疼痛控制，充分的疼痛控制可以减少心肺并发症、住院时间和死亡率。关于食管切除术的最佳术后镇痛方案仍存在争议，从开放式到混合式再到微创方法的手术方式可能具有不同的镇痛要求。硬膜外镇痛是目前食管切除术后镇痛的金标准，与改善术后疼痛、早期恢复胃肠功能、更早拔管和患者更早活动有关。而且，使用硬膜外镇痛的吻合口瘘发生率并没有增加[50]。Li 等[51] 对 587 例患者的队列研究表明，在食管切除术后使用硬膜外镇痛使肺炎发生率从 32% 显著降低到 19.7%，吻合口瘘发生率从 23.0% 显著降低到 14.0%。Michelet 等的结果 [52] 也表明，硬膜外镇痛与吻合口瘘发生率降低有关。此外，由于椎旁间隙在胸部和腹部之间是相连的，因此椎旁阻滞已普遍应用于食管切除术中的胸部和腹部切口镇痛。已有文献报道了椎旁阻滞使患者在开胸手术中获益 [53, 54]。1988 年首次报道了食管切除术中的椎旁阻滞，但随后发表的报告数量有限 [55]。一项关于双侧椎旁阻滞的前瞻性随机研究表明，与静脉患者自控镇痛（PCA）相比，椎旁阻滞有利于患者肺功能的保护，可以缩短住院时间 [56]。此外，硬膜外镇痛与椎旁阻滞相结合已被证明是安全有效的镇痛模式，降低了低血压发生的频率并缩短了卧床时间 [57]。

经空肠造口的术后早期肠内营养通过保护肠黏膜屏障和防止细菌移位来减少炎性细胞因子的产生 [58]。事实上，我们之前的研究显示，早期肠内营养可以减少食管切除术后全身炎症反应综合征的持续时间 [59, 60]。

1992 首次提出了微创食管切除术（MIE），是食管切除领域的重大进展 [61]。MIE 已被证明是一种可行的技术，患者可获得良好的肿瘤学结局 [62-64]。迄今为止，大多数切除术都是通过开胸手术进行的 [65]。尚未有研究将 MIE 作为快速康复方案的一部分与采用开胸手术的传统治疗进行比较，因此无法评估作为快速康复方案一部分的微创方法对康复的影响 [16]。

在实施治疗路径变革时，患者整体生活质量的改善是一个需要考虑的重要方面。然而，只有一项针对老年患者（年龄＞ 60 年）的研究对这方面进行了评估，与对照组相比，采用快速康复方案的患者的生活质量有所改善，同时在心理方面也具有相同影响 [59]。

4　总结与建议

总之，由于手术的复杂性，食管切除术的快速康复方案在实践中存在很大的差异。已证明，快速康复可以减少食管切除术后的住院时间和并发症发生率。提倡早期活动、早期肠内营养、早期拔除胸管、减少胃肠减压的使用以及优化硬膜外镇痛的使用有助于患者早期出院（表 28.4）。ERAS 研究小组最近发布了食管切除术后标准化路径的建议，使得可以通过统一的方式来评估结果，并可以对快速康复路径进行审核。从患者的角度来看，快速康复有术前、术中和术后三个方面，患者各方面的积极参与对快速康复方案的成功实施至关重要。从临床医生的角度来看，应该遵循标准化的方案，患者也应该遵从医嘱。对指南建议的快速康复方案的依从性可作为一个质控标准或绩效指标，在政策方面，也可以将其作为患者护理路径的绩效指标。

> **推荐**
>
> - 建议在食管切除术患者中应用多学科、多模式的快速康复路径（证据质量中，强推荐）。

表 28.4　食管切除术快速康复方案的目标

快速康复方案的目标	证据质量（GRADE）	结论
步行	低	术后早期活动减少肺部并发症和住院时间
营养	中	早期肠内营养是安全的
住院时间	中	快速康复方案可缩短住院时间
总体并发症发生率	中	标准化快速康复方案可降低并发症的发生率，尤其是吻合口瘘
吻合口瘘	中	标准化方案可以减少吻合口瘘的发生

5　个人观点

迄今，食管切除术仍然是一种术后并发症发生率高且会对患者长期生活质量产生不利影响的手术。接受这种复杂手术的患者将受益于 ERAS 治疗模式，多项研究表明，ERAS 提供了一种结构化的多学科方法，可以改善食管切除术后的结局。国际外科实践的变化模式是向机器人手术和微创技术发展，但这些技术仅集中在改善术中创伤以促进康复方面。因此，ERAS 方案的实施仍然非常重要，它可使患者的术后恢复路径标准化，以确保实现最佳的结局。

参考文献

1. Kehlet H. Multimodal approach to control postoperative pathophysiology and rehabilitation. Br J Anaesth. 1997；78:606–17.
2. Martin TD, Lorenz T, Ferraro J, et al. Newly implemented enhanced recovery pathway posi- tively impacts hospital length of stay. Surg Endosc. 2016；30:4019–28.
3. Gustafsson UO, Scott MJ, Schwenk W, et al. 2013Guidelines for perioperative care in elec- tive colonic surgery：Enhanced Recovery After Surgery(ERAS®)Society recommendations. World J Surg. 2013；37:259–84.
4. Spanjersberg WR, Reurings J, Keus F, et al. Fast track surgery versus conventional recovery strategies for colorectal surgery. Cochrane Database Syst Rev. 2011；2:CD007635.
5. Pecorelli N, Hershorn O, Baldini G, et al. Impact of adherence to care pathway interventions on

recovery following bowel resection within an established enhanced recovery program. Surg Endosc. 2017；31:1760–71.

6. Lassen K, SoopM, Nygren J, et al. Consensus review of optimal perioperative care in colorec- tal surgery：Enhanced Recovery After Surgery(ERAS)Grouprecommendations. Arch Surg. 2009；144:961–9.

7. Mortensen K, Nilsson M, Slim K, et al. Consensus guidelines for enhanced recovery after gastrectomy：Enhanced Recovery After Surgery(ERAS(R))Society recommendations. Br J Surg. 2014；101:1209–29.

8. Thorell A, MacCormick AD, Awad S, et al. Guidelines for perioperative care in bariatric sur- gery：Enhanced Recovery After Surgery(ERAS)Society recommendations. World J Surg. 2016；40:2065–83.

9. Melloul E, Hubner M, Scott M, et al. Guidelines for perioperative care for liver sur- gery：Enhanced Recovery After Surgery(ERAS)Society recommendations. World J Surg. 2016；40:2425–40.

10. Nelson G, Altman AD, Nick A, et al. Guidelines for pre- and intra-operative care in gyneco- logic/ oncology surgery：Enhanced Recovery After Surgery(ERAS®)Society recommenda- tions, part I. Gynecol Oncol. 2016；140:313–22.

11. Nelson G, Altman AD, Nick A, et al. Guidelines for postoperative care in gynecologic/oncology surgery：Enhanced Recovery After Surgery(ERAS®)Society recommendations, part II. Gynecol Oncol. 2016；140:323–32.

12. Wu PC, Posner MC. The role of surgery in the management of oesophageal cancer. Lancet Oncol. 2003；4:481–8.

13. Low DE, Alderson D, Cecconello I, et al. International consensus on standardization of data collection for complications associated with esophagectomy：Esophagectomy Complications Consensus Group(ECCG). Ann Surg. 2015；262:286–94.

14. Low DE, Allum W, De Manzoni G, et al. Guidelines for perioperative care in esophagectomy：Enhanced Recovery After Surgery(ERAS®)Society Recommendations. World J Surg. 2019；43:299.

15. Cerfolio RJ, Bryant AS, Bass CS, et al. Fast racking after Ivor Lewis esophagectomy. Chest. 2004；126(4):1187–94.

16. Li C, Ferri LE, Mulder DS, et al. An enhanced recovery pathway decreases duration of stay after esophagectomy. Surgery. 2012；152:606–14.

17. Markar SR, Schmidt H, Kunz S, et al. Evolution of standardized clinical pathways：refining multidisciplinary care and process to improve outcomes of the surgical treatment of esopha- geal cancer. J Gastrointest Surg. 2014；18:1238–46.

18. Findlay JM, Tustian E, Millo J, et al. The effect of formalizing enhanced recovery after esopha- gectomy with a protocol. Dis Esophagus. 2015；28(6):567–73.

19. Ford SJ, Adams D, Dudnikov S, et al. The implementation and effectiveness of an enhanced recovery programme after oesophago-gastrectomy：a prospective research study. Int J Surg. 2014；12:320–4.

20. Blom RL, van Heijl M, Bemelman WA, et al. Initial experiences of an enhanced recovery protocol in esophageal surgery. World J Surg. 2013；37:2372–8.

21. Akiyama Y, Iwaya T, Endo F, et al. Effectiveness of intervention with a perioperative multidis- ciplinary support team for radical esophagectomy. Support Care Cancer. 2017；25:3733–9.

22. Zhao G, Cao S, Cui J. Fast-track surgery improves postoperative clinical recovery and reduces postoperative insulin resistance after esophagectomy for esophageal cancer. Support Care Cancer. 2014；22:351–8.

23. Munitz V, Martinez-de-Haro LF, Ortiz A, et al. Effectiveness of a written clinical path- way for

enhanced recovery after transthoracic(Ivor Lewis)oesophagectomy. Br J Surg. 2010；97(5):714–8.

24. Tomaszek SC, Cassivi SD, Allen MS, et al. An alternative postoperative pathway reduces length of hospitalisation following oesophagectomy. Eur J Cardiothorac Surg. 2010；37:807–13.

25. Cao S, Zhao G, Gui J, et al. Fast-track rehabilitation program and conventional care after esophagectomy：a retrospective controlled cohort study. Support Care Cancer. 2013；2:707–14.

26. Preston SR, Markar SR, Baker CR, et al. Impact of a multidisciplinary standardized clini- cal pathway on perioperative outcomes in patients with oesophageal cancer. Br J Surg. 2013；100(1):105–12.

27. Lee L, Li C, Robert N, et al. Economic impact of an enhanced recovery pathway for oesopha- gectomy. Br J Surg. 2013；100(10):1326–34.

28. Pan H, Hu X, Yu Z, et al. Use of a fast-track surgery protocol on patients undergoing mini- mally invasive oesophagectomy：preliminary results. Interact Cardiovasc Thorac Surg. 2014；19:441–7.

29. Shewale JB, Correa AM, Baker CM, et al. Impact of a fast-track esophagectomy protocol on esophageal cancer patient outcomes and hospital charges. Ann Surg. 2015；261(6):1114–23.

30. Gatenby PA, Shaw C, Hine C, et al. 回顾性研究 study of an enhanced recovery pro- gramme in oesophageal and gastric cancer surgery. Ann R Coll Surg Engl. 2015；97:502–7.

31. Oakley B, Lamb C, Vohra R, et al. Achieving long term survival in oesophagectomy patients aged over 75. Ann Med Surg(Lond). 2016；13(9):15–21.

32. Giacopuzzi S, Weindelmayer J, Treppiedi E, et al. Enhanced recovery after surgery protocol in patients undergoing esophagectomy for cancer：a single center experience. Dis Esophagus. 2017；30(4):1–6.

33. Liu YW, Yan FW, Tsai DL, et al. Expedite recovery from esophagectomy and reconstruction for esophageal squamous cell carcinoma after perioperative management protocol reinvention. J Thorac Dis. 2017；9:2029–37.

34. Tang J, Humes DJ, Gemmil E, et al. Reduction in length of stay for patients undergoing oesophageal and gastric resections with implementation of enhanced recovery packages. Ann R Coll Surg Engl. 2013；95:323–8.

35. Chen L, Sun L, Lang Y, et al. Fast-track surgery improves postoperative clinical recovery and cellular and humoral immunity after esophagectomy for esophageal cancer. BMC Cancer. 2016；16:449.

36. Zhang Z, Zong L, Xu B, et al. Observation of clinical efficacy of application of enhanced recovery after surgery in perioperative period on esophageal carcinoma patients. J BUON. 2018；23:150–6.

37. Underwood TJ, Noble F, Madhusudan N, et al. The development, application and analysis of an enhanced recovery programme for major oesophagogastric resection. J Gastrointest Surg. 2017；21:614–21.

38. Jianjun O, Yin L, Wenqun X, et al. Fast track program for esophagectomy patients. Thorac Cancer. 2012；3:55–9.

39. Lobo DN, Bostock KA, Neal KR, et al. Effect of salt and water balance on recovery of gas- trointestinal function after elective colonic resection：a randomized controlled trial. Lancet. 2002；359:1812–8.

40. Glatz T, Kulemann B, Marjanovic G, et al. Postoperative fluid overload is a risk factor for adverse surgical outcome in patients undergoing esophagectomy for esophageal cancer：a ret- rospective study in 335patients. BMC Surg. 2017；17:6.

41. Chappell D, Jacob M. Influence of non-ventilatory options on postoperative outcome. Best Pract Res Clin Anaesthesiol. 2010；24:267–81.

42. Hjort Jakobsen D, Sonne E, Basse L, et al. Convalescence after colonic resection with fast- track versus conventional care. Scand J Surg. 2004；93:24–8.

43. Taniguchi H, Sasaki T, Fujita H, et al. Effects of goal-directed fluid therapy on enhanced post- operative

recovery：an interventional comparative observational study with a historical control groupon oesophagectomy combined with ERAS program. Clin Nutr ESPEN. 2018；23:184–93.

44. Mandell MS, Lezotte D, Kam I, et al. Reduced use of intensive care after liver transplantation：influence of early extubation. Liver Transpl. 2002；8:676–81.

45. Chamchad D, Horrow JC, Nachamchik L, et al. The impact of immediate extubation in the operating room after cardiac surgery on intensive care and hospital lengths of stay. J Cardiothorac Vasc Anesth. 2010；24:780–4.

46. Daryaei P, Vaghef Davari F, Mir M, Harirchi I, Salmasian H. Omission of nasogastric tube application in postoperative care of esophagectomy. World J Surg. 2009；33:773–7.

47. Nguyen NT, Slone J, Woolridge J, et al. Minimally invasive oesophagostomy without the use of postoperative nasogastric tube decompression. Am Surg. 2009；75:929–31.

48. Martos-Benítez DF, Gutiérrez-Noyola I, Soto-García A, et al. Program of gastrointesti- nal rehabilitation and early postoperative enteral nutrition：a prospective study. Surgery. 2018；70:105–11.

49. Lewis SJ, Egger M, Sylvester PA, et al. Early enteral feeding versus "nil by mouth" after gastrointestinal surgery：systematic review and meta-analysis of controlled trials. BMJ. 2001；323(7316):773–6.

50. Tsui SL, Law S, Fok M, et al. Postoperative analgesia reduces mortality and morbidity after esophagectomy. Am J Surg. 1997；173:472–8.

51. Li W, Li Y, Huang Q, et al. Short and long-term outcomes of epidural or intravenous analgesia after esophagectomy：a propensity-matched cohort study. PLoS One. 2016；11(4):e0154380.

52. Michelet P, D'Journo XB, Roch A, et al. Perioperative risk factors for anastomotic leak- age after esophagectomy：influence of thoracic epidural analgesia. Chest. 2005；128:3461–6.

53. Davies RG, Myles PS, Graham JM. A comparison of the analgesic efficacy and side-effects of paravertebral *vs* epidural blockade for thoracotomy — a systematic review and meta-analysis of randomized trials. Br J Anaesth. 2006；96:418–26.

54. Ding X, Jin S, Niu X, Ren H, Fu S, Li Q. A comparison of the analgesia efficacy and side effects of paravertebral compared with epidural blockade for thoracotomy：an updated meta- analysis. PLoS One. 2014；9:e96233.

55. Sabanathan S, Smith PJ, Pradhan GN, Hashimi H, Eng JB, Mearns AJ. Continuous intercostal nerve block for pain relief after thoracotomy. Ann Thorac Surg. 1988；46:425–6.

56. Zhang W, Fang C, Li J, et al. Single-dose, bilateral paravertebral block plus intravenous suf- entanil analgesia in patients with esophageal cancer undergoing combined thoracoscopic- laparoscopic esophagectomy：a safe and effective alternative. J Cardiothorac Vasc Anesth. 2014；28:966–72.

57. Niwa Y, Koike M, Torii K, et al. Combination of continuous paravertebral block and epidural anesthesia in postoperative pain control after esophagectomy. Esophagus. 2016；13:42–7.

58. Deitch EA. Bacterial translocation：the influence of dietary variables. Gut. 1994；35:S23–7.

59. Kobayashi K, Koyama Y, Kosugi S, Ishikawa T, Sakamoto K, Ichikawa H, Wakai T. Is early enteral nutrition better for postoperative course in esophageal cancer patients? Nutrients. 2013；5:3461–9.

60. Muneoka Y, Ichikawa H, Kosugi S, et al. Hyperbilirubinemia predicts the infectious complica- tions after esophagectomy for esophageal cancer. Ann Med Surg(Lond). 2019；39:16–21.

61. Cuschieri A, Shimi S, Banting S. Endoscopic oesophagectomy through a right thoracoscopic approach. J R Coll Surg Edinb. 1992；37:7–11.

62. Biere SS, van Berge Henegouwen MI, Maas KW, et al. Minimally invasive versus open

oesophagectomy for patients with oesophageal cancer: a multicentre, open-label, RCT. Lancet. 2012; 379:1887–92.

63. Mariette C, Meunier B, Pezet D, et al. Hybrid minimally invasive versus open oesophagec- tomy for patients with oesophageal cancer: a multicenter, open-label, randomized phase III controlled trial, the MIRO trial. J Clin Oncol. 2015; 33(Suppl 3):5.

64. Avery KN, Metcalfe C, Berrisford R, et al. The feasibility of a randomized controlled trial of esophagectomy for esophageal cancer — the ROMIO(Randomized Oesophagectomy: Minimally Invasive or Open)study: protocol for a randomized controlled trial. Trials. 2014; 15:200.

65. Allum WH, Bonavina L, Cassivi SD, et al. Surgical treatment for esophageal cancers. Ann N Y Acad Sci. 2014; 1325:242–68.

第 29 章

经空肠造瘘管肠内营养能否改善食管切除术后结局?

B. Feike Kingma, Jelle P. Ruurda, and Richard van Hillegersberg

1 引言

食管切除加胃管重建术是局部晚期食管癌的标准治疗方法，联合新辅助化疗或放化疗，患者的 5 年生存率可达 40% ~ 50%[1, 2]。传统上为避免食管切除术后发生误吸，患者在术后最初几天禁食[3]。在此阶段，肠内营养支持优于肠外营养，肠内营养可以更好地保护肠道屏障，减少胃肠手术后的并发症[4, 5]。虽然也可以通过鼻肠（即鼻十二指肠或鼻空肠）管提供肠内营养支持，但许多外科医生更喜欢在食管切除术后使用空肠造瘘管。但是，空肠造瘘管并非毫无风险，据报道，13% ~ 38% 接受食管切除术的患者出现空肠造瘘相关的并发症[6]。虽然这些并发症中的大多数都相对较轻（例如脱位、局部感染），但报告的病例表明，值得对食管切除术后常规空肠造瘘管饲的必要性进行严格评估。

近年来，快速康复外科理念（ERAS）越来越多地应用于各种外科手术，如胃切除术、胰十二指肠切除术和结直肠切除术[7-15]。术后早期恢复经口摄入是 ERAS 的一个重要方面，旨在减少与管饲相关的并发症并加速康复。然而早期口服摄入的安全性和可行性仍然是食管切除术中有争议的话题。尽管几项研究报道早期恢复进食对接受食管切除术的患者是安全的，但也有其他研究表明，这种营养策略与较高的吻合口瘘发生率有关[16, 17]。此外，对于食管切除术后出现并发症的患者，早期口服摄入可能有一定的困难。

由于文献报道的关于食管切除术后不同营养策略的结局不一致，也未就空肠造瘘管营养支持相对于其他替代方案的作用达成共识[18]。本章拟讨论在接受食管切除术的食管癌患者中，空肠造瘘管肠内营养相比于其他营养支持策略的优点和风险。

B. F. Kingma · J. P. Ruurda · R. van Hillegersberg（✉）
Department of Surgery, University Medical Center Utrecht, University Utrecht,
Utrecht, The Netherlands
e-mail: R.vanHillegersberg@umcutrecht.nl

2　检索策略

基于现有的临床问题（表 29.1），通过 PubMed 和 Embase 数据库进行了文献搜索，以确定在接受食管癌切除术的患者中比较经空肠造瘘管与其他营养支持策略的研究。检索未设置日期限制。使用了以下检索词：（jejunostomy OR "jejunal tube" OR "jejunal feeding" OR "tube feed- ing" OR "enteral tube" OR "enteral feeding"）AND（esophagectomy OR "oesopha- gectomy" OR "esophageal resection" OR "oesophageal resection"）。目前的主要终点包括相关并发症、住院时间、营养结局、死亡率、生活质量和生存率。纳入将空肠造瘘管喂养与全肠外营养、鼻肠管喂养、早期口服喂养或"无空肠造瘘管喂养"进行比较，并且至少报告一个上述主要终点的研究。此外，排除比较空肠造瘘管饲与完全不喂养的研究。最后，排除无英文全文的研究，以及病例报告、小样本研究（＜ 10 名患者）、评论、海报摘要、研究方案或动物研究。

表 29.1　用于文献检索的 PICO 格式术语

P（患者）	I（干预）	C（对照）	O（结局）
接受食管切除术的食管癌患者	经空肠造瘘管肠内营养	1. 鼻肠管喂养 2. 全肠外营养 3. 无空肠造瘘管喂养 4. 早期经口进食	饲喂相关并发症、住院时间、营养结局、死亡率、生活质量、生存率

共检索到 1319 篇文献（335 篇来自 PubMed 和 984 篇来自 Embase）。去除重复项、应用排除标准筛选标题和摘要后，对 35 项研究的全文进行了评估，最终纳入了 15 项研究。在这些研究中，空肠造瘘管喂养与全肠外营养（四项研究）、鼻肠管喂养（三项研究）或早期经口喂养（两项研究）进行了比较。其余的六项研究将接受空肠造瘘管喂养的患者与未接受空肠造瘘术的患者进行了比较，但是对照的替代营养支持策略并没有明确的定义。使用 GRADE 系统对证据质量进行分级（即极低、低、中、高或极高质量），同时也对后续建议的强度（即弱或强推荐）进行分级 [19-21]。

3　结果

3.1　空肠造瘘与鼻肠管喂养

在三项研究（两项随机对照试验 [22, 23] 和一项回顾性队列研究 [24]）中，将空肠造瘘管喂养与鼻肠管喂养进行了比较。表 29.2 总结了这些研究的主要结论，这些研究指出有中等证据显示，相比于鼻肠管喂养，空肠造瘘管喂养的导管移位以及患者自行拔管的概率较低，但是肠梗阻发生率更高。此外，有中等证据显示空肠造瘘与鼻肠管喂养在住院时间、营养目标的实现、肠内营养的持续时间和围术期死亡率方面有相似的结果。仅一项随机对照试验研究了患者报告的结局指标，该试验发现接受空肠造瘘管喂养的患者在食管切除术后 1 周的生活质量评分更高。因此，有中等质量证据显示空肠造瘘管喂养相比鼻肠管喂养可提供短期的生活质量获益。因此，相对于食管切除术后使用鼻肠管喂养，更推荐使用空肠造瘘管。

表 29.2　根据 GRADE 系统，关于在接受食管切除术的患者中使用空肠造瘘管喂养与鼻肠管喂养的证据和建议总结

主要结论	研究类型	证据等级	推荐	证据质量
与鼻肠管喂养相比，空肠造瘘管喂养具有以下特点：				
• 术后 1 周随访时生活质量评分更好（60.2 *vs* 39.5，$P < 0.001$）	RCT[22]	中	食管切除术后空肠造瘘管喂养优于鼻肠管喂养	弱
• 患者自行拔管发生率更低（15% *vs* 0%，$P=0.001$），其他原因导致的导管移位发生率更低（19% *vs* 10%，$P=0.023$）	RCT[22]	中		
• 肠梗阻发生率更高（7% 对 0%，$P=0.035$）	RCT[22]	中		
• 营养结局、营养支持持续时间、肠内营养耐受性和死亡率相同	RCT[23]	中		
• 与导管相关的总体并发症的发生率和住院时间相似	RCT[23]，RS[24]	中		

RCT：随机对照试验；RS：回顾性研究

3.2　空肠造瘘管与全肠外营养

在四项研究（两项随机对照试验[25, 26] 和两项回顾性队列研究[27, 28]）中，将通过空肠造瘘管进行术后营养支持与全肠外营养进行了比较。这些研究的主要结论见表 29.3。这方面研究的数量相对有限，有中等质量证据表明空肠造瘘管喂养在术后体重减轻、体液平衡和免疫恢复方面优于全肠外营养。此外，有低质量的证据表明，与全肠外营养相比，空肠造瘘管喂养与更早恢复肠道功能和缩短住院时间有关，同时营养结局相似。因此，与全肠外营养相比，更推荐使用空肠造瘘管。

3.3　空肠造瘘管喂养与非空肠造瘘管喂养

共有六项研究（一项随机对照试验[29]、两项基于人群的队列研究[30, 31] 和三项回顾性队列研究[32-34]）在接受食管切除术的患者中，比较了空肠造瘘管喂养与不进行空肠造瘘管喂养的结局。在随机对照试验中，术前营养不良的患者被分配到微创食管切除术联合空肠造瘘管喂养直至手术后 3 个月组，或开放性食管切除术联合鼻肠管喂养至出院组[29]。

在术后 3 个月比较两组的营养结局时，研究者发现术后通过空肠造瘘管喂养的患者在体重指数、血清白蛋白水平和整体生活质量方面的结果更好。此外，与接受开放性食管切除术及鼻肠管营养支持直至出院的患者相比，空肠造瘘组在术后 3 个月时出现疲劳、恶心和呕吐、疼痛和食欲不振的主诉更少。虽然研究者建议在家中进行肠内营养可以提高接受食管切除术的营养不良患者的生活质量并降低营养不良的风险，但此研究的结论很可能受到手术方法（即微创与开放）的严重影响[29]。

表 29.3　根据 GRADE 系统，关于在接受食管切除术的患者中使用空肠造瘘管喂养与
全肠外营养的证据和建议总结

主要结论	研究类型	证据等级	推荐	证据质量
与全肠外营养相比，空肠造瘘管饲喂具有以下特点：				
• 术后 2 周随访时体重下降更少（ –2.9% *vs* –5.1%，*P*=0.020 ）	RCT[25]	中	食管切除术后空肠造瘘管喂养优于全肠外营养	弱
• 尿液和引流管中的液体流失更少（2534ml *vs* 2891ml，*P*=0.011 ）	RCT[25]	中		
• 总淋巴细胞计数恢复更快（术后第 9 天：～ 1350 /ml *vs* ～ 950 /ml，*P* < 0.05 ）	RCT[26]	中		
• 恢复排便更早（术后第 4 天 *vs* 术后第 8 天，*P* < 0.001 ） • 总住院时间更短（ 26 天 *vs* 43 天，*P* < 0.001 ）	RS[27]	低		
• 血清总蛋白和白蛋白水平无差异	RS[28]	低		

RCT：随机对照试验；RS：回顾性研究

有两项基于人群的研究比较了食管切除术后患者接受空肠造瘘管喂养与未接受空肠造瘘管喂养的结果，研究中没有描述未通过空肠造瘘管喂养患者的替代营养支持策略[30, 31]。研究发现两组在术后再干预[30]、住院时间[30, 31]、出院目的[31]、死亡率[30]和总生存率方面的结果无明显差异[30]。此外，两组在食管切除术后 3 个月的体重下降[31]或生活质量[30]也无差异。一些回顾性研究也发现，接受空肠造瘘管喂养的患者和未接受空肠造瘘管喂养的患者在体重下降[32, 33]和生活质量方面的结果[32]相似。然而，一项回顾性研究报告称，接受空肠造瘘管喂养的患者住院时间更长（ 30 天 *vs* 18 天，*P* < 0.001 ），并且肠扭转发生率更高（ 12% *vs* 0，*P* < 0.001 ）[34]。

基于这些文献，有极低质量的证据表明，在接受食管切除术的患者中，空肠造瘘管喂养至术后 3 个月可改善营养结局和生活质量，同时也有极低质量的证据显示，空肠造瘘管喂养在短期临床结局以及中期体重下降与生活质量上没有获益。根据这些研究无法提出明确的建议。

3.4 空肠造瘘管喂养与早期经口进食

迄今为止，只有来自同一作者的两项研究（一项随机对照试验和一项回顾性队列研究）比较了食管切除术后空肠造瘘管喂养与早期经口进食的结局[35, 36]。在其中一项研究中，来自三个中心的患者被随机分配到接受空肠造瘘管喂养或早期经口进食组，两组患者都进行了空肠造瘘术以确保在口服摄入不足的情况下能保证足够的营养摄入。在主要结局指标方面（功能恢复的天数）没有发现两组之间存在显著差异，但该研究的一个重要发现是，两组在临床结果方面具有可比性，尤其是吻合口瘘和吸入性肺炎的发生率无明显差异，这表明早期恢复经口进食是安全的[35]。另一项研究回顾性地纳入了来自 4 个中心的患者，主要比较了接受空肠造瘘术或鼻肠管喂养的患者与早期经口进食患者的长期结局，后者也有"备用"的空肠造瘘管，仅在口服摄入不足或因并发症出现禁忌的情况下使用[36]。在该研究中，与接受早期经口进食方案的患者相比，接受空肠造瘘术或鼻肠管喂养的患者在术后 1 个月内体重下降更少（ −2.0kg *vs* −4.0kg，*P*=0.004）。然而，在术后 1 ～ 3 个月的随访期间发现了相反的结果（ −2.3kg *vs* −1.0kg，*P*=0.039），在食管切除术后 6 ～ 12 个月之间两组未观察到显著差异。此外，营养再干预的发生率方面两组没有显著差异。因此，作者得出结论，在术后总体重下降和营养再干预方面两组营养支持方案的效果相似[36]（表 29.4）。

表 29.4 关于使用空肠造瘘管喂养与"非空肠造瘘管喂养"或早期经口进食的证据和建议总结

主要结论	研究类型	证据等级	推荐	证据质量
与非空肠造瘘管喂养相比，空肠造瘘管喂养具有以下特点：				
• 再干预率、住院时间、出院目的、死亡率、生存率和生活质量的结果相似	RS[30-33]	极低	无推荐	–
• 肠梗阻发生率更高（12% *vs* 0%, *P* < 0.001）	RS[34]	极低		
与早期经口进食相比，空肠造瘘管喂养具有以下特点：				
• 功能恢复结果相似	RCT[35]	中	对于食管切除术后行早期经口进食方案的患者，建议放置备用空肠造瘘管	弱
• 吻合口瘘和吸入性肺炎发生率无差异	RCT[35] 和 RS[36]	中		
• 体重下降和营养再干预率相似	RS[36]	中		

RCT：随机对照试验；RS：回顾性研究

4 结论与建议

现有文献中的结果表明,空肠造瘘管喂养与早期经口进食在功能恢复、术后并发症(特别是吻合口瘘和吸入性肺炎)、营养再干预和体重减轻等方面的结果相似。值得注意的是,在这些研究中所有接受早期经口进食的患者也有空肠造瘘管。因此,有中等质量的证据表明，在接受食管切除术的患者中，早期经口进食结合备用空肠造瘘管与空肠造瘘或鼻肠管喂养效果相似。因此，对于将采用早期经口进食方案的患者，推荐在食管切除术期间放置备用空肠造瘘管。

> **推荐**
>
> - 在食管切除术后早期，空肠造瘘管喂养优于鼻肠管喂养（证据质量中，弱推荐）和全肠外营养（证据质量中，弱推荐）。
> - 如果计划早期经口进食，建议在食管切除术中放置备用空肠造瘘管，以便在口服摄入不足或因并发症出现禁忌时立即进行肠内营养（证据质量中，弱推荐）。

5　个人观点

根据上述研究，在接受食管切除术患者的标准化治疗中使用空肠造瘘管似乎很有价值，无论是用于常规肠内营养还是作为备用，当出现如吻合口瘘、吸入性肺炎或胃管排空延迟等情况禁止或限制早期口服摄入时，可使用备用的空肠造瘘管[37]。此外，有人认为家庭管饲有助于食管切除术后的快速康复。但应该指出的是，我们之前的研究中，食管切除术后接受空肠造瘘管喂养至出院的患者与出院后继续接受空肠造瘘管喂养直至口服满足营养需求的患者相比，术后 6 个月内没有发现在住院时间、再次入院次数和体重减轻方面存在任何差异[38]。鉴于潜在的并发症，通过空肠造瘘术常规建立长期肠道通路的必要性可能受到质疑。此外，最近的一项随机对照试验报道，在接受微创三切口食管切除术患者中比较早期经口进食联合全肠外营养与鼻肠管喂养，结果显示全肠外营养也可能足以作为早期经口进食方案的备用营养支持策略[39]。但是，空肠造瘘管允许长期营养支持并且相对容易管理，这可能是优选空肠造瘘管而不是鼻肠管或全肠外营养的有效依据。

在我们中心，以机器人辅助微创食管切除术（RAMIE）中放置空肠造瘘管是目前的标准治疗方式[40, 41]。如果采用胸腹两切口手术，则在腹部手术阶段结束时通过（机器人辅助）腔镜技术进行空肠造瘘。虽然到目前为止我们只遇到了轻微且可控制的并发症（即局部感染和管路脱位），但外科医生应始终保持谨慎，以防发生潜在的更严重的并发症，尤其是肠扭转和腹腔脓肿。未来的研究应确定导致空肠造瘘并发症相关的技术或患者因素，这可能有助于进一步降低这种营养支持策略相关并发症的发生率。

参考文献

1. Shapiro J, van Lanschot JJB, Hulshof MCCM, van Hagen P, van Berge Henegouwen MI, Wijnhoven BPL, et al. Neoadjuvant chemoradiotherapy plus surgery versus surgery alone for oesophageal or

junctional cancer(CROSS)：long-term results of a randomised controlled trial. Lancet Oncol. 2015；16(9):1090–8.

2. van der Sluis PC, Ruurda JP, Verhage RJ, van der Horst S, HaverkampL, Siersema PD, et al. Oncologic long-term results of robot-assisted minimally invasive thoraco-laparoscopic esophagectomy with two-field lymphadenectomy for esophageal cancer. Ann Surg Oncol. 2015；22(Suppl 3):S1350–6.

3. Kingma BF, Steenhagen E, Ruurda JP, van Hillegersberg R. Nutritional aspects of enhanced recovery after esophagectomy with gastric conduit reconstruction. J Surg Oncol. 2017；116:623.

4. Peng J, Cai J, Niu ZX, Chen LQ. Early enteral nutrition compared with parenteral nutri- tion for esophageal cancer patients after esophagectomy：a meta-analysis. Dis Esophagus. 2016；29(4):333–41.

5. Mazaki T, Ebisawa K. Enteral versus parenteral nutrition after gastrointestinal surgery：a sys- tematic review and meta-analysis of randomized controlled trials in the English literature. J Gastrointest Surg. 2008；12(4):739–55.

6. Weijs TJ, Berkelmans GH, Nieuwenhuijzen GA, Ruurda JP, van Hillegersberg R, Soeters PB, et al. Routes for early enteral nutrition after esophagectomy. A systematic review. Clin Nutr. 2015；34(1):1–6.

7. Mortensen K, Nilsson M, Slim K, Schafer M, Mariette C, Braga M, et al. Consensus guide- lines for enhanced recovery after gastrectomy：Enhanced Recovery After Surgery(ERAS(R))Society recommendations. Br J Surg. 2014；101(10):1209–29.

8. Temple-Oberle C, Shea-Budgell MA, Tan M, Semple JL, Schrag C, Barreto M, et al. Consensus review of optimal perioperative care in breast reconstruction：Enhanced Recovery after Surgery(ERAS) Society Recommendations. Plast Reconstr Surg. 2017；139(5):1056e–71e.

9. Melloul E, Hubner M, Scott M, Snowden C, Prentis J, Dejong CH, et al. Guidelines for perioperative care for liver surgery：Enhanced Recovery After Surgery(ERAS)Society Recommendations. World J Surg. 2016；40(10):2425–40.

10. Nelson G, Altman AD, Nick A, Meyer LA, Ramirez PT, Achtari C, et al. Guidelines for postop- erative care in gynecologic/oncology surgery：Enhanced Recovery After Surgery(ERAS(R))Society recommendations--Part II. Gynecol Oncol. 2016；140(2):323–32.

11. Thorell A, MacCormick AD, Awad S, Reynolds N, Roulin D, Demartines N, et al. Guidelines for perioperative care in bariatric surgery：Enhanced Recovery After Surgery(ERAS)Society Recommendations. World J Surg. 2016；40(9):2065–83.

12. Cerantola Y, Valerio M, Persson B, Jichlinski P, Ljungqvist O, Hubner M, et al. Guidelines for perioperative care after radical cystectomy for bladder cancer：Enhanced Recovery After Surgery(ERAS((R)))society recommendations. Clin Nutr. 2013；32(6):879–87.

13. Nygren J, Thacker J, Carli F, Fearon KC, Norderval S, Lobo DN, et al. Guidelines for periop- erative care in elective rectal/pelvic surgery：Enhanced Recovery After Surgery(ERAS((R)))Society recommendations. World J Surg. 2013；37(2):285–305.

14. Gustafsson UO, Scott MJ, Schwenk W, Demartines N, Roulin D, Francis N, et al. Guidelines for perioperative care in elective colonic surgery：Enhanced Recovery After Surgery(ERAS(R))Society recommendations. Clin Nutr. 2012；31(6):783–800.

15. Lassen K, Coolsen MM, Slim K, Carli F, de Aguilar-Nascimento JE, Schafer M, et al. Guidelines for perioperative care for pancreaticoduodenectomy：Enhanced Recovery After Surgery(ERAS(R))Society recommendations. Clin Nutr. 2012；31(6):817–30.

16. Berkelmans GH, van Workum F, Weijs TJ, Nieuwenhuijzen GA, Ruurda JP, Kouwenhoven EA, et al.

The feeding route after esophagectomy: a review of literature. J Thorac Dis. 2017; 9(Suppl 8):S785–91.

17. Zheng R, Devin CL, Pucci MJ, Berger AC, Rosato EL, Palazzo F. Optimal timing and route of nutritional support after esophagectomy: a review of the literature. World J Gastroenterol. 2019; 25(31):4427–36.

18. Low DE, Allum W, De Manzoni G, Ferri L, Immanuel A, Kuppusamy M, et al. Guidelines for perioperative care in esophagectomy: Enhanced Recovery After Surgery(ERAS((R)))Society Recommendations. World J Surg. 2019; 43(2):299–330.

19. Guyatt G, Oxman AD, Akl EA, Kunz R, Vist G, Brozek J, et al. GRADE guidelines: 1. Introduction-GRADE evidence profiles and summary of findings tables. J Clin Epidemiol. 2011; 64(4):383–94.

20. Guyatt GH, Oxman AD, Vist GE, Kunz R, Falck-Ytter Y, Alonso-Coello P, et al. GRADE: an emerging consensus on rating quality of evidence and strength of recommendations. BMJ. 2008; 336(7650):924–6.

21. Guyatt GH, Oxman AD, Kunz R, Vist GE, Falck-Ytter Y, Schunemann HJ, et al. What is "qual- ity of evidence" and why is it important to clinicians? BMJ. 2008; 336(7651):995–8.

22. Tao Z, Zhang Y, Zhu S, Ni Z, You Q, Sun X, et al. A prospective randomized trial compar- ing jejunostomy and nasogastric feeding in minimally invasive McKeown esophagectomy. J Gastrointest Surg. 2019; https://doi.org/10.1007/s11605-019-04390-y.

23. Han-Geurts IJ, HopWC, Verhoef C, Tran KT, Tilanus HW. Randomized clinical trial compar- ing feeding jejunostomy with nasoduodenal tube placement in patients undergoing oesopha- gectomy. Br J Surg. 2007; 94(1):31–5.

24. Elshaer M, Gravante G, White J, Livingstone J, Riaz A, Al-Bahrani A. Routes of early enteral nutrition following oesophagectomy. Ann R Coll Surg Engl. 2016; 98(7):461–7.

25. Takesue T, Takeuchi H, Ogura M, Fukuda K, Nakamura R, Takahashi T, et al. A prospective randomized trial of enteral nutrition after thoracoscopic esophagectomy for esophageal cancer. Ann Surg Oncol. 2015; 22(Suppl 3):S802–9.

26. Aiko S, Yoshizumi Y, Sugiura Y, Matsuyama T, Naito Y, Matsuzaki J, et al. Beneficial effects of immediate enteral nutrition after esophageal cancer surgery. Surg Today. 2001; 31(11):971–8.

27. Gabor S, Renner H, Matzi V, Ratzenhofer B, Lindenmann J, Sankin O, et al. Early enteral feeding compared with parenteral nutrition after oesophageal or oesophagogastric resection and reconstruction. Br J Nutr. 2005; 93(4):509–13.

28. Alvarez-Sarrado E, Mingol Navarro F, J Rosellon R, Ballester Pla N, Vaque Urbaneja FJ, Muniesa Gallardo C, et al. Feeding jejunostomy after esophagectomy cannot be routinely rec- ommended. Analysis of nutritional benefits and catheter-related complications. Am J Surg. 2019; 217(1):114–20.

29. Wu Z, Wu M, Wang Q, Zhan T, Wang L, Pan S, et al. Home enteral nutrition after minimally invasive esophagectomy can improve quality of life and reduce the risk of malnutrition. Asia Pac J Clin Nutr. 2018; 27(1):129–36.

30. Klevebro F, Johar A, Lagergren J, Lagergren P. Outcomes of nutritional jejunostomy in the curative treatment of esophageal cancer. Dis Esophagus. 2019; 32(7)https://doi.org/10.1093/ dote/doy113.

31. Martin L, Lagergren J, Jia C, Lindblad M, Rouvelas I, Viklund P. The influence of needle catheter jejunostomy on weight development after oesophageal cancer surgery in a population- based study. Eur J Surg Oncol. 2007; 33(6):713–7.

32. Scarpa M, Cavallin F, Noaro G, Pinto E, Alfieri R, Cagol M, et al. Impact of jejunostomy during esophagectomy for cancer on health related quality of life. Chin J Cancer Res. 2014; 26(6):678–84.

33. Kroese TE, Tapias L, Olive JK, Trager LE, Morse CR. Routine intraoperative jejunostomy placement

and minimally invasive oesophagectomy：an unnecessary step? Eur J Cardiothorac Surg. 2019；56(4):746–53.

34. Koterazawa Y, Oshikiri T, Hasegawa H, Yamamoto M, Kanaji S, Yamashita K, et al. Routine placement of feeding jejunostomy tube during esophagectomy increases postoperative compli- cations and does not improve postoperative malnutrition. Dis Esophagus. 2020；33(1)https:// doi.org/10.1093/dote/doz021.

35. Berkelmans GHK, Fransen LFC, Dolmans-Zwartjes ACP, Kouwenhoven EA, van Det MJ, Nilsson M, et al. Direct oral feeding following minimally invasive esophagectomy(NUTRIENT II trial)：an international, multicenter, open-label randomized controlled trial. Ann Surg. 2020；271(1):41–7.

36. Berkelmans GHK, Fransen L, Weijs TJ, Lubbers M, Nieuwenhuijzen GAP, Ruurda JP, et al. The long-term effects of early oral feeding following minimal invasive esophagectomy. Dis Esophagus. 2018；31(1):1–8.

37. Berkelmans GHK, Kingma BF, Fransen LFC, Nieuwenhuijzen GAP, Ruurda JP, van Hillegersberg R, et al. Feeding protocol deviation after esophagectomy：a retrospective multi- center study. Clin Nutr. 2020；39:1258. pii：S0261-5614(19)30229-8. https://doi.org/10.1016/j. clnu.2019.05.018.

38. Weijs TJ, van Eden HWJ, Ruurda JP, Luyer MDP, Steenhagen E, Nieuwenhuijzen GAP, et al. Routine jejunostomy tube feeding following esophagectomy. J Thorac Dis. 2017；9(Suppl 8):S851–60.

39. Sun HB, Li Y, Liu XB, Zhang RX, Wang ZF, Lerut T, et al. Early oral feeding following Mckeown minimally invasive esophagectomy：an open-label, randomized, controlled, nonin- feriority trial. Ann Surg. 2018；267(3):435–42.

40. van Hillegersberg R, Boone J, Draaisma WA, Broeders IA, Giezeman MJ, Borel Rinkes IH. First experience with robot-assisted thoracoscopic esophagolymphadenectomy for esopha- geal cancer. Surg Endosc. 2006；20(9):1435–9.

41. van der Sluis PC, van der Horst S, May AM, Schippers C, Brosens LAA, Joore HCA, et al. Robot-assisted minimally invasive thoracolaparoscopic esophagectomy versus open trans- thoracic esophagectomy for resectable esophageal cancer：a randomized controlled trial. Ann Surg. 2019；269(4):621–30.

第 30 章

局部晚期食管鳞状细胞癌手术治疗与根治性放化疗的比较

Diego M. Avella Patino

1 引言

胸段食管局部晚期鳞状细胞癌（SCC）的最佳治疗方案仍存在争议。传统上，手术一直是肿瘤的标准治疗方法。在 21 世纪初，各种微创技术的应用显著改善了食管切除术后的围手术期结局和生存率，但仅接受手术的局部晚期鳞状细胞癌患者的结局仍然很差[1-4]，复发率和死亡率较高，5 年生存率较低[5-7]。

最近的研究表明，在 SCC 手术前结合放化疗（CRT）可提高患者的生存率[8-10]。事实上，一些学者主张对诱导 CRT 后部分缓解的经选择患者进行手术治疗[11]。相比之下，在单独放化疗后出现肿瘤完全缓解的情况下，手术可能不会增加这些患者的生存率。分子医学和个体化治疗的最新发展已将精准放化疗方案是否优于手术这一问题推到了前沿。本章拟根据现有证据，以确定在局部晚期食管 SCC 患者中，根治性 CRT 是否优于 CRT 联合手术治疗，以及什么时候根治性 CRT 会优于 CRT 联合手术。

2 检索策略

通过 PubMed 和 Cochrane Evidenced Based Medicine 数据库对 2005 年至 2019 年发表的英文文献进行检索。检索的研究类型包括随机对照试验、Meta 分析、观察性研究、回顾性研究和综述。检索关键词包括 esophageal squamous cell carcinoma, regionally advanced esophageal cancer, surgery, chemoradiation/chemoradiotherapy 以及 esophagectomy。排除仅将

D. M. Avella Patino（✉）

Division of Cardiac and Thoracic Surgery, University of Missouri, Columbia, MO, USA

e-mail: avellapatinod@health.missouri.edu

食管切除术作为研究组的文献。共纳入了五项研究，包括四项随机对照试验和一项比较 CRT 联合手术与根治性 CRT 的系统评价。所有文献均通过 GRADE 系统进行分类。

3 结果

食管鳞状细胞癌的最佳治疗方案是一个复杂的问题，治疗很大程度上取决于肿瘤的位置。对于颈部食管癌，治疗标准方案是同步放化疗 [12, 13]。而胸段食管鳞状细胞癌的最佳治疗方案尚未明确，不可否认的是 CRT 在治疗中的作用在不断增强。但对 CRT 后出现完全缓解的患者进行手术是否可以得到更好的疗效仍然存在争议（表 30.1）。

表 30.1 用于文献检索的 PICO 格式术语

P（患者）	I（干预）	C（对照）	O（结局）
局部晚期食管鳞癌患者	诱导放化疗后行食管切除手术	根治性放化疗	总生存率

3.1 根治性 CRT 对比 CRT 联合手术

两项大型试验在 SCC 患者中比较了根治性 CRT 与 CRT 联合手术切除的效果。Stahl 等进行了一项前瞻性随机多中心试验，纳入了 172 例局部晚期 SCC（T3-4，N0-1 期）患者 [14]。一半的患者接受诱导化疗，然后行 CRT 联合食管切除术，而另一半的患者接受了诱导化疗，然后进行根治性 CRT，仅增加照射剂量且不进行手术，照射剂量为 65Gy，手术组为 40Gy。与 CRT 组相比，食管切除术组的治疗相关死亡率更高（12.8% vs 3.5%；P=0.03）。2 例患者术前因中性粒细胞减少导致感染而死亡；62 例患者中有 7 例因吻合口瘘、肺炎、左主支气管损伤和心力衰竭在医院术后死亡；3 例患者死于晚期毒性反应。然而，研究人员发现两个队列之间的总生存率（OS）无差异（35.4% vs 39.9%）。CRT 后接受食管切除术组的无进展生存率显著改善（64.3% vs 40.7%；P=0.003）[14]。在 10 年的随访中，CRT 联合手术与根治性 CRT 之间的总生存率也无明显差异 [17]。这表明，虽然与根治性 CRT 相比，食管切除术降低了局部复发率，但切除术对局部晚期 SCC 患者的生存率没有显著影响。

第二项试验（FFCD 9102）比较了根治性 CRT 与 CRT 联合手术切除，纳入了 451 例患者，其中 259 例局部晚期 SCC 患者被随机分到两组 [15]。两组之间的 2 年生存率没有差异。然而，由于手术并发症、疾病进展和其他原因，在 CRT 后接受食管切除术的患者死亡率更高（9.3% vs 0.8%）。这两项临床试验表明 CRT 后行手术治疗不能提高患者生存率 [18]。

在 FFCD 9102 临床试验对一个患者亚组的长期随访研究中，研究人员分析了对诱导 CRT 没有临床反应的患者（该研究对 192 例患者非随机分组，其中 111 例对 CRT 无反应）。在临床无反应患者中，诱导 CRT 后接受手术的患者中位 OS 比接受根治性 CRT 的患者更长（17 个月 *vs* 5.5 个月）。有趣的是，诱导 CRT 后有临床反应但未接受切除的患者与诱导 CRT 后无反应并接受手术切除的患者具有相似的 OS（表 30.2）[16]。

表 30.2　证据等级

作者 [参考文献]	年份	研究类型	SCC 患者	分期	治疗	疗效	证据质量
Stahl[14]	2005	RCT	172	T3–4 N0–1	诱导 CRT + 手术 *vs* 根治性 CRT	2 年 OS：无差异 DFS：手术组更高	中
Bedenne[15]	2007	RCT	239	T3 N0–1	诱导 CRT + 手术 *vs* 根治性 CRT	2 年 OS：无差异	高
Stahl[17]	2008	RCT	169	T3–4 N0–1	诱导 CRT + 手术 *vs* 根治性 CRT	10 年 OS：无差异	中
Vincent[16]	2015	RCT（FFCD9102 试验的非随机患者）	117	T3 N0–1	诱导 CRT 无反应患者中，诱导 CRT + 手术 *vs* 根治性 CRT	OS：手术组更高	中
Vellayappan[18]	2017	CSR	431	T3 or N+	诱导 CRT + 手术 *vs* CRT	OS：无差异 手术组局部复发率改善	高 中

CRT：放化疗；CSR：Cochrane 系统综述；DFS：无病生存率；OS：总生存率；RCT：随机对照试验

4　结论与建议

胸段食管局部晚期 SCC 需要多模式联合治疗。多项随机对照试验和 Meta 分析证明了 CRT 诱导治疗联合或不联合手术切除的获益。诱导 CRT 后，患者可分为临床反应和无反应两组。虽然切除手术似乎提供了更高的疾病局部控制率，但它并不改善 OS。手术切除在胸段食管局部晚期 SCC 中的作用尚未完全确定。CRT 诱导治疗后是否推荐手术应根据每个患者的具体情况进行评估。对于诱导治疗后完全缓解的患者，密切监测是手术的安全替代方案。对于食管旁器官的局部浸润，如膈、心包或胸膜，文献报道非常有限，需要更大规模的前瞻性、多中心试验来阐明每种治疗方式的作用。

推荐

- 在局部晚期食管 SCC 患者中，选择根治性 CRT 还是 CRT 后进行食管切除术目前尚无定论（证据质量中，无推荐）。

5　个人观点

没有进一步的证据和更大规模的随机试验比较根治性 CRT 与 CRT 联合手术治疗局部晚期胸段食管 SCC 的疗效。在这部分患者中是否应该完全摒弃手术较难抉择。但是，评估患者个体对 CRT 的反应对后续决策有重要的影响。在我的实践中，胸段食管局部晚期 SCC 患者需由多学科团队进行评估，如果患者能够耐受手术，我们通常建议先行 CRT 诱导治疗，然后再行食管切除术。我们需要更多比较个性化分子治疗方法与微创食管切除术的试验，以为这部分患者选择最佳的治疗方案提供数据支持。

参考文献

1. Altorki N, Kent M, Ferrara C, Port J. Three-field lymph node dissection for squamous cell and adenocarcinoma of the esophagus. Ann Surg. 2002；236(2):177–83. https://doi. org/10.1097/00000658-200208000-00005. PubMed PMID：12170022, PMCID：PMC1422563.

2. Hulscher JB, van Sandick JW, de Boer AG, Wijnhoven BP, Tijssen JG, Fockens P, Stalmeier PF, ten Kate FJ, van Dekken H, ObertopH, Tilanus HW, van Lanschot JJ. Extended transtho- racic resection compared with limited transhiatal resection for adenocarcinoma of the esopha- gus. N Engl J Med. 2002；347(21):1662–9. https://doi.org/10.1056/NEJMoa022343. PubMed PMID：12444180.

3. Bosset JF, Gignoux M, Triboulet JP, Tiret E, Mantion G, Elias D, Lozach P, Ollier JC, Pavy JJ, Mercier M, Sahmoud T. Chemoradiotherapy followed by surgery compared with surgery alone in squamous-cell cancer of the esophagus. N Engl J Med. 1997；337(3):161–7. https:// doi.org/10.1056/ NEJM199707173370304. PubMed PMID：9219702.

4. Orringer MB, Marshall B, Iannettoni MD. Transhiatal esophagectomy：clini- cal experience and refinements. Ann Surg. 1999；230(3):392–403. https://doi. org/10.1097/00000658-199909000-00012. PubMed PMID：10493486, PMCID：PMC1420884.

5. Batra R, Malhotra GK, Singh S, Are C. Managing squamous cell esophageal cancer. Surg Clin North Am. 2019；99(3):529–41. https://doi.org/10.1016/j.suc.2019.02.006. PubMed PMID：31047040.

6. Dimick JB, Goodney PP, Orringer MB, Birkmeyer JD. Specialty training and mortality after esophageal cancer resection. Ann Thorac Surg. 2005；80(1):282–6. https://doi.org/10.1016/j. athoracsur.2005.01.044. PubMed PMID：15975382.

7. Birkmeyer JD, Stukel TA, Siewers AE, Goodney PP, Wennberg DE, Lucas FL. Surgeon vol- ume and operative mortality in the United States. N Engl J Med. 2003；349(22):2117–27. https://doi. org/10.1056/NEJMsa035205. PubMed PMID：14645640.

8. Gebski V, Burmeister B, Smithers BM, Foo K, Zalcberg J, Simes J. Australasian Gastro- Intestinal Trials G. Survival benefits from neoadjuvant chemoradiotherapy or chemotherapy in oesophageal carcinoma：a meta-analysis. Lancet Oncol. 2007；8(3):226–34. https://doi. org/10.1016/S1470-2045(07)70039-6. PubMed PMID：17329193.

9. Sjoquist KM, Burmeister BH, Smithers BM, Zalcberg JR, Simes RJ, Barbour A, Gebski V. Australasian Gastro-Intestinal Trials G. Survival after neoadjuvant chemotherapy or chemo- radiotherapy for resectable oesophageal carcinoma：an updated meta-analysis. Lancet Oncol. 2011；12(7):681–92. https://doi.org/10.1016/S1470-2045(11)70142-5. PubMed PMID：21684205.

10. Yang H, Liu H, Chen Y, Zhu C, Fang W, Yu Z, Mao W, Xiang J, Han Y, Chen Z, Yang H, Wang J, Pang

Q, Zheng X, Yang H, Li T, Lordick F, D'Journo XB, Cerfolio RJ, Korst RJ, Novoa NM, Swanson SJ, Brunelli A, Ismail M, Fernando HC, Zhang X, Li Q, Wang G, Chen B, Mao T, Kong M, Guo X, Lin T, Liu M, Fu J, GroupAMETSC. Neoadjuvant chemoradiotherapy followed by surgery versus surgery alone for locally advanced squamous cell carcinoma of the esophagus(NEOCRTEC5010): a phase III multicenter, randomized, open-label clinical trial. J Clin Oncol. 2018; 36(27):2796–803. https://doi.org/10.1200/JCO.2018.79.1483. PubMed PMID: 30089078, PMCID: PMC6145832.

11. Valmasoni M, Pierobon ES, Zanchettin G, Briscolini D, Moletta L, Ruol A, Salvador R, Merigliano S. Cervical esophageal cancer treatment strategies: a cohort study appraising   the debated role of surgery. Ann Surg Oncol. 2018; 25(9):2747–55. https://doi.org/10.1245/ s10434-018-6648-6. PubMed PMID: 29987601.

12. Ajani JA, D'Amico TA, Almhanna K, Bentrem DJ, Besh S, Chao J, Das P, Denlinger C, Fanta P, Fuchs CS, Gerdes H, Glasgow RE, Hayman JA, Hochwald S, Hofstetter WL, Ilson DH, Jaroszewski D, Jasperson K, Keswani RN, Kleinberg LR, Korn WM, Leong S, Lockhart AC, Mulcahy MF, Orringer MB, Posey JA, Poultsides GA, Sasson AR, Scott WJ, Strong VE, Varghese TK Jr, Washington MK, Willett CG, Wright CD, Zelman D, McMillian N, Sundar H, National Comprehensive Cancer Network. Esophageal and esophagogastric junction cancers, version 1.2015. J Natl Compr Cancer Netw. 2015; 13(2):194–227. https://doi.org/10.6004/ jnccn.2015.0028. PubMed PMID: 25691612.

13. Lordick F, Mariette C, Haustermans K, Obermannova R, Arnold D, Committee EG. Oesophageal cancer: ESMO Clinical Practice Guidelines for diagnosis, treatment and follow-up. Ann Oncol. 2016; 27(suppl 5):v50–v7. https://doi.org/10.1093/annonc/mdw329. PubMed PMID: 27664261.

14. Stahl M, Stuschke M, Lehmann N, Meyer HJ, Walz MK, Seeber S, KlumpB, Budach W, Teichmann R, Schmitt M, Schmitt G, Franke C, Wilke H. Chemoradiation with and with- out surgery in patients with locally advanced squamous cell carcinoma of the esophagus. J Clin Oncol. 2005; 23(10):2310–7. https://doi.org/10.1200/JCO.2005.00.034. PubMed PMID: 15800321.

15. Bedenne L, Michel P, Bouche O, Milan C, Mariette C, Conroy T, Pezet D, Roullet B, Seitz JF, Herr JP, Paillot B, Arveux P, Bonnetain F, Binquet C. Chemoradiation followed by surgery compared with chemoradiation alone in squamous cancer of the esophagus: FFCD 9102. J Clin Oncol. 2007; 25(10):1160–8. https://doi.org/10.1200/JCO.2005.04.7118. PubMed PMID: 17401004.

16. Vincent J, Mariette C, Pezet D, Huet E, Bonnetain F, Bouche O, Conroy T, Roullet B, Seitz JF, Herr JP, Di Fiore F, Jouve JL, Bedenne L. Federation Francophone de Cancerologie D. Early surgery for failure after chemoradiation in operable thoracic oesophageal cancer. Analysis of the non-randomised patients in FFCD 9102phase III trial: chemoradiation followed by surgery versus chemoradiation alone. Eur J Cancer. 2015; 51(13):1683–93. https://doi.org/10.1016/j. ejca.2015.05.027. PubMed PMID: 26163097.

17. Stahl M, Wilke H, Lehmann N, Stuschke M. Long-term results of a phase III study investigat- ing chemoradiation with and without surgery in locally advanced squamous cell carcinoma(LA-SCC)of the esophagus. J Clin Oncol. 2008; 26:4530.

18. Vellayappan BA, Soon YY, Ku GY, Leong CN, Lu JJ, Tey JC. Chemoradiotherapy ver- sus chemoradiotherapy plus surgery for esophageal cancer. Cochrane Database Syst Rev. 2017; (8):CD010511.

第 31 章

机器人微创食管切除术（RAMIE）与开放食管切除术（OE）治疗可切除食管癌的比较

John J. Brady, Tadeusz Witek, and Inderpal S. Sarkaria

1 引言

机器人在胸外科手术中的应用日益增多，也包括在食管切除术中的应用[1, 2]。早期病例研究已确定机器人辅助微创食管切除术（RAMIE）的可行性，但该技术与传统开放式食管切除术（OE）的对比研究数量有限[3]。本章将重点比较两种技术在术后并发症、肿瘤学结局和术后生活质量方面的差异。其他争议领域，包括机器人使用成本，机器人与非机器人微创食管切除术，不在本章讨论的范围内。

比较 RAMIE 与 OE 的研究很少。最近发表的 ROBOT 试验，是比较 RAMIE 与 OE 的单中心随机对照试验，这是该领域唯一的随机对照试验[4]。本章中的高质量数据大部分来自该项研究。

需要注意的是，这两项手术的技巧和方法在文献中普遍存在差异。而且，"机器人辅助"的定义也存在很大的差异，使得比较时存在偏倚。根据现有的前瞻性数据，目前只有 Sarkaria 等将开放式食管切除术与全机器人手术进行了比较，而其他研究则在混合手术方式中以机器人辅助部分操作[3, 5, 6]。

2 检索策略

通过 PubMed、Medline、EBSCOhost 和 ScienceDirect 检索 1990 年至 2019 年发表的关于机器人食管切除术与开放食管切除术的相关英文文献（表 31.1）。检索关键词包括"robotic

J. J. Brady · T. Witek · I. S. Sarkaria（✉）
Department of Cardiothoracic Surgery, University of Pittsburgh Medical Center and the
University of Pittsburgh School of Medicine, Pittsburgh, PA, USA
e-mail: sarkariais@upmc.edu

esophagectomy"，"robotic esophageal"，"robotic" AND "esophagectomy"以及"RAMIE"。
个案报道和综述文章被排除在外。未直接比较 RAMIE 与开放食管切除术的文献也被排除
在外。纳入分析的文献包括一项随机对照试验、三项前瞻性队列研究和四项回顾性队列
研究（表 31.2）。

表 31.1　用于文献检索的 PICO 格式术语

P（患者）	I（干预）	C（对照）	O（结局）
可切除的食管癌患者	机器人辅助微创食管切除术（RAMIE）	开放食管切除术（OE）	术后并发症，肿瘤学结局，术后生活质量

表 31.2　纳入的研究

作者	年份	手术方式	RAMIE#	OE#	研究类型	证据等级
van der Sluis	2019	三野：腹腔镜，机器人胸腔镜	56	56	随机对照研究	高
Sarkaria	2019	Ivor Lewis：机器人腹腔镜、机器人胸腔镜	63	106	前瞻性研究	中
Meredith	2019	Ivor Lewis：未描述具体细节	144	475	前瞻性研究	低
Sugawara	2019	经裂孔食管切除术：机器人腹腔镜	18	19	前瞻性研究	低
Espinoza-Mercato	2019	未描述	433	3542	回顾性研究	低
Weksler	2017	未描述	581	6257	回顾性研究	低
Joeng	2016	三野：开腹，机器人胸腔镜	88	159	回顾性研究	低
Mori	2016	经裂孔食管切除术：机器人腹腔镜	22	139	回顾性研究	低

3　结果

3.1　术后并发症

ROBOT 试验是现有唯一一项前瞻性随机对照试验，比较了 RAMIE 和 OE 方法的术后
并发症（Clavien-Dindo 分级 2 级或更高）[4]。共纳入 112 例患者进行随机化分组，排除 3
例患者后，最终 54 例患者接受 RAMIE，55 例接受 OE。RAMIE 和 OE 的总体手术相关并
发症分别为 59% 和 80%（$P=0.02$）。RAMIE 组的肺部并发症（32% vs 58%；$P=0.005$）
和心脏并发症（22% vs 47%；$P=0.006$）发生率均较低。其他并发症，包括吻合口瘘、管
胃坏死、乳糜胸和喉返神经损伤的发生比例，两组相似。两组间 ICU 住院时间、总住院时间、
住院死亡率、30 天死亡率、60 天死亡率和 90 天死亡率没有统计学差异。

Sarkaria 等前瞻性地对比了 63 例 RAMIE 和 106 例 OE 手术。这项非随机研究患者队
列匹配良好[6]，RAMIE 组的肺部并发症（14.1% vs 34%）和感染（17.2% vs 35.8%）并发
症显著减少（$P=0.014, P=0.029$）。RAMIE 的吻合口瘘发生率（2 ～ 4 级）较低（3.1% vs 9.4%），

但结果无统计学意义。两组的 ICU 住院时间、再入院率、再住院时长、主要并发症和 30 天或 90 天死亡率没有差异。

Meredith 等发现 RAMIE 与 OE 相比总体术后并发症发生率较低（23.6vs 30.5%，P=0.003）[7]。RAMIE 组肺部并发症（9.7vs 17.1%）、吻合口瘘（2.8% vs 4.8%）、乳糜漏（0.7% vs 1.1%）和切口感染（0.7% vs 5.3%）发生率也较少。两组患者的中位住院时间均为 10 天。RAMIE 和 OE 的术后死亡率相似，分别为 1.4% 和 1.5%。

Mori 等对 22 例非经胸机器人食管切除术（颈部入路结合腹腔镜和机器人食道裂孔入路）与 139 例经胸 OE 病例进行了比较[8]。在完成腹腔镜腹部及腔镜辅助颈部手术后，使用机器人平台进行经食管裂孔纵隔的手术，没有中转开放和术中并发症。RAMIE 入路的平均手术时间更长（524 分钟 vs 428 分钟，P ＜ 0.0001），住院时间从 24 天减少到 18 天（P=0.0013）。机器人手术有降低术后肺炎发生率的趋势（0% vs 14%，P=0.07）。其他围手术期结局没有差异，机器人组和非机器人组的死亡率均较低（0% 对 1.4%）。

有两项来自美国国家癌症数据库（NCDB）的分析报道[1, 9]比较了 RAMIE 与 OE 手术，Weksler 在 NCDB 队列中对 RAMIE 与 OE 进行了倾向性评分匹配，研究术后短期结局的差异。两组之间 30 天的再入院率相似，RAMIE 组的术后 30 天死亡率似乎更高（5.6% vs 7%，P=0.061），但没有统计学差异。两组的 90 天死亡率相似（7.8% vs 7.9%）。在后续的 NCDB 数据分析中，Espinoza-Mercato 等使用了更新到 2015 年的数据，在 Weksler 等的基础上新增了 2 年的数据。结果显示，经匹配后 RAMIE 和 OE 之间的 30 天再入院、30 天死亡率和 90 天死亡率均无显著差异。在 Weksler 等的研究中观察到 RAMIE 组的早期死亡率增加，可能是由于机器人手术有较长的学习曲线导致，因为在后续增加了两年 RAMIE 经验的研究中，RAM1E 组的死亡率已降低到与 OE 组相似的水平[1, 3, 10]。

Jeong 等在倾向性评分匹配的队列中，专门研究了 RAMIE 与 OE 的术后谵妄的发生率及其相关危险因素[11]。RAMIE 术后谵妄的发生率较低（30% vs 42%，P=0.035），并且与开放入路相比，机器人入路的谵妄风险更低（OR=0.55，P=0.027）。

总体而言，上述研究提供了中等质量的证据，结果显示 RAMIE 在肺部并发症和感染并发症方面优于 OE，两种方法在其他术后并发症的发生率相似。

3.2　肿瘤学结局

由于 RAMIE 技术仍处于相对起步阶段，因此有关长期癌症存活的数据有限。肿瘤学结局主要是从既往描述的食管切除术结局指标中推断出来的。

ROBOT 试验在生存结局方面的数据尚未成熟，因为该试验主要关注早期围手术期结果和生活质量[4]，研究仅对肿瘤手术结局的某些方面进行了讨论和评估。ROBOT 试验中大多数患者接受了新辅助放化疗（79% RAMIE vs 80% OE）或新辅助化疗（11% RAMIE vs 7% OE），其余患者未接受任何新辅助治疗，RAMIE 和 OE 的 R0 切除率相似（93% vs 96% P=0.35）。值得注意的是，该试验设计为意向性分析，RAMIE 组中的 2 例患者（4%）

因发现无法切除而中止，但仍被纳入分析。RAMIE 和 OE 组中切除的中位淋巴结数相似（27个 vs 25 个）。在中位随访 40 个月时，RAMIE 组和 OE 组之间的总生存时间和无病生存时间无统计学差异。目前无法获得该随机试验的长期预后数据。

前瞻性和回顾性研究表明 RAMIE 方法可使患者获益，特别是 RAMIE 组对淋巴结的清扫更加彻底。Sarkaria 等报道，与开放手术相比，使用 RAMIE 方法获得的淋巴结中位数明显更多（25 vs 22，$P=0.045$）[6]。Meredith 等报道在 RAMIE 中清扫的淋巴结平均个数更多（20±9 vs 10±6）[7]。Weksler 等的研究报道 RAMIE 采集的淋巴结更多，但其结果差异无统计学意义（16 vs 13；$P=0.087$）[9]。Espinoza-Mercado 等的后续 NCDB 研究也有相似的结果报道[1]。鉴于手术切除的淋巴结数量对总体癌症生存率的潜在有益影响，从肿瘤学的角度来看，使用 RAMIE 改善淋巴结清扫可能是有利的[12]。

3.3　生活质量

食管切除术后生活质量可以用于预测长期生存结果[13, 14]。患者的功能恢复、疼痛管理以及身体、社交和情绪健康都是围手术期康复的重要方面，也是食管切除术后患者生存质量潜在的改善目标。

在 ROBOT 试验中，评估了多个生活质量指标[4]。功能恢复被定义为无胸管、耐受固体口服摄入、停止静脉补液、可以独立活动以及使用口服镇痛药控制疼痛。与 OE 组相比，RAMIE 组在 14 天时的功能恢复更好（70% vs 51%，$P=0.04$），接受 RAMIE 的患者功能恢复的中位时间较短（10 天 vs 13 天），但结果无统计学差异（$P=0.14$）。RAMIE 组的平均总体术后疼痛评分低于 OE（$P<0.001$），并且在术后 14 天中有 11 天，RAMIE 组的每日平均疼痛评分在统计学上显著降低。根据生活质量问卷（QLQ-C30）的测量，与 OE 相比，患者接受 RAMIE 后出院和术后 6 周内与健康相关的生活质量和身体功能均在统计学上有所改善。

Sarkaria 等使用癌症治疗功能评估（FACT-E）问卷[6]评估接受 RAMIE 或 OE 的患者的生活质量。包括身体、社交、情绪、功能和食管特定健康指标的总分和子集分数。总体而言，RAMIE 和 OE 两组间的 FACT-E 总分没有差异（$P=0.84$），各子集评分也没有差异。两种手术方法在 1 个月时的身体健康评分都较低（$P<0.001$），在 4 个月时有所改善（$P \leqslant 0.001$），但没有恢复到基线水平（$P=0.011$）；情绪健康得分的结果相似。术后疼痛通过简短疼痛量表分数进行评估。与 OE 组相比，RAMIE 组患者在术后早期具有较低的疼痛评分（$P=0.005$）和疼痛干扰评分（$P=0.002$）。

Sugawara 等还分析了手术后长达 24 个月的生活质量[15]。与开放队列相比，接受 RAMIE 的患者在 3、6 和 18 个月时生理功能评分更高，在 6、18 和 24 个月时情绪功能评分更高。RAMIE 组在术后 3、6、12 和 24 个月的全身疼痛评分较低，在 3 个月和 18 个月时食管特异性疼痛评分也较低。RAMIE 组患者报告 24 个月时的疲劳和失眠的次数较少。但这项研究未报告术后并发症或结局之间的比较。值得注意的是，由于对比的是机器人经食管裂孔手术方式与开放 Ivor Lewis，该研究存在显著的偏倚。

4　结论与建议

总体而言，已有数据表明，与 OE 相比，接受 RAMIE 患者的围手术期指标和生活质量有明显的改善，前瞻性随机 ROBOT 试验提供了高水平的证据，证实 RAMIE 与患者的总体、肺部和心脏并发症的减少相关，而不会增加其他方面的并发症发生率或总体死亡率[4]。在这项研究中，RAMIE 也改善了患者的术后长期生活质量。来自纪念斯隆凯特琳癌症中心的前瞻性队列研究报道，在肺部和感染并发症以及短期术后疼痛方面 RAMIE 组更好，鉴于该研究队列匹配良好，其证据质量具有中等水平[6]。虽然报道认为 RAMIE 围手术期的一些指标，包括出血和更多的淋巴结清扫数目也有改善，但总体证据等级较弱。目前还没有比较两组之间生存结局的直接证据。其余的研究也支持上述较高质量临床试验的结论，但证据质量较低。

推荐

- 推荐 RAMIE 优于 OE 以改善术后结局，特别是在改善肺部感染和其他部位感染方面（证据质量中，强推荐）。
- 推荐 RAMIE 优于 OE 以改善短期生活质量，特别是利于疼痛缓解和术后早期恢复（证据质量中，强推荐）。
- 推荐 RAMIE 优于 OE 以获得相似或可能改善的肿瘤学结局（证据质量低，弱推荐）。

5　个人观点

总体而言，我们认为现有数据水平足以合理地表明对可切除食管癌患者行 RAMIE 是可接受的替代方案，并且可提供一些优于 OE 的获益。非机器人微创食管切除术（MIE）相比于 OE 的优势有更深入和更高等级质量数据的支持，这些数据也可应用到 RAMIE，因为 RAMIE 可以被视为 MIE 的一种类型，只不过是使用的工具不同而已。在我们的临床实践中，RAMIE 已成为标准 MIE 常规和可接受的替代方案，这两种方案都可以根据外科医生的经验和偏好来选择。同样，适合接受微创食管切除术（MIE）的患者反过来也适合接受 RAMIE。我们相信这两种方法肯定比开放手术更受欢迎，因为来自多个中心的越来越多的证据显示微创手术有着明显的围手术期临床获益。然而，在解读这些数据时，读者应仔细考虑操作者经验对手术结局的影响，并且必须根据外科医生在这些复杂手术的学习曲线上所处的位置来调整对一种技术的选择。随着经验的增加，学习曲线早期出现的并发症预计会减少，随着 RAMIE 越来越广泛地渗透到胸腔手术实践中，总体结果会得到极大改善。

参考文献

1. Espinoza-Mercado F, Imai TA, Borgella JD, et al. Does the approach matter? Comparing survival in robotic, minimally invasive, and open esophagectomies. Ann Thorac Surg. 2019；107:378–85.
2. Latif MJ, Park BJ. Robotics in general thoracic surgery procedures. J Visc Surg. 2017；3:44.
3. Sarkaria IS, Rizk NP, Grosser R, et al. Attaining proficiency in robotic-assisted minimally invasive esophagectomy while maximizing safety during procedure development. Innovations. 2016；11:268–73.
4. van der Sluis PC, Ruurda JP, van der Horst S, et al. Robot-assisted minimally invasive thoraco-laparoscopic esophagectomy versus open transthoracic esophagectomy for resectable esopha- geal cancer, a randomized controlled trial(ROBOT trial). Trials. 2012；13:230.
5. Sarkaria IS, Rizk NP, Finley DJ, et al. Combined thoracoscopic and laparoscopic robotic- assisted minimally invasive esophagectomy using a four-arm platform：experience, technique and cautions during early procedure development. Eur J Cardiothorac Surg. 2013；43:e107–15.
6. Sarkaria IS, Rizk NP, Goldman DA, et al. Early quality of life outcomes after robotic-assisted minimally invasive and open esophagectomy. Ann Thorac Surg. 2019；108(3):920–8.
7. Meredith KL, Maramara T, Blinn P, Lee D, Huston J, Shridhar R. Comparative perioperative outcomes by esophagectomy surgical technique. J Gastrointest Surg. 2020；24:1261–8. https:// doi.org/10.1007/s11605-019-04269-y.
8. Mori K, Yamagata Y, Aikou S, et al. Short-term outcomes of robotic radical esophagectomy for esophageal cancer by a nontransthoracic approach compared with conventional transthoracic surgery. Dis Esophagus. 2016；29:429–34.
9. Weksler B, Sullivan JL. Survival after esophagectomy：a propensity-matched study of different surgical approaches. Ann Thorac Surg. 2017；104:1138–46.
10. Park SY, Kim DJ, Kang DR, Haam SJ. Learning curve for robotic esophagectomy and dis- section of bilateral recurrent laryngeal nerve nodes for esophageal cancer. Dis Esophagus. 2017；30:1–9.
11. Jeong DM, Kim JA, Ahn HJ, Yang M, Heo BY, Lee SH. Decreased incidence of postoperative delirium in robot-assisted thoracoscopic esophagectomy compared with open transthoracic esophagectomy. Surg Laparosc Endosc Percutan Tech. 2016；26:516–22.
12. Rizk NP, Ishwaran H, Rice TW, et al. Optimum lymphadenectomy for esophageal cancer. Ann Surg. 2010；251:46–50.
13. van Heijl M, Sprangers MA, de Boer AG, et al. Preoperative and early postoperative quality of life predict survival in potentially curable patients with esophageal cancer. Ann Surg Oncol. 2010；17:23–30.
14. Safieddine N, Xu W, Quadri SM, et al. Health-related quality of life in esophageal cancer：effect of neoadjuvant chemoradiotherapy followed by surgical intervention. J Thorac Cardiovasc Surg. 2009；137:36–42.
15. Sugawara K, Yoshimura S, Yagi K, et al. Long-term health-related quality of life following robot-assisted radical transmediastinal esophagectomy. Surg Endosc. 2019；34(4):1602–11. https://doi.org/10.1007/s00464-019-06923-7.

第 32 章

食管腺癌二野淋巴结清扫与三野淋巴结清扫的比较

Brendon M. Stiles and Nasser K. Altorki

1 引言

20 世纪 80 年代初期，日本外科医生引入了食管癌三野淋巴结清扫术的概念并加以实践。"第三野"通常指的是颈部淋巴结引流区域。研究表明，尽管这些患者已经进行了根治性食管切除术[1]，但 30%～40% 的鳞状细胞癌患者仍会出现转移颈部淋巴结转移，这促使人们更加重视这个区域淋巴结的切除。1990 年，在日本 35 家机构进行的全国性三野淋巴结清扫研究的结果[2]表明，三分之一的患者出现了临床预期外的颈部淋巴结转移。随着肿瘤浸润食管壁深度的增加，淋巴结转移的概率增加。

尽管有这些结果，但大多数欧洲和北美中心并没有对食管癌进行常规的三野清扫。在西方的医学中心，腺癌是最常见的组织学亚型，通常发生在食管下段或胃食管交界处。目前尚不清楚此类肿瘤转移到喉返或颈淋巴结区域的概率。此外，西方医学中心普遍认为引起广泛淋巴结受累的食管腺癌属于全身性疾病，尤其是那些已有淋巴结转移的食管下段或胃食管交界处腺癌。在这种情况下，手术后的全身治疗更为重要，而不是仅依靠局部和区域控制策略。因此，西方医学中心对此类肿瘤更常使用新辅助化疗和放疗，或者根治性放化疗。当进行食管切除术时，三野清扫在这种情况下的作用缺乏数据，因此

B. M. Stiles（✉）
Weill Cornell Medicine, New York-Presbyterian Hospital, New York, NY, USA

Division of Thoracic Surgery, Department of Cardiothoracic Surgery, Weill Cornell Medicine
of Cornell University, New York, NY, USA
e-mail: brs9035@med.cornell.edu

N. K. Altorki
Division of Thoracic Surgery, Department of Cardiothoracic Surgery, Weill Cornell Medicine
of Cornell University, New York, NY, USA

对其疗效存在争议。另外，外科医生还存在一个担忧，即三野淋巴结清扫术可能会增加并发症的发生率，尤其是喉返神经的损伤，这可能导致肺部并发症增加并对长期生存产生不利影响。

2   检索策略

通过 PubMed 数据库进行文献检索。检索关键词包括 [1] "esophageal cancer" or "oesophageal cancer" AND [2] "three-field"，"3-field"，"cervical lymphadenectomy"，"recurrent laryngeal nodes"（表 32.1）。浏览研究的标题和摘要，并阅读相关研究的全文。最后纳入两项随机对照试验、两项 Meta 分析、一项倾向性评分匹配的比较队列研究和几个回顾性病例系列研究。使用 GRADE 系统对证据质量等级进行分类。

表 32.1   用于文献检索的 PICO 格式术语

P（患者）	I（干预）	C（对照）	O（结局）
局部晚期食道腺癌患者	三野淋巴结清扫	二野淋巴结清扫	淋巴结阳性率
			围手术期并发症发生率
			局部控制
			生存率

3   结果

3.1   随机对照试验

迄今，尚无专门针对食管腺癌患者的随机临床试验。在鳞状细胞癌患者中进行的试验可能与腺癌患者有一定相关性，尤其是对食管下段及以下肿瘤的患者。在日本进行了两项这样的随机对照试验（RCT）。第一项试验纳入了 150 例患者，其中 95% 为鳞状细胞癌，将患者随机分为三野清扫与腹部和纵隔淋巴结清扫 [3]。接受三野清扫的患者切除的总淋巴结数更多（69.0 *vs* 36.4，$P < 0.01$）。研究中淋巴结阳性率为 64.7%，两组之间相似。在接受颈部清扫术的患者中，26% 的患者在第三野有淋巴结转移。与仅接受二野清扫的患者相比，接受三野清扫患者的 5 年生存率有所提高（48.7% *vs* 33.7%，$P < 0.01$）。

第二项小型 RCT 纳入 62 例鳞状细胞癌患者，随机分为传统的腹部和胸腔淋巴结清扫组与包括颈部和上纵隔淋巴结的扩大清扫组 [4]。两组的总淋巴结阳性率分别为 38% 和 43%。虽然在三野组中仅发现 1 例患者颈部淋巴结阳性，但值得注意的是，两组胸内喉返淋巴结阳性率均超过 20%。尽管三野清扫组患者的 5 年生存率更优，但数据差异无统计学意义（66.2% *vs* 48.0%，*P*=0.192）。

3.2　Meta 分析

有几项 Meta 分析研究了三野淋巴结清扫对食管癌患者生存和并发症的影响。其中一项 Meta 分析纳入 13 项研究，包括之前描述的两项 RCT[5]。Meta 分析共纳入 2379 例患者，主要为鳞状细胞癌患者。与接受二野淋巴结清扫术的患者相比，接受三野淋巴结清扫术患者的 5 年总生存率更好（HR 0.64，95% CI 0.56 ～ 0.73，*P* < 0.001），三野淋巴结切除术的围手术期死亡率没有差异（风险比 0.64，CI 0.38 ～ 1.10），但吻合口瘘明显增加（RR 1.46，CI 1.19 ～ 1.79，*P* < 0.001）。在亚组分析（四项研究）中，作者发现三野清扫提高了存在淋巴结转移患者的生存率（HR 0.39，CI 0.31 ～ 0.46，*P* < 0.001），尤其是那些颈部淋巴结阳性的患者（HR 0.32，CI 0.23 - 0.41，*P* < 0.001）。对于食管癌（包括下段食管）淋巴结阳性的患者，三野清扫的益处是非常大的。

第二项 Meta 分析纳入了来自 20 篇文献的患者数据 [6]。在 2598 例接受三野淋巴结清扫的患者和 3961 例接受二野淋巴结清扫的患者中评估了三年 OS，二野淋巴结清扫患者生存数据较三野清扫差（RR 1.44，CI 1.19 ～ 1.75，*P* < 0.00001），五年生存率的评估也显示二野清扫的生存率较差（RR 1.37，CI 1.18 ～ 1.59，*P*=0.0002）。三野清扫存在更高比例的喉返神经麻痹（RR 1.48，CI 1.13 ～ 1.92）和吻合口瘘（RR 1.32，CI 0.97 ～ 1.81）发生率，但肺部并发症并无明显增加（RR 0.93，CI 0.75 ～ 1.16）。研究者发现三野清扫对喉返淋巴结阳性患者、上段或中段食管癌患者具有一定的优势。

3.3　倾向性匹配比较

Shao 等报道了在未接受新辅助治疗的患者中进行二野与三野淋巴结清扫的经验 [7]。作者运用倾向性评分匹配统计学方法在两组进行 1 ：1 匹配分析。结果表明三野淋巴结清扫的患者切除的总淋巴结数更多（38.5 *vs* 25.5，*P*=0.017），其中阳性淋巴结数也更多（3.5 *vs* 1.6，*P* < 0.001）。两组的 3 年以及 5 年 OS 没有差异。接受三野淋巴结清扫的患者并发症发生率更高（34.8% *vs* 25.5%，*P*=0.017），尤其是吻合口瘘的发生（14.9% *vs* 4.3%，*P* < 0.001）。该中心已完成一项随机临床试验（NCT01807936）的注册，该试验比较了中下段鳞状细胞食管癌患者的二野和三野淋巴结清扫，其结果尚未报道。

3.4　重要的病例系列研究

西方医学中心以及腺癌患者中很少实施三野淋巴结清扫的食管切除术。一项数据显示中，1991 年至 1999 年间对 192 例患者进行了食管切除术和三野淋巴结清扫，其中 174 例患者完成了 R0 切除，包括 36 例胃食管交界处癌患者[8]。无淋巴结转移患者的 5 年生存率为 80%，而淋巴结阳性患者的 5 年生存率为 25%。食管中段三分之一处的鳞状细胞癌合并颈部淋巴结阳性患者的 5 年生存率为 27%。相比之下，远段三分之一处的腺癌合并颈部淋巴结阳性患者的 4 年生存率为 36%，但 5 年生存率仅为 12%。在胃食管交界处腺癌和颈部淋巴结阳性的患者中，没有 5 年生存者，这表明三野清扫对这些患者的长期生存没有帮助。

第二项研究纳入了 185 例接受食管切除术和三野淋巴结清扫术的患者，包括 96 例接受过新辅助化疗的患者[9]。术后淋巴结阳性的患者中，只有 17% 在术前评估中提示有淋巴结转移，这更加表明了需要仔细的术中评估，而不是简单地依赖临床分期。总体而言，研究中有 20% 的腺癌患者存在颈部淋巴结转移。对于腺癌患者，可以通过肿瘤浸润深度和肿瘤的位置来预测第三野淋巴结转移的概率。仅有 7% 的食管胃底交界肿瘤患者有颈部淋巴结转移，而下段食管肿瘤为 23%，中段食管肿瘤为 38%。中位总生存时间为 3 年，5 年总生存率为 39.9%。转移到喉返或颈部淋巴结的患者的总体 5 年生存率为 24.9%，而没有阳性喉返或颈部淋巴结的患者则为 44.8%。

3.5　当前治疗规范

自从上述大多数探讨食管切除术中三野清扫的研究发表以来，治疗规范发生了显著变化。现在新辅助治疗是西方国家中对局部晚期食管癌的标准治疗方法。新辅助治疗对喉返及颈部淋巴结转移率的影响尚未得到充分研究。数据显示，虽然将放疗作为诱导方案的一部分并不能提高长期生存率，但它可能会减少术中发现的病理阳性淋巴结的数量[10, 11]。然而，应该承认，放射区域可能并不总是包括上气管旁和颈部淋巴结区域，特别是对于下段食管肿瘤。尽管术前对受累的淋巴结区域进行了放疗，但至少有 31% ～ 35% 的患者仍有持续阳性的淋巴结。通常对放化疗反应较弱的腺癌患者尤其如此。

因此，新辅助放化疗或化疗似乎并不能避免局部晚期食管癌患者对三野淋巴结进行病理评估的需要。事实上，根据全球食管癌协作指南，即使在持续淋巴结阳性的患者中（大多数为腺癌），在新辅助治疗后行扩大淋巴结清扫术也能提高患者生存率（HR 0.50，CI 0.29 ～ 0.85，P=0.011）[12]。接受适当淋巴结清扫术的患者也有提高 3 年总生存率的趋势（55% vs 36%，P=0.087），这表明在新辅助治疗后行彻底的淋巴结清扫术也可使患者获益。

许多治疗中心采用微创技术进行经胸段食管切除术。几个中心已经证明了用微创方法来切除胸部高位淋巴结的可行性[13-15]。现有的研究主要集中于鳞状细胞癌，Hong 等的一项研究纳入 114 例 Siewert I 型腺癌患者[14]。其结果表明微创组的声带麻痹率（0 vs 15%，P=0.003）和肺部并发症发生率（9% vs 29%，P=0.008）均较低。

随着新辅助治疗方案和微创技术的日益成熟，许多专家对三野清扫的选择性策略提出争议[9, 16, 17]。对于中、下三分之一腺癌患者，是否进行三野清扫的决定应由患者临床表现决定。只有 11% 的临床 I 或 II 期食管腺癌患者的喉返神经及颈部淋巴结阳性，而临床分期为 III 或 IV 期的患者有 29% 存在阳性（基于第 6 版中的淋巴结分布）[9]。颈部淋巴结转移的概率部分取决于其他站点是否存在淋巴结转移。如果腺癌患者其余站点的淋巴结确诊为 pN0 期，则可以省略第三野的清扫。然而，在其他胸腔内或上腹部淋巴结阳性的患者中，喉返神经淋巴结转移的发生率为 29%[9]。这种淋巴结受累的高发表明应考虑对该患者进行三野清扫，至少应进行上纵隔和喉返淋巴结的清扫。

4　结论与建议

相当多的食管癌患者在食管切除术中仅进行二野淋巴结清扫，分期不准确，容易发生局部复发。确定受累淋巴结数量非常重要，因为肿瘤分期中淋巴结的分期取决于阳性淋巴结数。15%～30% 的患者进行第三野清扫后其肿瘤淋巴结（TNM）分期升级。尽管大多数外科医生承认扩大淋巴结切除术对肿瘤分期的重要影响，但由于缺乏大型、良好的 RCT 数据，其对生存的影响存在争议。

对于腺癌患者，来自西方病例研究的三野清扫数据表明，20%～30% 的患者可能在上胸部淋巴结或颈部淋巴结存在隐匿性转移。因此，仅接受二野淋巴结清扫的患者可能存在分期不足，并且可能无法实现完全的 R0 切除。三野淋巴结清扫对生存率的影响仍未得到证实，目前也很难将进行二野淋巴结清扫的 20%～30% 的患者归为不完全切除。这种不完全切除对生存的影响尚未明确，但普遍认为 R1 或 R2 切除与预后差和 2 年以上生存率低有关。因此，对于局部晚期腺癌患者，喉部淋巴结转移率较高，需要考虑在合适的病例中至少进行上胸部第三野的清扫。

> **推荐**
>
> ● 对于临床分期胸腔淋巴结阳性的食管腺癌患者，我们建议进行三野清扫以优化病理分期和局部控制（证据质量低，弱推荐）。

5　个人观点

我们个人的观点是，由于三野淋巴结清扫对食管腺癌患者作用的数据太少，无法对临床实践提出明确的建议。在我们自己的实践中，对于计划进行三切口食管切除术和颈部吻合术的患者，我们通常通过开胸术或微创方法对上胸腔第三野淋巴结进行清扫。当下胸腔淋巴结已被诊断为阳性时，第三野清扫发现阳性淋巴结的概率较大。在这些患者中，特别是对于那些仅接受新辅助化疗的患者，我们认为食管切除术和三野清扫是局部控制的关键部分。我们通常不会对食管胃底交界肿瘤患者的第三野进行清扫，尤其是那些接受新辅助放化疗并计划进行胸内吻合术的患者。

参考文献

1. Isono K, Onoda S, Okuyama K, Sato H. Recurrence of intrathoracic esophageal cancer. Jpn J Clin Oncol. 1985；15:49–60. [PMID：3981814].

2. Isono K, Ochiai T, Okuyama K, Onoda S. The treatment of lymph node metastasis from esophageal cancer by extensive lymphadenectomy. Jpn J Surg. 1990；20:151–7. https://doi. org/10.1007/BF02470762. [PMID:2342235]

3. Kato H, Watanabe H, Tachimori Y, Iizuka T. Evaluation of neck lymph node dissec- tion for thoracic esophageal carcinoma. Ann Thorac Surg. 1991；51:931–5. https://doi. org/10.1016/0003-4975(91)91008-J. [PMID：2039322].

4. Nishihira T, Hirayama K, Mori S. A prospective randomized trial of extended cervical and superior mediastinal lymphadenectomy for carcinoma of the thoracic esophagus. Am J Surg. 1998；175:47–51. https://doi.org/10.1016/S0002-9610(97)00227-4. [PMID：9445239].

5. Ye T, Sun Y, Zhang Y, et al. Three-field or two-field resection for thoracic esophageal cancer：a meta-analysis. Ann Thorac Surg. 2013；96:1933–41.

6. Ma GW, Situ DR, Ma QL, et al. Three-field *vs* two-field lymph node dissection for esophageal cancer：a meta-analysis. World J Gastroenterol. 2014；20:18022–30.

7. Shao L, Ye T, Ma L, Lin D, Hu H, Sun Y, Shzng Y, Xiang J, Chen H. Three-field versus two- field lymph node dissection for thoracic esophageal squamous cell carcinoma：a propensity matched comparison. J Thorac Dis. 2018；10(5):2924–32.

8. Lerut T, Nafteux P, Moons J, et al. Three-field lymphadenectomy for carcinoma of the esoph- agus and gastroesophageal junction in 174R0resections：impact on staging, disease-free survival, and outcome：a plea for adaptation of TNM classification in upper-half esophageal carcinoma. Ann Surg. 2004；240:962–74.

9. Stiles BM, Mirza F, Port JL, Lee PC, Paul S, Christos P, Altorki NK. Predictors of cervi- cal and recurrent laryngeal nodal metastases from esophageal cancer. Ann Thorac Surg. 2010；90(6):1805–11.

10. Spicer JD, Stiles BM, Sudarshan M, Correa AM, Ferri LE, Altorki NK, Hofstetter WL. Preoperative chemoradiation versus chemotherapy in patients undergoing modified en bloc esophagectomy for locally advanced esophageal adenocarcinoma：is radiotherapy benefi- cial? Ann Thorac Surg. 2016；101(4):1262–9.

11. Klevebro F, Alexandersson von Döbeln G, Wang N, Johnsen G, Jacobsen AB, Friesland S, Hatlevoll I, Glenjen NI, Lind P, Tsai JA, Lundell L, Nilsson M. A randomized clinical trial of neoadjuvant chemotherapy versus neoadjuvant chemoradiotherapy for cancer of the oesopha- gus or gastro- oesophageal junction. Ann Oncol. 2016；27(4):660–7.

12. Stiles BM, Nasar A, Mirza FA, Lee PC, Paul S, Port JL, Altorki NK. Worldwide Oesophageal Cancer Collaboration guidelines for lymphadenectomy predict survival following neoadjuvant therapy. Eur J Cardiothorac Surg. 2012；42(4):659–64.

13. Noshiro H, Iwasaki H, Kobayashi K, Uchiyama A, Miyasaka Y, Masatsugu T, Koike K, Miyazaki K. Lymphadenectomy along the left recurrent laryngeal nerve by a minimally invasive esophagectomy in the prone position for thoracic esophageal cancer. Surg Endosc. 2010；24(12):2965–73.

14. Hong L, Zhang Y, Zhang H, Yang J, Zhao Q. The short-term outcome of three-field minimally invasive esophagectomy for Siewert type I esophagogastric junctional adenocarcinoma. Ann Thorac Surg. 2013；96(5):1826–31.

15. Udagawa H, Ueno M, Haruta S, Tanaka T, Mizuno A, Ohkura Y. Re-evaluation of the role of

thoracoscopic esophagectomy as a Japanese-style radical surgery. Esophagus. 2017；14(2):165–70.

16. Li H, Yang S, Zhang Y, Xiang J, Chen H. Thoracic recurrent laryngeal lymph node metastases predict cervical node metastases and benefit from three-field dissection in selected patients with thoracic esophageal squamous cell carcinoma. J Surg Oncol. 2012；105(6):548–52. https://doi.org/10.1002/jso.22148. Epub 2011Nov 21.

17. Taniyama Y, Nakamura T, Mitamura A, Teshima J, Katsura K, Abe S, Nakano T, Kamei T, Miyata G, Ouchi N. A strategy for supraclavicular lymph node dissection using recurrent laryngeal nerve lymph node status in thoracic esophageal squamous cell carcinoma. Ann Thorac Surg. 2013；95(6):1930–7. https://doi.org/10.1016/j.athoracsur.2013.03.069. Epub 2013May 1.

第 33 章

食管癌淋巴结清扫的合适范围

Traves D. Crabtree and James W. Feimster

1 引言

对于食管癌，淋巴结清扫术是食管切除术的标准步骤，并且对于分期是不可或缺的。关于最佳的淋巴结切除方案及其对总生存率的影响仍存在一些争论。本章将回顾食管癌切除术的淋巴结清扫范围、不同的淋巴结预后指标以及对食管癌患者进行淋巴结清扫的标准化的建议。

区域淋巴结受累仍然是可切除食管癌最重要的预后指标之一，最新的美国癌症联合委员会（AJCC）TNM 分期系统中也体现了这一点[1-3]。美国国家综合癌症网络（NCCN）对食管切除术淋巴结清扫的最新建议是，在未进行诱导放化疗的患者中，应至少取样 15个淋巴结。对于接受诱导治疗的患者，NCCN 未给出淋巴结切除的最佳数量，但建议进行类似数量的淋巴结切除[4]。

当前的 NCCN 指南建议基于一系列非随机对照研究。一项来自 Surveillance Epidemiology and End Results（SEER）数据库的研究对 4882 例患者进行了回顾性分析，结果显示与取样少于 12 个淋巴结的患者相比，接受了 12 个以上淋巴结取样的食管癌患者的死亡率显著降低（OR, 1.69; 95% CI: 1.44 ～ 1.98)[4, 5]。此外，全球食管癌协作组（WECC）数据库回顾了 4627 例患者，证明更大范围的淋巴结切除术与淋巴结转移患者的生存率增加有关[4, 6]。

虽然 NCCN 指南和其他研究强调了彻底的淋巴结切除的重要性，但美国的食管外科医生一直未能达到充分淋巴结清扫的标准。Samson 等分析国家癌症数据库（NCDB）的数据发现，从 1998 年到 2012 年，在 4686 次食管切除术中，只有 29.8% 的患者采样了

T. D. Crabtree（✉）· J. W. Feimster
Division of Cardiothoracic Surgery, Department of Surgery, Southern Illinois University
School of Medicine, Springfield, IL, USA
e-mail: tcrabtree53@siumed.edu

≥ 15 个淋巴结[7]。与大手术量中心（每年超过 20 次食管切除术）相比，低手术量中心（每年少于 3.7 次食管切除术）未能达到该阈值的情况更为常见。在低手术量中心中，74.4% 的患者未完成 R0 切除及切除淋巴结数量 ≥ 15 个，而在高手术量中心，这一比例为 56.8%[7]。在 ACS Oncology Group Z0060 试验中，4% 接受食管切除术的患者没有采集淋巴结，11% 的患者采集了三个或更少的淋巴结[8]。

　　目前只有少数外科医生达到了推荐的食管癌淋巴结取样数量。纠正这种不足可以使手术实践和机构医疗质量措施更加标准化，达到改善患者的总生存率的目标。

2　检索策略

　　使用 PubMed 数据库对 2004 年至 2019 年发表的英文文献进行检索，检索的关键词包括："esophageal cancer"，"lymphadenectomy"，"lymph nodes"，"esophagectomy"，"lymph node excision"，"esophageal neoplasms"，"extent of lymph node excision"，"three-field lymphadenectomy"，"surgery for esophageal cancer"，"transhiatal"，"transthoracic"，"induction therapy"，"neoadjuvant treatment" 以及 "lymphadenectomy complications"。表 33.1 列出了 PICO 格式的检索术语。使用 GRADE 系统对数据进行分类。

表 33.1　用于文献检索的 PICO 格式术语

P（患者）	I（干预）	C（对照）	结局
食管癌患者，组织学类型为腺癌和鳞状细胞癌	食管切除术伴淋巴结清扫术或淋巴结切除术	切除更多数量淋巴结 *vs* 切除更少数量淋巴结	死亡率
		二野淋巴结清扫 *vs* 三野淋巴结清扫 经食管裂孔 *vs* 经胸腔	生存率 预后指标
		直接进行食管切除术 *vs* 诱导治疗后进行食管切除术	并发症

3　结果

3.1　淋巴结清扫范围

3.1.1　未进行新辅助治疗

　　有许多研究试图确定食管切除术期间采集淋巴结的最佳数量（表 33.2）[5, 6, 9-13]。Samson 等使用 2006 年至 2012 年 NCDB 数据库中的数据发现，在淋巴结采样数 ≥ 25 个的食管切除术患者中，死亡风险下降最大（HR 0.77，95% CI 0.67 ～ 0.89，$P < 0.001$）[9]。在另一项国际研究中，利用来自九个专科中心的数据库分析了食管切除术中切除的淋巴结数量。他们得出的结论是，采样的淋巴结数量是生存的独立预测因素，为了最大限度

地提高生存获益，总共需要采样 23 个淋巴结[11]。食管癌前哨淋巴结活检的成功率有限，因为前哨淋巴结定位具有较大可变性，在技术上存在一定困难[14]。

表 33.2　最大限度地提高生存率应切除的淋巴结数量

作者	来源	病例数	是否包括新辅助患者	主要终点	淋巴结数量	证据质量
Groth [5]	SEER	4882	是	全因死亡率和癌症特异性死亡率	> 30	中
Rizk [6]	单中心	336	否	5 年生存率	≥ 18	低
Samson [9]	NCDB	18 777	是	总生存率	20 ~ 25	中
Greenstein [10]	SEER	977	否	疾病特异性生存	≥ 18	中
Peyre [11]	国际数据库	2303	否	5 年生存率	23	中
Lagergren [12]	单中心	606	是	全因和疾病特异性 5 年死亡率	N/A	低
van Der Schaaf [13]	国家数据库	1044	是	5 年全因死亡率	N/A	低

NCDB：国家癌症数据库；SEER：监测、流行病学和最终结果数据库
所有研究均纳入了食管鳞状细胞癌和食管腺癌患者

　　相反地，Lagergren 等认为淋巴结切除范围可能不会影响 5 年生存率[12]。这项单中心研究纳入了 606 例因食管癌而接受食管切除术的患者，结果表明，与 0 ~ 10 个淋巴结取样的患者相比，取样 21 ~ 52 个淋巴结的患者在 5 年全因死亡率方面无统计学差异（HR，0.86；95% CI，0.63 ~ 1.17）[12]。同样的结果也显示在瑞典的一项基于食管癌人群的研究中，该研究显示与切除 < 7 个淋巴结的患者相比，切除 7 ~ 114 个淋巴结的患者在 5 年总体死亡率方面没有任何获益（HR，1.00；95% CI，0.99 ~ 1.01）[13]。作者认为，更激进的淋巴结清扫方式可能会增加围手术期的并发症，而且可能也没有必要。有趣的是，这些数据还表明，较高的阳性淋巴结与切除的总淋巴结比例是死亡率的强预测因子。

3.1.2　新辅助治疗

　　新辅助治疗已成为局部晚期患者的标准治疗方案[15]。NCCN 指南没有具体规定诱导治疗患者要取样的淋巴结数量，但建议采用与未诱导治疗后食管切除术类似的方式进行淋巴结清扫[4]。一项对比新辅助放化疗与单独手术的多中心随机对照试验显示，新辅助治疗后采样的淋巴结平均数量减少了 27%（P=0.001）[16]。在同一研究中，接受新辅助治疗的患者总生存时间在 ≥ 15 个或 < 15 个淋巴结取样之间没有差异[16]。Samson 等分析了 NCDB 的数据结果表明，诱导治疗与采样 15 个淋巴结的可能性降低有关（OR 0.70，0.65 ~ 0.76，P < 0.001）[9]。然而，在这项研究中，如果诱导治疗患者的淋巴结取样超过 10 个，则总体生存率会提高（HR 0.81，95% CI 0.74 ~ 0.90，P < 0.001）[9]。

3.2　淋巴结比率

作为清扫淋巴结绝对数量计数的替代衡量标准，另一方法是计算阳性淋巴结与采样的总淋巴结的比率，即淋巴结比率（LNR）[17-19]（表 33.3）。LNR 反映淋巴结转移的程度，并可能会减少分期偏倚的发生。在 2014 年 Tan 等对 700 例食管鳞状细胞癌患者进行的一项研究中，不管采样的淋巴结总数如何，LNR 被确定为一个独立的预后因素[17]。Ruffato 等的另一项研究证实，在食管腺癌患者中 LNR 与更好的癌症特异性生存相关（$P=0.01$）[18]。LNR 比例 ≤ 0.20 比传统分期系统具有更好的预测能力[19]。例如，在常规分期系统下，采样淋巴结总数为 2 个的患者中有 1 个转移淋巴结与采样淋巴结总数为 20 个的患者中有 1 个转移淋巴结均归类为 N1 期。但是，LNR 分别为 0.5 和 0.05。但只采样两个淋巴结的患者很可能没有充分分期[9]。

表 33.3　淋巴结比率

作者	研究类型	癌症类型	手术	淋巴结比率	证据质量
Tan[17]	回顾性研究	ESCC	三切口食管切除术	LNR 是独立预后因素；LNR 百分位数：0%，1% ~ 25% 和 > 25%（RR 1.849，95% CI 1.258 ~ 2.718，$P=0.002$）	低
Ruffato[18]	回顾性研究	EA	经胸食管切除术	LNR 与癌症特异性生存率呈正相关（$P=0.01$）；LNR ≤ 0.04 的患者生存率显著优于 LNR > 0.04 的患者（$P=0.0001$）	低
Mariette[19]	回顾性研究	EA 和 ESCC	胸腹联合食管切除术	LNR > 0.2 是生存预测因素（$P=0.014$，OR 1.6，95% CI 1.1 ~ 2.3）。但在充分分期的患者（淋巴结切除数 ≥ 15）中，LNR > 0.2 不能预测生存率（$P=0.114$，OR 1.9,95% CI 0.9 ~ 4.4）	低

ESCC：食管鳞状细胞癌；EA：食管腺癌；LNR：淋巴结比率

3.3　淋巴结清扫的手术方式

当比较经胸入路与经食管裂孔入路行淋巴结清扫时，生存率或肿瘤复发率在统计学上无显著差异[8, 20, 21]。有人认为经胸入路淋巴结清扫术效果可能更好，具有更准确的病理分期并能更好地预测预后，因为相比于经食管裂孔入路，经胸淋巴结清扫的视野更好[8, 20]。

食管鳞状细胞癌（ESCC）中颈部淋巴结受累的可能性已得到充分证实，在上段食管癌患者中可能高达 46%[22]。这些上段食管肿瘤可能受益于三野淋巴结清扫，清扫范围包括腹部、纵隔和颈部淋巴结，包括食管旁淋巴结、锁骨上淋巴结和颈动脉外侧淋巴结[23]。

对于远端食管癌，一些机构倾向于采用三野淋巴结清扫，但不确定这是否适用于所有患者。对下段食管腺癌患者的研究表明，隆突以上的淋巴结受累占 5% ~ 36%[24-26]。

许多研究试图确定更广泛的淋巴结清扫是否有更高的并发症发生率或更高的30天死亡率，但结果各不相同（表33.4）[9, 26-30]。淋巴结清扫的相关并发症包括喉返神经损伤（高达20%）、气管损伤、胸导管损伤、出血、吻合口瘘和感染等[30, 31]。在经验丰富的操作者中，与三野淋巴结清扫相关的并发症可以通过增加淋巴结清扫数目的潜在获益来减轻[26]。

表 33.4　淋巴结扩大清扫术的相关并发症

作者	癌症类型	淋巴结清扫方式	结果	证据质量
Samson [9]	EA 和 ESCC	0 ～ 14LN vs ≥ 15LN	≥ 15LN组中30天和90天死亡率下降（30天：4.4% vs 3.7%, P=0.04。90天：9.6% vs 7.7%, P < 0.001）。30天再住院率没有增加（8.1% vs 7.9%, P=0.68）。	中
Altorki [26]	EA 和 ESCC	三野	在 80 例患者中，30 天死亡率5%，肺部并发症 26%，心脏并发症 15%，吻合口并发症 11%，喉返神经损伤9%	低
Schandl [27]	EA 和 ESCC	0 ～ 8LN vs 9 ～ 14LN vs 15 ～ 24LN vs 25 ～ 81LN	更大数量的淋巴结切除没有降低术后 6 个月和术后 5 年的生活质量	低
D'Journo [28]	EA	标准二野 vs 扩大二野	住院期间死亡率相似（11% vs 9%, P=0.69）。扩大二野清扫的呼吸系统并发症风险升高（25% vs 49%, P=0.02），房性心律失常风险升高（0% vs 10%, P=0.04），输血量增加（1.6U vs 3.6U, P=0.04）	低
Lagergren [29]	EA 和 ESCC	0 ～ 7LN vs 8 ～ 15LN vs 16114LN	更彻底的淋巴结切除不会增加再手术的风险以及 30 天死亡率（RR=0.98, 95% CI 0.96 ～ 1.00）	低
Maruyama [30]	EA 和 ESCC	二野 vs 三野	切除超过 60 个淋巴结或进行三野清扫会增加气管支气管损伤的风险（OR 5.39, 95% CI 1.60 ～ 21.6, P=0.009；OR 8.11, 95% CI 2.07 ～ 54.1, P=0.008）	低

EA：食管腺癌；ESCC：食管鳞状细胞癌；LN：淋巴结；RR：相对风险；OR：比值比

3.4　淋巴结评估的标准化

在美国，有各种各样的手术技术和病理标本报告规范。对美国外科医师学会肿瘤学组 Z0060 试验的二次分析表明，提交给病理科的标本有 38% 没有明确指出淋巴结属于哪一站，在那些至少切除了 15 个淋巴结的患者中，有 38% 的标本由病理科医生对淋巴结进行鉴别[8]。该过程总体缺乏标准化流程，导致食管癌分期的质量和准确性存在很大差异。外科医生有责任建立一致的淋巴结评估方法，可以独立于病理科医生对淋巴结进行评估，也可以与病理科医生密切合作，以确保准确可靠的病理分期。

4　结论与建议

淋巴结清扫术是接受食管癌切除术患者的标准做法。淋巴结清扫的方法很复杂，取决于许多因素。手术实践的标准化流程和机构质量改进措施可能会使淋巴结清扫更标准彻底，从而可能会有更好的预后。

根据最近的数据，淋巴结清扫应至少包括 15 个淋巴结。根据肿瘤组织学和位置，手术应至少包括两个区域的淋巴结清扫，并且医疗机构应具有淋巴结标本评估和送检的标准化技术流程，以获得最准确的 TNM 分期。

推荐

- 食管切除术中的淋巴结清扫应至少包括 15 个淋巴结（证据质量低，弱推荐）。
- 根据肿瘤组织学和位置，食管切除术应至少包括两个区域的淋巴结清扫（证据质量低，弱推荐）。
- 每个医疗机构都应该有一个淋巴结标本评估和送检的标准化技术流程，以获得最准确的 TNM 分期（证据质量低，弱推荐）。

5　个人观点

许多恶性肿瘤（例如乳腺癌）采用前哨淋巴结活检，以避免发生因激进的淋巴结清扫导致的潜在并发症，同时也能保持淋巴结评估对于预测预后和协助制定辅助治疗策略的作用。食管的复杂性和多向淋巴引流对简化的食管癌淋巴结评估提出了挑战。一方面，可以认为更积极的淋巴结清扫可以提高对隐匿性淋巴结转移的识别，以用于预后评估和辅助治疗的选择，另一些学者则认为切除多个阴性淋巴结虽然令人放心，但不是必需的，识别阳性淋巴结的数量只是对疾病分期评估的反映，是否存在淋巴结转移是术前就已存在的结果。这似乎有点虚无主义的观点，但最终的答案可能要复杂得多。淋巴结清扫的充分性存在一个阈值，它能最大限度地提高识别阳性淋巴结带来的癌症特异性生存获益，而不会增加淋巴结清扫相关的并发症的发生率或死亡率。淋巴结清扫会受到肿瘤因素、手术技术和外科医生经验的影响。阈值也可能会随着时间的推移而改变，目前的 NCCN 指南给出的只是一个基础标准，至少可以作为最基础的质量评估的替代衡量标准。

参考文献

1. Edge SB, Byrd DR, Compton CC, Fritz AG, Greene FL, Trotti A III, editors. AJCC cancer staging manual. 7th ed. New York：Springer；2009. p. 253–70.
2. Rice TW, Rusch VW, Apperson-Hansen C, Allen MS, Chen LQ, Hunter JG, Kesler KA, Law S, Lerut TE, Reed CE, Salo JA, Scott WJ, Swisher SG, Watson TJ, Blackstone EK. Worldwide Esophageal Cancer Collaboration. Dis Esophagus. 2009；22:1–8.
3. Rice TW, Kelsen DP, Blackstone EH. Esophagus and esophagogastric junction. In：Amin MB, Edge SB, Greene FL, et al., editors. AJCC cancer staging manual. 8th ed. New York：Springer；2017. p. 185–202.
4. Ajani JA, D'Amico TA, Bentrem DJ, Chao J, Corvera C, Das P, Denlinger CS, Enzinger PC, Fanta P, Farjah F, Gerdes H, Gibson M, Glasgow RE, Hayman JA, Hochwald S, Hofstetter WL, Ilson DH, Jaroszewski D, Johung KL, Keswani RN, Kleinberg LR, Leong S, Ly QP, Matkowskyj KA, McNamara M, Mulcahy MF, Paluri RK, Park H, Perry KA, Pimiento J, Poultsides GA, Roses R, Strong VE, Wiesner G, Willett CG, Wright CD, McMillian NR, Pluchino LA. Esophageal and esophagogastric junction cancers, version 2.2019, NCCN clini- cal practice guidelines in oncology. J Natl Comprehensive Cancer Netw. 2019；17(7):855–83.
5. Groth SS, Virnig BA, Whitson BA, DeFor T, Li Z, Tuttle T, Maddaus M. Determination of the minimum number of lymph nodes to examine to maximize survival in patients with esopha- geal carcinoma：data from the Surveillance Epidemiology and End Results database. J Thorac Cardiovasc Surg. 2010；139:612–20.
6. Rizk NP, Ishwaran H, Rice TW, Chen L, Schipper P, Kesler K, Law S, Lerut T, Reed C, Salo J, Scott W, Hofstetter W, Watson T, Allen M, Rusch V, Blackstone E. Optimum lymphadenec- tomy for esophageal cancer. Ann Surg. 2010；251:46–50.
7. Samson P, Puri V, Broderick S, Alexander Patterson G, Meyers B, Crabtree T. Adhering to quality measures in esophagectomy is associated with improved survival in all stages of esoph- ageal cancer. Ann Thorac Surg. 2017；103(4):1101–8.
8. Veeramachaneni NK, Zoole JB, Decker PA, Putnam JB, Meyers BF. Lymph node analysis in esophageal resection：American College of Surgeons Oncology GroupZ0060Trial. Ann Thorac Surg. 2008；86:418–21.
9. Samson P, Puri V, Broderick S, Alexander Patterson G, Meyers B, Crabtree T. Extent of lymph-adenectomy is associated with improved overall survival after esophagectomy with or without induction therapy. Ann Thorac Surg. 2017；103(2):406–15.
10. Greenstein A, Litle V, Swanson S, Divino C, Packer S, Wisnivesky J. Effect of the number of lymph nodes sampled on postoperative survival of lymph node-negative esophageal cancer. Cancer. 2008；112:1239–46.
11. Peyre C, Hagen J, DeMeester S, Altorki N, Ancona E, Griffin SM, Holscher A, Lerut T, Law S, Rice T, Ruol A, van Lanschot JJB, Wong J, DeMeester T. The number of lymph nodes removed predicts survival in esophageal cancer：an international study on the impact of extent of surgi- cal resection. Ann Surg. 2008；248:549–56.
12. Lagergren J, Mattsson F, Zylstra J, Chang F, Gossage J, Mason R, Lagergren P, Davies A. Extent of lymphadenectomy and prognosis after esophageal cancer surgery. JAMA Surg. 2016；151(1):32–9.
13. van Der Schaaf M, Johar A, Wijnhoven B, Lagergren P, Lagergren J. Extent of lymph node removal during esophageal cancer surgery and survival. J Natl Cancer Inst. 2015；107(5):djv043.

14. Takeuchi H, Kawakubo H, Takeda F, Omori T, Kitagawa Y. Sentinel node navigation surgery in early-stage esophageal cancer. Ann Thorac Cardiovasc Surg. 2012；18(4):306–13.

15. van Hagen P, Hulshof MC, van Lanschot JJ, Steyerberg EW, van Berge Henegouwen MI, Wijnhoven BP, Richel DJ, Nieuwenhuijzen GA, Hospers GA, BonenkampJJ, Cuesta MA, Blaisse RJ, Busch OR, ten Kate FJ, Creemers GJ, Punt CJ, Plukker JT, Verheul HM, Spillenaar Bilgen EJ, van Dekken H, van der Sangen MJ, Rozema T, Biermann K, Beukema JC, Piet AH, van Rij CM, Reinders JG, Tilanus HW, van der Gaast A. Preoperative chemoradiotherapy for esophageal or junctional cancer. N Engl J Med. 2012；366:2074–84.

16. Robb WB, Dahan L, Mornex F, Maillard E, Thomas PA, Meunier B, Boige V, Pezet D, Le Brun-Ly V, Bosset JF, Mabrut JY, Triboulet JP, Bedenne L, Seitz JF, Mariette C. Impact of neoadjuvant chemoradiation on lymph node status in esophageal cancer：post hoc analysis of a randomized controlled trial. Ann Surg. 2015；261:902–8.

17. Tan Z, Ma G, Yang H, Zhang L, Rong T, Lin P. Can lymph node ratio replace pN categories in the tumor-node-metastasis classification system for esophageal cancer? J Thorac Oncol. 2014；9:1214–21.

18. Ruffato A, Lugaresi M, Mattioli N, Simone M, Peloni A, Daddi N, Montanari A, Anderlucci L, Mattioli S. Total lymphadenectomy and nodes-based prognostic factors in surgical interven- tion for esophageal adenocarcinoma. Ann Thorac Surg. 2016；101:1915–20.

19. Mariette C, Piessen G, Briez N, Triboulet JP. The number of metastatic lymph nodes and the ratio between metastatic and examined lymph nodes are independent prognostic factors in esophageal cancer regardless of neoadjuvant chemoradiation or lymphadenectomy extent. Ann Surg. 2008；247:365–71.

20. Hulscher JB, van Sandick JW, de Boer AG, Wijnhoven BP, Tijssen JG, Fockens P, Stalmeier PF, ten Kate FJ, van Dekken H, ObertopH, Tilanus HW, van Lanschot JJ. Extended transtho- racic resection compared with limited transhiatal resection for adenocarcinoma of the esopha- gus. N Engl J Med. 2002；347:1662–9.

21. Davies AR, Sandhu H, Pillai A, Sinha P, Mattsson F, Forshaw MJ, Gossage JA, Lagergren J, Allum WH, Mason RC. Surgical resection strategy and the influence of radicality on outcomes in oesophageal cancer. BJS. 2014；101:511–7.

22. Akiyama H, Tsurumaru M, Udagawa H, Kajiyama Y. Radical lymph node dissection for can- cer of the thoracic esophagus. Ann Surg. 1994；220:364–72.

23. Nafteux P, Depypere L, Van Veer H, Coosemans W, Lerut T. Principles of esophageal can- cer surgery, including surgical approaches and optimal node dissection(2- vs 3-field). Ann Cardiothorac Surg. 2017；6(2):152–8.

24. Feith M, Stein HJ, Siewert JR. Adenocarcinoma of the esophagogastric junction：surgical therapy based on 1602consecutive resected patients. Surg Oncol Clin N Am. 2006；15:751–64.

25. Lagarde SM, Ha C, Hulscher JB, Tilanus HW, Ten Kate FJ, Obertop H, van Lanschot JJ. Prospective analysis of patients with adenocarcinoma of the gastric cardia and lymph node metastasis in the proximal field of the chest. BJS. 2005；92:1404–8.

26. Altorki N, Kent M, Ferrara C, Port J. Three-field lymph node dissection for squamous cell and adenocarcinoma of the esophagus. Ann Surg. 2002；236(2):177–83.

27. Schandl A, Johar A, Lagergren J, Lagergren P. Lymphadenectomy and health-related quality of life after oesophageal cancer surgery：a nationwide, population-based cohort study. BMJ Open. 2016；6:e012624.

28. D'Journo XB, Doddoli C, Michelet P, Loundou A, Trousse D, Giudicelli R, Fuentes PA, Thomas PA. Transthoracic esophagectomy for adenocarcinoma of the oesophagus：stan- dard versus extended

two-field mediastinal lymphadenectomy? Eur J Cardiothorac Surg. 2005；27(4):697–704.

29. Lagergren J, Mattsson F, Davies A, Lindblad M, Lagergren P. Lymphadenectomy and risk of reoperation or mortality shortly after surgery for oesophageal cancer. Sci Rep. 2016；6:36092.

30. Maruyama K, Motoyama S, Sato Y. Tracheobronchial lesions following esophagectomy：ero- sions, ulcers, and fistulae, and the predictive value of lymph node-related factors. World J Surg. 2009；33:778–84.

31. Isono K, Sato H, Nakayama K. Results of a nation-wide study on the three-field lymph node dissection of esophageal cancer. Oncology. 1991；48:411–20.

第 34 章

放化疗后疾病未缓解或复发的挽救性食管切除术

Nicolas Zhou, Erin M. Corsini, and Wayne L. Hofstetter

1　引言

　　术前放化疗（CXRT）彻底改变了局部晚期食管癌的治疗模式。早期研究表明，与单独手术或放疗相比，多模式联合方案可提高患者生存率 [1, 2]。几项研究表明，放化疗后手术可提高患者生存率 [3, 4]。与单独放化疗相比，使用三联疗法（放化疗后手术）的患者具有更好的局部肿瘤控制率 [4-6]。然而，手术在局部晚期食管癌中的作用仍然存在争议。大约一半的鳞状细胞癌（SCC）和 25% 的腺癌（AC）患者在新辅助化疗后达到病理完全缓解，这导致外科医生质疑食管切除术在临床完全缓解中的作用 [7]。RTOG0246 试验 [8]，仅选择肿瘤未缓解或复发的患者进行手术切除，证明了选择性手术切除策略的有效性。此后，确定可从挽救性切除术中获益的最佳患者人群一直是外科界争论较大的话题。在 SANO 预试验中，建立了用于评估临床完全病理缓解的诊断工具，并在正在进行的 III 期 SANO 试验 [9] 中使用，以将各种方案策略进行比较。该试验的结果将有助于明确 CXRT 后对患者选择观察还是手术切除。本章并不是讨论根治性放化疗与 CXRT + 手术的相对优点。患者就诊咨询挽救性切除术有多种原因，例如 CXRT 后计划观察随访、术前治疗后效果不佳或患者 / 医生选择避免手术等。我们的任务是在该决策点讨论挽救性切除术的优点和缺点。

　　尽管在大多数研究中，挽救性食管切除术被定义为在根治性放化疗后对肿瘤未缓解或复发的患者进行的手术，但对这一患者人群的手术指征的确切掌握，尤其是在回顾性研究的背景下，是存在争议的。这主要是因为很难将真正的挽救性手术与预期手术分开。

N. Zhou · E. M. Corsini · W. L. Hofstetter（✉）

Department of Thoracic and Cardiovascular Surgery, University of Texas MD Anderson Cancer Center, Houston, TX, USA

e-mail: WHofstetter@MDAnderson.org

同样，区分早期复发和真正的肿瘤进展也存在挑战。尽管如此，我们还是尝试在本章中总结接受挽救性食管切除术患者结局的相关文献。

2　检索策略

使用 MeSH 术语 "esophagus"，"salvage therapy"，"esophagectomy"，"adenocarcinoma"和 "esophageal squamous cell carcinoma" 在 Pubmed 上进行检索（表 34.1）。使用关键词 "esophagus"，"surgery" 和 "resection" 再次检索对文献进行补充。纳入 2012 年至2019 年以英文发表的原创性研究、系统评价和 Meta 分析。共纳入 111 篇文献。由于回顾性研究较大，而相对缺乏比较挽救性手术与替代治疗方式的随机对照研究数据，因此优先考虑系统性评价研究和更大的回顾性报告数据。

表 34.1　用于文献检索的 PICO 格式术语

P（患者）	I（干预）	C（对照）	O（结局）
完成根治性放化疗后的病灶未缓解或复发的患者	挽救性食管切除术	非手术治疗，包括化疗、放疗、联合治疗和随访观察	生存率死亡率

3　结果

多项研究阐明了挽救性食管切除术对肿瘤复发或放化疗后未缓解患者的作用。在本章中，我们回顾了这些报告的结果，首先总结了分析腺癌和鳞状细胞癌的数据（表34.2）。然后，我们根据患者队列研究，分别总结每种组织学的结果。

表 34.2　根治性放化疗后行挽救性食管癌根治术的相关研究

作者，年份	病例数	挽救性手术	SCC/AC	研究设计	挽救性的定义	证据质量
Markar 等，2015[10]	848	308	515/319	匹配对照研究（挽救性手术 vs 计划手术）	复发/未缓解	低
Cohen 等，2018[11]	308	308	193/115	病例系列研究	复发/未缓解	极低
Faiz 等，2019[12]	954	954	660/224	Meta 分析	复发/未缓解	极低
Marks 等，2012[13]	586	65	-/65	匹配对照研究（挽救性手术 vs 计划手术）	复发/未缓解	极低
Taniyama 等，2018[17]	100	100	100/-	未匹配对照研究（复发 vs 疾病未缓解）	复发/未缓解	极低
Sohda 等，2017[15]	40	40	40/-	病例系列研究	复发/未缓解	极低

续表

作者，年份	病例数	挽救性手术	SCC/AC	研究设计	挽救性的定义	证据质量
Wang 等，2014[16]	104	104	104/ –	未匹配对照研究（复发 vs 疾病未缓解）	复发/未缓解	极低
Watanabe 等，2015[14]	63	63	63/ –	病例系列研究	复发/未缓解	极低
Mitchell 等，2019[18]	41	35	35/ –	未匹配对照研究（挽救性手术 vs 计划手术）	复发/未缓解	极低
Buckstein 等，2019[19]	37		37/ –	综述		极低
Kumagai 等，2016[20]	219	136	219/ –	Meta 分析：（挽救性手术 vs 二线 CRT，非匹配）		极低

SCC：鳞状细胞癌； AC：腺癌；CRT：放化疗

3.1 包括食管腺癌和鳞状细胞癌的研究

3.1.1 生存率

包含 SCC 和 AC 组织学的两项回顾性研究来自 30 家欧洲法语地区医院的数据库。在第一项研究中，Markar 等报告了 848 例接受新辅助放化疗后手术或根治性放化疗后进行挽救性手术患者的结果 [10]。Cohen 等也评估了 308 例行挽救性手术的患者，以确定与挽救性手术并发症发生率和死亡率相关的因素 [11]。在这些患者中，约 60% 的患者病理为 SCC，所有患者都接受了同步放化疗。挽救性手术患者中根治性放化疗后肿瘤未缓解者占比 76%，肿瘤复发者占比 24%。接受三联疗法治疗的患者多为下段食管肿瘤，通常会进行 Ivor-Lewis 食管切除术。与肿瘤复发的患者相比，肿瘤未缓解的患者更可能出现营养不良。结果表明，挽救性手术和计划性三联疗法患者之间的院内死亡率无显著差异（8.4% vs 9.3%）[10]。然而，在挽救性手术组中，以下几个亚组患者的院内死亡率显著增加：（a）在低手术量中心接受手术的患者，（b）接受总放射剂量 ≥ 55Gy 的患者，（c）鳞癌患者 [10, 11]。作者推测，高剂量放疗可能导致吻合口瘘发生率增加，增加院内死亡率。

Cohen 等后来证实了这一假设，在放射剂量 ≥ 55Gy 的患者中，继发于吻合口瘘的死亡率增加（54.5% vs 14.3%，P=0.017）。在 3 年评估时，挽救性手术和计划性三联疗法患者的总生存时间（43.3% vs 40.1%）和无进展生存时间（39.2% vs 32.8%）无差异 [10]。Cohen 等进一步确定了与挽救性手术患者死亡率增加相关的独立危险因素，包括放射剂量 ≥ 55Gy、术后并发症、病理分期 III 期或更高，以及 R1 或 R2 切除 [11]。与肿瘤复发患者相比，肿瘤未缓解患者的短期生存率没有差异。然而，在评估长期生存率时差异较明显（表 34.3），局部（20.6% vs 13.9%）和远处复发率（26.5% vs 18.7%）也有一定的差异，但是无统计学意义 [10]。

表 34.3　围手术期死亡率与长期生存率

作者, 年份	院内死亡率	90 天死亡率	1 年 OS	3 年 OS	5 年 OS
Markar 等, 2015[10]	挽救性手术：8.4% 肿瘤未缓解：9.8% 肿瘤复发：4.1% 计划手术：9.3%			挽救性手术：43.3% 肿瘤未缓解：39.1% 肿瘤复发：56.2% 计划手术：40.1%	
Cohen 等, 2018[11]	8.4%			43.3%	34%
Faiz 等, 2019[12]		8%		39%	19.4%
Marks 等, 2012[13]		挽救性手术：4.6% 计划手术：7.7%		挽救性手术：48% 计划手术：55%	挽救性手术：32% 计划手术：45%
Taniyama 等, 2018[17]	肿瘤未缓解：5.8% 肿瘤复发：2.1%		肿瘤未缓解：57.1% 肿瘤复发：89.6%		肿瘤未缓解：13.1% 肿瘤复发：46.9%
Sohda 等, 2017[15]	5%				
Wang 等, 2014[16]			肿瘤未缓解：66.3% 肿瘤复发：87.8%	肿瘤未缓解：29.7% 肿瘤复发：56%	肿瘤未缓解：20.1% 肿瘤复发：42.5%
Watanabe 等, 2015[14]	7.9%			30%	15%
Mitchell 等, 2019[18]		挽救性手术：17.1% 计划手术：9.8%	挽救性手术：68.6% 计划手术：80.5%	挽救性手术：45.7% 计划手术：72.6%	挽救性手术：24.2% 计划手术：66.7%
Buckstein 等, 2019[19]				33%～70%	
Kumagai 等, 2016[20]	0～22%（4 项二线 CRT 研究中有 3 项未报告）			挽救性手术：17%～58% 二线 CRT：0～12%	

OS：总生存率；CRT：放化疗

Faiz 等的 Meta 分析纳入了 28 项研究，包括 2007 年至 2017 年的 1076 例患者[12]。该研究中几乎所有的挽救性切除患者都接受了 ≥ 50Gy 的放射治疗。大多数患者接受了根治性放化疗，少部分患者（110/1076，10%）接受了计划的三联治疗。其中，73.6% 行挽救性食管切除术患者的手术指征未阐明，剩余患者中大部分为肿瘤未缓解（17.5% *vs* 8.9%）。在这项 Meta 分析中，挽救性手术患者的合并 3 年生存率为 39%[12]。R0 切除有更好的生存率，但在肿瘤未缓解和肿瘤复发两组之间没有发现生存率差异（表 34.4）。

表 34.4　术后并发症

作者，年份	肺部并发症	心血管并发症	吻合口瘘	并发症发生率
Markar 等，2015[10]	挽救性手术：42.9% 肿瘤未缓解 42.9% 肿瘤复发：43.2% 计划手术：40.9%	挽救性手术：13.6% 肿瘤未缓解：14.5% 肿瘤复发：10.8% 计划手术：13.5%	挽救性手术：17.2% 肿瘤未缓解：16.2% 肿瘤复发：20.3% 计划手术：10.7%	挽救性手术：63.6% 肿瘤未缓解：52.6% 肿瘤复发：58.1% 计划手术：58.9%
Cohen 等，2018a[11]	25.3%	10.9%	12.7%	34.7%
Faiz 等，2019[12]	29.3%	6.7%	17.2%	
Marks 等，2012[13]	挽救性手术：23.1% 计划手术：18.5%		挽救性手术：18.5% 计划手术：16.9%	挽救性手术：35.4% 计划手术：30.8%
Taniyama 等，2018[17]	肿瘤未缓解 b：30.8% 肿瘤复发 b：14.6%	肿瘤未缓解 c：23.1% 肿瘤复发 c：14.6%	肿瘤未缓解 d：28% 肿瘤复发 d：23.9%	肿瘤未缓解：78.8% 肿瘤复发：72.9%
Sohda 等，2017[15]	25%	2.50%	20%	50%
Watanabe 等，2015[14]				65.1%
Mitchell 等，2019[18]	挽救性手术：40% 计划手术：17.1%	挽救性手术：48.6% 计划手术：19.5%	挽救性手术：11.4% 计划手术：12.2%	挽救性手术：71.4% 计划手术：36.6%
Buckstein 等，2019[19]				42%

a 所有并发症均为 Clavien–Dindo III 级及以上

b 仅术后肺炎

c 仅心律失常

d 全层胃肠道缺损，所有病例均经内镜检查或造影证实

3.1.2　并发症

食管切除术后并发症很常见，尤其是术前行放化疗的患者。在纳入的队列研究中，63.6% 的挽救性手术患者和 58.9% 的计划三联治疗患者存在术后相关并发症，吻合口瘘的发生率为 13.1%（挽救性手术组：17.2% *vs* 计划手术组：10.7%）[10]。在挽救性手术组中，肿瘤复发的患者似乎发生吻合口瘘的风险最大（20.3%）。手术部位感染率在挽救性和计划性切除人群之间也不同（挽救性：18.5% *vs* 计划性：12.2%），并且在倾向性评分匹配后这些差异仍然存在。其他并发症如肺部感染（42.9% *vs* 40.9%）和心血管并发症（13.6%

vs 13.5%）组间没有发现差异 [10]。

Cohen 等仅评估归类为 Clavien-Dindo III 级及以上的并发症，并指出 34.7% 的挽救性手术患者发生并发症，包括 12.7% 的吻合口瘘、25.3% 的肺部并发症和 8.4% 的心血管并发症 [11]。作者在多变量 Cox 回归分析中确定颈部吻合术（$P < 0.001$）是吻合口瘘的独立危险因素。由于上文提到的与吻合口瘘相关的围手术期死亡率，作者认为通过颈部吻合术来避免胸腔内瘘的尝试是不合理的。尽管作者在接受大于或小于 55Gy 放疗的患者中，没有发现吻合口瘘发生率的差异具有统计学意义，但作者提示，在做出手术决定时必须考虑放疗辐射剂量大小。

3.2　仅针对食管腺癌的研究

3.2.1　研究对象

我们检索到了一项专门针对 AC 患者的单中心、回顾性研究。在 Marks 等收集的队列中，超过 95% 的肿瘤位于食管的下三分之一 [13]。挽救性和计划性切除患者的放疗剂量相似。挽救性手术患者从治疗到手术的中位间隔为 216 天，而计划手术切除的患者则为 50 天。挽救性手术患者往往是年龄较大、有吸烟史和有糖尿病史的患者，美国麻醉师协会（ASA）的评分往往较高。各组之间的临床和病理分期也不同。作者报告了治疗的短期和长期的结果。挽救性切除患者进行 R0 切除的可能性较小，清扫的淋巴结较少，并且重症监护病房（ICU）的入住率较高。

3.2.2　生存率

尽管短期结果存在一些细微差异，但接受挽救性和计划性切除患者的 30 天死亡率（3.1% *vs* 4.6%）和 90 天死亡率（4.6% *vs* 7.7%）没有差异 [13]。挽救性切除术与计划切除术的 3 年和 5 年生存率分别为 48%、55% 和 32%、45%，没有显著差异。年龄、吸烟状况、肿瘤分期和阳性淋巴结数量都是接受挽救和计划切除术的患者发生死亡的独立预测因素。然而，手术策略（计划与挽救）和手术时间并不是死亡的重要预测因素，因此两组在生存结局方面没有差异。在仅对挽救性切除的患者进行的亚组分析中，肿瘤位于食管下三分之一或胃食管交界处、放疗剂量 > 45Gy、切除的淋巴结数量和阳性淋巴结数量是较差总生存率的独立预测因素，但是只有 3/65 患者的肿瘤位于食管上三分之二。

3.2.3　并发症

大约三分之一的患者出现了术后并发症（挽救组：35.4% *vs* 计划组：30.8%）。与按计划进行切除的患者相比，接受挽救性手术患者的术后输血率（26.2% *vs* 14.8%，*P*=0.019）和 ICU 住院率（21.5% 对 8.6%，*P*=0.001）明显更高。在吻合口瘘、肺部感染、非计划拔管、乳糜胸或喉返神经损伤发生率方面，组间无显著差异。多因素分析显示，术式是主要并发症的唯一预测因素，与接受开放 Ivor Lewis 手术方式的患者相比，接受微创或三切口食管切除术患者的围手术期并发症发生率增加（OR 分别为 2.3 和 3.64）。

3.3　食管鳞状细胞癌

3.3.1　研究对象

在我们回顾的研究中纳入患者数量的中位数为 76（范围 37 ~ 219）。尽管所有研究都对接受过放化疗的患者进行了评估，但纳入的两项研究中，一小部分患者仅接受了新辅助放疗[14, 15]。大多数研究纳入了接受 5- 氟尿嘧啶和顺铂双药治疗的患者，其他铂类药物很少使用。两项研究包括仅接受单药化疗的患者。大多数研究纳入累积放疗剂量在 50 到 70Gy 之间的患者。

为了明确最有可能从挽救性食管切除术中获益的患者人群，我们总结了多种入选标准和方法。有两项研究比较了未缓解与复发性肿瘤患者的结局[16, 17]。使用三联疗法作为参考，一项研究将挽救性切除术与标准计划手术进行了比较，包括肿瘤未缓解或复发性肿瘤的患者[18]。剩下的一项研究评估了挽救性治疗与二线放化疗，其余三项研究没有设置对照组，单独报告了接受挽救性治疗患者的结果[14, 15, 19, 20]。

3.3.2　生存率

一些研究总结了可能导致挽救性切除患者预后差异的因素。Sohda 等对 40 例因肿瘤复发或未缓解而接受挽救性食管切除术患者的结果进行了回顾性分析[15]。尽管他们的研究对该领域有一定的帮助，但研究中的数据存在一定的局限性：只有 27 例（68%）患者接受了新辅助放化疗，而其余患者仅接受了放疗。尽管该研究可能因为统计功效不足以得出有意义的结果，并且研究中的多变量模型可能存在过度拟合，但在他们的分析中，只有肿瘤未缓解与生存结局相关。

类似地，Watanabe 等回顾了 63 例接受根治性 CXRT 后行挽救性切除术的 SCC 患者的结局[14]。与 Sohda 等的结果相似，Watanabe 的报告包括了少数仅接受新辅助放疗的患者（19%），其死亡率为 8%，3 年生存率为 30%。Buckstein 等的研究证实了这些生存数据，其研究中这类患者的 3 年生存率为 33% ~ 70%[19]。

重要的是，对于 cT1 ~ 2 或 cN0 期患者，或在新辅助 CXRT 后获得病理完全缓解的患者，没有发生院内死亡。在多因素分析中，肿瘤未缓解和较高的 ypT 分期与死亡风险增加相关。此外，作者指出，尽管单因素分析显示肿瘤浸润深度和对新辅助治疗的反应是 R0 切除的预测因素，但在多因素分析中没有发现与该结局独立相关的因素。

为了进一步明确适合接受挽救性切除术的患者群体，两位作者评估了不同的患者队列：肿瘤持续不缓解与复发性肿瘤的患者。在 Taniyama 等的研究中，对于接受食管切除术的 SCC 患者，因肿瘤未缓解接受挽救性切除术的 5 年生存率比肿瘤复发患者更差（13% vs 47%），该数据仅来自未经调整的 Kaplan–Meier 分析，没有支持的多变量模型[17]。虽然总体而言，食管癌的长期生存率通常很差，但已证明挽救性切除术中的其他因素对预后具有额外的价值。

Wang 等的一项研究评估了因肿瘤未缓解或复发而接受挽救性食管切除术患者的生

存结局[16]。其结果与 Taniyama、Wang 等的报告类似。与根治性 CXRT 后肿瘤未缓解的患者相比,复发患者的生存率更高。3 年生存率分别为 56%(复发)和 30%(未缓解)。然而,应该指出的是,113 例患者中有 9 例患者在围手术期死亡,因此被排除在分析之外。多因素分析表明,切除的完整性和疾病复发与生存时间延长有关,但该多变量模型可能存在共线性(重复包含单独 T、N 和 M 分期以及 TNM 分期),这削弱了这些数据的可信度。

Mitchell 等的研究回答了 SCC 中挽救性手术是否具有与计划手术相似的短期和长期结局的问题。研究中回顾性评估了 2004 年至 2016 年接受计划或挽救性切除术的 76 例 SCC 患者的围手术期并发症的发生率和生存率[18]。该研究包括 35 例接受挽救性手术的患者,其余 41 例患者在 CXRT 后接受了计划性手术切除。与挽救性切除术相比,接受计划手术患者的生存时间更长,两组 3 年生存率分别为 73% 和 46%。然而,因这些队列之间普遍存在选择偏倚,作者提示两组之间无法进行直接比较,这些数据表明,对于鳞癌患者,在可行的情况下不应推迟手术。

鉴于 SCC 患者挽救性手术的高风险,Kumagai 等回顾现有文献,将挽救性手术与二线 CXRT 进行比较[20]。他们的报告纳入了 4 项回顾性研究的结果,其中包括 219 例接受 CXRT 后肿瘤未缓解或复发的患者,其中 136 例(62%)接受了挽救性切除术。在该综述中,作者报告挽救手术组的 3 年生存率为 17% ~ 58%,而二线放化疗组为 0 ~ 12%。只有 1 项研究报告了 CXRT 相关死亡率,所有研究中报道的手术患者的围手术期死亡率为 0 ~ 22%。合并后分析显示,接受挽救性切除术患者的死亡风险比 CXRT 低(HR 0.42)。然而,应该指出的是,研究之间存在高度异质性,数据的准确性存在一定的局限。

3.3.3 并发症

挽救性手术是一种风险较高、可能危及生命的手术。Taniyama 等的研究表明肿瘤未缓解和复发患者的围手术期结果相似,组间神经麻痹、吻合口瘘、肺炎、心律失常和乳糜漏的发生率相当[17]。Buckstein 等也报道了令人担忧的围手术期并发症发生率[19]。与上述研究类似,在一项临床试验中发现挽救性手术的并发症发生率较高(42%),并且放疗后气管相关并发症的发生率相对也较高。

Mitchell 等的一项研究显示,与计划手术相比,挽救性手术患者的围手术期并发症更常见且更严重[18]。这样的结果表明,因为挽救性切除的风险相对较大,SCC 患者进行早期切除可能是非常重要的[13]。尽管如此,在解释这些数据时,需要考虑所有回顾性研究中存在的选择偏倚。

Sohda 等的研究报道了相关的围手术期概况[15]。该研究中患者队列中的治疗模式存在异质性,一些患者仅接受了新辅助放疗,20 例(50%)患者出现并发症,其中 8 例(20%)患者出现吻合口瘘。患者的肺部并发症发生率相当高,7 例(18%)患者在手术后出现致命性肺炎(手术后生存期:2.7 ~ 41 个月)。Watanabe 等证实了围手术期并发症发生率的确令人担忧,其中 41 例(65%)患者在术后出现并发症,但缺乏相关的具体细

节 [14]。

4　结论与建议

对于肿瘤未缓解或复发的患者，挽救性食管切除术仍然是一个可考虑的治疗方式。尽管现有研究提供的总体证据质量较低，但它们提供了两种不同组织学类型食管癌在挽救性手术后的不同结果。对于 AC 患者，与计划的三联疗法相比，挽救性手术在围手术期并发症的发生率或长期生存率方面没有差异 [13]。这些数据表明，在经选择的 AC 患者人群中，挽救性食管切除术可能在不增加并发症风险的情况下提供相似的肿瘤学结果。

在 SCC 患者中尚未发现相同的结果。尽管与二线 CXRT 相比，挽救性手术似乎提供了生存获益 [20]，但在该患者人群中挽救性食管切除术的术后并发症风险更高，在许多情况下并发症可能很严重，导致与计划切除手术相比的死亡率可能更高 [18]。在需要挽救性切除手术的患者中，与肿瘤复发的患者相比，有病灶残留预示着更差的结果 [16, 17]。在包括两种组织学类型的挽救性切除患者队列中，SCC 和放疗剂量 ≥ 55Gy 是院内死亡率的独立危险因素。同一项研究表明，较高的放疗剂量也与吻合口瘘的发生和并发症相关性死亡有关 [11]。这些结果虽然是回顾性的，但也在一定程度上说明了，如果条件允许，SCC 患者需要及时进行手术，而不是后续进行挽救性治疗。在所有评估的研究中，与肿瘤未缓解相比，复发患者的总生存率更高 [10, 16, 17]。在选择挽救性食管切除术患者时，外科医生应对肿瘤组织学、放疗剂量和手术指征进行充分考虑和评估，并与患者充分沟通治疗的选择。

推荐

- 根治性放化疗后出现肿瘤局部复发或持续未缓解的食管腺癌患者可考虑行挽救性食管切除术（证据质量低；弱推荐）。
- 根治性放化疗后肿瘤未缓解的食管鳞状细胞癌患者应在条件允许的情况下立即考虑进行计划性食管切除术（证据质量低；弱推荐）。
- 对于根治性放化疗后长期无病间隔后复发的食管鳞状细胞癌患者，可以在经选择的患者群体中考虑进行挽救性食管切除术（证据质量低；弱推荐）。

5　个人观点

尽管本章侧重于挽救性手术的结果，但它并不是对根治性放化疗的认可。我们也不能从回顾性数据中得出计划切除优于挽救性手术的结论。文献中只有两项随机试验，主要针对 SCC。如果完全临床缓解后继续观察而不是手术，结果似乎与计划手术切除相当。然而，这两项试验都存在较大缺陷。它们的统计功效不足，并且与 AC 患者群体和大型医学中心相比，围手术期死亡率似乎过高。我们期待着 SANO 研究的结果，这可能会为放化疗后肿瘤缓解明显的患者是否进行手术提供进一步的证据。

通过回顾性地分析，我们仅能推测几个要点。对于在根治性 CXRT 后复发的患者，挽救性手术是一个合理的选择，但这些数据来自特定的患者亚组。这些回顾性研究的结论并不能合理地解读为，放化疗后选择性手术是一种可行的治疗策略。然而，我们注意到只有少数进行挽救性手术的患者有较好的结局（仅对于 AC 组织学类型）。此外，还有一些亚组患者接受挽救性手术（SCC）后数据不理想，这可能受患者队列中固有风险的影响，仍需要进一步的数据证实。

在我们中心，临床实践倾向于三联疗法，在能安全耐受手术且风险可控甚至获得完全临床缓解的患者中进行计划手术切除。在接受根治性放化疗后出现肿瘤复发的患者中，可以考虑在患者能耐受的情况下进行挽救性手术。

参考文献

1. Medical Research Council Oesophageal Cancer Working Party. Surgical resection with or without preoperative chemotherapy in oesophageal cancer：a randomised controlled trial. Lancet. 2002；359:1727–33.

2. Cooper JS, Guo MD, Herskovic A, et al. Chemoradiotherapy of locally advanced esopha- geal cancer：long-term follow-upof a prospective randomized trial(RTOG 85-01). Radiation Therapy Oncology Group. JAMA. 1999；281:1623–7.

3. Tepper J, Krasna MJ, Niedzwiecki D, et al. Phase III trial of trimodality therapy with cisplatin, fluorouracil, radiotherapy, and surgery compared with surgery alone for esophageal cancer：CALGB 9781. J Clin Oncol. 2008；26:1086–92.

4. Shapiro J, van Lanschot JJB, Hulshof M, et al. Neoadjuvant chemoradiotherapy plus surgery versus surgery alone for oesophageal or junctional cancer(CROSS)：long-term results of a randomised controlled trial. Lancet Oncol. 2015；16:1090–8.

5. Stahl M, Stuschke M, Lehmann N, et al. Chemoradiation with and without surgery in patients with locally advanced squamous cell carcinoma of the esophagus. J Clin Oncol. 2005；23:2310–7.

6. Urba SG, Orringer MB, Turrisi A, Iannettoni M, Forastiere A, Strawderman M. Randomized trial of preoperative chemoradiation versus surgery alone in patients with locoregional esopha- geal carcinoma. J Clin Oncol. 2001；19:305–13.

7. van Hagen P, Hulshof MC, van Lanschot JJ, et al. Preoperative chemoradiotherapy for esopha- geal or junctional cancer. N Engl J Med. 2012；366:2074–84.

8. Swisher SG, Moughan J, Komaki RU, et al. Final results of NRG Oncology RTOG 0246：an organ-preserving selective resection strategy in esophageal cancer patients treated with defini- tive chemoradiation. J Thorac Oncol. 2017；12:368–74.

9. Noordman BJ, Spaander MCW, Valkema R, et al. Detection of residual disease after neo- adjuvant chemoradiotherapy for oesophageal cancer(preSANO)：a prospective multicentre, diagnostic cohort

study. Lancet Oncol. 2018；19:965–74.

10. Markar S, Gronnier C, Duhamel A, et al. Salvage surgery after chemoradiotherapy in the man- agement of esophageal cancer：is it a viable therapeutic option? J Clin Oncol. 2015；33:3866–73.

11. Cohen C, Tessier W, Gronnier C, et al. Salvage surgery for esophageal cancer：how to improve outcomes? Ann Surg Oncol. 2018；25:1277–86.

12. Faiz Z, Dijksterhuis WPM, Burgerhof JGM, et al. A meta-analysis on salvage surgery as a potentially curative procedure in patients with isolated local recurrent or persistent esophageal cancer after chemoradiotherapy. Eur J Surg Oncol. 2019；45:931–40.

13. Marks JL, Hofstetter W, Correa AM, et al. Salvage esophagectomy after failed definitive chemoradiation for esophageal adenocarcinoma. Ann Thorac Surg. 2012；94:1126–33.

14. Watanabe M, Mine S, Nishida K, et al. Salvage esophagectomy after definitive chemoradio- therapy for patients with esophageal squamous cell carcinoma：who really benefits from this high-risk surgery? Ann Surg Oncol. 2015；22:4438–44.

15. Sohda M, Kumakura Y, Saito H, et al. Clinical significance of salvage esophagectomy for patients with esophageal cancer and factors of influencing long-term survival. Anticancer Res. 2017；37:5045–51.

16. Wang S, Tachimori Y, Hokamura N, Igaki H, Nakazato H, Kishino T. Prognostic analysis of salvage esophagectomy after definitive chemoradiotherapy for esophageal squamous cell car- cinoma：the importance of lymphadenectomy. J Thorac Cardiovasc Surg. 2014；147:1805–11.

17. Taniyama Y, Sakurai T, Heishi T, et al. Different strategy of salvage esophagectomy between residual and recurrent esophageal cancer after definitive chemoradiotherapy. J Thorac Dis. 2018；10:1554–62.

18. Mitchell KG, Nelson DB, Corsini EM, et al. Morbidity following salvage esophagectomy for squamous cell carcinoma：the MD Anderson experience. Dis Esophagus. 2019；33(3):doz067. https://doi. org/10.1093/dote/doz067.

19. Buckstein M, Liu J. Cervical esophageal cancers：challenges and opportunities. Curr Oncol Rep. 2019；21:46.

20. Kumagai K, Mariosa D, Tsai JA, et al. Systematic review and meta-analysis on the significance of salvage esophagectomy for persistent or recurrent esophageal squamous cell carcinoma after definitive chemoradiotherapy. Dis Esophagus. 2016；29:734–9.

第 35 章

食管切除术后早期经口进食

Hai–Bo Sun, Megan Schultz, and Andrew C. Chang

1 引言

　　尽管近年来食管切除术的手术技术有所改进，但微创食管切除术（MIE）和开放手术之间的术后管理仍然相似，特别是在恢复进食方面。几项研究调查了在接受食管切除术的患者中实施快速康复外科（ERAS）方案的可行性[1-3]。食管切除术是一项复杂的手术，其围手术期并发症的发生率和死亡率很高。ERAS 管理流程中包括早期进食。食管切除术后肠内营养（EN）有三种途径：早期经口摄入、空肠造瘘术或留置鼻肠管。目前对于食管切除术后最佳营养支持途径和术后经口进食的适当时机尚未达成共识。我们对评价食管切除术后早期经口进食（EOF）的研究进行了系统的文献回顾。

2 检索策略

　　通过 Pubmed 对 2000 年至 2019 年发表的英文文献进行检索，查找有关食管切除术后早期经口进食的数据。检索式为（（（ "2000" [Date‐Publication]："2019" [Date‐Publication]））AND（（ "controlled clinical trial" [Publication Type] OR "meta analysis" [Publication Type] OR "randomized controlled trial" [Publication Type]）））AND（ early oral feeding OR early feeding OR ERAS ）AND（ esophagectomy OR esophageal surgery ）。表 35.1 对检索策略进行了概述。

H.-B. Sun
Department of Thoracic Surgery, The Affiliated Cancer Hospital of Zhengzhou University
(Henan Cancer Hospital), Zhengzhou, Henan, P.R. China

M. Schultz · A. C. Chang（✉）
Section of Thoracic Surgery, Department of Surgery, University of Michigan Medical School,
Ann Arbor, MI, USA
e-mail: andrwchg@med.umich.edu

表 35.1　用于文献检索的 PICO 格式术语

P（患者）	I（干预）	C（对照）	O（结局）
食管切除术患者	术后早期进食	术后延迟进食	并发症
			营养状态
			肠道功能恢复时间
			住院时间

3　结果

3.1　食管切除术后肠内营养：为什么？

传统上，患者在胃肠道手术后不直接进行肠内营养，在临床证据表明没有肠梗阻发生后再恢复肠内营养。现在的观点普遍认为肠内营养支持在任何可能的情况下都更安全、更有效，支持这一观点的研究包括几项上消化道切除术后早期肠内营养（通过空肠造瘘术）的研究 [4]。通过胃肠道来实现小肠黏膜吸收营养的功能和活性是非常重要的，这一目标可仅通过少量的肠内营养就能实现。只需 300 ml/d 的营养即可防止完全饥饿引起的肠道渗透活性变化 [5]。术后早期恢复肠内营养可降低危及生命的并发症的发生，并减少食管切除术后的住院时间 [6]。

表 35.2 总结了评估食管切除术后早期恢复肠内营养的研究。Aiko 等 [7] 比较了食管癌手术后单用全肠外营养（TPN）与 TPN 联合空肠造瘘术肠内营养的差异。结果表明联合组的血清胆红素和 C 反应蛋白水平高于单纯 TPN 组，血清淋巴细胞计数低于单纯 TPN 组。两组在术后并发症或第 7 天的营养状况无统计学差异，这表明，至少在改善患者的生化指标方面，肠内营养具有一些益处 [7]。Gabor 等 [8] 在病例对照研究中同样比较了联合方案（空肠造瘘肠内营养联合 TPN）与单独的 TPN，结果显示联合组的重症监护和总住院时间较短。然而，这项研究报告的吻合口瘘发生率极高（联合组为 48%，单独 TPN 组为 52%）。Kobayashi 等的研究 [9] 表明，在 3 天内开始早期 EN 对食管癌术后患者是安全有效的，其优点包括减少白蛋白输注和减少 TPN 的使用，促进肠道运动的早期恢复，促进全身炎症的早期恢复。

目前，虽然越来越多的外科医生接受了"肠道功能尚可，就使用肠内营养"的概念，但对于经管路肠内营养的持续时间还没有达成共识。一些医学中心报道了特定的食管切除术后患者进行家庭肠内营养的价值 [10, 11]。一项随机对照试验，在接受食管切除术或胃切除术的癌症患者中，比较了术后 6 周家庭肠内营养与标准管理，结果表明通过空肠造瘘术进行家庭肠内营养是安全可行的，并且能被患者及其护理人员接受 [12]。研究人员还指出，家庭肠内营养是否可以成为常规实践中具有成本效益的治疗方法，仍需要多中心研究的数据证实[12]。空肠造瘘管喂养的一个潜在好处是可以减少患者的体重下降，有利于患者更快地恢复功能。然而，尽管食管切除术后常规应用空肠造瘘管喂养，但大多数患者在术后 6 个月时观察到显著的体重下降[13]。其原因可能部分是由于食管切除术对分解代谢的影响导致外周组织脂肪大量减少[14]，部分是因食管切除术后经口喂养难以满足营养需求。食管切除术后常规家庭肠内营养的操作方法尚未明确。

表 35.2　食管切除术后比较早期肠内管饲（EEF）与全肠外营养（TPN）的相关研究

作者	年份	分组	主要结局	结论	研究类型（证据质量）
Swails 等[32]	1985	EEF（n=13）*vs* TPN（n=12）	并发症：NS 住院时长：NS 死亡率：未报道	EN 没有统计学上的显著优势	随机对照（高）
Baigrie 等[33]	1996	EEF（n=50）*vs* TPN（n=47）	并发症：NS	EN 安全可行	随机对照（高）
Aiko 等[7]	2001	EEF + PN（n=13）*vs* TPN（n=11）	死亡率：NS 营养状态：NS ICU 及住院时长：EEF 组更短	患者可能从 EEF 中获益	随机对照（高）
Page 等[34]	2002	EEF（n=20）*vs* TPN（n=20）	并发症：NS 住院时间：NS 死亡率：NS	NJ 喂养是安全有效的，但没有显示出可检测到的客观获益	随机对照（高）
Gabor 等[8]	2005	EEF + PN（n=44）*vs* TPN（n=44）	并发症：NS 第一次排便时间：早（4 天 *vs* 7.95 天） 30 天死亡率：NS ICU 住院时间：减少（10 天 *vs* 19 天） 住院时间：减少（26 天 *vs* 43 天）	与 TPN 相比，EEF 可能会缩短 ICU 和住院时间	回顾性研究（低）
Shiraishi 等[35]	2005	EEF *vs* TPN	死亡率：NS 营养状态：NS	早期肠内营养可能被推荐为标准营养管理方式	随机对照（高）
Fujita 等[6]	2012	PN（n=88）*vs* EN（n=76）	并发症：NS 危及生命的并发症：低（30.6% PN 组 *vs* 15.7% EN 组，*P*=0.02）	早期肠内营养可降低危及生命的手术并发症发生率	随机对照（高）
Mashha-di[36]	2015	EEF（n=20）*vs* TPN（n=20）	炎症：减少 排便：更快 医疗费用：减少 营养结局：相似	EEF 可以减少炎症、加快肠道功能恢复并降低医疗成本	随机对照（高）

续表

作者	年份	分组	主要结局	结论	研究类型（证据质量）
Han 等[37]	2018	EEF（n=403） *vs* TPN（n=262）	并发症：NS 医疗费用：降低 住院时间：降低	与 TPN 相比，EEF 可缩短术后住院时间并降低住院费用	回顾性研究（低）

EN：肠内营养；NS：无统计学意义；PN：肠外营养；NJ：鼻空肠喂养

3.2　食管切除术后早期经口进食：为什么不采用?

尽管食管切除术后管饲被广泛接受，但也存在相关不良反应。过分依赖管饲可能会导致吞咽能力受损，这可能是由于吞咽肌肉的使用减少所致[15]。Weijs 等[16] 的研究表明，在食管切除术中放置空肠饲管导致 0 ~ 0.5% 的死亡率、0 ~ 2.9% 的再手术率。这一方式的轻微并发症发生率较高，例如 0.4% ~ 16% 的置管部位感染，1.4% ~ 25% 的置管部位渗漏，10% ~ 39% 的患者出现胃肠道症状。使用鼻肠管作为喂养途径的主要缺点是经常出现管路脱位，术后住院期间管路脱位的发生率为 20% ~ 35%。

此外，从患者和护理者的角度来看，使用空肠造瘘管喂养对身体、心理和情感的影响是未知的。大多数管饲患者报告出现过味觉剥夺，包括品尝、咀嚼和吞咽食物、饮用液体、误食和对某些食物没有食欲、口渴和口干等[17]。此外，患者经常因无法与亲戚朋友共同进食，导致缺乏社交接触而感到痛苦[18]。

经口进食是食管切除术后营养支持的最佳生理途径。进食时可产生唾液并保持口腔清洁。然而，在管饲营养支持期间唾液分泌通常会减少，并且口腔黏膜会出现溃疡。由于唾液量减少，饲管可能会改变患者口咽部的细菌定植。唾液清除功能受损也会导致呼吸道病原体在口咽部定植的发生率增加[19]。食管切除术后立即经口进食的担忧包括吻合口瘘的风险、误吸引起肺部并发症以及胃排空延迟的影响。

3.3　食管切除术后早期经口进食：已取得的进展

目前，对于食管切除术患者何时开始经口进食，以及首先尝试哪种类型饮食，尚无共识。2008 年，一项随机对照试验（RCT）的结果表明，与传统的零口服和肠内营养相比，允许患者从上消化道大手术后的第一天开始随意进食常规食物并不会增加并发症的发生率[20]。然而，这项随机研究只招募了 8 例接受食管切除术的患者，其中 2 例接受了经食管裂孔切除术，6 例接受了经胸手术，且未进行亚组分析。

目前只有五项研究评估了食管切除术后早期经口进食（EOF）的可行性和安全性（表 35.3）。来自荷兰的一项前瞻性多中心非随机临床试验表明，术后即刻开始口服营养不会增加肺炎发生率［EOF 组 28%，LOF（延期经口进食）组 40%，*P*=0.202］或吻合口瘘发生率（EOF 组 14%，LOF 组 24%，*P*=0.202）[21]。两组的 90 天死亡率相同（2%）。立即口服摄入的患者的住院时间和重症监护病房时间显著缩短[21]。因此，作者得出结论，食管切除术后立即开始口服营养似乎是可行的，并且不会增加并发症。然而，在这项研究中，EOF 组在术后第 5 天获得的中位热量摄入是所需的 58%。此外，38% 的 EOF 患者需要补充非口服营养[21]。此外，该研究仅纳入了接受 Ivor Lewis 食管切除术的患者。

表 35.3　食管切除术后早期经口进食（EOF）与延期经口进食（LOF）的相关研究

作者	年份	病例数	结局	结论	研究类型（证据质量）
Mahmoodzadeh 等[22]	2015	EOF（n=54）vs LOF（n=55）	并发症：NS 开始进食软食时间：更早（4 天 vs 6 天） 排气时间：更短（3 天 vs 4 天） 住院时间：更短（6 天 vs 8 天）	EOF 是安全的，患者有获益	随机对照（高）
Sun 等[23]	2015	EOF（n=68）vs LOF（n=65）	并发症：EOF,20.6% vs LOF,29.2%（P=0.249） 排气时间：更短（2.1 天 vs 3.2 天） 排便时间：更短（4.4 天 vs 6.5 天） 住院时间：更短（9.2 天 vs 10.7 天）	EOF 安全可行	前瞻性研究（低）
Weijs[21]	2016	EOF（n=50）vs LOF（n=50）	并发症：肺炎发生率（EOF 28% vs LOF 40%，P=0.202）；吻合口瘘发生率（EOF 14% vs LOF 24%，P=0.202）。 90 天死亡率：两组均为 2% 住院时间和 ICU 时间：EOF 组更短 QOL 评价：更好	EOF 可行且不增加并发症风险	前瞻性研究（低）
Sun 等[24]	2018	EOF（n=140）vs LOF（n=140）	并发症：非劣效 排气时间：更短（2 天 vs 3 天） 排便时间：更短（3 天 vs 4 天） QOL 评价：更好	EOF 术后并发症未明显增加，肠道功能恢复更快，生活质量提高	单中心随机对照试验（高）
Berkelmans 等[27]	2019	EOF（n=65）vs LOF（n=67）	功能恢复时间：（7 天 vs 8 天，P=0.436） 吻合口瘘发生率：（EOF 18.5% vs LOF 16.4%，P=0.757） 肺炎发生率：（EOF 24.6% vs LOF 34.3%，P=0.221）	EOF 不影响功能恢复，也没有增加术后并发症的发生率或严重程度	多中心随机对照研究（高）

　　Mahmoodzadeh 等的 RCT 研究[22] 表明食管和胃肿瘤切除后的 EOF 是安全可行的，并且有良好的早期结局，可以更早恢复患者的生理性胃肠功能，缩短住院时间。然而，这

项研究不仅包括食管切除术患者，还包括胃切除术患者，且排除了发生并发症的患者，偏倚风险很高。

2015 年的一项回顾性研究表明，EOF 术后胃排空比术前胃排空更快，并且 EOF 在胸腹腔镜食管切除术患者中是安全可行的[23]。

2018 年，一项 RCT 比较了 MIE 后 EOF 与传统禁食 1 周的效果，结果表明，McKeown MIE 后 EOF 在术后心脏、呼吸和胃肠道（CRG）的并发症方面不劣于传统禁食组（EOF 组为 30.0%，LOF 组为 32.9%，95% CI：–13.8% ～ 8.0%）。此外，EOF 组患者的肠道功能恢复更快，短期生活质量得到改善[24]。这将有利于患者食管切除术后的康复。基于此项 RCT，作者进一步研究了 EOF 方案对食管切除术后炎性细胞因子水平的影响（白介素 6、IL-6；白介素 8、IL-8；肿瘤坏死因子 α、TNF-α 和单核细胞趋化蛋白 1，MCP-1）。结果表明，与传统康复计划相比，EOF 方案可能会降低 McKeown MIE 后的应激反应[25]。然而，该 RCT 是一项单中心研究，仅纳入了行颈部吻合术的患者[26]。

最近发表了一项研究食管切除术后 EOF 可行性的多中心 RCT[27]。该研究将 MIE 胸内吻合的患者随机分配到术后立即开始经口进食（干预组）或术后 5 天禁食并进行管饲（对照组）。结果显示，经口进食的患者获得功能恢复的时间为 7 天，而对照组为 8 天（$P=0.436$）。吻合口瘘发生率在干预组（18.5%）和对照组（16.4%，$P=0.757$）之间没有差异。干预组（24.6%）和对照组（34.3%，$P=0.221$）的肺炎发生率相似。因此，研究人员得出结论，食管切除术后早期经口进食不影响功能恢复，也不影响术后并发症的发生率或严重程度[27]。

3.4　食管切除术后早期经口进食：持续存在的问题

尽管最近发表了一些 RCT，但支持 EOF 方案适用于所有食管切除术患者的证据仍然薄弱。一些研究人员建议，在临床实践中，可制定决策模型来确定接受食管切除术后可能获益于 EOF 的患者[28]。基于这篇综述，我们认为应该启动更多的研究来探索 EOF 较之食管切除术后传统管饲的益处。

在我们将 EOF 方案用于食管切除术患者的常规临床实践之前，应解决两个问题。首先，食管切除术后立即进食可能会增加误吸的风险。喉返神经（RLN）损伤的发生率在颈部吻合的患者中可能更高，尤其是接受三野淋巴结清扫的患者，并且 RLN 损伤与误吸风险增加有关[29, 30]。其次，食管切除术后，口服进食可能不足以满足患者的热量需求。既往调查食管切除术后 EOF 的研究表明，大多数患者出院回家后无法获取所需的热量[24, 27]。

4　结论与建议

尽管目前关于食管切除术后早期经口进食的潜在益处的证据有限，但已发表的相关研究表明 EOF 是安全可行的。一些研究还表明，EOF 组患者肠道功能的恢复更快，住院时间更短，并且早期口服进食可改善生活质量。关于并发症发生率的数据好坏参半，在这些有限的已发表数据的情况下，我们只能提供一个弱证据等级的建议，即在认为误吸风险较低的食管切除术患者中可以实施早期经口进食方案。

总之，支持食管切除术后患者营养支持的最佳途径的证据是中等的。支持食管切除术后早期经口进食的证据等级很弱。进一步研究术后早期经口进食的安全性和有效性需要多学科的努力，以便为接受食管切除术的患者提供最佳方案。

> **推荐**
>
> - 对于接受食管切除术的患者，如果误吸风险低，可以实施早期经口进食（证据质量中，弱推荐）。

5　个人观点

食管切除术的目标不仅是治疗原发疾病，还要恢复吞咽的舒适度。从历史上看，相当多的并发症与吻合口相关，例如狭窄或需要再次手术修补，以及由此导致的死亡。随着围手术期管理的进步，食管切除术并发症（包括吻合口瘘）导致的死亡风险已显著降低 [31]，肺部并发症仍然是该手术后最常见的并发症。尽管早期经口进食似乎不会增加吻合口瘘的风险，但目前许多医学中心的常规做法仍然是延迟经口进食。虽然早期经口进食的证据质量等级很弱，但迄今为止的研究仍提供了涵盖亚洲和西方人群及饮食的数据。这些研究表明，早期经口进食可能是安全的，但仍然需要考虑患者的个体特征，包括误吸及肺部并发症风险。

参考文献

1. Findlay JM, Gillies RS, Millo J, Sgromo B, Marshall RE, Maynard ND. Enhanced recov- ery for esophagectomy：a systematic review and evidence-based guidelines. Ann Surg. 2014；259(3):413–31.
2. Giacopuzzi S, Weindelmayer J, Treppiedi E, Bencivenga M, Ceola M, Priolo S, et al. Enhanced recovery after surgery protocol in patients undergoing esophagectomy for cancer：a single cen- ter experience. Dis Esophagus. 2017；30(4):1–6.
3. Low DE, Allum W, De Manzoni G, Ferri L, Immanuel A, Kuppusamy M, et al. Guidelines for perioperative care in esophagectomy：Enhanced Recovery After Surgery Society Recommendations. World J Surg. 2019；43(2):299–330.
4. Lewis SJ, Egger M, Sylvester PA, Thomas S. Early enteral feeding versus "nil by mouth" after gastrointestinal surgery：systematic review and meta-analysis of controlled trials. BMJ. 2001；

323(7316):773–6.

5. Elia M, Goren A, Behrens R, Barber RW, Neale G. Effect of total starvation and very low calorie diets on intestinal permeability in man. Clin Sci(Lond). 1987；73(2):205–10.

6. Fujita T, Daiko H, Nishimura M. Early enteral nutrition reduces the rate of life-threatening complications after thoracic esophagectomy in patients with esophageal cancer. Eur Surg Res. 2012；48(2):79–84.

7. Aiko S, Yoshizumi Y, Sugiura Y, Matsuyama T, Naito Y, Matsuzaki J, et al. Beneficial effects of immediate enteral nutrition after esophageal cancer surgery. Surg Today. 2001；31(11):971–8.

8. Gabor S, Renner H, Matzi V, Ratzenhofer B, Lindenmann J, Sankin O, et al. Early enteral feeding compared with parenteral nutrition after oesophageal or oesophagogastric resection and reconstruction. Br J Nutr. 2005；93(4):509–13.

9. Kobayashi K, Koyama Y, Kosugi S, Ishikawa T, Sakamoto K, Ichikawa H, et al. Is early enteral nutrition better for postoperative course in esophageal cancer patients? Nutrients. 2013；5(9):3461–9.

10. Martin L, Lagergren P. Long-term weight change after oesophageal cancer surgery. Br J Surg. 2009；96(11):1308–14.

11. Tomaszek SC, Cassivi SD, Allen MS, Shen KR, Nichols FC 3rd, Deschamps C, et al. An alter- native postoperative pathway reduces length of hospitalisation following oesophagectomy. Eur J Cardiothorac Surg. 2010；37(4):807–13.

12. Bowrey DJ, Baker M, Halliday V, Thomas AL, Pulikottil-Jacob R, Smith K, et al. A ran- domised controlled trial of six weeks of home enteral nutrition versus standard care after oesophagectomy or total gastrectomy for cancer：report on a pilot and feasibility study. Trials. 2015；16:531.

13. Couper G. Jejunostomy after oesophagectomy：a review of evidence and current practice. Proc Nutr Soc. 2011；70(3):316–20.

14. Sakurai Y. Response to nutritional support and therapeutic approaches of amino acid and pro- tein metabolism in surgical patients. J Gastroenterol Hepatol. 2013；28(Suppl 4):123–30.

15. Langmore S, Krisciunas GP, Miloro KV, Evans SR, Cheng DM. Does PEG use cause dyspha- gia in head and neck cancer patients? Dysphagia. 2012；27(2):251–9.

16. Weijs TJ, Berkelmans GH, Nieuwenhuijzen GA, Ruurda JP, van Hillegersberg R, Soeters PB, et al. Routes for early enteral nutrition after esophagectomy. A systematic review. Clin Nutr. 2015；34(1):1–6.

17. Padilla GV, Grant MM. Psychosocial aspects of artificial feeding. Cancer. 1985；55(1Suppl):301–4.

18. Gibbs-Ward AJ, Keller HH. Mealtimes as active processes in long-term care facilities. Can J Diet Pract Res. 2005；66(1):5–11.

19. Palmer LB, Albulak K, Fields S, Filkin AM, Simon S, Smaldone GC. Oral clearance and pathogenic oropharyngeal colonization in the elderly. Am J Respir Crit Care Med. 2001；164(3):464–8.

20. Lassen K, Kjaeve J, Fetveit T, Trano G, Sigurdsson HK, Horn A, et al. Allowing normal food at will after major upper gastrointestinal surgery does not increase morbidity：a randomized multicenter trial. Ann Surg. 2008；247(5):721–9.

21. Weijs TJ, Berkelmans GH, Nieuwenhuijzen GA, Dolmans AC, Kouwenhoven EA, Rosman C, et al. Immediate postoperative oral nutrition following esophagectomy：a multicenter clinical trial. Ann Thorac Surg. 2016；102(4):1141–8.

22. Mahmoodzadeh H, Shoar S, Sirati F, Khorgami Z. Early initiation of oral feeding fol- lowing upper gastrointestinal tumor surgery：a randomized controlled trial. Surg Today. 2015；45(2):203–8.

23. Sun HB, Liu XB, Zhang RX, Wang ZF, Qin JJ, Yan M, et al. Early oral feeding following thoracolaparoscopic oesophagectomy for oesophageal cancer. Eur J Cardiothorac Surg. 2015; 47(2):227–33.

24. Sun HB, Li Y, Liu XB, Zhang RX, Wang ZF, Lerut T, et al. Early oral feeding following McKeown minimally invasive esophagectomy: an open-label, randomized, controlled, nonin- feriority trial. Ann Surg. 2018; 267(3):435–42.

25. Sun HB, Li Y, Liu XB, Wang ZF, Zhang RX, Lerut T, et al. The impact of an early oral feed- ing protocol on inflammatory cytokine changes after esophagectomy. Ann Thorac Surg. 2019; 107:912– 20.

26. Sun HB, Li Y, Liu XB, Zhang RX, Wang ZF, Zheng Y, et al. Embedded three-layer esopha- gogastric anastomosis reduces morbidity and improves short-term outcomes after esophagec- tomy for cancer. Ann Thorac Surg. 2016; 101(3):1131–8.

27. Berkelmans GHK, Fransen LFC, Dolmans-Zwartjes ACP, Kouwenhoven EA, van Det MJ, Nilsson M, et al. Direct oral feeding following minimally invasive esophagectomy(NUTRIENT II Trial): an international, multicenter, open-label randomized controlled trial. Ann Surg. 2020; 271(1):41–7.

28. Liu XB, Xing WQ, Sun HB. Early oral feeding following esophagectomy. J Thorac Dis. 2019; 11(Suppl 5):S824–S30.

29. Baba M, Aikou T, Yoshinaka H, Natsugoe S, Fukumoto T, Shimazu H, et al. Long-term results of subtotal esophagectomy with three-field lymphadenectomy for carcinoma of the thoracic esophagus. Ann Surg. 1994; 219(3):310–6.

30. Fujita H, Kakegawa T, Yamana H, Shima I, Toh Y, Tomita Y, et al. Mortality and morbid- ity rates, postoperative course, quality of life, and prognosis after extended radical lymphad- enectomy for esophageal cancer. Comparison of three-field lymphadenectomy with two-field lymphadenectomy. Ann Surg. 1995; 222(5):654–62.

31. Whooley BP, Law S, Murthy SC, Alexandrou A, Wong J. Analysis of reduced death and com- plication rates after esophageal resection. Ann Surg. 2001; 233(3):338–44.

32. Swails WS, Babineau TJ, Ellis FH, Kenler AS, Forsef RA. The role of enteral jejunos- tomy feeding after esophagogastrectomy: a prospective, randomized study. Dis Esophagus. 1995; 8:193–9.

33. Baigrie RJ, Devitt PG, Watkin DS. Enteral versus parenteral nutrition after oesophagogastric surgery: a prospective randomized comparison. Aust N Z J Surg. 1996; 66(10):668–70.

34. Page RD, Oo AY, Russell GN, Pennefather SH. Intravenous hydration versus naso-jejunal enteral feeding after esophagectomy: a randomised study. Eur J Cardiothorac Surg. 2002; 22(5):666–72.

35. Shiraishi T, Kawahara K, Yamamoto S, Maekawa T, Shirakusa T. Postoperative nutri- tional management after esophagectomy: is TPN the standard of nutritional care? Int Surg. 2005; 90(1):30– 5.

36. Rajabi Mashhadi MT, Bagheri R, Ghayour-Mobarhan M, Zilaee M, Rezaei R, Maddah G, et al. Early post operative enteral versus parenteral feeding after esophageal cancer surgery. Iran J Otorhinolaryngol. 2015; 27(82):331–6.

37. Han H, Pan M, Tao Y, Liu R, Huang Z, Piccolo K, et al. Early enteral nutrition is associated with faster post-esophagectomy recovery in Chinese esophageal cancer patients: a retrospec- tive cohort study. Nutr Cancer. 2018; 70(2):221–8.

第 36 章

食管穿孔的支架置入与一期修复的比较

Brian P. Fleischer and Mark K. Ferguson

1 引言

食管穿孔是一种相对少见的疾病，有着非常高的并发症发生率和死亡率（10% ～ 40%），在因延误诊断而导致全身症状出现时，其后果尤为严重[1]。延误诊断是指自损伤起诊断时间超过 24 小时，多项研究表明其预后较差[2]。传统上手术干预包括食管穿孔部分的切除或一期修补，这取决于外科医生的经验和患者的临床特点。大约 30% 的患者在初次修复后仍有食管瘘，40% 的患者需要再次手术干预[3]。近年来，支架植入术已被用于解决该问题，并且已成为一些医生的一线治疗方案[3, 4]。由于食管穿孔的最佳治疗方案选择取决于多种因素，为此我们比较了一期修复和食管支架置入术的成功率、并发症、住院时间和再次手术率。

2 检索策略

通过 PubMed 对 2004—2019 年发表的相关文献进行检索，检索关键词使用 "esophageal perforation"，"esophageal repair" 以及 "esophageal stent"。重点是 2014 年以后发表的文献。我们排除了那些讨论食管吻合口瘘的文章。表 36.1 列出了用于文献检索的 PICO 格式术语。

3 结果

食管穿孔可发生在食管的任何部位，约 24% 发生在颈段食管，66% 发生在胸段食管，10% 发生在腹段食管。无论穿孔原因如何，最常见的症状是吞咽困难或疼痛（67% ～

B. P. Fleischer · M. K. Ferguson (✉)

Department of Surgery, University of Chicago, Chicago, IL, USA

e-mail: Brian.Fleischer@uchospitals.edu; mferguso@bsd.uchicago.edu

95.8%），其次是发热（44%）、呼吸困难（26%～40.8%）和气肿（25%～48.3%）[5-7]。无论穿孔的原因或损伤部位如何，诊断和治疗的时间至关重要，重点是损伤发生后最初的 24 小时 [2, 4, 8-10]。出于讨论的目的，我们将重点比较最常用的清创术和组织修复术与腔内支架置入术。

表 36.1　用于文献检索的 PICO 格式术语

P（患者）	I（干预）	C（对照）	O（结局）
医源性或自发性食管穿孔患者	支架	一期修补	成功率
			并发症
			住院时间
			再次干预
			生活质量

Abbas 等开发了穿孔严重程度评分量表（PSS），目的是利用临床变量作为损伤严重程度和患者预后的评判指标。当与年龄、心动过速、白细胞增多、发热、胸腔积液 / 非漏出液、呼吸困难和低血压等临床变量进行关联时，作者发现评分与并发症发生率和死亡率以及住院时间相关 [11]。后续 PSS 的相关研究结果各有不同，目前验证 PSS 有效性的文献相对较少。Wigley 等通过来自英国 87 例患者的队列研究了该评分的有效性，结果显示，虽然未发现 PSS 能够预测整体患者人群中的穿孔后并发症，但亚组分析显示可以预测自发性食管破裂的发生 [12]。另一项跨国研究在 288 例患者的队列中进一步探索了 PSS 的有效性，发现无论病因如何，评分系统都与食管损伤的严重程度和潜在后果相关 [13]。

Freeman 发表了一项对接受腔内支架置入术或一期手术修复的食管穿孔患者的倾向性匹配队列分析，研究发现相关指标在两组患者之间存在较大差异。接受支架植入术患者的 ICU 时间（2 天 vs 4 天，P=0.001）、总住院时间（6 天 vs 11 天，P=0.0007）和总体并发症发生率（17% vs 43%, P=0.02）均优于手术组，同时，支架组吞咽困难发生率（7% vs 27%）和再入院率（7% vs 17%）有降低的趋势。此外，两组的住院总费用（59 000 美元 vs 87 000 美元，P < 0.0001）、门诊总费用（32 000 美元 vs 55 000 美元，P < 0.0001）和总体费用（91 000 美元 vs 142 000 美元，P < 0.000）也存在显著差异 [14]。

Biancari 等进行的 Meta 分析纳入了 75 项与食管穿孔患者治疗相关的研究，结果显示接受一期修复的患者死亡率为 9.5%，而接受内镜支架植入术的死亡率为 7.3%。作者认为，虽然内镜支架组的死亡率有所改善，但这可能是由于患者选择偏倚和不同外科医生的经验所致。此外，作者指出，在食管损伤后 24 小时内开始治疗可显著降低死亡率（7.4% vs 20.3%，RR 2.28）[15]，与其他几项研究的结果一致。

对当前相关研究的分析阐明了一些有趣的趋势，如表 36.2 [3, 6, 9, 14, 16-21] 和 36.3 [2, 6, 14, 21-24] 所示。腔内支架植入术的成功率（88.44%）似乎高于一期修复（76.83%），并且支架植入组再次手术的发生率较低（ *9.3% vs 16.9%* ）。这些结果与其他综述报道的支架植入成功率 92% ～ 100% 大致相仿 [4]。虽然研究报告的住院时间各不相同，但支架组合并的平均住院日低于一期修复组（ 14 天 *vs* 17.9 天），而支架组的死亡率略高（ *7.1% vs 6.0%* ）。腔内支架置入最常见的并发症是支架移位，其发生率为 18.6%，其他综述报道的支架移位发生率为 6% ～ 35%，一旦发生支架移位通常需要对支架进行复位或重新放置支架 [3, 4, 9, 16, 17]。完全覆盖的支架通常与较高的移位率有关；部分覆盖的支架可促进组织向内生长，但更难移除。支架植入术后出现狭窄或吞咽困难的报道较少，但总体发生率往往较低（ 0 ～ 7% *vs* 20% ～ 27% ）。

表 36.2　近年食管穿孔行腔内支架植入术的相关研究

作者	年份	病例数	支架类型	中位 LOS（天）	成功率（%）	移位发生率	吞咽困难/狭窄	再手术率（%）	院内死亡率	证据质量
Kiev [3]	2007	14	SEPS	12	100	21%	NR	7	14%	低
Lindenmann [6]	2013	37	SEMS	8	100	NR	NR	0	NR	低
Suzuki [16]	2016	10	SEMS	NR	100	40%	0	0	0	低
Freeman [17]	2007	17	SEPS	8	94	18%	NR	6	NR	低
Freeman [9]	2009	19	SEPS	9	89	24%	0	11	0	低
Johnsson [18]	2005	22	SEMS	10.5	95	14%	0	9	14%	中
Navaneethan [19]	2014	20	SEMS	15	77	15%	NR	1	10%	低
Persson [20]	2014	40	SEMS	33	83	NR	NR	17	7.5%	中
Freeman [14]	2015	30	SEMS/SEPS	6	83	13%	7%	3	3%	中
Law [21]	2017	13	SEPS	NR	62	NR	NR	38	NR	极低

NR：未报道； SEPS：自膨式塑料支架； SEMS：自膨式金属支架； LOS：住院时间

表 36.3　近年食管穿孔行一期修复的相关研究

作者	年份	病例数	中位 LOS（天）	成功率（%）	狭窄/吞咽困难	再手术率（%）	并发症发生率	院内死亡率	证据质量
Shaker [2]	2010	21	31	66.67	20%	4.8	28.5%	17.4%	低
Lindenmann [6]	2013	13	9.2	69.2	NR	30.8	NR	15.40%	低
Freeman [14]	2015	30	11	80	27%	13	NR	7%	中
Law [21]	2017	16	NR	75	NR	13	NR	NR	极低
Masoom [22]	2018	15	NR	73	NR	27	NR	0	低
Sudarshan [23]	2016	20	20	60	NR	35	33%	10%	低
Vinh [24]	2019	63	NR	87	NR	NR	NR	0	极低

NR：未报道；LOS：住院时间

4　结论与建议

　　尽管每个医学中心都有各自的治疗方案，但目前缺乏可靠的、可重复的数据来判断最佳的干预策略。大多数支架植入术和一期修复术的研究都仅纳入胸内食管穿孔患者，颈段食管穿孔患者支架的耐受性不佳，腹段食管穿孔支架移位率高得令人无法接受。无论采用何种治疗方式，诊断不及时都会使死亡率升高 [2, 4, 8 - 10, 18, 20, 22]。目前的证据支持在血流动力学稳定的患者中使用食管支架治疗食管穿孔，但缺乏高质量的 RCT 结果支持，目前的治疗决策均来自回顾性数据、病例系列研究和专家意见。

> **推荐**
>
> ● 建议在血流动力学稳定的食管穿孔患者中，将食管支架植入术作为一线治疗方案（证据质量低，弱推荐）。

5　个人观点

　　虽然有几项病例系列研究和队列研究比较和讨论了食管穿孔支架植入术与一期修复术，但仍然非常需要设计良好的前瞻性随机对照试验进一步验证相关结论。目前有证据支持在非脓毒性、血流动力学稳定的胸段食管穿孔患者中，使用腔内支架代替组织修复。根据我们的经验，对于那些颈段和腹段损伤的患者，我们采用彻底的局部引流和组织修复，而我们对于胸段穿孔患者主要通过支架植入来处理损伤。此外，我们还发现，如果胸段食管穿孔需要直接进行手术治疗，那么支架作为手术修复的辅助手段进行联合治疗也通常会使患者获益。

参考文献

1. Nirula R. Esophageal perforation. Surg Clin N Am. 2014；94:35–41.
2. Shaker H, Elsayed H, Whittle I, et al. The influence of the 'golden 24-h rule' on the prognosis of oesophageal perforation in the modern era. Eur J Cardiothorac Surg. 2010；38:216–22.
3. Kiev J, Amendola M, Bouhaidar D, et al. A management algorithm for esophageal perforation. Am J Surg. 2007；194:103–6.
4. Chirica M, Champault A, Dray X, et al. Esophageal perforations. J Visc Surg. 2010；147:117–28.
5. Hasimoto CN, Cataneo DC, Eldib R, et al. Efficacy of surgical versus conservative treat- ment in esophageal perforation. A systematic review of case series studies. Acta Cir Bras. 2013；28:266–71.
6. Lindenmann J, Matzi V, Neuboech N, et al. Management of esophageal perforation in 120consecutive patients：clinical impact of a structured treatment algorithm. J Gastrointest Surg. 2013；17:1036–43.
7. Aloreidi K, Patel B, Ridgway T, et al. Non-surgical management of Boerhaave's syndrome：a case

series study and review of the literature. Endosc Int Open. 2018；6:E92–7.

8. Herrera A, Freeman RK. The evolution and current utility of esophageal stent placement for the treatment of acute esophageal perforation. Thorac Surg Clin. 2016；26:305–14.

9. Freeman RK, Van Woerkom JM, Vyverberg A, et al. Esophageal stent placement for the treat- ment of spontaneous esophageal perforations. Ann Thorac Surg. 2009；88:194–9.

10. Koivukangas V, Biancari F, Merilainen S, et al. Esophageal stenting for spontaneous esopha- geal perforation. J Trauma Acute Care Surg. 2012；73:1011–3.

11. Abbas G, Schuchert MJ, Pettiford BL, et al. Contemporaneous management of esophageal perforation. Surgery. 2009；146:749–56.

12. Wigley C, Athanasiou A, Bhatti A, et al. Does the Pittsburgh severity score predict outcome in esophageal perforation? Dis Esophagus. 2018；32:1–8.

13. Schweigert M, Sousa HS, Solymosi N, et al. Spotlight on esophageal perforation：a multi- national study using the Pittsburgh esophageal perforation severity scoring system. J Thorac Cardiovasc Surg. 2016；5:1002–11.

14. Freeman RK, Herrera A, Ascioti AJ, et al. A propensity-matched comparison of cost and out- comes after esophageal stent placement or primary surgical repair for iatrogenic esophageal perforation. J Thorac Cardiovasc Surg. 2015；149:1550–5.

15. Biancari F, D'Andrea V, Paone R, et al. Current treatment and outcome of esophageal per- forations in adults：systematic review and meta-analysis of 75studies. World J Surg. 2013；37:1051–9.

16. Suzuki T, Siddiqui A, Taylor LJ, et al. Clinical outcomes, efficacy, and adverse events in patients undergoing esophageal stent placement for benign indications：a large multicenter study. J Clin Gastroenterol. 2016；50:373–8.

17. Freeman RK, Van Woerkom JM, Ascioti AJ. Esophageal stent placement for the treatment of iatrogenic intrathoracic esophageal perforation. Ann Thorac Surg. 2007；83:2003–8.

18. Johnsson E, Lundell L, Liedman B. Sealing of esophageal perforation or ruptures with expand- able metallic stents：a prospective controlled study on treatment efficacy and limitations. Dis Esophagus. 2005；18:262–6.

19. Navaneethan U, Lourdusamy V, Duvuru S, et al. Timing of esophageal stent placement and outcomes in patients with esophageal perforation：a single-center experience. Surg Endosc. 2015；29:700–7.

20. Persson S, Elbe P, Rouvelas I, et al. Predictors for failure of stent treatment for benign esopha- geal perforations - a single center 10-year experience. World J Gastroenterol. 2014；20:10613–9.

21. Law TT, Chan JYL, Chan DKK, et al. Outcomes after oesophageal perforation：a retrospective cohort study of patients with different aetiologie. Hong Kong Med J. 2017；23:231–8.

22. Masoom SHF, Dalouee MN, Fattahi AS, et al. Surgical management of early and late esopha- geal perforation. Asian Cardiovasc Thorac Ann. 2018；26:685–9.

23. Sudarshan M, Elharram M, Spicer J, et al. Management of esophageal perforation in the endo- scopic era：is operative repair still relevant? Surgery. 2016；160:1104–10.

24. Vinh VH, Quang NVD, Khoi NV. Surgical management of esophageal perforation：role of primary closure. Asian Cardiovasc Thorac Ann. 2019；27:192–8.

第 37 章

腔内真空治疗与支架植入术治疗食管吻合口瘘的比较

Kody Wyant and Richard K. Freeman

1 引言

　　近年来，尽管外科技术和手术器械取得了长足进步，但不幸的是食管切除术后胸腔内吻合口瘘并不少见。根据最近胸外科医师协会（STS）普胸外科数据库报告吻合口瘘的发生率为 12.9% [1]。根据文献的系统综述，吻合口瘘发生率可能更高，达 25% [2]。吻合口瘘也是患者死亡的重要原因，相关死亡率高达 30% ～ 60%，而没有吻合口瘘的患者则低于 10% [3, 4]。

　　胸腔内吻合口瘘的治疗方法仍然存在争议，手术、非手术和内镜治疗的适应证缺乏标准化指南 [3]。从既往经验看，对于食管切除术后出现严重吻合口瘘的患者，再次手术干预是标准治疗方案，因为相关并发症的发生率较高，可见手术可能存在较大困难。如果一期修复失败，则消化道重建成为唯一的选择。

　　随着 90 年代后期的技术进步，食管支架受到医生青睐，成为许多医疗机构治疗食管切除术后吻合口瘘的非手术治疗方式的主流。支架治疗的成功率高，而且如果及时移除，相关并发症的发生率低 [5]。支架的另一个好处是与手术修复或非手术愈合相比，修复后食管狭窄的发生率相对较低。

　　最近的文献报道，腔内真空疗法（E-Vac）可作为一种治疗上消化道瘘和穿孔的新方法 [6]。最初在几个欧洲的研究显示，E-Vac 技术在食管胃吻合术后吻合口瘘的治疗中效

K. Wyant
Ascension St. Vincent, Indianapolis, IN, USA
e-mail: Kody.Wyant@ascension.org

R. K. Freeman（✉）
Loyola University Medical Center, Loyola University Health, Maywood, IL, USA
e-mail: Richard.Freeman@LUHS.org

果显著，且并发症少。然而，这项技术需要多次内镜下操作来更换敷料[7, 8]。

非手术的内镜治疗已在多项研究中证明对吻合口瘘患者是安全有效的[9-11]。尽管如此，只有少数研究的设计旨在确定这些方法在标准化实践流程中的作用。本综述的目的不仅是比较这些技术的疗效、安全性和成本，还尝试对手术、食管支架植入术或 E-Vac 的治疗时机提出建议。

2　检索策略

通过 Pubmed 对 2009—2019 年发表的相关文献进行检索，检索关键词为：esophageal leak；anastomotic leak；esophagectomy；treatment；management；endoscopic/endoluminal vacuum therapy；endoscopy；vacuum；stent；self-expanding esophageal stent（表 37.1）。本章纳入了前瞻性和回顾性研究，并对纳入研究中合适的参考文献也进行了检索。本章包含的所有研究均由作者根据以下标准酌情选择：检索仅限于过去 10 年内发表的英文文献；排除没有报告食管切除术后吻合口瘘治疗数据的研究；治疗费用来自医疗保险支付，以将多个医疗机构的费用标准化后进行比较。由于研究中的医疗环境包括重症监护病房、过渡病房和标准病房以及三者之间的迁移，因此所有患者都使用了每日费用的混合模型。

表 37.1　用于文献检索的 PICO 格式术语

P（患者）	I（干预）	C（对照）	O（结局）
食管切除术后吻合口瘘的患者	腔内真空治疗（E-Vac）	食管支架	成功率 治疗时间 住院时间 费用

3　结果

3.1　证据质量

筛选后共纳入了 34 项符合纳入标准的研究，并对其数据进行分析。据我们所知，这些数据包括过去 10 年中通过食管支架或 E-Vac 治疗的食管切除术后吻合口瘘的所有报告病例。分析中不包括临床随机对照试验。本文中讨论的数据来自不同水平的医疗中心，其中有许多小样本回顾性研究。我们的分析是基于回顾这些研究中可获得的粗略数据，无法解释每项研究中存在的内在异质性、偏倚和混杂因素。因此，在 GRADE 工作组[12]提出的 GRADE 框架指导下，这些数据的证据质量和推荐强度是低的。

3.2 研究结果

一项包括 34 项研究的 Meta 分析纳入采用 E-Vac 和支架组的患者总数分别为 218 例和 477 例。结果显示，E-Vac 治疗组的总体成功率为 91%，而食管支架治疗组的总体成功率为 75.5%（表 37.2、37.3 和 37.4），差异具有统计学意义（$P < 0.0001$）。E-Vac 组的手术死亡率为 10.8%，而支架组为 15.8%，无统计学差异（$P=0.64$）。由于研究设计的局限性和报告的异质性，无法计算两组的总体并发症的发生率。

表 37.2　支架和 E-Vac 治疗食管切除术后吻合口瘘的结果

	支架	E-Vac	P 值
患者	477	218	
干预次数（平均）	1.6 ± 0.6	6.1 ± 2	< 0.0001
治疗持续时间（平均天数）	36.8 ± 15.3	20.1 ± 6.2	< 0.0001
总住院时间（平均天数）	44 ± 19.5	50 ± 16.8	0.0002
总死亡率	15.8%	10.8%	0.64
成功率	75.5%	91%	< 0.0001
费用			
干预（平均）	$6322 ± 2216	$25188 ± 7433	< 0.0001
治疗持续时间（平均）	$78874 ± 32722	$43083 ± 13173	< 0.0001
总住院时间（平均）	$93630 ± 41791	$107345 ± 35899	< 0.0001
总住院时间 + 干预措施	$97944 ± 41829	$163882 ± 50568	< 0.0001

表 37.3　E-Vac 治疗吻合口瘘的结果

作者	病例数	成功率（%）	治疗持续时间（平均天数）	干预次数（平均）	总住院时间（平均天数）	死亡率（%）	并发症发生率（%）	研究类型	证据质量
Mennigen 等[13]	22	86.3	26.5	6.5	58	13.6	n/a	对照研究	低
Schniewind 等[14]	17	88.2	n/a	n/a	57	11.8	n/a	对照研究	低
Hwang 等[15]	7	100	19.5	4.3	37	0	0	对照研究	低
Berlth 等[16]	35	85.7	12	3	39	11.4	14.2%	对照研究	低
Min 等[17]	20	95	14.5	5	49	5	35%	RR	低
Lenzen 等[18]	3	100	29	7	46	0	0	RR	低
Wedemeyer 等[19]	8	87.5	23	7	n/a	0	0	RR	低
Weidenhagen 等[20]	6	100	20	10	95	16.7	0	RR	低
Ahrens 等[21]	5	100	28	9	36	20	40%	RR	低
Pournaras 等[22]	7	100	n/a	7	35	0	28.6%	RR	低

续表

作者	病例数	成功率（%）	治疗持续时间（平均天数）	干预次数（平均）	总住院时间（平均天数）	死亡率（%）	并发症发生率（%）	研究类型	证据质量
Laukoetter 等[23]	39	92.3	20	6	60	12.8	17.9%	P	中
Bludau 等[24]	8	87.5	10.75	3.6	n/a	12.5	n/a	RR	低
Bludau 等[25]	36	77.8	12.6	3.9	n/a	25	n/a	RR	低
Kuehn 等[26]	3	66.7	18	6	39	33	n/a	RR	低
Mencio 等[27]	2	100	27.5	6.5	n/a	0	0	RR	低

RR：回顾性研究；P：前瞻性

表 37.4　食管支架治疗吻合口瘘的结果

作者	病例数	成功率（%）	治疗持续时间（平均天数）	干预次数（平均）	总住院时间（平均天数）	死亡率（%）	支架移位（%）	并发症发生率（%）a	支架类型	研究类型	证据质量
Menninen 等[13]	23	60.9	36	1	53	34.8%	n/a	n/a	SEMS	RR	低
Schniewind 等[14]	12	58.3	n/a	n/a	62	41.7%	n/a	25%	n/a	RR	低
Hwang 等[15]	11	63.6	27	1.6	87	0	27.2%	n/a	SEMS	RR	低
Berlth 等[16]	76	72.4	28	1	37	13.2%	18.4%	3.9%	SEMS	RR	低
Eizaguirre 等[28]	13	92.3	42	n/a	44	7.7%	0	n/a	SEMS	RR	低
Freeman 等[29]	17	94.1	17	1.2	18	0	17.6%	0	SEPS/SEMS	RR	低
Zisis 等[30]	9	77.8	56.8	n/a	n/a	0	n/a	n/a	SEMS	RR	低
Gonzalez 等[31]	35	68.6	44	2.6	n/a	17.1%	25.7%	n/a	n/a	RR	低
Persson 等[2]	33	60.6	34	1.75	54	33%	n/a	n/a	n/a	RR	低
Leenders 等[32]	15	80	80	1.7	27.7	33%	40%	0	SEMS	RR	低
Schweigert 等[33]	12	83.3	48.4	n/a	n/a	16.7%	n/a	8.3%	SEMS	RR	低
D'Cunha 等[34]	22	59.1	40.5	1.7	n/a	18.2%	18.2%	13.6%	SEMS/SEPS	RR	低
Plum 等[35]	70	70	27	1.24	37	12.8%	18.6%	10%	SEMS	RR	低
Nguyen 等[36]	9	100	42	1	15.9	0	n/a	0	SEMS	RR	低

续表

作者	病例数	成功率（%）	治疗持续时间（平均天数）	干预次数（平均）	总住院时间（平均天数）	死亡率（%）	支架移位（%）	并发症发生率（%）[a]	支架类型	研究类型	证据质量
Khatian 等[37]	38	78.9	23	n/a	n/a	n/a	10.5%	n/a	SEMS	RR	低
Suzuki 等[38]	5	80	23.8	3	n/a	0	0	0	n/a	RR	低
Gubler 等[39]	18	72.2	15	1.32	n/a	33%	55.6%	n/a	SEMS	RR	低
El Hajj 等[40]	29	72.4	48	1.83	n/a	n/a	n/a	n/a	SEMS/SEPS	RR	低
Dai 等[41]	30	90	30	1.9	45	6.7%	46.7%	n/a	SEPS	RR	低

SEMS：自膨式金属支架；SEPS：自膨式塑料支架；RR：回顾性研究

a 该并发症发生率不包括支架移位

治疗持续时间定义为采用每种治疗策略直到确定临床成功或失败的时间。E-Vac 组和支架组的治疗持续时间分别为 20.1 ± 6.2 天和 36.8 ± 15.3 天（$P < 0.0001$）。然而，与治疗持续时间相反，支架组的总住院时间（LOS）为 44 ± 19.5 天，显著低于 E-Vac 组的 50 ± 16.8 天（$P=0.0002$）。此外，支架组接受的内镜干预次数明显少于 E-Vac 组，两组干预次数分别为 1.6 ± 0.6 次和 6.1 ± 2 次（$P < 0.0001$）。

从这些数据中还可以推断出两组相关的医疗成本。支架组的医疗总成本（$\$97944 \pm 41829$）显著低于 E-Vac 组（$\$163882 \pm 50568$）（$P < 0.0001$）。这些差异与 E-Vac 治疗所需的流程相关，主要是内镜检查次数较多。这种成本差异实际上会受到支架组中患者住院时间更长的影响，但这一发现可能受到本章中无法识别的其他混杂因素的影响。

食管支架植入术的主要并发症仍然是支架移位。在本章中，12 项研究报告了支架移位，对这些报告的亚组分析显示移位率为 23%（表 37.4）。这个比率与既往文献中报告的数据[9, 10]和作者的经验一致。虽然支架移位被认为是一种并发症，但它与干预次数或治疗失败无关。其他不太常见的并发症包括狭窄、出血、吸入性肺炎、反流和疼痛。

E-Vac 治疗导致的临床严重并发症较少。其中，海绵脱位、出血和疼痛在接受 E-vac 治疗的患者中似乎较少发生。目前的文献缺乏并发症发生率及其管理的报道，未来的研究应关注此方面。

4　结论与建议

手术探查仍然是吻合口瘘、食管破裂、食管坏死患者的选择，在无法进行食管支架植入或 E-Vac 治疗的医学中心可以使用。如果进行手术探查，首选肌肉支持的一期修复，应尽可能避免消化道重建。

　　根据目前的文献，无法证实 E-Vac 或支架在食管吻合口瘘管理方面的优劣。支架置入的成功率很高，其主要的不利因素是容易移位。对于不需要长时间机械通气和 / 或气管切开术的患者以及有可能耐受经口摄入，可以将支架植入作为食管胃吻合术后胸内吻合口瘘的一线治疗。在治疗过程中，病人可以在门诊接受治疗。

　　来自有使用 E-Vac 治疗经验的中心的早期结果表明这种吻合口瘘治疗策略成功率高，并发症少。它在管理这些患者方面的决定性作用有待未来的临床研究和标准化治疗模式来确认。目前，E-Vac 是治疗需要长时间机械通气和 / 或气管切开术患者的合适的一线疗法，也可考虑用于支架植入失败、支架植入距离太近的胸腔内食管胃吻合口瘘，对于再次手术修复后的顽固的较小瘘口，在考虑进行重建手术前也可尝试进行 E-Vac。

推荐

● 对于食管切除术后存在胸内吻合口瘘但无需初始手术干预的患者，建议食管支架植入术或 E-Vac 作为一线治疗（证据质量低；弱推荐）。

5　个人观点

　　食管切除术后吻合口瘘的治疗对胸外科医生来说仍然是一个具有挑战性的课题，也是患者术后死亡的重要原因。在过去的 20 年中，除在一些特定情况下，对这些患者进行一期修复或重建的频率已经减少。支架技术的改进和 E-Vac 的开发使得食管胃吻合术后胸腔内吻合口瘘的一线治疗方法的有创性逐步减小。

　　如何选择这两种治疗策略尚缺乏标准。理想情况下，在相似患者中比较这两种治疗模式的随机对照试验将有助于确定最佳标准治疗模式。不幸的是，因为适合进行这种研究的患者数量相对较少，所以在可预见的未来，不太可能进行这种随机对照试验，而且目前这些技术被归类为未被大型临床试验验证的超适应证应用。

　　目前，能做的是明确认知差距，确定每种治疗方式的优缺点，并提出合理的建议供胸外科医生考虑和评估。E-Vac 的成功率值得认可，其被纳入食管胃吻合术后胸腔吻合口瘘的治疗方案。在过去的十年中，随着我们团队和其他研究者对适应证、禁忌证和支架预置时间的不断改进，支架植入术同样在这些患者的治疗中发挥了作用。必要时手术探查和修复或消化道重建仍然是最终的干预措施。

　　如前所述，E-Vac 和支架使用之间的选择可能会因人而异，做出决定的一个因素可能是临床医生对每种技术的经验水平。但在那些可以耐受口服营养、在门诊接受治疗或在早期手术修复后持续存在瘘口的患者中首选使用支架。由于瘘口位置、支架反复移位、患者需要长时间保持机械通气以及支架治疗未愈合而无法再次植入支架时，应考虑 E-Vac 治疗。

我个人对胸内吻合口瘘患者的处理方式取决于瘘口的大小、患者的整体状况以及其他相关条件。一般来说，我对非常小的瘘口的治疗策略是继续胸腔引流、维持肠内营养以及禁食，并在 7 天复查食管造影。如果可行，这种治疗将在门诊进行。对于较大吻合口瘘的患者，我会放置食管支架 10 ～ 14 天。如果食管造影显示支架植入后瘘口闭合，嘱流质饮食，直到支架移除。对于有其他情况需要重新手术探查的患者，例如管胃的瘘口，我会进行吻合口的一期修复。一期修复后发生的任何瘘口都可以通过放置临时支架来处理。

我个人在 E-Vac 治疗方面的经验是针对那些需要持续机械通气且没有再次手术指征、吻合口瘘中等大小的患者。处于此阶段的患者可以根据需要在 ICU 中重复进行内镜检查以调整 E-vac，这些患者也不会因穿过鼻 / 口咽部的真空管线而感到不便。

参考文献

1. Raymond D, Seder C, Wright C, et al. Predictors of major morbidity or mortality after resec- tion for esophageal cancer：a Society of Thoracic Surgeons General Thoracic Surgery Database Risk Adjustment Model. Ann Thorac Surg. 2016；102:207–14.

2. Persson S, Rouvelas I, Kumagai K, Song H, Lindblad M, Lundell L, Nilsson M, Tsai J. Treatment of esophageal anastomotic leakage with self-expanding metal stents：analysis of risk factors for treatment failure. Endosc Int Open. 2016；4:E420–6.

3. Schaheen L, Blackmon S, Nason K. Optimal approach to the management of intrathoracic esophageal leak following esophagectomy：a systematic review. Am J Surg. 2014；208:536–43.

4. Junemann-Ramirez M, Awan M, Khan Z, Rahamim J. Anastomotic leakage post- esophagogastrectomy for esophageal carcinoma：retrospective analysis of predictive factors, management and influence on longterm survival in a high volume centre. Eur J Cardiothorac Surg. 2005；27:3–7.

5. Freeman R, Ascioti A, Dake M, Mahidhara R. An assessment of the optimal time for removal of esophageal stents used in the treatment of an esophageal anastomotic leak or perforation. Ann Thorac Surg. 2015；100:422–8.

6. Leeds S, Burdick J, Fleshman J. Endoluminal vacuum therapy for esophageal and upper intes- tinal anastomotic leaks. JAMA Surg. 2016；151:573–4.

7. Loske G, Schorsch T, Müller C. Endoscopic vacuum sponge therapy for esophageal defects. Surg Endosc. 2010；24:2531–5.

8. Wedemeyer J, Schneider A, Manns M, Jackobs S. Endoscopic vacuum-assisted closure of upper intestinal anastomotic leaks. Gastrointest Endosc. 2008；67:708–11.

9. Halsema E. Clinical outcomes of self-expandable stent placement for benign esophageal dis- eases：a pooled analysis of the literature. World J Gastrointest Endosc. 2015；7:135–53.

10. Dasari B, Neely D, Kennedy A, Spence G, Rice P, Mackle E, Epanomeritakis E. The role of esophageal stents in the management of esophageal anastomotic leaks and benign esophageal perforations. Ann Surg. 2014；259:852–60.

11. Newton N, Sharrock A, Rickard R, Mughal M. Systematic review of the use of endo- luminal topical negative pressure in oesophageal leaks and perforations. Dis Esophagus. 2016；30(3):1–5. https://doi.org/10.1111/dote.1253.

12. Chandar A, Falck-Ytter Y, Ferguson M. In：Ferguson MK, editor. Difficult decisions in tho- racic surgery：an evidence based approach. 3rd ed. New York：Springer；2014. p. 17–33.

13. Mennigen R, Harting C, Lindner K, Vowinkel T, Rijcken E, Palmes D, Senninger N, Laukoetter M. Comparison of endoscopic vacuum therapy versus stent for anastomotic leak after esopha- gectomy. J Gastrointest Surg. 2015；19:1229–35.

14. Schniewind B, Schafmayer C, Voehrs G, et al. Endoscopic endoluminal vacuum therapy is superior to other regimens in managing anastomotic leakage after esophagectomy：a compara- tive retrospective study. Surg Endosc. 2013；27:3883–90.

15. Hwang J, Jeong Y, Park Y, Yoon H, Shin C, Kim N, Lee D. Comparison of endoscopic vacuum therapy and endoscopic stent implantation with self-expandable metal stent in treating postsur- gical gastroesophageal leakage. Medicine. 2016；95:e3416.

16. Berlth F, Bludau M, Plum P, Herbold T, Christ H, Alakus H, Kleinert R, Bruns C, Hölscher A, Chon S. Self-expanding metal stents versus endoscopic vacuum therapy in anastomotic leak treatment after oncologic gastroesophageal surgery. J Gastrointest Surg. 2018；23:67–75.

17. Min Y, Kim T, Lee H, et al. Endoscopic vacuum therapy for postoperative esophageal leak. BMC Surg. 2019；19:1–37. https://doi.org/10.1186/s12893-019-0497-5.

18. Lenzen H. Successful treatment of cervical esophageal leakage by endoscopic-vacuum assisted closure therapy. World J Gastrointest Endosc. 2013；5:340–5.

19. Wedemeyer J, Brangewitz M, Kubicka S, Jackobs S, Winkler M, NeippM, Klempnauer J, Manns M, Schneider A. Management of major postsurgical gastroesophageal intrathoracic leaks with an endoscopic vacuum-assisted closure system. Gastrointest Endosc. 2010；71:382–6.

20. Weidenhagen R, Hartl W, Gruetzner K, Eichhorn M, Spelsberg F, Jauch K. Anastomotic leak- age after esophageal resection：new treatment options by endoluminal vacuum therapy. Ann Thorac Surg. 2010；90:1674–81.

21. Ahrens M, Schulte T, Egberts J, Schafmayer C, Hampe J, Fritscher-Ravens A, Broering D, Schniewind B. Drainage of esophageal leakage using endoscopic vacuum therapy：a prospec- tive pilot study. Endoscopy. 2010；42:693–8.

22. Pournaras D, Hardwick R, Safranek P, Sujendran V, Bennett J, Macaulay G, Hindmarsh A. Endoluminal vacuum therapy(E-Vac)：a treatment option in oesophagogastric surgery. World J Surg. 2018；42:2507–11.

23. Laukoetter M, Mennigen R, Neumann P, Dhayat S, Horst G, Palmes D, Senninger N, Vowinkel T. Successful closure of defects in the upper gastrointestinal tract by endoscopic vacuum ther- apy(EVT)：a prospective cohort study. Surg Endosc. 2016；31:2687–96.

24. Bludau M, Hölscher A, Herbold T, Leers J, Gutschow C, Fuchs H, Schröder W. Management of upper intestinal leaks using an endoscopic vacuum-assisted closure system(E-VAC). Surg Endosc. 2013；28:896–901.

25. Bludau M, Fuchs H, Herbold T, et al. Results of endoscopic vacuum-assisted closure device for treatment of upper GI leaks. Surg Endosc. 2017；32:1906–14.

26. Kuehn F, Schiffmann L, Rau B, Klar E. Surgical endoscopic vacuum therapy for anas- tomotic leakage and perforation of the upper gastrointestinal tract. J Gastrointest Surg. 2012；16:2145–50.

27. Mencio M, Ontiveros E, Burdick J, Leeds S. Use of a novel technique to manage gastrointes- tinal leaks

with endoluminal negative pressure: a single institution experience. Surg Endosc. 2018; 32:3349–56.

28. Eizaguirre E, Larburu S, Asensio J, Rodriguez A, Elorza J, Loyola F, Urdapilleta G, Navascués J. Treatment of anastomotic leaks with metallic stent after esophagectomies. Dis Esophagus. 2015; 29:86–92.

29. Freeman R, Vyverberg A, Ascioti A. Esophageal stent placement for the treatment of acute intrathoracic anastomotic leak after esophagectomy. Ann Thorac Surg. 2011; 92:204–8.

30. Zisis C, Guillin A, Heyries L, Lienne P, D'Journo X, Doddoli C, Giudicelli R, Thomas P. Stent placement in the management of oesophageal leaks. Eur J Cardiothorac Surg. 2008; 33:451–6.

31. Gonzalez J, Servajean C, Aider B, Gasmi M, D'Journo X, Leone M, Grimaud J, Barthet M. Efficacy of the endoscopic management of postoperative fistulas of leakages after esopha- geal surgery for cancer: a retrospective series. Surg Endosc. 2016; 30:4895–903.

32. Leenders B, Stronkhorst A, Smulders F, Nieuwenhuijzen G, Gilissen L. Removable and repo- sitionable covered metal self-expandable stents for leaks after upper gastrointestinal surgery: experiences in a tertiary referral hospital. Surg Endosc. 2013; 27:2751–9.

33. Schweigert M, Dubecz A, Stadlhuber R, Muschweck H, Stein H. Treatment of intrathoracic esophageal anastomotic leaks by means of endoscopic stent implantation. Interact Cadiovasc Thorac Surg. 2011; 12:147–51.

34. D'Cunha J, Rueth N, Groth S, Maddaus M, Andrade R. Esophageal stents for anastomotic leaks and perforations. J Thorac Cardiovasc Surg. 2011; 142:39–46.e1.

35. Plum P, Herbold T, Berlth F, Christ H, Alakus H, Bludau M, Chang D, Bruns C, Hölscher A, Chon S. Outcome of self-expanding metal stents in the treatment of anastomotic leaks after Ivor Lewis esophagectomy. World J Surg. 2018; 43:862–9.

36. Nguyen N, Rudersdorf P, Smith B, Reavis K, Nguyen X, Stamos M. Management of gastroin- testinal leaks after minimally invasive esophagectomy: conventional treatments *vs* endoscopic stenting. J Gastrointest Surg. 2011; 15:1952–60.

37. Liang D, Hwang E, Meisenbach L, Kim M, Chan E, Khaitan P. Clinical outcomes follow- ing self-expanding metal stent placement for esophageal salvage. J Thorac Cardiovasc Surg. 2017; 154:1145–50.

38. Suzuki T, Siddiqui A, Taylor L, Cox K, Hasan R, Laique S, Mathew A, Wrobel P, Adler D. Clinical outcomes, efficacy, and adverse events in patients undergoing esophageal stent placement for benign indications. J Clin Gastroenterol. 2016; 50(5):373–8.

39. Gubler C, Bauerfeind P. Self-expandable stents for benign esophageal leakages and perfora- tions: long-term single-center experience. Scand J Gastroenterol. 2013; 49:23–9.

40. El Hajj I, Imperiale T, Rex D, Ballard D, Kesler K, Birdas T, Fatima H, Kessler W, DeWitt J. Treatment of esophageal leaks, fistulae, and perforations with temporary stents: evalua- tion of efficacy, adverse events, and factors associated with successful outcomes. Gastrointest Endosc. 2014; 79:589–98.

41. Dai Y, Chopra S, Kneif S, Hünerbein M. Management of esophageal anastomotic leaks, perforations, and fistulae with self-expanding plastic stents. J Thorac Cadiovasc Surg. 2011; 141:1213–7.

第 38 章

胸腔镜与消化道内镜治疗小灶食管上皮下肿瘤的比较

Jonathan Dowd, Trevor Long, and Christopher G. Chapman

1 引言

上皮下肿瘤（SETs）是在胃肠道黏膜层下方形成的病变，导致被覆黏膜隆起。SETs 在食管中很少见，占比不到食管肿瘤的 1%[1]。食管 SETs 可累及或源自黏膜肌层、黏膜下层或固有肌层（MP），病变的鉴别诊断繁多，其中平滑肌瘤占 70% ～ 80%，其次是胃肠道间质瘤（GISTs）、血管瘤、颗粒细胞瘤和神经鞘瘤[2-4]。因为病灶通常很小（＜ 2cm）且无症状，这些病变通常在内镜检查或影像学检查中被偶然发现，虽然病灶通常是良性的，但一些 SETs 可能会出现出血或阻塞的症状，且有些病灶有潜在恶变可能性以至转移播散[5]。

内镜黏膜切除术（EMR）和内镜黏膜下剥离术（ESD）已成为行之有效的治疗手段，可以在不破坏 MP 完整性的情况下切除小的深层黏膜或浅表黏膜下病变。对于小灶食管 SETs 仅累及深层黏膜或黏膜下层的患者，EMR 和 ESD 是安全高效的治疗手段，是目前的治疗标准[6]。然而，当癌前病变或恶性病变源自或累及 MP 时，由于存在穿孔或无法完全切除的风险，以上治疗手段无法使用。在此情况下，手术切除 SETs 可以达到临床治愈的效果，当肿瘤较大（＞ 3 ～ 4cm）和 / 或可能需要病理诊断以排除病灶癌变时，临床医

J. Dowd
Department of Medicine, The University of Chicago Medicine, Chicago, IL, USA

T. Long
Center for Endoscopic Research and Therapeutics (CERT), The University of Chicago
Medicine, Chicago, IL, USA

C. G. Chapman （✉）
Center for Endoscopic Research and Therapeutics (CERT), The University of Chicago
Medicine and Biological Sciences, Chicago, IL, USA
e-mail: christopher.chapman@uchospitals.edu

生更普遍采用手术的治疗方式。

累及 MP 的小灶、无症状的食管 SETs 的诊治仍然是一个有争议的领域。一些专家主张无论肿瘤大小一并切除肿瘤，而另一些专家则建议进行随访监测，主要考虑其恶变率低、侵入性切除手术的并发症以及腹腔镜下针对某些病变位置（例如食管中段和上段）的手术切除难度大。然而，得益于外科和内镜技术的最新进展，对小灶 SETs 的诊治管理也在革新。

自 1992 年首次报道以来，胸腔镜手术取得了显著进步[7]，使得胸外科领域从开胸手术过渡到电视辅助胸腔镜手术（video-assisted thoracoscopic surgery, VATS），包括机器人辅助的 VATS[8-11]。与此同时，随着内镜下病灶切除工具的发展以及耐用、全层闭合的内镜设备的日益普及，催生了新的内镜下治疗方法，包括内镜全层切除术（EFTR）和经黏膜下隧道内镜肿瘤切除术（STER）。本章回顾了累及 MP 的小灶食管 SETs 的不同微创手术和内镜切除技术。

2　检索策略

通过 PubMed、Embase、Web of Science 和 Cochrane Library 数据库对 1986 年至 2020 年发表的英文文献进行系统性检索。检索关键词为 "full-thickness endoscopic resection esophagus," "submucosal tunneling endoscopic resection esophagus," "STER esophagus," "submucosal tunnel esophagus," "gastrointestinal tumor esophagus resection," "leiomyoma," "Robotic enucleation esophagus," "VATS esophagus enucleation"，"video-assisted thoracoscopic surgery esophagus enucleation," 和 "minimally invasive esophagus enucleation"。同时也检索了相关文章的参考文献，避免可能遗漏的研究。总共确定了 280 篇文章，最终纳入了其中的 36 篇。根据本章内容对研究进行总结（表 38.1）。

表 38.1　用于文献检索的 PICO 格式术语

P（患者）	I（干预）	C（对照）	O（结局）
小灶食管上皮下肿瘤的患者	内镜摘除术	微创手术摘除术	复发 并发症 术后再干预 费用

3　食管 SETs 的微创治疗方法

3.1　微创手术摘除术

食管 SETs 的位置不同，会给手术治疗带来不同的困难。外科医生通常必须在食管切除术或肿瘤摘除术之间做出选择。微创下的手术摘除术已经很大程度上取代了开胸手术。对于病灶较小的食管 SETs，VATS 或腹腔镜摘除术已被证明是安全的，可降低与开胸手术或剖腹手术相关的并发症发生率，并且能够缩短患者的住院时间 [12, 13]。

良性食管 SETs 行 VATS 术后短期和长期的随访结果仍仅来源于病例数量有限的小队列研究 [14-17]。这些研究证实，VATS 下肿瘤摘除术在技术上安全可行，与开胸手术相比，在不损害食道功能的情况下可以减少手术创伤 [16]。对于术后的长期预后，最重要是通过复发率、症状改善情况和并发症来评价临床治愈水平。据报道，高危 GISTs 会在食管切除术后复发 [18]，但最近发表的文献综述指出，低至中危的食管 GISTs 在 VATS 摘除术后没有复发报道 [19]。在一系列随访时间介于 3 个月至 10 年的研究中，只有一项研究发现了良性 SETs 在 VATS 摘除术后复发 [12, 15, 16, 20-22]。在一项报道肿瘤复发的研究中，SETs 的胸腔镜摘除术的整块切除率达 100%，其中 1.9% 的患者（1/52）复发，队列平均随访时间为 42 个月 [22]。尽管小灶食管 SETs 的患者通常无症状，但在有症状患者的病例队列研究中，VATS 摘除术可使 89% ～ 95% 的患者维持症状缓解状态达 5 年之久 [15, 16, 20]。VATS 摘除术后较受关注的问题是患者出现吞咽困难，其原因是继发于肌层切开术后闭合不充分而导致的假憩室形成，但从基于现代 VATS 摘除术的长期随访来看，手术并未增加假憩室的形成率 [4]。

3.2　机器人辅助胸腔镜手术的切除术 / 摘除术

机器人手术平台用于微创手术切除获得了越来越多的关注与报道。然而，目前已发表的关于机器人辅助食管 SETs 摘除术文献仍仅限于零星的病例报告 [8]。在其中的两项病例报告中，对 2cm 的食管平滑肌瘤患者进行了机器人辅助下食管平滑肌瘤摘除术，没有发生黏膜损伤或相关并发症 [23, 24]。目前没有研究比较机器人辅助胸腔镜手术的治疗方法是否优于已开展的 VATS 或新型内镜手术方法，因此需要进一步的研究。

3.3　食管 SETs 的内镜治疗方法

随着可靠的内镜闭合器的出现，内镜全层切除术（EFTR）已成为一种用于完整切除小灶 SETs 的新型微创治疗选择 [6]。使用内镜切除术治疗食管小灶 SETs 的理论依据包括：（1）较小的 SETs 病灶很少表现出恶性转化的潜能，（2）肿瘤部位不适合手术摘除，（3）器官切除术（即食管切除术）创伤大，并发症风险较高，以及（4）使用 EFTR 技术行内镜下切除 SETs 被证明是安全高效的 [25]。

EFTR 技术包括"暴露"和"非暴露"两种方法 [6]。在暴露的 EFTR 手术中，胸腔暂时暴露于食管腔。暴露的 EFTR 技术可以进一步细分为隧道内镜（即 STER）和非隧道内镜方法。在非暴露的 EFTR 中，胃肠道接触病变的区域向管腔内陷，以便在切除前确保浆膜与浆膜的对合和隔离病变部位。

3.4　非暴露 EFTR 治疗食管 SETs

2011 年，Lee 等报道了使用结扎装置（ESMR-L）进行内镜黏膜下切除术，可达到 100% 整块切除率以及最快 5 分钟 26 秒的平均手术时间[26]。然而，结扎装置仅限于小于 1cm（范围 3 ～ 13mm）的肿瘤，并且在该报道的病例队列中，切除的 SETs 局限于黏膜肌层或黏膜下层。

3.5　非隧道内镜下的暴露 EFTR 治疗食管 SETs

使用 ESD 治疗侵及固有肌层的食管 SETs 的方法未被广泛地研究[27]。有一些改进的 ESD 术式用于治疗侵及 MP 的 SETs，例如内镜摘除术和内镜挖掘术。Liu 等首次报道了使用改良 ESD 对 31 例患者（14 例食管肿瘤，17 例胃肿瘤）进行了内镜下肌层剥离术[28]。改良的 ESD 已在一系列病例中被证明是有效的治疗手段，即使在肿瘤侵及固有肌层的患者中也是有效的，病灶完整切除率约为 95%，但是这种技术似乎存在较大的穿孔风险，发生率在 8.9% ～ 12.9% 之间[28, 29]。尽管 ESD 有能力治疗侵及固有肌层的肿瘤并取得了令人欣喜的成功率，但其相对较高的穿孔率、周围组织闭合困难、非线性的闭合缺陷以及术中全层闭合的要求限制了其在食管 SETs 治疗中的应用。

3.6　STER 治疗食管 SETs

经黏膜下隧道内镜切除术（STER）的开发旨在改善内镜下 SET 切除术的临床预后，降低腹膜炎和纵隔炎的风险。因此，STER 几乎总是食管 SET 切除术首选的内镜技术。Inoue 等首次报道使用经口内镜黏膜下肿瘤切除术的技术，治疗了食管或胃贲门中病灶 ≤ 4 cm 的 SETs[30]。在 STER 技术中，黏膜抬起液注射入黏膜下层，能够在肿瘤上方约 1 ～ 2cm 至 5cm 处形成黏膜下隧道[25]。内镜通过黏膜瓣进入隧道，在肌层切除肿瘤。病灶切除完成后用止血夹或内镜下缝合闭合隧道入口部位。

2017 年，一项系统综述和 Meta 分析纳入了 28 项针对上消化道 SETs 的 STER 研究，主要涉及的是平滑肌瘤和胃肠道间质瘤[31]。其中包括 20 项回顾性研究和 8 项前瞻性研究，纳入 1041 例患者共计 1085 个病灶，其中 807 个病灶位于食管或食管胃底交界处。合并的完全切除和整块切除率分别为 97.5%（95% CI, 96.0% ～ 98.5%）和 94.6%（95% CI, 91.5% ～ 96.7%）。合并的穿孔发生率为 5.6%（95% CI, 3.7% ～ 8.2%），皮下气肿和 / 或纵隔积气发生率为 14.8%（95% CI, 10.5% ～ 20.5%）。

在迄今为止最大的经验总结研究中，290 例侵及 MP 的食管上段和贲门段 SETs 患者进行了 STER 治疗[32]。在这个队列中，肿瘤的中位大小为 21mm（10 ～ 70mm），平滑肌瘤和 GIST 的中位大小分别为 25.0mm（10 ～ 70mm）和 16.0mm（10 ～ 45mm）。13 例 SETs 位置在食管上段（4.5%），96 例位于食管中段（33.1%），食管下段有 90 例（31.0%），位于食管胃底交界处有 68 例（23.5%），胃部有 23 例（7.9%）。最终病理为 226 例平滑肌瘤（77.9%）、53 例为 GIST（18.3%）、5 例为神经鞘瘤（1.7%）、3 例为钙化纤维瘤（1.0%）和 3 例球状细胞瘤（1.0%）。STER 在上消化道 SETs 的整块切除率为 89.3%（259/290），中位手术时间为 43 分钟（15 ～ 200 分钟）。总体并发症发生率为 3.4%（68/290）。并发症具体包括皮下气肿（21.0%）、气胸（7.6%）、气腹（5.2%）、胸腔积液（16.9%）、黏膜损伤（1.0%）和大出血（1.7%）。

在另一仅针对食管 SETs 的较大样本量的队列研究中，总计对 115 例患者共计 119 个病灶实施了 STER[33]。这些病例中的 SETs 主要位于食道的中下三分之一，平均大小为 19.4 ± 10.0mm。平均手术时间为 46.7 ± 25.6 分钟，平均住院时间为 5.9 ± 2.8 天。总体整块切除率和完全切除率分别为 97.5% 和 100%。并发症情况如下：穿孔 9 例（7.8%），气胸 2 例（1.7%），皮下气肿 9 例（7.8%）。

3.7　内镜 EFTR 技术的局限性

EFTR 技术治疗食管 SETs 仍有局限性，需要进一步进行更大规模的前瞻性研究，并与常规手术进行比较，以评估其安全性和有效性。EFTR 面临的挑战和局限包括技术上的和操作培训上的问题 [6]。从技术角度来看，暴露的 EFTR 技术，其输入的二氧化碳泄漏会使视野不清晰，若不加以处理，可能会导致张力性纵隔气肿或腹膜积气。同样的，胃肠腔内容物的外渗会导致纵隔炎或腹膜炎。黏膜隧道下 STER 能够切除的 SET 的大小也存在限制（通常病灶 < 4cm）。此外，在黏膜下隧道所在的狭窄范围进行病灶切除时，保持肿瘤包膜的完整性也存在难度。最后，在目前所有的 EFTR 技术中，都无法进行淋巴结切除，因此不适用于疑似淋巴结受累的肿瘤。

4　胸腔镜下与内镜下 SET 切除术的比较

只有少数研究直接比较了在 SET 治疗中胸腔镜与内镜技术的差别 [22, 34 - 37]。大多数研究本质上是回顾性比较 STER 和胸腔镜下摘除术，具体总结在表 38.2 中。STER 和 VATS 摘除术之间的比较显示，两者在整块切除率和并发症发生率方面的治疗效果相当，但 STER 与 VATS 相比手术时间更短，血红蛋白丢失更少以及成本更低。

2018 年，Chai 等报道了首个前瞻性随机试验，其在 66 例小灶食管 SETs 患者中比较了 VATS 摘除术与 STER[36]。接受 VATS 的患者实现了 100% 的完全切除，而 STER 的完整切除率为 83.3%（P=NS）。在 STER 和 VATS 组的随访期间，两组患者均未观察到残留肿瘤或复发的迹象。

表 38.2　食管上皮下肿瘤胸腔镜摘除术与内镜切除术的比较研究

作者，年份	研究设计	病例数	N, 手术	肿瘤位置 u/m/l/gj	肿瘤大小 (mm)	手术时间 (分钟)	整块切除率 (%)	LOS (天)	并发症发生率 (%)	病理	费用 (美元)	随访 (月)	复发	证据质量
Tan[34] 2016	Retro	31	18 STER	2/10/6/NR	40.56	75.00 (±27.2)	88.9	6.00 (±1.2)	16.7%	Leio (n=18)	3379.4 (±702.8)	18.9	无	低
			13 VATS	2/6/5/NR	40.69	123.46 (±50.2)	100	8.85 (±2.6)	15.4%	Leio (n=13)	4614.7 (±862.3)	38.8	无	
Chen[35] 2017	Retro, "large SETs"	166	91 STER	4/28/24/35	55 (50~120)	78 (23~250)	84.6	4 (1~29)	7.7%	Leio (n=88) Schwann (n=2), GIST (n=1)	NR	32 (12~65)	无	低
			75 VATS	3/25/19/28	60 (50~120)	120 (35~215)	86.7	5 (2~58)	5.3%	Leio (n=72), Schwann (n=1), GIST (n=2)	NR	NR	NR	
Li[22] 2017	Retro, <40mm	126	74 STER	4/31/39/NR	18.9 (±7.2)	55.68 (±34.6)	98.6	5.34 (±1.7)	9.5%	Leio (n=67), GIST (n=7)	4637.4 (±1216.24)	19.5	2.7% (2/74)	低
			52 VATS	4/34/14/NR	21.3 (±10.8)	123.4 (±60.8)	100	10.36 (±16.2)	7.7%	Leio (n=38), GIST (n=14)	5583.9 (±4046.97)	42	1.9% (1/52)	

续表

作者，年份	研究设计	病例数	N，手术	肿瘤位置 u/m/l/gj	肿瘤大小（mm）	手术时间（分钟）	整块切除率（%）	LOS（天）	并发症发生率（%）	病理	费用（美元）	随访（月）	复发	证据质量
Chai[36] 2018	Prosp, random	66	30 STER	1/16/13/NR	16.4 (10.0~45.0)	44.5 (15~130)	83.3	7 (5~16)	16.7%	Leio (n=29), GIST (n=0), Fibrous tumor (n=1)	4499.46 (2928~6915)	9.5 (1~32)	无	中
			28 VATS	0/19/9/NR	19.1 (12.0~50.0)	106.5 (55~263)	100	7 (3~16)	35.7%	Leio (n=25), GIST (n=3), Fibrous tumor (n=0)	6137.32 (2930~148 514)	11 (1~26)	无	低
Zhang[37] 2019	Retro	137	27 STER	1/15/11/NR	16.7 (±7.1, 8~40)	84.05 (±45.5, 32~174)	81.5	9.05 (±2.95)	3.7%	Leio (n=25), GIST (n=1), Schwann (n=1)	3726.59 (±724, 2198~5259)	NR	无	低
			42 ESD	4/26/12/NR	7.4 (±4.6, 2~20)	57.5 (±47.9, 24~226)	95.2	10.7 (±3.4)	7.1%	Leio (n=39), GIST (n=2), Schwann (n=1)	4993.30 (±910, 3663~6765)	NR	无	
			68 VATS	0/54/14/NR	21.3 (12.6, 2~20)	140.16 (±66.2, 28~390)	100	14.8 (±7.1)	8.8%	Leio (n=63), GIST (n=1), Schwann (n=4)	8725.89 (±3428, 4175~26 733)	NR	无	

加粗字体，代表统计学有显著差异，$P < 0.05$；肿瘤位置：u: upper，上段；m: middle，中段；l: lower，下段；gj: gastroesophageal junction，胃食管交界；ESD: 内镜黏膜下剥离术；GIST: 胃肠道间质瘤；Leio: 平滑肌瘤；LOS: 住院天数；NR: 未报道；prosp: 前瞻性；random: 随机性；retro: 回顾性；Schwann: 神经鞘瘤；SETs: 上皮下肿瘤；STER: 经黏膜下隧道内镜肿瘤切除术；VATS: 电视辅助胸腔镜手术

在手术时间、花费成本和所需术者数量方面，VATS 摘除术与 STER 相比结果较差，其平均手术时间为 106.5 分钟，平均花费成本为 6137.32 美元，平均需要 5 名术者，而 STER 手术时间平均为 44.5 分钟，花费 4499.46 美元，仅需要 2 名术者[1]。这些数据的显著差异表明，在花费成本、手术时间和人员效率方面，STER 可能优于 VATS。然而，STER 和 VATS 两组间的住院时间没有显著差异，两者的住院时间中位数均为 7 天。

Chai 等的研究进一步报道了两组在术后疼痛评分和血红蛋白损失等术后方面存在显著差异[36]。接受 VATS 手术的患者疼痛评分中位数为 4，而 STER 组患者的疼痛评分中位数为 2。同样，尽管两组患者术后都不需要输血，但 VATS 患者术后血红蛋白水平下降和伤口渗液更为普遍。

5　结论与建议

与胸腔镜手术相比，内镜下切除食管小灶 SETs 的安全性更高、手术持续时间更短、成本更低且所需术者更少，因此内镜手术作为小灶食管 SET 的首选治疗，其使用率和普及率有所提高。STER 在食管中的应用比其他 EFTR 技术具有优势，因为管状形状更适合隧道内镜，且线性的黏膜切口在技术上更容易闭合。然而，与内镜手术相比，胸腔镜手术在去除较大病灶的 SETs 以及淋巴结清扫上具有显著优势。尽管微创胸腔镜和内镜技术看起来都安全可行，但缺乏更大规模的多中心随机对照研究来详细说明内镜手术或胸腔镜手术的风险和获益。

关于 VATS 或 EFTR 术后的食管 SETs 患者的长期临床预后和复发率的数据也同样存在局限。虽然在 VATS 和 EFTR/STER 术后利用最终病理结果评估预后或复发的研究结果是理想的，但大多数病变风险低、生长缓慢、长期随访的依从性较差，由于肉眼的不完全切除，而非微小病灶残留导致的"早期复发"，都将真正挑战这些技术是否能获得长期成功。

总之，在明确诊断食管 SETs 病变需要切除后，内镜和胸腔镜手术都是安全有效的。当食管 SETs 病变＞ 4cm 时，任何手术方式都具有挑战性，建议使用胸腔镜下手术。然而，对于小于 2cm 的低危食管 SETs 病变，推荐内镜技术切除，尤其是 STER，这项技术似乎也正在成为首选的切除手段。

推荐

● 对于小灶食管上皮下肿瘤（＜ 2cm），我们建议使用 STER 进行内镜下摘除术，对于较大的肿瘤建议采用微创手术摘除术（证据质量中等，弱推荐）。

6　个人观点

食管 SETs 的患者经常被转诊到我们的内镜诊疗中心，进行诊断性超声内镜检查并考虑行治疗性内镜切除术。与已发表的文献报道相似，绝大多数患者是无症状的，病变通常在上消化道内镜检查中被偶然发现。在我们的临床实践中，对于食管 SETs 的转诊患者，使用超声内镜下细针穿刺活检包括评估病变的大小 / 性质 / 层次，以及诊断病理性肿大淋巴结。适当的诊断和病变评估（例如层次）对于治疗计划、确定切除的风险 / 获益和选择适当的手术方式至关重要。

临床上最常遇到的食管 SETs 类型为食管平滑肌瘤，其被认为具有较低的恶性转化潜能，因此我们对较小的（＜ 2cm）无症状的平滑肌瘤患者或＜ 1cm 的病变未分化患者的措施是每年随访一次。对于有症状、具有高风险内镜特征（例如钙化）或恶性风险增加（例如 GIST [38]）的 ≤ 2cm SETs，我们建议行 STER 进行病灶整块切除。对于较大的病变或存在任何病理性淋巴结肿大的患者，我们建议行微创手术摘除。目前的数据支持对 ≤ 2cm SETs 行 STER，其具有可行性、手术可操作性及安全性。然而，由于仍然缺乏病灶切除后的长期随访监测数据和专业技能不普及，限制了内镜技术的广泛采用。

参考文献

1. Postlethwait RW, Musser AW. Changes in the esophagus in 1,000autopsy specimens. J Thorac Cardiovasc Surg. 1974；68(6):953–6.

2. Standards of Practice C, Faulx AL, Kothari S, Acosta RD, Agrawal D, Bruining DH, et al. The role of endoscopy in subepithelial lesions of the GI tract. Gastrointest Endosc. 2017；85(6):1117–32.

3. Mutrie CJ, Donahue DM, Wain JC, Wright CD, Gaissert HA, Grillo HC, et al. Esophageal leiomyoma：a 40-year experience. Ann Thorac Surg. 2005；79(4):1122–5.

4. Thomas DKA. Thoracoscopic management of benign submucosal tumors. In：Grams J, Perry K, Tavakkoli A, editors. The SAGES manual of foregut surgery. Cham：Springer；2019.

5. Humphris JL, Jones DB. Subepithelial mass lesions in the upper gastrointestinal tract. J Gastroenterol Hepatol. 2008；23(4):556–66.

6. Committee AT, Aslanian HR, Sethi A, Bhutani MS, Goodman AJ, Krishnan K, et al. ASGE guideline for endoscopic full-thickness resection and submucosal tunnel endoscopic resection. VideoGIE. 2019；4(8):343–50.

7. Everitt NJ, Glinatsis M, McMahon MJ. Thoracoscopic enucleation of leiomyoma of the oesophagus. Br J Surg. 1992；79(7):643.

8. Khalaileh A, Savetsky I, Adileh M, Elazary R, Abu-Gazala M, Abu Gazala S, et al. Robotic- assisted enucleation of a large lower esophageal leiomyoma and review of literature. Int J Med Robot. 2013；9(3):253–7.

9. Elli E, Espat NJ, Berger R, Jacobsen G, Knoblock L, Horgan S. Robotic-assisted thoraco- scopic resection of esophageal leiomyoma. Surg Endosc. 2004；18(4):713–6.

10. DeUgarte DA, Teitelbaum D, Hirschl RB, Geiger JD. Robotic extirpation of complex massive esophageal leiomyoma. J Laparoendosc Adv Surg Tech A. 2008；18(2):286–9.

11. Compean SD, Gaur P, Kim MP. Robot assisted thoracoscopic resection of giant esophageal leiomyoma. Int J Surg Case Rep. 2014；5(12):1132–4.

12. von Rahden BH, Stein HJ, Feussner H, Siewert JR. Enucleation of submucosal tumors of the esophagus：minimally invasive versus open approach. Surg Endosc. 2004；18(6):924–30.

13. Luh SP, Hou SM, Fang CC, Chen CY. Video-thoracoscopic enucleation of esophageal leio- myoma. World J Surg Oncol. 2012；10:52.

14. Bonavina L, Segalin A, Rosati R, Pavanello M, Peracchia A. Surgical therapy of esophageal leiomyoma. J Am Coll Surg. 1995；181(3):257–62.

15. Samphire J, Nafteux P, Luketich J. Minimally invasive techniques for resection of benign esophageal tumors. Semin Thorac Cardiovasc Surg. 2003；15(1):35–43.

16. Lee LS, Singhal S, Brinster CJ, Marshall B, Kochman ML, Kaiser LR, et al. Current manage- ment of esophageal leiomyoma. J Am Coll Surg. 2004；198(1):136–46.

17. Kent M, d'Amato T, Nordman C, Schuchert M, Landreneau R, Alvelo-Rivera M, et al. Minimally invasive resection of benign esophageal tumors. J Thorac Cardiovasc Surg. 2007；134(1):176–81.

18. Robb WB, Bruyere E, Amielh D, Vinatier E, Mabrut JY, Perniceni T, et al. Esophageal gas- trointestinal stromal tumor：is tumoral enucleation a viable therapeutic option? Ann Surg. 2015；261(1):117–24.

19. Cohen C, PopD, Icard P, Berthet JP, Venissac N, Mouroux J. Is there a place for thoraco- scopic enucleation of esophageal gastrointestinal stromal tumors? Thorac Cardiovasc Surg. 2019；67(7):585–8.

20. Jiang G, Zhao H, Yang F, Li J, Li Y, Liu Y, et al. Thoracoscopic enucleation of esophageal leiomyoma：a retrospective study on 40cases. Dis Esophagus. 2009；22(3):279–83.

21. Obuchi T, Sasaki A, Nitta H, Koeda K, Ikeda K, Wakabayashi G. Minimally invasive surgical enucleation for esophageal leiomyoma：report of seven cases. Dis Esophagus. 2010；23(1):E1–4.

22. Li QY, Meng Y, Xu YY, Zhang Q, Cai JQ, Zheng HX, et al. Comparison of endoscopic sub- mucosal tunneling dissection and thoracoscopic enucleation for the treatment of esophageal submucosal tumors. Gastrointest Endosc. 2017；86(3):485–91.

23. Augustin F, Schmid T, Bodner J. The robotic approach for mediastinal lesions. Int J Med Robot. 2006；2(3):262–70.

24. Chiu PK, Chiu PW, Teoh AY, Wong SK, Ng EK. Robotic-assisted thoracoscopic enucleation of esophageal leiomyoma. J Robot Surg. 2011；5(3):227–9.

25. Zhang X, Modayil R, Criscitelli T, Stavropoulos SN. Endoscopic resection for subepithelial lesions- pure endoscopic full-thickness resection and submucosal tunneling endoscopic resec- tion. Transl Gastroenterol Hepatol. 2019；4:39.

26. Lee DG, Kim GH, Park DY, Jeong JH, Moon JY, Lee BE, et al. Endoscopic submucosal resec- tion of esophageal subepithelial lesions using band ligation. Endoscopy. 2011；43(9):822–5.

27. Kim SY, Kim KO. Endoscopic treatment of subepithelial tumors. Clin Endosc. 2018；51(1):19–27.

28. Liu BR, Song JT, Qu B, Wen JF, Yin JB, Liu W. Endoscopic muscularis dissection for upper gastrointestinal subepithelial tumors originating from the muscularis propria. Surg Endosc. 2012；26(11):3141–8.

29. Ye LP, Zhu LH, Zhou XB, Mao XL, Zhang Y. Endoscopic excavation for the treatment of small esophageal subepithelial tumors originating from the muscularis propria. Hepato- Gastroenterology. 2015；62(137):65–8.

30. Inoue H, Ikeda H, Hosoya T, Onimaru M, Yoshida A, Eleftheriadis N, et al. Submucosal endoscopic tumor resection for subepithelial tumors in the esophagus and cardia. Endoscopy. 2012；44(3):225–30.

31. Lv XH, Wang CH, Xie Y. Efficacy and safety of submucosal tunneling endoscopic resection for upper gastrointestinal submucosal tumors：a systematic review and meta-analysis. Surg Endosc. 2017；31(1):49–63.

32. Chen T, Zhang C, Yao LQ, Zhou PH, Zhong YS, Zhang YQ, et al. Management of the complications of submucosal tunneling endoscopic resection for upper gastrointestinal submucosal tumors. Endoscopy. 2016；48(2):149–55.

33. Tu S, Huang S, Li G, Tang X, Qing H, Gao Q, et al. Submucosal tunnel endoscopic resec- tion for esophageal submucosal tumors：a multicenter study. Gastroenterol Res Pract. 2018；2018:2149564.

34. Tan Y, Lv L, Duan T, Zhou J, Peng D, Tang Y, et al. Comparison between submucosal tun- neling endoscopic resection and video-assisted thoracoscopic surgery for large esophageal leiomyoma originating from the muscularis propria layer. Surg Endosc. 2016；30(7):3121–7.

35. Chen T, Lin ZW, Zhang YQ, Chen WF, Zhong YS, Wang Q, et al. Submucosal tunneling endo- scopic resection *vs* thoracoscopic enucleation for large submucosal tumors in the esophagus and the esophagogastric junction. J Am Coll Surg. 2017；225(6):806–16.

36. Chai N, Du C, Gao Y, Niu X, Zhai Y, Linghu E, et al. Comparison between submucosal tunnel- ing endoscopic resection and video-assisted thoracoscopic enucleation for esophageal submu- cosal tumors originating from the muscularis propria layer：a randomized controlled trial. Surg Endosc. 2018；32(7):3364–72.

37. Zhang M, Wu S, Xu H. Comparison between submucosal tunneling endoscopic resection(STER)and other resection modules for esophageal muscularis propria tumors：a retrospective study. Med Sci Monit. 2019；25:4560–8.

38. Demetri GD, von Mehren M, Antonescu CR, DeMatteo RP, Ganjoo KN, Maki RG, et al. NCCN Task Force report：update on the management of patients with gastrointestinal stromal tumors. J Natl Compr Cancer Netw. 2010；8(Suppl 2):S1–41.

第 39 章
腹腔镜与内镜治疗贲门失弛缓症的比较

Mikhail Attaar and Michael B. Ujiki

1 引言

贲门失弛缓症是一种食管运动障碍，其特征是食管下括约肌（LES）不能松弛，食管蠕动紊乱或无蠕动，导致吞咽困难、反流、呼吸窘迫、烧心、体重减轻和胸痛[1]。采用姑息性治疗方法的目的是降低 LES 的静息压力和吞咽压力，从而改善吞咽困难等症状。尽管有许多可选择的医疗手段，肌层切开术已被证明是对长期缓解症状最有效的手段。

腹腔镜下 Heller 肌切开术（LHM）是一种经过时间检验的治疗食管贲门失弛缓症的方法，在大量病例中被证明是安全的。死亡率接近于零，可获得长期的症状缓解，患者满意度高[2-11]。由于切开术后反流发生率高，建议在 Heller 肌切开术后进行部分胃底折叠术以减少病理性反流[12]。

经口内镜肌切开术（POEM）是由 Inoue 等于 2008 年开发的，在 2010 年[13]首次发表。在贲门失弛缓症的治疗中，POEM 是一个有吸引力的选择，因为它提供了自然开口经腔内镜手术的所有好处（没有切口，疼痛更轻，出血量最小），同时仅需单阶段的治疗即可缓解症状。这种肌切开术的其他好处是对 III 型贲门失弛缓症和弥漫性食管痉挛（DES）患者特别有效，对迷走神经损伤风险小，并且从理论上讲，由于食管附着物（如食管膈膜）没有像 Heller 肌切开术[14]那样被破坏，因此反流风险较低。来自大规模登记处和病例系列研究的证据表明，经口内镜肌切开术是安全的，至少在短期内是安全的，并可减少症状和改善生活质量[15-21]。

M. Attaar
University of Chicago Medical Center, Chicago, IL, USA

M. B. Ujiki（✉）
Department of Surgery, Northshore University HealthSystem, Evanston, IL, USA
e-mail: MUjiki@northshore.org

　　由于其为微创手术方式，POEM 在世界各地的专科医疗中心得到了广泛的采用。但长期随访数据较少，且没有将 POEM 与 Heller 肌切开术进行比较的随机临床试验。此外，由于缺乏同时进行的抗反流手术，POEM 的术后反流率也受到关注。本章的目的是回顾已发表的关于腹腔镜 Heller 肌切开术与 POEM 在安全性、有效性、围手术期结果和风险方面比较的文献。

2　检索策略

　　通过 Pubmed 对 2010 年 1 月 1 日至 2019 年 7 月 1 日发表的英文文献进行检索，检索关键词使用："peroral endoscopic myotomy"，"POEM"，"Heller myotomy"，"laparoscopic myotomy"，"laparoscopic myotomy and fundoplication"，"achalasia"（表 39.1）。另外，评估已检索到的研究和相关综述的参考文献，以增加文章的纳入。

表 39.1　用于文献检索的 PICO 格式术语

P（患者）	I（干预）	C（对照）	O（结局）
失弛缓症患者	腹腔镜下 Heller 肌切开术	经口内镜下肌切开术（POEM）	临床反应 住院时间 不良事件 胃食管反流

3　结果

　　有许多研究直接将 LHM 与 POEM 进行了比较。这些研究的结果汇总在表 39.2 中，其中特别关注临床反应、不良事件、住院时间和术后反流率 [22-31]。此外，有三项 Meta 分析对 LHM 和 POEM 进行了比较，结果见表 39.3[32-34]。

表 39.2　比较手术与内镜治疗的相关研究

作者	研究时间	患者	临床反应	住院时间（天）	不良事件	术后反流	证据质量
Hungness[24]	2004 - 2012	POEM 18 LHM 55	POEM 1（0～9） LHM 未报道 [中位随访 6 个月（范围 1～18）的 Eckardt 评分]	POEM 1（1～13） LHM 1（1～19） P=0.63 中位数（范围）	POEM 23% LHM 15% （P=0.45，0.71）	POEM 39% LHM 未报道 （GerdQ 评分>7 和 / 或食管炎）	很低

续表

作者	研究时间	患者	临床反应	住院时间（天）	不良事件	术后反流	证据质量
Ujiki[22]	2009 - 2013	POEM 18 LHM 21	POEM 0.7 ± 0.5 LHM 1.0 ± 0.4 （P=ns） （随访时 Eckardt 评分）	POEM 3.4 ± 1.3 LHM 3.4 ± 3.4 （P=ns）	POEM 17% LHM 5% （P=ns）	POEM 27.8% LHM 19% （P=ns）	低
Teitelbaum[23]	2004 - 2012	POEM 12 LHM 17	POEM 1 ± 1 （0～3） LHM 1 ± 2 （0～5） P=0.77 （术后 Eckardt 评分）	未报道	未报道	POEM 17% LHM 31% （P=ns） （随访时 GerdQ ≥ 7）	很低
Bhayani[25]	2007 - 2012	POEM 37 LHM 64	POEM 1.2 LHM 1.7 P=0.1 （随访时长期 Eckardt 评分）	POEM 1.1 ± 0.6 LHM 2.2 ± 1.9 P < 0.0001	POEM 14% LHM 19% P=ns （全层损伤并因出血返回手术室）	POEM 9% LHM 10% P=0.4 （DeMeester 分数≥14.7）	低
Kumbhari[29]	2010 - 2013	POEM 49 LHM 26	POEM 98.0% Heller 80.8% P=0.01 （末次随访时 Eckardt 评分 ≤ 1）	POEM 3.3 ± 1.9 LHM 3.2 ± 2.3 P=0.68	POEM 6% LHM 27% P=0.01	POEM 38.8% LHM 46.1% P=0.7 （定义为持续需要 PPI）	低
Schneider[30]	2004 - 2016	POEM 25 LHM 25	POEM 1.04 Heller 1 P=0.911 （随访期间 Eckardt 评分）	未报道	POEM 28% LHM 16% P=0.157	POEM 50% LHM 30% P=0.369 DeMeester 评分 > 14.7	中
Chan[26]	2000 - 2014	POEM 33 LHM 23	POEM 0（0～2） LHM 0（0～2） 中位数（范围） P=0.073 （6个月时吞咽困难评分）	POEM 3.15 ± 1.1 LHM 3.4 ± 1.4 P=0.728	POEM 15% LHM 13% P=0.512	POEM 15.2% LHM 26% P=0.311 （GERD 症状）	低

续表

作者	研究时间	患者	临床反应	住院时间（天）	不良事件	术后反流	证据质量
Peng[31]	2009 - 2012	POEM 13 LHM 18	POEM 2.6 ± 1.5 LHM 2.8 ± 1.3 P=0.69 （3 年随访）	POEM 4.0 （3.5～4.5） LHM 5.0 （4.0～6.0） P=0.17	POEM 7.7% LHM 5.6% P=1.00	POEM 8.3% LHM 6.7% P=1.00 （GerdQ ≥ 9）	很低
Leeds[27]	2014 - 2017	POEM 12 LHM 11	POEM 1.2 ± 1.6 LHM 3.0 ± 0.7 P=0.08	POEM 1.6 ± 1.2 LHM 2.0 ± 1.9 P=0.53	POEM 25% LHM 27% P=NA	未报道	很低
Wirsching[28]	2014 - 2017	POEM 23 LHM 28	POEM=0(0～2) LHM=0(0～2) P=1.0；中位数（范围） （随访 30～180 天 的 Eckardt 评分）	POEM=1(1～2) LHM=1(1～4) P=1.0	POEM 8.7% LHM 14.3% P=0.827	未报道	低

POEM：经口内镜肌切开术；LHM：腹腔镜 Heller 肌切开术； GerdQ：胃食管反流生活质量评分； PPI：质子泵抑制剂

表 39.3　比较手术与内镜的 Meta 分析

作者	年份	患者	临床反应	住院时间	不良事件	术后反流
Zhang[32]	2016	POEM 125 LHM 192	POEM 组患者术后 Eckardt 评分较低 （MD=-0.30, 95% CI -0.42～-0.18; P＜0.001）	POEM 和 LHM 组之间没有差异（MD=-0.42, 95% CI: -1.26～0.43; P=0.33）	POEM 组与 LHM 组之间无差异 （OR 1.53, 95% CI 0.65～3.59; P=0.22）	未报道
Marano[33]	2016	POEM 196 LHM 290	POEM 组和 LHM 组 Eckardt 评分无差异（MD=-0.659, 95% CI -1.70～0.38, P=0.217）	与 LHM 相比，POEM 的住院时间更短 （MD=-0.629, 95% CI: -1.256～-0.002, P=0.049）	总体并发症发生率无差异 （OR=1.11, 95% CI: 0.5～2.44, P=0.796）	与 POEM 相比，LHM 患者症状性 GERD 发生率降低 （OR=1.81, 95% CI: 1.11～2.95, P=0.017）

作者	年份	患者	临床反应	住院时间	不良事件	术后反流
Schlottmann[34]	2018	POEM 1958 LHM 5824	在 12 个月时，预测吞咽困难改善的概率：POEM 为 93.5%，LHM 为 91.0%（P=0.01），24 个月时，POEM 为 92.7%，LHM 为 90.0%（P=0.01）	POEM 后的平均住院时间延长了 1.03 天（P=0.04）	没有足够数据进行统计分析	POEM 患者更容易出现 GERD 症状（OR 1.69，95% CI 1.33 ～ 2.14，$P < 0.0001$），GERD 通过腐蚀性食管炎证实（OR 9.31，95% CI 4.71 ～ 18.85，$P < 0.0001$），GERD 通过 PH 值监测证明（OR 4.30，95% CI 2.96 ～ 6.27，$P < 0.0001$）

POEM：经口内镜肌切开术；LHM：腹腔镜 Heller 肌切开术；MD：平均差；CI：置信区间；GERD：胃食管反流疾病

3.1 临床反应

与 Heller 肌切开术相比，判断 POEM 的主要指标是临床反应的充分性。因为 POEM 是一种相对较新的手术，接受 Heller 肌切开术患者随访的时间较之通常较长。在大多数研究中，通常使用 Eckardt 症状评分来测量失弛缓症主要症状的频率（吞咽困难、反流、胸痛和体重减轻；每项都有 0 ～ 3 个等级；总分范围 0 ～ 12）。作者使用不同的临界值来定义治疗反应，通常随访的 Eckardt 评分≤ 3。

比较 POEM 和 Heller 肌切开术的早期研究包括小样本量的，以及基于 Eckardt 评分评估治疗成功率的短期随访的回顾性研究。大多数研究报道了术前到术后 Eckardt 评分显著下降，但 LHM 组和 POEM 组之间无显著性差异[22-28]。Kumbhari 等专门研究了 III 型失弛缓症患者，发现在最后一次临床随访时，满意的临床反应在 POEM 队列中出现的频率明显更高（98.0% vs 80.8%；P=0.01）[29]。Schneider 等基于术前 Eckardt 评分和三个生活质量指标进行了匹配队列分析，发现治疗成功率在两组间无显著差异（P=0.444）[30]。最近，Peng 等发表的一项研究发现，在长达 3 年的随访中，LHM 组和 POEM 组[31] 之间没有差异。

2016 年发表的两项早期系统分析结果并不一致，Zhang 等发现 POEM 患者随访时的 Eckardt 评分略低，Marano 等则报道无显著差异[32,33]。Schlottmann 等在 2018 年发表了最新的、规模最大的系统综述和 Meta 分析，他们纳入了超过 7500 例患者，其中 5834 例接受了 LHM（53 项研究），1958 例接受了 POEM（11 项研究）。他们报道了吞咽困难改善的百分比，发现在所有研究中，平均而言，接受 POEM 治疗的患者中 93.2% 的吞咽困难获得改善，接受 LHM 治疗的患者中 87.7% 的吞咽困难获得改善；12 个月和 24 个月时吞咽困难改善的预测概率均有利于 POEM（P=0.01）[34]。

3.2　不良事件

大多数已发表的比较 LHM 和 POEM 并发症发生率的研究发现，两组不良事件发生率没有差异[22,24-26,28,30,31]。在一项确实显示出差异的研究中，Kumbhari 等报道了 LHM 队列中不良事件的发生率更高，并在统计学上有显著性差异（27.0% vs 6%；P=0.01），LHM 组中度事件的比例较高。然而，两组均无严重不良事件发生。Leeds 等报道的并发症太少，无法进行统计学比较，但发现每组有 3 例患者发生非严重不良事件[27]。

在 Zhang 和 Marano 等发表的 Meta 分析中，他们都发现 POEM 组和 LHM 组之间的并发症发生率无统计学上的显著差异（OR 1.53, 95% CI 0.65 ～ 3.59，P=0.22 以及 OR 1.11, 95% CI：0.5 ～ 2.44, P=0.796；但是两者都有利于 LHM）。Schlottmann 等只考虑了 Clavien III 级、IV 级和 V 级的并发症，由于并发症发生率和死亡率极低，未能进行任何统计分析。

3.3　住院时间

7 项研究[22,24,26-29,31]发现，LHM 组和 POEM 组之间的住院时间无统计学上的显著差异。Zhang 等在 Meta 分析中发现，在四项报告住院时间的研究中，POEM 组和 LHM 组之间没有差异（MD=- 0.42, 95% CI：-1.26 ～ 0.43；P=0.33）。Bhayani 等发现 LHM 组患者的平均住院时间更长（2.2 天 vs 1.1 天，P < 0.0001）[25]。Marano 等在 Meta 分析中发现，与 LHM 组患者相比，POEM 组患者的住院时间更短（MD=-0.629, 95% CI:-1.256 ～ -0.002, P=0.049）。相反，Schlottmann 等惊奇地发现，接受 POEM 的患者比接受 LHM 的患者平均多住院 1 天（P=0.04），他们认为这可能是由于在其 Meta 分析中，纳入了在 POEM 的早期发展阶段开展研究的相关文献。

3.4　术后反流

对 POEM 的主要关注点是术后反流率。在比较 LHM 和 POEM 的研究中，关于反流的报道有很大的差异。总的来说，所有的研究都存在随访失败的问题，而且在大多数研究中，仅少数患者进行了返流的客观测量。

基于问卷调查和随访调查数据报道术后 GERD 的多项研究发现，POEM 组与 LHM 组无显著差异[22-24,26,31]。Kumbhari 等使用质子泵抑制剂（PPI）作为术后症状性 GERD 的替代指标，发现 POEM 和 LHM 组之间无显著差异[29]。最近的研究使用 pH 值测试来确定反流率。Bhayani 和 Schneider 等均发现各组患者术后 48 小时 pH 检测 DeMeester 评分异常的比例相似[25,30]。

两项 Meta 分析探讨了术后反流问题。Marano 发现，与 POEM 相比，LHM 有显著降低症状性胃食管反流的趋势（OR 1.81, 95% CI：1.11 ~ 2.95, *P*=0.017）[33]。Schlottmann等使用各种方法检查了术后反流的发生率。他们发现，反流性食管炎和 24 小时 pH 监测异常在 POEM 术后患者中更为常见。总的来说，他们的数据表明，尽管胃食管反流症状在各组患者中出现的例数相对接近，但基于 EGD 和 pH 监测[34]等客观方法的反流率有较大的差异。

4　结论与建议

Heller 肌切开术和 POEM 在缓解症状方面都非常有效，在最近发表的一项大型 Meta分析中，POEM 的数据略好，且两组围手术期并发症的发生率相似。近年来，在比较这两种方法时，反流率一直是主要关注的问题。总的来说，基于最近发表的系统综述和Meta 分析的结果，因 POEM 临床反应略好，且不良事件没有差异，我们建议选择 POEM而不是腹腔镜下 Heller 肌切开术。

> **推荐**
>
> ● 对于贲门失弛缓症患者，治疗中我们推荐 POEM 而不是腹腔镜食管肌切开术（证据质量低，弱推荐）。

5　个人观点

与 Heller 肌切开术相比，POEM 的相对益处包括：症状缓解令人满意，并发症发生率低，可当天出院[35]，无切口，以及与 Heller 肌切开术相似或更好的疗效。唯一的缺点是不能进行胃底折叠术，而 POEM 的 GERD 率更高[36,37]。在我们的实践中，我们通常会在 POEM 后的第一天和 Heller 肌切开术后的第二天让患者出院，并让所有接受肌切开术的贲门失弛缓症患者使用 PPI 治疗至少 1 年，然后复查食管胃十二指肠镜和 Bravo pH 测试，以评估反流相关变化（狭窄、食管炎、Barrett 食管）。对于 POEM 术后反流的治疗包括终生 PPI 治疗或腹腔镜下胃底折叠术。随着内镜治疗技术的发展，我们希望在未来有一种完全内镜的方法能安全、可行地进行肌切开术和 POEM 术后的胃底折叠术[38]。

参考文献

1. Boeckxstaens GE, Zaninotto G, Richter JE. Achalasia. Lancet. 2014；383:83–93.

2. Wright AS, Williams CW, Pellegrini CA, Oelschlager BK. Long-term outcomes confirm the superior efficacy of extended Heller myotomy with Toupet fundoplication for achalasia. Surg Endosc. 2007；21:713–8.

3. Yamamura MS. Laparoscopic Heller myotomy and anterior fundoplication for achalasia results in a high degree of patient satisfaction. Arch Surg. 2000；135:902–6.

4. Bonatti H, Hinder RA, Klocker J, Neuhauser B, Klaus A, Achem SR, de Vault K. Long-term results of laparoscopic Heller myotomy with partial fundoplication for the treatment of acha- lasia. Am J Surg. 2005；190:883–7.

5. Zaninotto G, Costantini M, Rizzetto C, et al. Four hundred laparoscopic myotomies for esoph- ageal achalasia：a single centre experience. Ann Surg. 2008；248:986–93.

6. Sasaki A, Obuchi T, Nakajima J, Kimura Y, Koeda K, Wakabayashi G. Laparoscopic Heller myotomy with Dor fundoplication for achalasia：long-term outcomes and effect on chest pain：achalasia and chest pain. Dis Esophagus. 2009；23:284–9.

7. Jeansonne LO, White BC, Pilger KE, Shane MD, Zagorski S, Davis SS, Hunter JG, Lin E, Smith CD. Ten-year follow-upof laparoscopic Heller myotomy for achalasia shows durability. Surg Endosc. 2007；21:1498–502.

8. Cowgill SM, Villadolid D, Boyle R, Al-Saadi S, Ross S, Rosemurgy AS. Laparoscopic Heller myotomy for achalasia：results after 10years. Surg Endosc. 2009；23:2644–9.

9. Youssef Y, Richards WO, SharpK, Holzman M, Sekhar N, Kaiser J, Torquati A. Relief of dys- phagia after laparoscopic Heller myotomy improves long-term quality of life. J Gastrointest Surg. 2007；11:309–13.

10. Rosemurgy AS, Morton CA, Rosas M, Albrink M, Ross SB. A single institution's expe- rience with more than 500laparoscopic Heller myotomies for achalasia. J Am Coll Surg. 2010；210:637–45.

11. Campos GM, Vittinghoff E, Rabl C, Takata M, Gadenstätter M, Lin F, Ciovica R. Endoscopic and surgical treatments for achalasia：a systematic review and meta-analysis. Ann Surg. 2009；249:45–57.

12. Richards WO, Torquati A, Holzman MD, Khaitan L, Byrne D, Lutfi R, SharpKW. Heller myotomy versus Heller myotomy with Dor fundoplication for achalasia：a prospective ran- domized double-blind clinical trial. Ann Surg. 2004；240:405–15.

13. Inoue H, Minami H, Kobayashi Y, Sato Y, Kaga M, Suzuki M, Satodate H, Odaka N, Itoh H, Kudo S. Peroral endoscopic myotomy(POEM)for esophageal achalasia. Endoscopy. 2010；42:265–71.

14. Stavropoulos SN, Friedel D, Modayil R, Iqbal S, Grendell JH. Endoscopic approaches to treat- ment of achalasia. Ther Adv Gastroenterol. 2013；6:115–35.

15. Von Renteln D, Fuchs K, Fockens P, et al. Peroral endoscopic myotomy for the treatment of acha- lasia：an international prospective multicenter study. Gastroenterology. 2013；145:309–311.e3.

16. Chen X, Li Q, Ji G, Ge X, Zhang X, Zhao X, Miao L. Two-year follow-upfor 45patients with achalasia who underwent peroral endoscopic myotomy. Eur J Cardiothorac Surg. 2015；47:890–6.

17. Worrell SG, Alicuben ET, Boys J, DeMeester SR. Peroral endoscopic myotomy for achalasia in a thoracic surgical practice. Ann Thorac Surg. 2016；101:218–25.

18. Ramchandani M, Reddy DN, Darisetty S, Kotla R, Chavan R, Kalpala R, Galasso D, Lakhtakia S, Rao GV. Peroral endoscopic myotomy for achalasia cardia：treatment analysis and follow upof over 200consecutive patients at a single center：POEM for achalasia cardia. Dig Endosc. 2016；28:19–26.

19. Inoue H, Sato H, Ikeda H, Onimaru M, Sato C, Minami H, Yokomichi H, Kobayashi Y, Grimes KL, Kudo S. Per-oral endoscopic myotomy：a series of 500patients. J Am Coll Surg. 2015；221:256–64.

20. Perbtani YB, Mramba LK, Yang D, Suarez J, Draganov PV. Life after per-oral endoscopic myotomy：long-term outcomes of quality of life and their association with Eckardt scores. Gastrointest Endosc. 2018；87:1415–1420.e1.

21. Li H, Peng W, Huang S, Ren Y, Peng Y, Li Q, Wu J, Fu X, Tang X. The 2years' long-term efficacy and safety of peroral endoscopic myotomy for the treatment of achalasia：a systematic review. J Cardiothorac Surg. 2019；14:1.

22. Ujiki MB, Yetasook AK, Zapf M, Linn JG, Carbray JM, Denham W. Peroral endoscopic myotomy：a short-term comparison with the standard laparoscopic approach. Surgery. 2013；154:893–900.

23. Teitelbaum EN, Rajeswaran S, Zhang R, Sieberg RT, Miller FH, Soper NJ, Hungness ES. Peroral esophageal myotomy(POEM)and laparoscopic Heller myotomy produce a simi- lar short-term anatomic and functional effect. Surgery. 2013；154:885–92.

24. Hungness ES, Teitelbaum EN, Santos BF, Arafat FO, Pandolfino JE, Kahrilas PJ, Soper NJ. Comparison of perioperative outcomes between peroral esophageal myotomy(POEM)and laparoscopic Heller myotomy. J Gastrointest Surg. 2013；17:228–35.

25. Bhayani NH, Kurian AA, Dunst CM, Sharata AM, Rieder E, Swanstrom LL. A comparative study on comprehensive, objective outcomes of laparoscopic Heller myotomy with per-oral endoscopic myotomy(POEM)for achalasia. Ann Surg. 2014；259:1098–103.

26. Chan SM, Wu JCY, Teoh AYB, YipHC, Ng EKW, Lau JYW, Chiu PWY. Comparison of early outcomes and quality of life after laparoscopic Heller's cardiomyotomy to peroral endoscopic myotomy for treatment of achalasia：POEM for achalasia. Dig Endosc. 2016；28:27–32.

27. Leeds SG, Burdick JS, Ogola GO, Ontiveros E. Comparison of outcomes of laparoscopic Heller myotomy versus per-oral endoscopic myotomy for management of achalasia. Bayl Univ Med Cent Proc. 2017；30:419–23.

28. Wirsching A, Boshier PR, Klevebro F, Kaplan SJ, Seesing MFJ, El-Moslimany R, Ross A, Low DE. Comparison of costs and short-term clinical outcomes of per-oral endoscopic myot- omy and laparoscopic Heller myotomy. Am J Surg. 2019；218(4):706–11.

29. Kumbhari V, Tieu A, Onimaru M, et al. Peroral endoscopic myotomy(POEM)vs laparoscopic Heller myotomy(LHM)for the treatment of Type III achalasia in 75patients：a multicenter comparative study. Endosc Int Open. 2015；3:E195–201.

30. Schneider AM, Louie BE, Warren HF, Farivar AS, Schembre DB, Aye RW. A matched com- parison of per oral endoscopic myotomy to laparoscopic Heller myotomy in the treatment of achalasia. J Gastrointest Surg. 2016；20:1789–96.

31. Peng L, Tian S, Du C, Yuan Z, Guo M. Outcome of Peroral endoscopic myotomy(POEM)for treating achalasia compared with laparoscopic Heller myotomy(LHM). Surg Laparosc Endosc Percutan Tech. 2017；27:60–4.

32. Zhang Y, Wang H, Chen X, Liu L, Wang H, Liu B, Guo J, Jia H. Per-oral endoscopic myotomy versus laparoscopic Heller myotomy for achalasia：a meta-analysis of nonrandomized com- parative studies. Medicine(Baltimore). 2016；95:e2736.

33. Marano L, Pallabazzer G, Solito B, et al. Surgery or peroral esophageal myotomy for achala- sia：a systematic review and meta-analysis. Medicine(Baltimore). 2016；95:e3001.

34. Schlottmann F, Luckett DJ, Fine J, Shaheen NJ, Patti MG. Laparoscopic Heller myotomy versus peroral endoscopic myotomy(POEM)for achalasia：a systematic review and meta- analysis. Ann Surg.

2018；267:451–60.

35. Benias PC, Korrapati P, Raphael KL, et al. Safety and feasibility of performing peroral endo- scopic myotomy as an outpatient procedure with same-day discharge. Gastrointest Endosc. 2019；90(4):570–8.

36. Repici A, Fuccio L, Maselli R, et al. GERD after per-oral endoscopic myotomy as com- pared with Heller's myotomy with fundoplication：a systematic review with meta-analysis. Gastrointest Endosc. 2018；87:934–943.e18.

37. Sanaka MR, Thota PN, Parikh MP, Hayat U, Gupta NM, Gabbard S, Lopez R, Murthy S, Raja S. Peroral endoscopic myotomy leads to higher rates of abnormal esophageal acid exposure than laparoscopic Heller myotomy in achalasia. Surg Endosc. 2019；33:2284–92.

38. Inoue H, Ueno A, Shimamura Y, et al. Peroral endoscopic myotomy and fundoplication：a novel NOTES procedure. Endoscopy. 2019；51:161–4.

第 40 章

腹腔镜或内镜治疗贲门失弛缓症的复发症状

Giovanni Zaninotto, Nadia Guidozzi, and Sheraz R. Markar

1 引言

食管贲门失弛缓症是一种罕见疾病,估计每年的发病率为(0.7～2.3)/100 000。然而,贲门失弛缓症的患病率估计是发病率的 10 倍,约(10～23)/100 000[1]。该病的发生没有明确的地理、种族或性别关联[2,3]。对贲门失弛缓症无法进行病因治疗,治疗为对症治疗,旨在消除或减少贲门的功能性阻塞,从而允许固体或液体自由进入胃内。短期看,目前大多数疗法都有效。然而,贲门失弛缓症是一种慢性疾病,在初始治疗成功后可能会复发,患者一生中往往需要进行多次干预。一项基于加拿大安大略省行政健康数据的大型人群研究数据表明,在 5 年内,接受腹腔镜 Heller 肌切开术(LHM)治疗的患者中有 20% 需要对贲门进行食管气囊扩张,9% 的患者需要二次行 LHM,另外 2% 进行了食管切除术[4]。最近来自英国的一项类似的基于人群的队列研究数据表明,在 10 年的随访期内,近 14%的 LHM 术后患者需要进一步干预[5]。

这些数据表明已接受首次"单发"治疗(肌切开术)的贲门失弛缓症患者的后期疗效管理仍面临严峻挑战。最近,经口内镜肌切开术(POEM)[6] 作为贲门失弛缓症的治疗

G. Zaninotto (✉)
Department of Surgery and Cancer, Imperial College, London, UK

University of Padova, Padova, Italy
e-mail: g.zaninotto@imperial.ac.uk

N. Guidozzi
College of Medicine, University of the Witwatersrand, Johannesburg, South Africa

S. R. Markar
Department of Surgery and Cancer, Imperial College, London, UK
Department Molecular Medicine and Surgery, Karolinska Institutet, Stockholm, Sweden

选择之一被引入临床，这使得当患者贲门失弛缓症状复发时，患者及医护人员选择最优治疗策略变得更加复杂。

考虑到现有文献主要限于低到极低 GRADE 证据质量的回顾性队列研究，本章的目的是尽可能根据现有证据回顾贲门失弛缓症复发症状的不同治疗选择。为此，我们决定将我们的综述限制在两种最具侵入性的单次治疗：LHM 和 POEM 术后复发的治疗策略。

2　检索策略

使用 Medline 和 EMBASE 数据库进行全面的英文文献检索，以确定对贲门失弛缓症状复发治疗管理的文献。使用的检索关键词包括 "achalasia" "refractory achalasia" "achalasia treatment failure" "laparoscopic Heller myotomy" "per-oral endoscopic myotomy" "achalasia treatment reintervention"，和 "achalasia recurrence"（表40.1）。回顾了自 2000 年 1 月至 2019 年 6 月期间发表的所有文献，并且仅限于人类的研究。排除未报道随访数据、随访数据不完整或同时考虑不同类型治疗方案的文章。

本综述共纳入 36 项队列研究、3 篇系统评价、2 篇综述文章和 1 篇指南。以 GRADE 证据分级系统分析文献。纽卡斯尔 – 渥太华量表用于评估队列研究。纽卡斯尔 – 渥太华量表（NOS）是 Cochrane 协作组推荐的用于观察性研究的偏倚风险评估工具 [7]。NOS 评估有三个主要参数："人群选择"（暴露组和未暴露组）、"组间可比性"和"结局测量"。对"人群选择"和"结局测量"类别中的每个条目，一项研究最多可以给一颗星；对于"组间可比性"的类别，最多可以给两颗星。如果这些研究在"人群选择"类别有 3 或 4 颗星，在"组间可比性"类别有 1 或 2 颗星，在"结局测量"/"暴露组"类别有 2 或 3 颗星，则被认为是高质量的研究；如果研究在"人群选择"类别有 2 颗星，在"组间可比性"领域有 1 或 2 颗星，在"结局测量"/"暴露组"类别有 2 或 3 颗星，则这些研究被评为一般质量；如果它们在"人群选择"类别中有 0 或 1 颗星或在"组间可比性"类别中有 0 ~ 1 颗星或在"结局测量"/"暴露组"类别中有 0 或 1 颗星，则它们被评为质量差的研究。

表 40.1　用于文献检索的 PICO 格式术语

P（患者）	I（干预）	C（对照）	O（结局）
贲门失弛缓症患者	腹腔镜 Heller 肌切开术 经口内镜肌切开术 食管气囊扩张术	既往行腹腔镜 Heller 肌切开术 既往行 POEM	症状的改善 生活质量 治疗成功率 并发症 症状复发

3　结果

3.1　治疗失败的定义和患者评估

目前对贲门失弛缓症首次治疗后的"失败"没有明确的定义。国际食管疾病学会（ISDE）对贲门失弛缓症制定的指南中建议复发的定义为：在内镜或手术初治症状改善后再次出现与贲门失弛缓症相符的症状[1]。

有六项随机对照试验（RCT）分别使用了不同的衡量标准来比较食管气囊扩张与LHM的区别，包括使用较模糊的"成功的症状缓解"表述、Eckardt评分[8]、Watson吞咽困难评分[9]、Hellemans和Vantrappen标准[10]、DeMeester评分[11]、贲门失弛缓症严重程度问卷和SF-36生活质量评价量表[12]。症状评估中缺乏统一的定义和异质性使得难以比较来自不同研究的患者。Eckardt评分从0～4，对四个项目（吞咽困难、反流、胸痛和体重减轻）进行评分，由于其简单易行，所以最常用于临床。大多数非RCT队列研究使用该评分报道了治疗的结果，术后评分＞3被视为失败。一些研究者通过将评分阈值设置为4[13]，降低了对"失败"定义的严格程度。然而，Eckardt评分尚未被认证为评估贲门失弛缓症复发的衡量标准。

内镜（POEM）或腹腔镜（LHM）肌切开术后导致症状持续存在或复发可能有不同的病因：肌切开不足（留下未切开的肌纤维，特别是 III 型痉挛性贲门失弛缓症的胃侧或食管体向上的肌纤维），以及肌切开术后疤痕、胃底折叠过紧或不正确、胃食管反流病（GERD）、消化性溃疡狭窄或食管癌。

很少有文章将症状的持续存在（即症状从未改善或症状在初次治疗后6个月内复发的患者）与复发（即长期改善后症状复发的患者）分开考虑[14-17]，这使得很难区分这两种明显不同的临床情况。与未经治疗的初治贲门失弛缓症患者的症状相比，复发症状的病因可能更复杂，更难以解释。胃酸反流可能在治疗后的患者中发挥作用，因为肌切开术后患者对反流的感知可能不强[18, 19]，并且复发性贲门失弛缓症可能难以与消化性溃疡狭窄区分开来。

复发性贲门失弛缓症的正确诊断对于后期成功治疗至关重要。应详细记录患者的主要症状和既往治疗史，如果条件允许，应查看之前手术干预的视频回放。进一步的客观检查包括高分辨率食管测压、钡餐造影、24小时pH监测以及上消化道内镜检查，并与首次干预前的检查结果进行比较[20-23]。

对于失代偿、食管迂曲的患者，如果疾病长期存在，晚期又复发，为正确显示黏膜情况，应在清除食管内食物残渣后行内镜检查，并对任何可识别的病灶（即 Barrett 节段或结节）或随机沿管腔进行多次活检，以排除潜在的恶性肿瘤[24]。食管活检中 p53 表达的特殊染色有助于查找发育不良区域[25]，以判断是否需要更为彻底的治疗方式（食管切除术）。在此类患者中，还需要进行腹部和胸部 CT 扫描，以完善分期。

症状持续存在或复发不一定与贲门失弛缓症治疗失败有关。尤其当患者有胸痛症状时更是如此（胸痛对患者来说可能非常棘手），但原因并不一定与贲门通过障碍或胃酸反流有关。

3.2　腹腔镜 Heller 切开术后复发症状的处理

LHM 失败后可为患者提供三种治疗选择，即分级食管气囊扩张、二次腹腔镜 Heller 肌切开术或 POEM。

3.2.1　食管气囊扩张术（PD）

表 40.2 总结了六项回顾性研究中 LHM 术后行 PD 的患者结局[14, 26-31]。有趣的是，所有研究中都未报道由于 PD 引起的穿孔，这表明肌切开术后患者行 PD 的并发症风险可能低于单纯性贲门失弛缓症患者。在 12 个月至 12 年的随访数据显示：PD 为成功率介于 50% ～ 79% 之间，但大多数患者需要进行 1 次以上的食管扩张（扩张次数范围：1.5 ～ 2）。

表 40.2　Heller 肌切开术后失败行食管气囊扩张的结果

作者，年份，NOS 量表	患者数量	距离首次术后时间	食管气囊扩张器尺寸（mm）	扩张次数	随访间隔	症状缓解
Zaninotto[14] 2002	9（LHM）	1 个月到 1 年	30/35/40 根据症状反应选择	2（中位）	14.5 个月	77%
Guardino[26] 2004★★	10（HM）	中位 60 个月	35/40	2	未报道	50%
Kumbhari[27] 2013★, ★★	27（HM）	中位 7 个月	30/35/40 间隔 2 ～ 4 周，根据症状反应选择	未报道	12 个月 中位 30 个月	89% 66%*
Legros[28] 2014★, ★★	18（HM）	18 个月（中位；范围 0 ～ 42）	30/35/40 间隔 8 个月 根据症状反应选择	1.5（中位；范围 1 ～ 2.25）	中位 33 个月	77.8%**
Amani[29] 2015★★, ★★★	30（6LHM, 24 开胸 Heller）	6.7±7.1 年	30（30 例） 35（17 例） 40（4 例）	1.7（平均）	11.8±6.3 年	70%
Saleh[30] 2016★, ★★	21（LHM）	29 个月（范围 3 ～ 108）	30（8 例） 30/35（4 例） 30/35/40（9 例）	1.8（平均）	6.5 年（1PD） 11 年（2PDs）	57%***
Stewart[31] 2018★★, ★★★	14（LHM）	28 个月（范围 17.3 ～ 43.2）	30（14 例） 30/35（7 例） 30/35/40（2 例）	1.6（平均）	21.7 个月	79%

HM：Heller 肌切开术；LHM：腹腔镜 Heller 肌切开术

*30 个月的成功率

**44% 的患者在随访期间需要进一步的 PD

*** 所有 9 例扩张至 40mm 的患者均失败。三种类型的贲门失弛缓症治疗成功率没有差异：Ⅰ 型 54%；Ⅱ 型 67%；Ⅲ 型 50%

3.2.2　二次行腹腔镜 Heller 肌切开术

表 40.3 总结了二次行 LHM 的结果 [17, 22, 32–34]。尽管 LHM 组患者的中位随访时间短于 PD（随访时间范围：11 ～ 63 个月），其成功率在 64% ～ 92% 之间，略优于 PD。而中转开放率、食管黏膜撕裂和术后并发症的发生率远高于首次 LHM，表明二次进行 LHM 是一项技术上更复杂的手术。在 18 例患者中，手术仅限于拆除先前的胃底折叠术，明确错误折叠的胃底折叠术或胃底折叠术太紧，这些是导致吞咽困难复发的原因。

3.2.3　POEM

表 40.4 总结了 LHM 治疗失败后行 POEM 的结果 [21, 35–39]。POEM 作为 LHM 术后失败的补救治疗方案的历史较短，最早的病例报告源自 2013 年。结果似乎令人鼓舞，其成功率较高，在 90% ～ 100% 之间，但是这个乐观的研究仅基于数量较少且仅随访 5 个月的患者。大多数手术是在内镜下完成的。

表 40.3　肌切开术后失败后再次行腹腔镜 Heller 肌切开术后的结果

作者，年份，NOS 量表	患者数量	距离首次肌切开术后时间（范围）	并发症，中转开放，黏膜撕裂	中位随访时间（范围）	良好结局（%）
Rakita[32] 2007★★	12	3 年（4 天～ 25 年）	中转：0 黏膜撕裂：2（25%）	24.1 个月（未报道）	75%
Gockel[22] 2007★, ★★	12（开放 HM）	15 个月（4 ～ 156）	黏膜撕裂：2（16%）	38 个月（2 ～ 206）	92%
Loviscek[23] 2013★, ★★	43（3 例仅拆除胃底折叠，40 例 LHM）	10.7 年（未报道）	中转：0 黏膜撕裂：2（5%）	63 个月（12 ～ 157）	75%*
Wood[33] 2015★★	38LHM	未报道	中转：3 30 天死亡率 8%***	11 个月（未报道）	83%
Veenstra[34] 2016★★	58LHM（15 例仅拆除胃底折叠）	32 个月（1 ～ 480）	中转：2 黏膜撕裂：11（19%） 并发症等级 C-D ＞ 3：5（8%）	34 个月（6 ～ 203）	64%**
Fumagalli[17] 2016★, ★★	9HM	10.4 个月（0.7 ～ 33.2）	中转：1 黏膜撕裂：3（30%） 并发症：1 例胃瘫	17.5 个月（未报道）	77.7%

LHM：腹腔镜；Heller 肌切开术；HM：Heller 肌切开术

*19 例患者没有长期随访

**16 例患者没有长期随访

***死亡原因与再次行 LHM 无关

POEM 的黏膜撕裂的发生率与初治贲门失弛缓症患者的发生率没有区别，并且都能够在手术过程中得到修复，仅观察到两例严重的不良事件（纵隔炎）。不同贲门失弛缓症亚型的预后没有差异。

表 40.4　Heller 肌切开术失败后行 POEM 的结果

作者，年份，\NOS 量表	患者数量	距离首次肌切开术后时间（范围）	并发症 / 不良反应	中位随访时间（范围）	良好结局（%）
Onimaru[35] 2013★★	10（2 例开胸）	10 年（0.7 ~ 45）	无	3 个月	90%*
Vigneswaran[21] 2014★★	5（LHM）	未报道	无	5 个月	100%
Kristensen[36] 2017★★	14	未报道	未报道	14 例 3 个月 7 例 24 个月	ES** 4（1 ~ 11） ES** 5（3 ~ 10）
Ngamruengphong[37] 2017★★★	90	未报道	8%（2 例 POEM 未完成）	8.5 个月	81%
Tyberg[38] 2018★★★	51（48 LHM 3 OHM 45 HM + Dor） Type I 13 例 Type II 29 例 Type III 6 例 其他蠕动障碍症 3 例	113.5 个月（2 ~ 672）	6 黏膜撕裂 2 纵隔炎	24.4 个月（12 ~ 52）	94%
Zhang[39] 2018★★★	46 Type I 30 例 Type II 5 例 Type III 6 例 未知 5 例	6 年（0.5 ~ 45）	13 黏膜撕裂	28 个月（3 ~ 46）	94%

LHM：腹腔镜 Heller 肌切开术

*1 例患者在挽救性 POEM 后 Eckardt 评分 > 3，即使与术前 9 分相比有所改善。

**ES：Eckardt 评分没有给出单个患者失败的数据

3.3　POEM 术后复发症状的处理

　　一些研究报道了 POEM 术后治疗失败的处理方式。在 Tyberg 等的一项研究中[38]，46 例患者中 41 例（85%）取得了临床治疗成功，不良事件发生率为 17%（主要为二次行 POEM 术中的出血）。另一项研究来自一个大型医学中心，在超过 1454 例行 POEM 的患者中有 15 例治疗失败[15]。在 6 个月的随访中，二次行 POEM 的成功率为 100%，但 20% 的患者行二次 POEM 期间出现并发症（黏膜撕裂，并立即修复），40% 的患者出现术后不良反应，如纵隔气肿[3]，胸腔积液[4]、局灶性肺不张[3]、肺炎[1] 和轻微皮下气肿[1]。除一例外，其余均没有临床不良结局。

4 结论与建议

接受内镜或手术肌切开术后症状复发的患者应接受钡餐造影、上消化道内镜、高分辨率食管测压和 24 小时 pH 监测 [1, 16, 40]。肌切开术后的复发或持续症状存在可能有多种病因，包括贲门失弛缓症的初治误诊、肌切开术或胃底折叠术中的技术失误、胃食管反流和诱发的消化性溃疡狭窄、肌切开术的疤痕愈合、伴虹吸型贲门管腔的巨大食管和癌症。正确识别病因，是临床决定是否干预以及实施何种干预以最大限度改善患者预后的基础。

鉴于食管贲门失弛缓症相对罕见，而且只有少数患者需要再次治疗，因此没有针对如何处理症状复发的随机对照试验也就不足为奇了。内镜或手术肌切开术治疗症状复发的患者应从侵入性最小的术式开始，即食管气囊扩张术。该主张基于少数患者的队列研究，其中大多数研究是回顾性的，因此导致了非常低的证据质量，推荐意见较弱。选择二次治疗术式的准则是从阶梯食管气囊扩张术开始，因其较其他术式侵入性小。PD 术后目前没有报道出现严重并发症或穿孔。这与单纯性贲门失弛缓症患者的初治扩张相比有很大不同，据报道，这些初治患者的穿孔率为 2% ～ 3.5% [41]。LHM 术后 50% ～ 77% 的患者行 1 ～ 2 次 PD 可获得治疗成功。POEM 术后复发使用 PD 的数据有限，其成功率可能低于在 LHM 术后的应用。应告知患者肌切开失败后再行 PD 治愈疾病的概率不高，但风险很小。

如果阶梯 PD 术无法作为一线治疗失败的补救措施，则应该为手术肌切开术后症状复发的患者行 POEM 或二次 LHM。二次行 LHM 的优势在于可以处理一些特定因素导致的失败，例如胃底折叠术扭曲或太紧。在 Loviscek [23] 和 Veenstra [34] 等的研究中，再干预手术包括仅 7% 和 26% 的患者拆除了胃底折叠术。目前尚不清楚使用 POEM 的病理预后结果会是什么，但它不太可能有效。值得注意的是，文献一致认为二次行 LHM 手术操作困难。黏膜撕裂的发生率介于 5% 和 30% 之间，其中 4 项研究分别报道 25% [31]、16% [22]、8% [33] 和 30% [17] 的患者发生黏膜撕裂。在两项大型单中心研究中，初治性贲门失弛缓症患者的穿孔发生率为 2.5% [42] 和 0.8% [43]，而在一项系统评价中的结论为 6.9% [44]，我们可以看到高出 5 倍的黏膜撕裂病例数佐证了这一手术的难度。另外，主要并发症也并不少见：一项研究报道 8% 的 C-D 级别的患者并发症，另一项研究显示 30 天死亡率为 8%，尽管死亡原因与再次干预无关。

基于多种原因，POEM 是 LHM 术后症状改善失败患者的一个较优选择。首先，POEM 使用不同的方法避免贲门周围和左肝叶下表面与食管前表面暴露的黏膜之间产生粘连，特别是如果肌切开术未受到前胃底折叠术的保护。如同在初治患者中的术式，POEM 可以通过完整的后黏膜下隧道或从 2 点钟方向进入隧道进行手术，但应向后旋转以避免先前肌切开术的疤痕 [35]。其次，POEM 能很容易地在胸段食管中向上延伸，并直接解决

Ⅲ 型贲门失弛缓症的肌肉痉挛[39]。第三，如果抑制反流部分的胃底折叠术已经存在，这可以防止医源性 POEM 术后胃食管反流的发生。尽管这些显示预后良好的研究随访时间短且患者数量少，但 LHM 术后行 POEM 的结果非常好，成功率介于 100%[21] 和 81%[37] 之间。然而，LHM 术后行 POEM 似乎比初治患者行 POEM 风险更高，至少一项研究报道了一些严重的并发症[38]。

我们没有针对 POEM 术后症状复发的处理提出具体建议，因为有关此类患者的研究数据不足。在少数可纳入的相关文献中，所有研究都是回顾性的，并且患者数量很少，再次行 POEM 术似乎是最好的选择。

肌切开术后复发性贲门失弛缓症患者的任何治疗方式都比初治成功率低，而且除了食道气囊扩张术外，手术更复杂且需承担并发症风险。一种较优的临床决策是从侵入性最小的手术开始，然后逐渐转向更具侵入性的治疗方式。POEM 是一种非常有前景的治疗方法，但将 POEM 视为"二次治疗"的标准，需要通过更大规模的研究和更长时间的随访来证实。无论如何，应该记住食管切除术是最后的治疗选择，在这之前应该尝试所有的保守治疗措施。

推荐

- 对内镜肌切开术或手术肌切开术后症状复发的患者处理应从侵入性最小的手术开始，即食管气囊扩张术（证据质量极低，弱推荐）。
- 如果阶梯食管气囊扩张作为首选的"二次治疗"失败了，应当为手术肌切开术后症状复发的患者行 POEM 或二次行 LHM（证据质量极低，弱推荐）。
- 目前对 POEM 术后症状复发的患者治疗处理无法提出具体建议。

5 个人观点

当贲门失弛缓症患者抱怨症状复发时，我们临床医生应该问自己的第一个问题也是最重要的问题是：他/她是否真的复发了？是否需要再次治疗？依赖这些患者的症状做出诊断并不总是可靠的：它们可能会随着时间的推移而改变，并且不容易解释。现实生活中贲门失弛缓症患者术后的情况，就其症状而言，并不总是非黑（治疗失败）即白（未复发）的；相反，存在一个灰色地带，让我们很难做出决定。钡餐造影应当是首选检查，定时钡餐造影（Timed barium swallow, TBS）将更好。它可以评估食管蠕动能力并能够将图像与术前和/或术后早期随访的影像进行比较。如果 TBS 证实复发，特别是主诉胸痛的患者应接受全面评估，包括 24 小时食管酸碱度监测。如果患者被其他中心/医院转诊或在术前仅进行了食管压力测定，则必须进行高分辨食管测压检查，这将有助于确定患者是否有先前未被识别的 III 型贲门失弛缓症。在这种情况下，PD 手术很可能会导致治疗失败，应转而行 POEM。在所有其他情况下（除了少数需要进行食管切除术的患者），PD 治疗是我们的首选。我们认为，当 PD 治疗失败时，决定行 LHM 还是 POEM 的一个相关因素是肌切开术中施行的胃底折叠术的类型。如果未行胃底折叠术或患者接受了后胃底折叠术（Toupet），暴露的食管黏膜与左肝叶下部之间的粘连可能使远端食管的解剖非常困难，这将增加穿孔的风险。在这些情况下，POEM 风险较小且同样有效。对于所有接受了前部胃底折叠术（Dor）保护性肌切开术的患者，我们的个人偏好是在食管右缘再次行 LHM。

参考文献

1. Zaninotto G, Bennett C, Boeckxsatens G, et al. The 2018ISDE achalasia guidelines. Dis Esophagus. 2018；31:1–29.

2. Gennaro N, Portale G, Gallo C, et al. Esophageal achalasia in the Veneto region：epide- miology and treatment. Epidemiology and treatment of achalasia. J Gastrointest Surg. 2011；15(3):423–8.

3. Duffield JA, Hamer PW, Heddle R, Holloway RH, Myers JC, Thompson SK. Incidence of achalasia in South Australia based on esophageal manometry findings. Clin Gastroenterol Hepatol. 2017；15(3):360–5.

4. Lopushinsky SR, Urbach DR. Pneumatic dilatation and surgical myotomy for achalasia. JAMA. 2006；296(18):2227–33.

5. Markar SR, Mackenzie H, Askari A, Faiz O, Hoare J, Zaninotto G, Hanna GB. Population- based cohort study of surgical myotomy and pneumatic dilatation as primary interventions for oesophageal achalasia. Br J Surg. 2018；105:1028–35.

6. Inoue H, Minami H, Kobayashi Y, et al. Peroral endoscopic myotomy(POEM)for esophageal achalasia. Endoscopy. 2010；42(4):265–71.

7. Wells GA, Shea B, O'Connell D, Peterson J, Welch V, Losos M, Tugwell P. The Newcastle- Ottawa Scale(NOS)for assessing the quality of nonrandomised studies in meta-analysis. http://www.ohri.ca/programs/clinical_epidemiology/oxford.asp. Accessed 11Feb 2020.

8. Boeckxstaens GE, Annese V, des Varannes SB, et al. Pneumatic dilation versus laparoscopic Heller's myotomy for idiopathic achalasia. N Engl J Med. 2011；364(19):1807–16.

9. Kostic S, Kjellin A, Ruth M, et al. Pneumatic dilatation or laparoscopic cardiomyotomy in the management of newly diagnosed idiopathic achalasia. Results of a randomized controlled trial. World J Surg. 2007；31(3):470–8.

10. Borges AA, Lemme EM, Abrahao LJ Jr, et al. Pneumatic dilation versus laparoscopic Heller myotomy for the treatment of achalasia：variables related to a good response. Dis Esophagus. 2014；27(1):18–23.

11. Hamdy E, El Nakeeb A, El Hanfy E, et al. Comparative study between laparoscopic Heller myotomy versus pneumatic dilatation for treatment of early achalasia：a prospective random- ized study. J Laparoendosc Adv Surg Tech A. 2015；25(6):460–4.

12. Chrystoja CC, Darling GE, Diamant NE, et al. Achalasia-Specific Quality of life after pneu- matic dilation or laparoscopic Heller myotomy with partial fundoplication：a multicenter, ran- domized

clinical trial. Am J Gastroenterol. 2016；111(11):1536–45.

13. Ling TS, Guo HM, Yang T, Peng CY, Zou XP, Shi RH. Effectiveness of peroral endoscopic myotomy in the treatment of achalasia：a pilot trial in Chinese Han population with a minimum of one-year follow-up. J Dig Dis. 2014；15(7):352–8.

14. Zaninotto G, Costantini M, Portale G, et al. Etiology, diagnosis, and treatment of failures after laparoscopic Heller myotomy for achalasia. Ann Surg. 2002；235(2):186–92.

15. Li QL, Yao LQ, Xu XY, et al. Repeat peroral endoscopic myotomy：a salvage option for per- sistent/ recurrent symptoms. Endoscopy. 2016；48(2):134–40.

16. Patti MG, Allaix ME. Recurrent symptoms after Heller myotomy for achalasia：evaluation and treatment. World J Surg. 2015；39(7):1625–30.

17. Fumagalli U, Rosati R, De Pascale S, et al. Repeated surgical or endoscopic myotomy for recurrent dysphagia in patients after previous myotomy for achalasia. J Gastrointest Surg. 2016；20(3):494–9.

18. Jones EL, Meara MP, Schwartz JS, Hazey JW, Perry KA. Gastroesophageal reflux symptoms do not correlate with objective pH testing after peroral endoscopic myotomy. Surg Endosc. 2016；30(3):947–52.

19. Teitelbaum EN, Dunst CM, Reavis KM, Sharata AM, Ward MA, DeMeester SR, Swanström LL. Clinical outcomes five years after POEM for treatment of primary esophageal motility disorders. Surg Endosc. 2018；32:421–7.

20. Duffy PE, Awad ZT, Filipi CJ. The laparoscopic reoperation of failed Heller myotomy. Surg Endosc. 2003；17(7):1046–9.

21. Vigneswaran Y, Yetasook AK, Zhao JC, Denham W, Linn JG, Ujiki MB. Peroral endoscopic myotomy(POEM)：feasible as reoperation following Heller myotomy. J Gastrointest Surg. 2014；18(6):1071–6.

22. Gockel I, Junginger T, Eckardt VF. Persistent and recurrent achalasia after Heller myot- omy：analysis of different patterns and long-term results of reoperation. Arch Surg. 2007；142(11):1093–7.

23. Loviscek MF, Wright AS, Hinojosa MW, et al. Recurrent dysphagia after Heller myotomy：is esophagectomy always the answer? J Am Coll Surg. 2013；216(4):736–44.

24. Leeuwenburgh I, Scholten P, Alderliesten J, et al. Long-term esophageal cancer risk in patients with primary achalasia：a prospective study. Am J Gastroenterol. 2010；105(10):2144–9.

25. Leeuwenburgh I, Gerrits MM, Capello A, et al. Expression of p53as predictor for the develop- ment of esophageal cancer in achalasia patients. Dis Esophagus. 2010；23(6):506–11.

26. Guardino JM, Vela MF, Connor JT, Richter JE. Pneumatic dilation for the treatment of acha- lasia in untreated patients and patients with failed Heller myotomy. J Clin Gastroenterol. 2004；38(10):855–60.

27. Kumbhari V, Behary J, Szczesniak M, Zhang T, Cook IJ. Efficacy and safety of pneumatic dila- tation for achalasia in the treatment of post-myotomy symptom relapse. Am J Gastroenterol. 2013；108(7):1076–81.

28. Legros L, Ropert A, Brochard C, et al. Long-term results of pneumatic dilatation for relapsing symptoms of achalasia after Heller myotomy. Neurogastroenterol Motil. 2014；26(9):1248–55.

29. Amani MFN, Shirami S, Malekzadeh R, Mikaeli J. Assessment of pneumatic balloon dilation in patients with symptomatic relapse after failed Heller myotomy. Middle East J Dig Dis. 2015；8:57–62.

30. Saleh CM, Ponds FA, Schijven MP, Smout AJ, Bredenoord AJ. Efficacy of pneumodilation in achalasia after failed Heller myotomy. Neurogastroenterol Motil. 2016；28:1741–6.

31. Stewart RD, Hawel J, French D, Bethune D, Ellsmere J. Pneumatic balloon dilation for palliation of recurrent symptoms of achalasia after esophagomyotomy. Surg Endosc. 2018；32:4017–21.

32. Rakita S, Villadolid D, Kalipersad C, Thometz D, Rosemurgy A. Outcomes promote reopera- tive Heller myotomy for symptoms of achalasia. Surg Endosc. 2007；21(10):1709–14.

33. Wood TW, Ross SB, Ryan CE, et al. Reoperative Heller myotomy：more pain, less gain. Am Surg. 2015；81(6):637–45.

34. Veenstra BR, Goldberg RF, Bowers SP, Thomas M, Hinder RA, Smith CD. Revisional surgery after failed esophagogastric myotomy for achalasia：successful esophageal preservation. Surg Endosc. 2016；30(5):1754–61.

35. Onimaru M, Inoue H, Ikeda H, et al. Peroral endoscopic myotomy is a viable option for failed surgical esophagocardiomyotomy instead of redo surgical Heller myotomy：a single center prospective study. J Am Coll Surg. 2013；217(4):598–605.

36. Kristensen HO, Kirkegard J, Kjaer DW, Mortensen FV, Kunda R, Bjerregaard NC. Long-term outcome of peroral endoscopic myotomy for esophageal achalasia in patients with previous Heller myotomy. Surg Endosc. 2017；31(6):2596–601.

37. Ngamruengphong S, Inoue H, Ujiki MB, Patel LY, Bapaye A, Desai PN, et al. Efficacy and safety of peroral endoscopic myotomy for treatment of achalasia after failed Heller myotomy. Clin Gastroenterol Hepatol. 2017；15(10):1531–1537.e3.

38. Tyberg A, Seewald S, Sharaiha RZ, Martinez G, Desai PA, Kumta NA, et al. A multi- center international registry of redo per-oral endoscopic myotomy(POEM)after failed POEM. Gastrointest Endosc. 2018；85:1208–11.

39. Zhang X, Modayil RJ, Friedel D, Gurram KC, Brathwaite CE, Taylor SI, et al. Per-oral endoscopic myotomy in patients with or without prior Heller's myotomy：comparing long- term outcomes in a large U.S. single-center cohort(with videos). Gastrointest Endosc. 2018；87(4):972–85.

40. Petersen RP, Pellegrini CA. Revisional surgery after Heller myotomy for esophageal achalasia. Surg Laparosc Endosc Percutan Tech. 2010；20(5):321–5.

41. Boeckxstaens GE, Zaninotto G, Richter JE. Achalasia. Lancet. 2014；383(9911):83–93.

42. Costantini M, Salvador R, Capovilla G, Vallese L, Costantini A, Nicoletti L, et al. A thousand and one laparoscopic Heller myotomies for esophageal achalasia：a 25-year experience at a single tertiary center. J Gastrointest Surg. 2019；23:23–35.

43. Finley CJ, Kondra J, Clifton J, Yee J, Finley R. Factors associated with postoperative symp- toms after laparoscopic Heller myotomy. Ann Thorac Surg. 2010；89(2):392–6.

44. Campos GM, Vittinghoff E, Rabl C, et al. Endoscopic and surgical treatments for achalasia：a systematic review and meta-analysis. Ann Surg. 2009；249(1):45–57.

第 41 章

腹腔镜或开胸手术治疗有症状的复发性食管旁疝

Miroslav P. Peev and Mark K. Ferguson

1 引言

自 2000 年以来，经诊断和手术治疗的食管旁疝（PEH）的数量大幅增加。无论使用何种技术（经胸或经腹），复发的数量也都在增加，因此外科医生开始面临新的技术难题——有症状的复发性食管旁疝。食管旁疝初次腹腔镜和开放修复术后报告的复发率为 2% ～ 59%[1]。相比之下，采用经典经胸入路进行初始修复时，大型病例系列报道的症状复发率约为 7%[2]。

最常见的与复发相关的症状包括胃灼热、反流、吞咽困难和疼痛[3]。尽管有大量解剖学复发报道，但只有 3% ～ 6% 的患者需要手术干预[4, 5]。再次手术应当根据每位患者的病情，并由患者和外科医生共同探讨决定，尤其是考虑到手术的复杂性时。

本章的目的是回顾开胸手术与腹腔镜手术在治疗复发性有症状食管裂孔疝的疗效。

2 检索策略

通过 PubMed, Science Direct, MEDLINE, Web of Science 以及 Directory of Open Access Journals 数据库对 2005 年之后发表的相关文献进行检索。检索关键词使用："paraesophageal hernia"，"hiatal hernia"，"recurrent"，"revisional, "reoperative"，"redo repair"，"failed repair"，"thoracotomy"，"laparoscopy"，"transthoracic" 和 "operative repair"（表 41.1）。排除了关注胃食管反流疾病（GERD）和抗反流再次手术的研究。在一些筛选的文章中，我们只提取了与本章相关的数据。

M. P. Peev · M. K. Ferguson（✉）
Department of Surgery, The University of Chicago, Chicago, IL, USA
e-mail: Miroslav.Peev@uchospitals.edu; mferguso@bsd.uchicago.edu

表 41.1　用于文献检索的 PICO 格式术语

P（患者）	I（干预）	C（对照）	O（结局）
复发性食管旁疝患者	再次腹腔镜手术	再次开胸手术	并发症 症状缓解 影像学治愈 复发

3　结果

在比较食管裂孔疝二次修补术与初次修补术的回顾性研究中，Kao 报道了两个队列：305 例初次修补术和 97 例二次修补术[6]。除 1 例（Belsey IV）患者外，二次修补术组的所有患者均接受了腹腔镜修复术。从第一次手术到报告的症状复发的平均时间为 48.8 个月。与初次修复相比，再次行食管旁裂孔疝修补术的平均手术时间更长（256.4 分钟 *vs* 190.3 分钟；$P < 0.0001$），中转开放率更高（10.3% *vs* 0.67%；$P < 0.0001$）。腹腔镜队列的并发症发生率高达 44.7%，30 天再入院率为 11.7%，影像学复发率为 31%。3.1% 的患者因有症状的裂孔疝复发需要再次手术（表 41.2）。

表 41.2　经胸或腹腔镜修补复发的有症状的食管旁疝的相关研究

研究	例数	年限	开胸 n	开胸 术后并发症 %	腹腔镜 n	腹腔镜 中转开放 %	腹腔镜 术后并发症 %	影像学复发 %	有症状的复发 %	死亡率 %	证据质量	研究类型
Kao[6]	97	2008 - 2017	1	NR	96	10.3	44.7	31	3.1	0	低	回顾性
Juhaszl[7]	44	2003 - 2009	8	25	23	NR	NR	NR	6.8	0	低	回顾性
Brown[8]	24	2011 - 2016	NA	NA	24	33	20.8	NR	NR	0	低	回顾性
Zahiri[10]	46	2004 - 2016	NA	NA	46	NR	10.9	2.2	2.2	0	低	回顾性
Wennergren[9]	34	2009 - 2013	NA	NA	34	NR	24	20.5	12	0	低	回顾性
Haider[11]	52	1993 - 2004	28	37	19	NR	37	9.6	9.6	1.9	低	回顾性

NR：未报告；NA：不适用

Juhasz 报道了一系列回顾性收集的接受修正 GERD 手术的患者[7]。研究中 220 例接受过反流二次手术的患者中，只有 20% 出现大面积复发性裂孔疝，并接受了手术治疗。

初次手术后无症状期为 44 个月。手术方法的选择是根据患者的临床特点和外科医生的偏好进行个性化选择。在研究的早期，大部分再手术是通过开胸手术进行的。然而，随着 Roux en Y 胃重建术作为最终抗反流手术的使用率的增加，经腹和腹腔镜手术的比率增加。研究中的 15 例术后并发症未根据所使用的方法进行分层。整个队列中的 3 例（6.8%）患者进行了额外的修复。

Brown 等将影像学复发定义为胃黏膜垂直延伸超过膈肌水平 2cm [8]。作者将 24 例接受 PEH 再次修复的患者与 48 例接受初次修复的患者进行了匹配，并比较了各种术后结局和生活质量。所有二次食管旁裂孔疝修补术均在腹腔镜下进行。再次修复组的中转开腹率为 33%，需要更长的手术时间（311.5vs 249.9 分钟；P=0.012），失血量更多（129.4vs 49.5ml；P=0.038）。5 例（20.8%）患者出现术后并发症，无手术死亡。

最近另外的两项病例系列研究比较了 PEH 的初次手术和再次手术，研究中仅包括接受经腹 / 腹腔镜手术的患者 [9, 10]。Zahiri 等纳入了 271 例接受初次手术和 46 例再次手术患者 [10]。与之前的报告类似，接受再次手术的患者需要更长的手术时间（139.1vs 112.2 分钟；$P < 0.001$）以及更多的伴随手术如 Collis 胃成形术（87.0% vs 30.2%；$P < 0.001$）。在 10.9% 的患者中观察到包括切口相关并发症在内的术后并发症发生。2 例患者（4.4%）在出院 30 天内需要再次入院。与再次手术组相比，初次修复组的患者从手术中获益更大（P=0.032）。初次（64%）和再次（57%）手术组中的大多数患者在术后完全不需要使用抗反流药物。

Wennergren 等在他们的比较研究中纳入了 34 例腹腔镜下 PEH 再次手术的患者 [9]。再次手术组的手术时间更长（203 vs 163 分钟；$P < 0.001$），采用 Collis 胃成形术的频率更高（24% vs 1%；$P < 0.0001$）。复发性 PEH 的平均住院时间为 2 天（范围 1～3 天），其中 8 例（24%）患者需要再入院。在初次 PEH 修复后 4 个月，共有 7 例（20.5%）影像学和 3 例（12%）症状性复发。

一项回顾性研究分析了接受经胸或经腹进行 PEH 再次修复手术患者的结局 [11]。作者纳入了 1993 年至 2004 年期间的 52 例患者。超过一半的患者接受了开胸手术（53.8%），19 例患者（35%）最初接受了腹腔镜手术，其余患者通过开腹手术接受了 Nissen 或 Toupet 胃底折叠术。在 83% 接受腹腔镜手术的患者和 93% 接受开胸手术的患者中，术前报告的胸痛得到缓解。研究报道的围手术期并发症发生率为 37%，但作者并未根据所使用的手术方法对并发症进行分层。1 例患者因继发于胃疝入胸腔后发生的呼吸衰竭而死亡。5 例患者（9.6%）出现症状复发，其中 3 例再次通过胸部手术，其余 2 例接受了腹腔镜手术。

4　结论与建议

目前没有随机对照试验比较开胸手术与腹腔镜手术修复复发性有症状的食管旁疝。本章中的研究是回顾性的，证据等级低，且纳入的患者数量较少。修复复发性 PEH 的可用证据很少。这两种方法的治疗结果没有明显差异。由于开胸手术预期的并发症发生率较高，我们相对推荐采用腹腔镜手术而不是开胸手术。

> **推荐**
>
> ● 对于有症状的复发性食管旁疝，建议使用腹腔镜手术进行初始修复（证据质量低，弱推荐）。

5　个人观点

我们认为采用胸部或腹部手术、开放手术还是微创手术的决定应根据患者的具体情况个性化选择。我们强烈建议在初次手术前、后仔细评估患者的病史和临床特点，回顾初次手术的细节，并在可能的情况下确定导致失败的原因。基于这些信息，我们认为外科医生应该制定个性化的手术计划，并与患者讨论再次行 PEH 修复的益处、风险和可能结局。我们诊治的大多数患者已经接受了尝试性或失败的腹腔镜或开腹再次修复，因此我们的大部分手术都是采用经胸入路进行的。这种入路可确保最佳的食管活动，并且可以进行 Belsey 胃底折叠术，是一种将胃固定并将胃底折叠包裹在腹部的极好方法。

参考文献

1. Morrow EH, Oelschlager BK. Laparoscopic paraesophageal hernia repair. Surg Laparosc Endosc Percutan Tech. 2013；23(5):446–8.
2. Skinner DB, Belsey RH. Surgical management of esophageal reflux and hiatus hernia. Long- term results with 1,030patients. J Thorac Cardiovasc Surg. 1967；53(1):33–54.
3. Lidor AO, Steele KE, Stem M, Fleming RM, Schweitzer MA, Marohn MR. Long-term quality of life and risk factors for recurrence after laparoscopic repair of paraesophageal hernia. JAMA Surg. 2015；150(5):424–31.
4. Anvari M, Allen C. Five-year comprehensive outcomes evaluation in 181patients after laparo- scopic Nissen fundoplication. J Am Coll Surg. 2003；196(1):51–8.
5. Byrne JP, Smithers BM, Nathanson LK, Martin I, Ong HS, Gotley DC. Symptomatic and functional outcome after laparoscopic reoperation for failed antireflux surgery. Br J Surg. 2005；92(8):996–1001.
6. Kao AM, Otero J, Schlosser KA, Marx JE, Prasad T, Colavita PD, et al. One more time：redo paraesophageal hernia repair results in safe, durable outcomes compared with primary repairs. Am Surg. 2018；84(7):1138–45.
7. Juhasz A, Sundaram A, Hoshino M, Lee TH, Mittal SK. Outcomes of surgical management of symptomatic large recurrent hiatus hernia. Surg Endosc. 2012；26(6):1501–8.
8. Brown AM, Nagle R, Pucci MJ, Chojnacki K, Rosato EL, Palazzo F. Perioperative outcomes and quality of life after repair of recurrent hiatal hernia are compromised compared with pri- mary repair.

Am Surg. 2019；85(5):556–60.

9. Wennergren J, Levy S, Bower C, Miller M, Borman D, Davenport D, et al. Revisional para- esophageal hernia repair outcomes compare favorably to initial operations. Surg Endosc. 2016；30(9):3854–60.

10. Zahiri HR, Weltz AS, Sibia US, Paranji N, Leydorf SD, Fantry GT, et al. Primary versus redo paraesophageal hiatal hernia repair：a comparative analysis of operative and quality of life outcomes. Surg Endosc. 2017；31(12):5166–74.

11. Haider M, Iqbal A, Salinas V, Karu A, Mittal SK, Filipi CJ. Surgical repair of recurrent hiatal hernia. Hernia. 2006；10(1):13–9.

第三部分

横　膈

第 42 章

膈肌起搏治疗双侧膈神经麻痹是否能改善功能或生活质量？

Raymond Onders

1 引言

双侧膈神经麻痹会导致双侧膈肌瘫痪，对于病情严重的患者，需要持续的呼吸机正压辅助，甚至需要气管切开和机械通气（MV）。双侧膈肌瘫痪最常见的原因是颈椎脊髓损伤（SCI）。在颈椎脊髓损伤患者中，50% 的患者需要机械通气。需要机械通气的脊髓损伤对患者的生活来说是灾难性的，它极大地降低了预期寿命，同时每年的护理费用会增加 18.5 万美元。例如，一名依赖 MV 的 20 岁脊髓损伤患者预计只有 10.6 年的寿命，而不需要 MV 的类似损伤患者的预期寿命为 34 年。预期寿命减少的最大原因是肺炎[1]。

脊髓损伤的患者自主呼吸受到损伤，多是因为从大脑呼吸中枢到横膈膜的信号通路受到干扰。在膈神经完好的患者中，可以通过植入永久性电极向膈肌提供直接电刺激来绕过信号通路，驱动呼吸和脱离机械通气。这就是膈肌起搏（DP）的作用机制。通过腹腔镜手术，在靠近膈神经运动点的左右膈内放置电极，植入 DP 系统。每个电极经皮植入人体，并连接到一个四通道外部刺激器[2, 3]。在呼吸机依赖型 SCI 患者中，DP 最初可以有效地作为动力肌肉刺激器用于治疗废用性萎缩，一旦膈肌得到充分修复，则作为功能性电刺激器（或呼吸起搏器）来驱动呼吸和脱离机械通气。

脊髓损伤引起的双侧膈肌瘫痪在美国是罕见的，每年的病例不到 1000 例。在美国，每个创伤病房一年可能只有几个病例，因此需要更多的相关知识和技能才能改变对这些患者的治疗。DP 装置适用于稳定的 SCI 患者。这些患者的膈肌可以被刺激收缩，但缺乏控制。如果患者是因为膈神经横断或颈部运动神经元损伤，除非进行膈神经重建术，否

R. Onders（✉）
University Hospitals Cleveland Medical Center, Case Western Reserve
University School of Medicine, Cleveland, OH, USA
e-mail: Raymond.onders@uhhospitals.org

则不能进行膈肌起搏。在本章中，我们将回顾目前有关双侧膈神经麻痹的文献，以帮助弥补经验的匮乏，改善脊髓损伤合并双侧膈神经麻痹患者的治疗。

2   检索策略

通过 PubMed 检索 2014 年到 2019 年的相关文献，检索式为（diaphragm OR diaphragmatic）AND（pacer OR pacing OR pacemaker）AND（"spinal cord injury" OR SCI）。研究数据包括了符合膈肌起搏设备使用适应证的高水平脊髓损伤的患者。通过这种方式发现了 Kerwin、Onders 和 Posluszny 等的研究报告 [4-6]。Lammertse 等的研究是在一次会议上发表摘要后从作者那里获得的，也将包括在本章分析中 [7]。一篇由 Garara 等撰写的系统综述文章。涵盖了从 2006 年到 2014 年由 12 篇文章组成的多项早期研究，也将在本章中被讨论 [8]。用于支持 FDA 最初批准使用适应证的相关临床研究数据也会在本章中呈现 [9]。DP 干预的主要目标是取代有创机械通气。表 42.1 总结了用于文献检索的 PICO 格式术语。

表 42.1   用于文献检索的 PICO 格式术语

P（患者）	I（干预）	C（对照）	O（结局）
依赖机械通气的双侧膈肌麻痹的脊髓损伤患者	腔镜放置隔膜起搏电极并脱离机械通气	标准治疗方法，气管切开和机械通气	脱离机械通气潮气量死亡率生活质量

3   结果

2018 年，Kerwin 等报告了他们的单中心回顾性队列分析，评估早期使用 DP 对急性颈椎脊髓损伤患者住院结果的影响 [4]。匹配的队列包括 40 例接受了 FDA 批准使用的 DP 植入物的患者和 61 例匹配的未植入 DP 的患者。两组之间的人口统计学存在差异，DP 患者年龄较大（45 ± 16 岁 vs 39 ± 16 岁；P=0.05），而且女性更多（28% vs 11%；P=0.04）。然而，损伤严重程度评分和脊柱损伤程度无明显差异。平均植入时间为 14 天。DP 植入后中位 MV 脱机时间为 7 天。DP 组中 26 例（65%）和对照组中 39 例（64%）诊断为呼吸机相关性肺炎（VAP）（P=0.91）。与对照组相比，发生 VAP 的 DP 患者的通气天数明显减少（24.5 ± 15.2 天 vs 33.2 ± 23.3 天；P=0.05）。对照组的死亡率为 15%，而 DP 组的死亡率为 3%（P=0.04）。住院时间 DP 组明显缩短，对照组为 65 ± 61 天，DP 组为 43 ± 24 天（P=0.03）。在大型的单中心植入 DP 治疗急性颈椎 SCI 的系列研究中，研究人员发现，DP 植入术对急性颈椎 SCI 患者是安全可行的，对于发生 VAP 的患者，平均呼吸机天数明显缩短。

在 2019 年 9 月举行的美国创伤外科协会（AAST）年会上，Kerwin 团队对膈肌起搏改善呼吸力学做了汇报，并发表了摘要[10]，他们的研究中纳入了 37 例 DP 患者和 34 例匹配的无 DP 患者。DP 可使自发潮气量显著增加（+88ml *vs* −13ml；95% CI 46 ~ 131 *vs* −78 ~ 58ml；*P*=0.004）。更重要的是，DP 后脱机的中位时间显著缩短（10 天 *vs* 29 天；95%CI 6.5 ~ 13.6 *vs* 23.1 ~ 35.3 天；*P* < 0.001）。因此，他们得出结论："急性颈髓损伤患者需要进行 DP 植入术。"

2018 年，Onders 等报道了创伤性脊髓损伤的长期结果。从 2000 年到 2017 年，92 例患者因强化膈肌和脱机接受了腔镜下 DP 植入。患者受伤时的年龄从出生到 74 岁不等，平均 27 岁。机械通气时间平均 47.5 个月（6 天至 25 年，中位 1.58 年）。相对于基础需要量（男性为 7cc/kg，女性为 5cc/kg）的刺激潮气量大小，是 DP 在初始植入患者中调节膈肌成功的一个指标[35]。在 DP 的第一周，从低于基本需要量的 7% 增加到高于基本需要量的 36%。88%（81/92）的患者达到了 4 小时的最短起搏时间。70 例（76%）患者每天使用 DP 至少 12 小时。56 例（60.8%）患者每日使用 DP 至少 24 小时。5 例（5.4%）患者自主呼吸完全恢复后去除 DP。5 例（5.4%）患者未成功脱离机械通气。中位生存期为 22.2 年（95%CI 14.0- 未达到），仅 31 例死亡。亚组分析显示，植入 DP 越早，能成功脱机的患者越多。研究人员得出结论，DP 可以成功地减少创伤性脊髓损伤患者对 MV 的需求，应该考虑早期植入。在 DP 之后，44 例患者中有 21 例（48%）不再需要套囊气管切开术。7 例患者因 DP 而完全拔除气管插管，1 例早期植入的患者完全避免了气管切开。这具有重要的临床价值，因为慢性套囊气管造口术增加了出血、气管软化、感染、黏液产生、肺炎、肉芽组织和狭窄的风险[5]。

2016 年，Lammertse 等介绍了对 DP 患者进行的多中心纵向随访的结果[7]。这项独立研究由六个脊髓损伤模型系统（SCIMS）中心进行，由国家残疾、独立生活和康复研究所（NIDILRR）资助。这项研究的目的是确定使用 DP 的脊髓损伤患者的长期结果。这项研究在 2011-2016 年间对在 2007-2014 年接受 DP 置入的患者开展了问卷调查。在 6 个 SCIMS 中心登记了 31 例患者，男 23 例，女 8 例，年龄 19 ~ 71 岁，平均 34 岁。神经损伤平面分别为 C1：32%、C2：45%、C3：19%、C4：3%。30% 为完全性脊髓损伤，70% 为不完全性脊髓损伤。脊髓损伤后植入时间平均为 4.5 年（< 1 个月至 28 年）。平均随访 3.2 年（15 天至 7.4 年）。28 例患者在电极放置平均 2.5 天后开始起搏，中位时间 1 天（0 ~ 7 天），在中位时间 7 天（0 ~ 60 天）后达到每天起搏 6 小时，在中位时间 5 天（0 ~ 30 天）后达到起搏时间 24 小时。24 例（86%）患者在随访时仍在使用 DPS（4 ~ 24h，平均 16 小时，中位 16 小时），7 例（25%）患者每天起搏 24 小时。4 例患者（14%）由于"医源性问题"而没有起搏[4]，包括起搏不良反应、肩痛或需要通过呼吸机进行压力支持。与设备相关的不良事件包括电极线出口部位的感染问题（17%）、起搏引起的疼痛（14%）

以及需要住院的电极线问题（13%）。从患者主观满意度来看，95% 的患者对接受 DP 感到高兴或非常高兴；79% 的患者对 DP 感到满意或非常满意；57% 的患者参与活动（例如，坐飞机、社区流动性、谈话、社交、精力、性等）的能力有所改善。

与 Kerwin 的报告相似，Posluszny 等在 2014 年的报告中关注了脊髓损伤中 DP 早期植入的问题 [6]。他们的分析包括 29 例患者，其中 22 例是植入的；7 例患者在手术时没有发现控制膈肌的神经。这些膈肌不能被刺激，因为创伤伤害完全破坏了下运动神经元。损伤后的平均植入时间为 3 ~ 112 天，中位时间 33 天，72.7%（16/22）的患者在平均 10.2 天中完全没有进行 MV。损伤后 11 天内植入的患者在 5.7 天内脱机。在创伤早期植入的部分患者（36%）可恢复呼吸，并能脱离 DP。在 SCI 患者中记录的动态肌电图显示了 DP 电刺激以及脊髓神经可塑性在膈神经功能恢复中的潜力。同样值得注意的是，"膈肌死亡"的患者尝试脱离呼吸机是徒劳的，及早发现这些患者可以节省大量因尝试脱机浪费的时间和成本，并可尽早考虑越来越广泛应用的神经移位技术以实现康复。

FDA 的一项多中心临床试验中纳入了 50 例接受 DP 治疗的依赖气管切开 MV 的 SCI 患者，结果显示，96%（48/50）的植入患者能够在单用 DP 的情况下连续呼吸 4 小时 [9]。这是一项单臂前瞻性评估。结局包括刺激潮气量、DP 的使用、患者 / 护工满意度以及死亡率。52%（26/50）的患者能够完全替代 MV。受试者在平均 2.2 个月（0.2 ~ 7.8 个月）的时间内达到了停用机械通气 4 小时的主要终点。患者年龄为 18 ~ 74 岁（平均 36 岁）。37 例男性患者因受伤致病，主要是机动车事故造成的，其次是运动伤害。2 例患者在 DP 植入前 3 个月 ~ 27 年接受 MV 治疗，损伤后的平均植入时间为 5.6 年。对 22 例受试者进行了为期 1 年的心理社会调查。所有的患者都住在家里，64% 的患者报告了气道分泌物减少，70% 的护工报告了吸痰频率下降。77% 的患者报告"呼吸更正常"。90% 的护工表示，照顾 DP 患者的工作量比 MV 少。95% 的患者活动能力增加，91% 的患者报告说有了更多的自由和独立的感觉。96% 的患者和 100% 的护工会向其他脊髓损伤患者推荐 DP。另外，DP 植入最常见的并发症是二氧化碳性气胸，在腹腔镜中使用二氧化碳充气导致气体进入胸腔，这通常仅需要简单的治疗。

Garara 等总结了早期关于 DP 的研究 [8]，在分析了 2004 年至 2014 年的 12 篇文献后，他们得出结论，DP 是安全有效的。在排除病例报告之后，他们发现 40% ~ 72.7% 的患者在治疗后不需要进行 MV。另外，还建议及早植入，因为这能在不增加手术风险的前提下有更高的治疗成功率。他们也注意到最常见的术后并发症是二氧化碳性气胸，通过观察、引流或抽吸症状均能好转。

当比较每月在家中使用便携式呼吸机的费用（包括长期设备的更换 / 租赁、医疗和护理的费用）时，DP 是经济有效的。Onders 等描述了一例成功脱离呼吸机转为全时起搏的脊髓损伤患者，每月可节省 13000 美元的费用 [2]。

起搏允许自然负压通气，优先使肺叶后方进行通气并能增加呼吸顺应性，因此可降低患者的肺炎发病率。Hirshfield 等分析了 64 例有慢性呼吸功能不全的脊髓损伤患者，其中 32 例能够接受膈肌起搏器植入，32 例不能接受[11]。膈肌起搏及负压通气使呼吸道感染由起搏前的 2 例 /100 天降至 0（$P < 0.001$）。

另一项研究将 DP 患者的生活质量与使用呼吸机时的生活质量进行了比较，所有患者都会向其他潜在的患者推荐 DP[12]。他们发现，膈肌起搏提高了患者出门，参与休闲活动以及与他人交往的能力。这项研究还表明，通过使用起搏器，患者的嗅觉和味觉也有了显著的改善。

表 42.2 中总结了上述 4 项研究，这 4 项研究是得出相关结论的基础。每篇文章也报道了证据质量以及局限性。Anderson 等一直致力于 SCI 患者的相关研究，她认为脱离 MV 非常必要，应该是首要的研究方向[13]。由于 DP 的风险或缺点很少，以及能带来脱离呼吸机的巨大获益，上述文献都强烈推荐使用 DP。研究中很容易确认治疗的有效性也进一步增加了 DP 的证据质量。虽然这些观察性研究都不是随机临床试验，但可进行患者自身对照。如果关闭设备，患者将无法通气，必须重新使用 MV。这种直接的因果关系也使这些研究中证明 DP 积极作用的证据质量较高。

表 42.2　机械通气的脊髓损伤患者植入膈肌起搏器的相关研究

作者（年份）	研究类型，方法	患者	结局	疗效	安全性	证据质量	结论；局限
Kerwin 2018[4]	单中心，单臂，回顾性研究，观察性，对比研究	40 例植入 61 例对照 DP 的平均植入时间 14 天	住院时间，ICU 住院时间，机械通气天数，VAP 发生率和死亡率	发生 VAP 的 DP 患者（26/40）较发生 VAP 的对照组（39/61）的机械通气天数明显缩短：24.5±15.2 天 vs 33.2±23.3 天；P=0.05。	对照组 MV 的死亡率显著升高（15% vs 3%；P=0.04）对照组 MV 的住院时间显著延长（65±61 天 vs 43±24 天；P=0.03）	中	"DPS 植入是安全可行的"，VAP 患者的机械通气天数更短；局限于单中心
Onders 2018[5]	单中心，单臂，开放标签，回顾性研究	N=92 平均 MV 时间 47.5 个月（从 6 天到 25 年不等）	脱离 MV 死亡率	•88%（81/92）的患者 DP 起搏时间至少为 4 小时 •60.8%（56/92）每天使用 DP 24 小时 •5 例（5.4%）呼吸完全恢复 •5 例（5.4%）没有成功地脱机 •亚组分析显示，植入 DP 越早，使用 DP 24 小时的患者数量越多	•中位生存时间为 22.2 年（95%CI 14.0 至未达到），只有 31 例死亡 •4/5（80%）无法脱离 MV 的患者平均死于受伤后 9.9 个月 •在 17 例有可查死因的患者中，没有一例与起搏装置有关	中	DPS 可以减少对 MV 的需求；局限于单中心的长期经验

续表

作者 （年份）	研究类型， 方法	患者	结局	疗效	安全性	证据 质量	结论；局限
Lammerste 2016[7]	6个中心， 前瞻性研究	N=31 平均 MV 时间 4.5 年（从 1 个月到 28 年不等）	使用的长期结局，患者问卷调查结果	•24/28（86%）在随访时仍在使用 DPS（4～24 小时）（平均 16 小时，中位 16 小时） •7/28（25%）每天起搏 24 小时 •4/28（14%）没有起搏的原因是："医源性问题"，起搏不良反应，肩痛或需要通过呼吸机进行压力支持	•电极线出口部位感染问题（17%） •起搏时疼痛（14%） •需要住院治疗的电极线问题（13%）	中	"DPS 是有效和安全的"；手稿正在处理中
Posluszny 2014[6]	10个中心， 回顾性研究	N=29 22 例植入，7 例膈肌没有反应；患者受伤后植入的中位时间是 33 天（从 3 到 122 天不等）	手术选择脱离 MV	•73%（16/22）患者在植入后平均 10.2 天成功脱机 •36%（8/22）患者呼吸完全恢复，并取出 DPS 电极线	•1 例患者放弃治疗死亡 •3 例（14%）间断使用 MV	中	DP 可以缩短 MV 时间，并可以使大多数患者完全脱离 MV

MV：机械通气；ICU：重症病房；VAP：呼吸机相关性肺炎；DP：膈肌起搏

4　结论与建议

总之，在获得 FDA 批准十多年后，DP 仍未广泛用于 SCI 导致双侧膈神经麻痹依赖 MV 的患者。强烈建议所有依赖 MV 的 SCI 患者都进行 DP，从而摆脱机械通气。强有力的证据表明，尽早使用 DP 有显著的积极效果。如果由于膈神经损伤或膈运动神经元死亡而不能刺激膈肌，可考虑将肋间神经移位至膈神经。此外，刺激无反应的膈肌会导致无法脱离机械通气，应尽早发现并立即开始长期的呼吸机管理，在脊髓损伤患者中进行高潮气量通气可以预防肺不张和肺炎[14, 15]。及时评估和植入 DP 可显著降低患者早期并发症发生率、死亡率和住院时间，从而降低成本。

推荐

- 在所有接受机械通气的脊髓损伤患者中，都应该对膈肌起搏情况和能否置入膈肌起搏装置进行评估（证据质量中；强推荐）。
- 脊髓损伤后应在早期植入膈肌起搏装置（证据质量中；强推荐）。

5　个人观点

作为凯斯西储大学和大学医院克利夫兰医学中心开发 DP 技术的团队的一员，我参与这项技术的使用已有 20 多年了。最近的报道强调了早期使用 DP 可以使 SCI 患者脱离呼吸机，而且获益越来越大。同时，这可以使患者更早地转移到康复中心，解决高位瘫痪的其他重要问题。在我们目前的创伤治疗实践中，一旦最初的损伤稳定下来，我们就会评估患者的膈肌是否可以自主运动来维持通气。如果可以，则进行脱机。如果不能，我们直接通过诊断性腹腔镜检查，以确定是否可以刺激膈肌。如果膈肌可以刺激，则植入 DP 并开始快速脱机，而无需气管切开。这对于年轻的脊髓损伤患者非常有意义，可以在不做气管切开的情况下脱离 MV，这让他们能够与家人进行口头交流，并在受到重大创伤后尽早开始康复过程。

参考文献

1. National Spinal Cord Injury Statistical Center. http://www.spinal cord.uab.edu. Accessed 25Oct 2019.
2. Onders RP, Ignagni AI, Aiyer H, Mortimer JT. Mapping the phrenic nerve motor point: the key to a successful laparoscopic diaphragm pacing system in the first human series. Surgery. 2004; 136:819–26.
3. Onders RP, Ignagni AI, DiMarco AF, Mortimer JT. The learning curve of investigational sur- gery: lessons learned from the first series of laparoscopic diaphragm pacing for chronic venti- lator dependence. Surg Endosc. 2005; 19:633–7.
4. Kerwin AJ, Yorkgitis BK, Ebler DJ, Madbak FG, Hsu AT, Crandall ML. Use of diaphragm pacing in the management of acute cervical spinal cord injury. J Trauma Acute Care Surg. 2018; 85:928–31.
5. Onders RP, Elmo MJ, Kaplan C, Schilz R, Katirji B, Tinkoff G. Long-term experience with diaphragm pacing for traumatic spinal cord injury: early implantation should be considered. Surgery. 2018; 164:705–11.
6. Posluszny JA, Onders R, Kerwin AJ, Weinstein MS, Stein DM, Knight J, Lottenberg L, Cheatham ML, Khansarinia S, Dayal S, Byers PM. Multicenter review of diaphragm pacing in spinal cord injury: Successful not only in weaning from ventilators but also in bridging to independent respiration. J Trauma Acute Care Surg. 2014; 76:303–10.
7. Lammertse DS, Charlifue S, Berliner J. Longitudinal follow-upof individuals with implanted diaphragm pacing systems—a multi-center study. https://clinicaltrials.gov/ct2/show/ NCT01815554and

in Topics in Spinal Cord Injury Rehabilitation 2016；23supplement 1:57–58. Accessed 25Oct 2019.

8.   Garara B, Wood A, Marcus H, Tsang K, Wilson MJ, Khan M. Intramuscular diaphragmatic stimulation for patients with traumatic high cervical injuries and ventilator dependent respira- tory failure：a systematic review of safety and effectiveness. Injury. 2016；47:539–44.

9.   FDA：HDE H070003. US Food and Drug Administration. NeuRx DPS™, Diaphragm Pacing System. Summary of Safety and Probable Benefit(SSPB). 2008. Retrieved October 15, 2019from FDA website：https://www.accessdata.fda.gov/cdrh_docs/pdf7/H070003B.pdf.

10. Kerwin AJ, Yorkgitis YD, Mull R, Hsu AT, Madbak FG, Ebler DJ, Skarupa DJ, Shiber J, Crandal ML. Diaphragm pacing improves respiratory mechanics in acute spinal cord injury. Presented at the 78th annual meeting of the American Association for the Surgery of Trauma. Published in the online abstract book accessed on October 15th, 2019from website：http:// www.aast.org/AnnualMeeting/ PastAbstracts.aspx.

11. Hirchfield S, Exner G, Luukkaala T, Baer GA. Mechanic ventilation or phrenic nerve stimulation for treatment of spinal cord-induced respiratory insufficiency. Spinal Cord. 2008；46:738–42.

12. Adler D, Gonzalez-Bermejo J, Duguet A, Demoule A, Le Pimpec-Barthes F, Hurbault A, Morelot- Panzine C, Similowski T. Diaphragm pacing restores olfaction in tetraplegia. Eur Respir J. 2009；34:365–70.

13. Anderson K. Targeting recovery：priorities of the spinal cord-injured population. J Neurotrauma. 2004；21:1371–83.

14. Fenton JJ, Warner ML, Lammertse D, Charlifue S, Martinez L, Dannels-McClure A, Kreider S, Pretz C. A comparison of high *vs* standard tidal volumes in ventilator weaning for individu- als with sub-acute spinal cord injuries：a site specific randomized clinical trial. Spinal Cord. 2016；54:234–8.

15. Consortium for Spinal Cord Medicine. Clinical Practice Guidelines：respiratory manage- ment following spinal cord injury：a clinical practice guideline for health care professionals. Paralyzed Veterans Am. 2005；28:259–93.

第 43 章

膈神经重建术治疗单侧膈肌麻痹是否能改善患者功能或生活质量？

Matthew R. Kaufman and Thomas Bauer

1 引言

单侧膈肌麻痹可由中枢或周围神经通路的急性或慢性神经损伤引起。损伤部位可包括：颈髓、外周颈神经根（C3-5），以及膈神经的颈段、纵隔段或胸段[1-3]。一些患者的症状较轻，但大部分患者会出现劳累性呼吸困难、端坐呼吸和睡眠呼吸障碍而需要治疗[1, 2, 4, 5]。一些患者有明确的医源性或创伤性病因，但许多特发性患者是由影像学检查无法发现的慢性周围压迫性神经病变引起的。有经验的医生可通过膈肌和膈神经的电生理检查来评估患者是否可利用显微外科重建的方法来改善膈神经麻痹。颈部脊髓的磁共振成像可以排除可能作为潜在病因的退行性颈椎疾病。

M. R. Kaufman （✉）
The Institute for Advanced Reconstruction, Shrewsbury, NJ, USA

Center for Paralysis and Reconstructive Nerve Surgery, Hackensack Meridian Health Jersey
Shore University Medical Center, Neptune, NJ, USA

Division of Plastic and Reconstructive Surgery, David Geffen UCLA Medical Center,
Los Angeles, CA, USA
e-mail: mkaufmanmd@tpscnj.com

T. Bauer
Center for Paralysis and Reconstructive Nerve Surgery, Hackensack Meridian Health Jersey
Shore University Medical Center, Neptune, NJ, USA

Department of Thoracic and Cardiac Surgery, Hackensack Meridian Health Jersey Shore
University Medical Center, Neptune, NJ, USA
e-mail: thomas.bauer@hackensackmeridian.org

治疗有症状的单侧膈神经麻痹的传统方法是膈肌折叠术，近年来报道了一些新的治疗方法如膈肌起搏和膈神经重建。本章主要评估膈神经重建术的疗效和结局。

2 检索策略

根据 PICO 格式，我们确定的研究人群为有症状的单侧膈肌麻痹患者。干预组接受膈神经重建术，并与不治疗和其他手术治疗方案进行比较，通过身体机能调查、电生理检查和肺功能检查来评估患者的症状和功能的恢复情况（表 43.1）。

表 43.1 用于文献检索的 PICO 格式术语

P（患者）	I（干预）	C（对照）	O（结局）
有症状的单侧膈肌麻痹患者	膈神经重建术	没有治疗 膈肌折叠 膈肌起搏	症状恢复 功能恢复 身体机能调查 电生理检查 肺功能检查

通过 PubMed 检索 1980 年到 2019 年发表的相关文献，检索关键词为："diaphragmatic paralysis"，"phrenic nerve injury"，"diaphragm plication"，"phrenic nerve reconstruction"，"diaphragm pacemaker"。排除膈肌起搏治疗呼吸机依赖性脊髓损伤的有关文献。我们未发现手术治疗单侧膈肌麻痹的随机对照试验。

3 结果

3.1 患者选择

选取保守治疗失败后有症状的单侧膈肌麻痹患者。干预的最佳时间是发病后 8～12 个月（或之后），无自行改善的主观或客观证据。诊断性检查对确定手术的可行性以及最佳的治疗方法是必要的。在计划手术前还必须考虑患者的合并症、体重指数和年龄。

3.2 单侧膈肌麻痹的干预结果

3.2.1 膈肌折叠术

传统的折叠术采用标准的后外侧切口 [6-13]。随着微创手术的出现，电视胸腔镜手术（VATS）或腹腔镜手术逐渐取代了开胸手术 [7, 14, 15]。一项回顾性研究结果显示，根据肺功能检查、呼吸困难评分和功能评估，VATS 可以达到与开胸手术相似的治疗效果，而且住院时间更短，并发症发生率更低，死亡率更低 [10]。对存在膈肌麻痹和严重呼吸困难的患者可选择行膈肌折叠术，而那些病态肥胖患者和长期瘫痪的患者可能不能从这种手术中获益[7]。目前支持膈肌折叠术治疗有症状的单侧膈肌麻痹的文献主要是回顾性病例系列研究和病例报告（表 43.2）。

表 43.2　膈肌折叠术后的结局

作者	年份	研究类型	结局			并发症
			肺功能	主观感觉	其他检查	
Freeman[14]	2006	前瞻性病例系列研究	FVC 改善 17% FEV 改善 21.4% FRC 改善 20.3% TLC 改善 16.1%	-	- 平均 MRC 呼吸困难评分在手术组中显著改善	浅表伤口感染（n=1） 深静脉血栓形成（n=1）
Graham[6]	1990	回顾性病例系列研究	-	- 呼吸急促和端坐呼吸显著改善 - 平均呼吸困难评分显著改善	- 术后胸片显示，折叠的膈肌基本降至正常水平 - 肺活量和肺容积显著改善	无
Freeman[9]	2009	前瞻性病例系列研究	FVC 改善 19% FEV$_1$ 改善 23% FRC 改善 21% TLC 改善 19%	- 90% 的患者日常生活能力评分显著改善	- 90% 患者的平均肺通气量和 MRC 呼吸困难评分显著改善	肺炎（n=2） 心房颤动（n=2） 持续性肠梗阻（n=1）
Groth[11]	2010	前瞻性病例系列研究	FVC 术后 1 个月改善 10.3%，术后 1 年改善 3.0% FEV$_1$ 术后 1 个月改善 12.8%，术后 1 年改善 7.4% FIF$_{max}$ 术后 1 个月改善 22.2%，术后 1 年改善 16.2%	- 患者症状改善，术后 1 个月和 1 年 SGRQ 评分降低 20 分	- 术后 1 年所有患者折叠的膈肌均降低	长时间胸腔置管引流（n=2） 胸腔积液（n=1） 呼吸衰竭需重新插管（n=1） 上消化道出血（n=1） 中风（n=1） 尿路感染（n=1） 阵发性心房颤动（n=1）

FVC：用力肺活量；FEV$_1$：第 1 秒用力呼气量；FRC：功能残气量；TLC：总肺容量；MRC：医学研究委员会；DVT：深静脉血栓形成；FIF$_{max}$：最大强制吸气流量；SGRQ：圣乔治呼吸问卷

3.2.2　膈神经重建术

膈神经重建术于 2011 年首次报道，作为神经修复技术应用于在慢性膈肌麻痹患者，在研究中总包括 12 例患者，9 例（89%）可以充分评估的患者中有 8 例（89%）的膈肌功能得到改善[16]。

在 2014 年的一项队列研究中，将 68 例患者的膈神经重建结果与一项膈肌折叠术 Meta 分析的历史队列以及一组接受观察的非手术患者进行了比较，研究人员在 1 年随访时间中发现膈神经重建在功能恢复上不劣于膈肌折叠，远优于不治疗组（表 43.3）[17]。在膈神经重建组，组间 SF-36 生活质量评分在统计学上有显著改善。此外，膈神经重建组的电生理检查显著改善，包括传导潜伏期试验改善 69%，运动幅度增加 37%，表明膈肌功能有显著恢复。在折叠手术组和非手术组未观察到这种改善。

表 43.3   92 例有症状的膈肌麻痹患者接受膈神经手术干预（PS）、
非手术（NS）治疗和膈肌折叠术（DP）治疗的结果 [17]

	基线值	治疗后平均改善
FEV1	PS: 63% ± 14% DP: 60% ± 5% NS: 64% ± 21%	PS: 13% ± 11%（$P < 0.0001$） DP: 17% ± 7%（$P < 0.0001$） NS: 1.7% ± 6%（$P=0.25$）
FVC	PS: 65% ± 14% DP: 63% ± 6% NS: 67% ± 15%	PS: 14% ± 12%（$P < 0.0001$） DP: 17% ± 14%（$P < 0.0001$） NS: −0.4% ± 4%（$P=0.4$）
潜伏期 [a]	PS: 10.9 ± 4.1ms NS: 11.6 ± 4.4ms	PS: 69%（$P=0.036$）
振幅 [b]	PS: 0.24 ± 0.17mV NS: 0.23 ± 0.15mV	PS: 37%（$P < 0.0001$）
SF-36 [c]	PS: 41% ± 21% NS: 54% ± 18%	PS: 28% ± 20%（$P=0.004$） NS: 4% ± 8%（$P=0.16$）

FEV_1：第 1 秒用力呼气量；FVC：用力肺活量

[a] 潜伏期参考值：7.0 ± 1.4ms

[b] 振幅参考值：0.75 ± 0.54mV

[c] SF-36（Short Form 36）正常评分：100%

2017 年的一项回顾性研究评估了 180 例患者膈神经重建后的长期结果，研究显示，随着超过 2 年的随访和术后康复计划的实施，膈肌功能逐渐恢复（表 43.4）[18]。其中膈肌运动幅度增加 125%，FEV、FVC、VC 和 TLC 也获得显著改善。与先前队列研究中 1 年随访患者的 SF-36 生活质量评分提高 28% 相比，本次研究（平均随访 2.7 年）患者的 SF-36 评分提高了 67%，差异有统计学意义。大约 90% 的患者在治疗后膈肌功能获得改善。

Brouillette（1986）和 Schoeller（2001）早期发表的病例报告详细介绍了由于创伤或肿瘤切除造成膈神经损伤后成功修复的过程 [19, 20]。

Kaufman 等报告了 3 例有症状的单侧膈肌麻痹患者，发现是由颈横动脉血管压迫膈神经引起的，并将这种现象描述为"红十字综合征"。3 例患者均成功行膈神经重建术 [1]。

Kawashima 等（2015）评估了 6 例通过 VATS 膈神经修复的患者，修复方法有直接修复或肋间神经移位，其中 5 例患者的功能得以恢复[21]。Hoshide 和 Brown 等（2017）报道了一例有症状的单侧膈肌麻痹患者进行膈神经重建，该患者在 4 年随访中获得了完全的功能恢复[22]。

表 43.4　180 例膈神经重建治疗慢性膈肌麻痹患者的长期结果[18]

	基线平均值	术后平均值	改善百分比
FEV_1	61%	68%	11%（$P \leqslant 0.01$）
FVC	63%	67%	6%（$P \leqslant 0.01$）
VC	67%	73%	9%（$P \leqslant 0.05$）
TLC	75%	85%	13%（$P \leqslant 0.01$）
潜伏期[a]	11.6ms	9.6ms	23%（$P \leqslant 0.005$）
振幅[b]	0.118mV	0.265mV	125%（$P \leqslant 0.0001$）
SF-36[c]	39%	65%	66.7%（$P \leqslant 0.0001$）

FEV_1：1 秒用力呼气量；FVC：用力肺活量
[a] 潜伏期参考值：7.0 ± 1.4ms
[b] 振幅参考值：0.75 ± 0.54mV
[c]SF-36（Short Form 36）正常评分：100%

膈神经重建术存在一定的局限性，包括仅适用于特定的患者，例如糖尿病未控制，病态肥胖和老年人均不适合进行这种手术治疗。此外，不能参加积极的膈肌康复计划也将降低长期康复的可能性。在纳入了 180 例患者的样本最大的研究中，膈神经手术的并发症包括：皮下积液（2%）、血肿（2%）、胸腔积液（1%）和伤口感染（1%），没有死亡病例报道[18]。

虽然目前还没有研究膈神经重建的随机对照试验，但更高质量的证据也不太会改变目前常规开展膈神经重建的医疗中心所报道的结果，以及对疗效的估计。与神经重建治疗其他周围神经疾病相似，目前关于膈神经重建的证据也是相对有限的，主要来自一些具有丰富经验的医疗中心的病例系列研究。单侧膈肌麻痹通常存在治疗不足的情况，甚至在既往没有功能恢复相关治疗选择的有症状患者上也是如此。

3.2.3　膈肌起搏器

膈肌起搏器已由 FDA 批准用于治疗慢性呼吸机依赖和脊髓损伤，并已证明能有效实现脱离呼吸机[23]。膈肌起搏器的适应证已扩大到单侧或双侧膈肌功能障碍。2014 年，Onders 等报道了 21 例膈肌功能障碍（至少部分保留膈神经活动）患者使用膈肌起搏器，其中 62% 的患者获得呼吸功能改善[24]。为了让膈肌起搏器刺激肌肉收缩，必须至少有部分残留的膈神经完整。因此，这种治疗单侧膈肌麻痹的方法必须根据术前诊断仔细选择。目前许多研究正在评估膈神经重建和同时植入膈肌起搏器的联合治疗，以确定二者是否有协同作用。

4   结论与建议

目前文献支持通过手术治疗有症状的单侧膈肌麻痹，在经选择的患者中将膈神经重建术作为一线治疗方法，可有效缓解症状，提高生活质量。如果治疗失败，还可通过膈肌折叠进行挽救性手术。当存在严重的长期神经肌肉萎缩时，膈肌折叠可能是唯一的治疗选择。目前刚开始在单侧膈肌麻痹的功能性治疗中对膈肌起搏进行评估，可能会有研究为联合治疗的有效性提供证据。

> **推荐**
>
> - 有症状的单侧膈肌麻痹进行手术治疗优于保守观察（证据质量中；强推荐）。
> - 建议在希望改善膈肌功能和生活质量、经选择的有症状单侧膈肌麻痹患者中，进行膈神经重建术治疗（证据质量中；强推荐）。

5   个人观点

单侧膈肌麻痹存在治疗不足的情况，膈神经重建术增加了这种呼吸障碍的治疗选择，并填补了功能恢复手段的空白。虽然目前相关文献有限，但一些较大的病例系列研究和一项队列研究显示，膈神经重建在功能恢复和生活质量改善方面的效果非常好。在一些开展膈神经重建术的专业医疗中心，已经有了具体的方案、人员和专业知识以提供优越的治疗。其中包括可靠、一致的术前评估，这是提供治疗建议的基础，以及准确的外科手术操作和 特定的术后康复方案。

对于许多年轻患者，恢复膈肌功能活动是迫切需要，可优先考虑能实现功能恢复的膈神经重建术而不是膈肌折叠术。但是，在特定患者中以及膈神经重建失败后，膈肌折叠术可以保障总体治疗成功率。目前已有综述对膈肌麻痹的手术治疗方法进行了总结，有助于手术方法的选择以优化这一患者群体的总体治疗结局 [25]。

参考文献

1. Kaufman MR, Willekes LJ, Elkwood AI, et al. Diaphragm paralysis caused by transverse cervi- cal artery compression of the phrenic nerve：the Red Cross syndrome. Clin Neurol Neurosurg. 2012；114(5):502–5.

2. Kaufman MR, Elkwood AI, Aboharb F, et al. Diaphragmatic reinnervation in ventilator- dependent patients with cervical spinal cord injury and concomitant phrenic nerve lesions using simultaneous nerve transfers and implantable neurostimulators. J Reconstr Microsurg. 2015；31(5):391–5.

3. Patterson DL, DeRemee RA, Hunt LW. Severe asthma complicated by bilateral diaphragmatic paralysis

attributed to Parsonage-Turner syndrome. Mayo Clin Proc. 1994；69(8):774–8.

4. Steier J, Jolley CJ, Seymour J, Kaul S, Luo YM, Rafferty GF, et al. Sleep-disordered breathing in unilateral diaphragm paralysis or severe weakness. Eur Respir J. 2008；32(6):1479–87.

5. Summerhill EM, El-Sameed YA, Glidden TJ, McCool FD. Monitoring recovery from dia- phragm paralysis with ultrasound. Chest. 2008；133(3):737–43.

6. Graham DR, Kaplan D, Evans CC, Hind CR, Donnelly RJ. Diaphragmatic plication for unilat- eral diaphragmatic paralysis：a 10-year experience. Ann Thorac Surg. 1990；49(2):248–51.

7. Gharagozloo F, McReynolds SD, Snyder L. Thoracoscopic plication of the diaphragm. Surg Endosc. 1995；9(11):1204–6.

8. Van Onna IE, Metz R, Jekel L, Woolley SR, van de Wal HJ. Post cardiac surgery phrenic nerve palsy：value of plication and potential for recovery. Eur J Cardiothorac Surg. 1998；14(2):179–84.

9. Freeman RK, Van Woerkom J, Vyverberg A, Ascioti AJ. Long-term follow-upof the functional and physiologic results of diaphragm plication in adults with unilateral diaphragm paralysis. Ann Thorac Surg. 2009；88(4):1112–7.

10. Hüttl TP, Wichmann MW, Reichart B, Geiger TK, Schildberg FW, Meyer G. Laparoscopic dia- phragmatic plication：long-term results of a novel surgical technique for postoperative phrenic nerve palsy. Surg Endosc. 2004；18(3):547–51.

11. Groth SS, Andrade RS. Diaphragm plication for eventration or paralysis：a review of the litera- ture. Ann Thorac Surg. 2010；89(6):S2146–50.

12. Groth SS, Rueth NM, Kast T, D'Cunha J, Kelly RF, Maddaus MA, et al. Laparoscopic dia- phragmatic plication for diaphragmatic paralysis and eventration：an objective evaluation of short-term and midterm results. J Thorac Cardiovasc Surg. 2010；139(6):1452–6.

13. Ciccolella DE, Daly BD, Celli BR. Improved diaphragmatic function after surgical plication for unilateral diaphragmatic paralysis. Am Rev Respir Dis. 1992；146(3):797–9.

14. Freeman RK, Wozniak TC, Fitzgerald EB. Functional and physiologic results of video-assisted thoracoscopic diaphragm plication in adult patients with unilateral diaphragm paralysis. Ann Thorac Surg. 2006；81(5):1853–7.

15. Gazala S, Hunt I, Bédard EL. Diaphragmatic plication offers functional improvement in dys- pnoea and better pulmonary function with low morbidity. Interact Cardiovasc Thorac Surg. 2012；15(3):505–8.

16. Kaufman MR, Elkwood AI, Rose MI, Patel T, Ashinoff R, Saad A, et al. Reinnervation of the paralyzed diaphragm：application of nerve surgery techniques following unilateral phrenic nerve injury. Chest. 2011；140(1):191–7.

17. Kaufman MR, Elkwood AI, Colicchio AR, CeCe J, Jarrahy R, Willekes LJ, et al. Functional restoration of diaphragmatic paralysis：an evaluation of phrenic nerve reconstruction. Ann Thorac Surg. 2014；97(1):260–6.

18. Kaufman MR, Elkwood AI, Brown D, Cece J, Martins C, Bauer T, et al. Long-term follow- upafter phrenic nerve reconstruction for diaphragmatic paralysis：a review of 180patients. J Reconstr Microsurg. 2017；33(1):63–9.

19. Schoeller T, Ohlbauer M, Wechselberger G, Piza-Katzer H, Margreiter R. Successful imme- diate phrenic nerve reconstruction during mediastinal tumor resection. J Thorac Cardiovasc Surg. 2001；122(6):1235–7.

20. Brouillette RT, Hahn YS, Noah ZL, Ilbawi MN, Wessel HU. Successful reinnervation of the diaphragm after phrenic nerve transection. J Pediatr Surg. 1986；21(1):63–5.

21. Kawashima S, Kohno T, Fujimori S, Yokomakura N, Ikeda T, Harano T, et al. Phrenic nerve

reconstruction in complete video-assisted thoracic surgery. Interact Cardiovasc Thorac Surg. 2015；20(1):54–9.

22. Hoshide R, Brown J. Phrenic nerve decompression for the management of unilateral dia- phragmatic paralysis—preoperative evaluation and operative technique. Surg Neurol Int. 2017；8:254.

23. Tedde ML, Vasconcelos Filho P, Hajjar LA, de Almeida JP, Flora GF, Okumura EM, et al. Diaphragmatic pacing stimulation in spinal cord injury：anesthetic and perioperative manage- ment. Clinics(Sao Paulo). 2012；67(11):1265–9.

24. Onders RP, Elmo M, Kaplan C, Katirji B, Schilz R. Extended use of diaphragm pacing in patients with unilateral or bilateral diaphragm dysfunction：a new therapeutic option. Surgery. 2014；156(4):776–84.

25. Kaufman M, Bauer T. Surgical treatment of phrenic nerve injury. UpToDate：Wolters Kluwer；2018. https://www.uptodate.com/contents/surgical-treatment-of-phrenic-nerve- injury. Accessed 2Oct 2019.

第 44 章

折叠术治疗膈肌膨出症对改善肺功能是否有效?

Alina–Maria Budacan and Babu Naidu

1 引言

　　膈肌膨出症是一种罕见的先天性疾病（发病率＜ 0.05%），病变累及膈肌的中心部分[1]。其特点是肌纤维缺乏，但是膈肌与胸骨、肋骨和脊柱的连接处不受影响[2]。相反，膈肌麻痹是后天性的，肌纤维可能会萎缩，但不会缺乏。一些学者将膈肌膨出症分为先天性或后天性，这是一个常见的误解，因为两种疾病有相似的症状、生理影响和治疗措施。因此，在本章中我们选择将这两种疾病统一称为"膨出症"。

　　膈肌膨出症是一种排除性诊断，通常在成人中无症状，以男性多见，主要累及左侧，尽管文献中也有右侧或双侧受累的病例报道。膈肌膨出症被认为是由于成肌细胞从第三、第四和第五颈椎体节异常迁移到横隔和胸腹膜所致[3]。由于肺和胸壁顺应性丧失以及通气 / 灌注比例失调，患者的主要症状是呼吸困难[4]。其他非特异性症状包括上腹痛、腹胀、恶心和便秘[5]。"获得性"膈肌膨出（麻痹）最常见于心脏手术后或会影响膈神经的疾病，如胸腔内肿瘤和神经肌肉疾病。儿童的症状通常更严重，有时需要机械通气。因为儿童肋间肌肉发育不全以及肋骨的水平方向，使他们更依赖于膈肌运动进行呼吸[6]。

　　手术修复可以通过开放或微创，经胸或经腹进行，手术技术也有多种，如折叠术、

A.-M. Budacan
Department of Thoracic Surgery, Birmingham Heartlands Hospital, Birmingham, UK

B. Naidu（✉）
Department of Thoracic Surgery, Birmingham Heartlands Hospital, Birmingham, UK

Institute of Inflammation and Ageing, College of Medical and Dental Sciences, Centre for Translational Inflammation Research, University of Birmingham Laboratories, Queen Elizabeth Hospital Birmingham, Birmingham, UK
e-mail: b.naidu@bham.ac.uk

重建术和双排缝合。膈肌折叠术似乎是最受欢迎的方法，其目的是通过改善膈肌功能来缓解症状；因此，手术治疗仅限于有症状的患者[1]。

由于膈肌功能障碍降低了胸廓的顺应性，肺功能测试（PFT）通常显示限制性通气功能障碍[4]。另外，膈肌在吸气过程中起着关键作用，因此需要测量最大用力吸气量（FIF_{max}），同时在仰卧位和直立位分别进行肺功能测试（PFT）（仰卧时 PFT 下降 20% ~ 50%）[7]。尽管膈肌膨出症的患者 PFT 经常异常，但与呼吸困难的严重程度无关。

儿童膈肌膨出症的手术大多是为了脱离机械通气[6]，本章中排除了讨论膈肌折叠术在这类患者中的结局的相关研究。

PFT 有助于监测治疗后的变化，并可客观评估膈肌和胸壁功能的改善情况[1]。本章回顾了在成人膈肌膨出症中单侧膈肌折叠术对改善肺功能的潜在获益。

2　检索策略

通过 PubMed、Embase 和 Cochrane 循证医学数据库检索从 1990 年到 2019 年发表的，关于膈肌折叠术在成人膈肌膨出症中结局的相关英文文献。检索式为 "unilateral diaphragm eventration AND plication OR surgery AND outcomes OR quality of life OR physiological changes OR results"。排除了会议摘要、病例报告和仅包括膈肌麻痹的研究。使用 GRADE 系统对数据质量进行分类。表 44.1 显示了用于文献搜索的 PICO 术语。

表 44.1　用于文献检索的 PICO 格式术语

P（患者）	I（干预）	C（对照）	O（结局）
单侧膈肌膨出症	折叠术	观察	生活质量 生理变化

3　结果

大多数成人单侧膈肌折叠术的数据来自对病例系列的回顾性分析。由于这种疾病相对罕见，进行随机对照研究不太可行，因此本章讨论的证据水平较低。由于文献涉及到多种外科技术，我们根据所使用的手术技术将结果分成两个部分进行叙述。

3.1　开放膈肌折叠术的结局

1992 年 Ribet 等[8]发表了一项在 20 年间对 24 例患者（包括成人和儿童）行开放（开胸）膈肌折叠术的研究，该研究建议在进行手术前应该确定患者症状是否是由膈肌病变引起（表 44.2）。11 例接受开放膈肌折叠术的成人患者中，6 例有呼吸功能下降，其中 5

例术后肺功能检查显示用力肺活量（FVC）平均增加 20%，第 1 秒用力呼气量（FEV1）平均增加 15%。另外，有 5 例患者术后仍然存在膈肌抬高，但程度较轻。

表 44.2　开放性膈肌折叠术（开胸）的结局

作者，研究类型，数据收集时间	患者数量	随访时间	术前值	术后值	P 值
Ribe'[8] 回顾性研究 （1968‐1988）	11 例成人	3 个月至18 年	6 名患者呼吸功能下降（未给出值）	5 例术后肺功能检查 FVC 平均增加 20%，FEV$_1$ 平均增加 15%	未报道
Calvinho[9] 回顾性研究 （1988‐2007）	20 例成人	4 个月至206 个月	FEV$_1$% 66.2 ± 15.3 FVC% 70.4 ± 16.0 MRC 2.06 ± 0.97	FEV$_1$% 76.1 ± 20.1 FVC% 78.4 ± 17.3 MRC 1.06 ± 1.14	> 0.1 > 0.1 0.007
Balci[10] 回顾性研究 （2003‐2009）	28 例	12 个月	MRC 3.4 ± 0.9 FEV$_1$ 1.7 ± 0.6L	MRC 1.8 ± 0.7 FEV$_1$ 2.1 ± 0.7L	0.000 0.013
Ali Shah[12] 回顾性研究 （2002‐2013）	38 例	6 个月	MRC 2.6 ± 0.73 FEV$_1$% 63.5 ± 13.3 FVC% 67.2 ± 14.6	MRC 0.56 ± 0.47 FEV$_1$% 75.2 ± 18.1 FVC% 78.7 ± 12.8	< 0.05 < 0.05 < 0.05
Evman[11] 回顾性研究 （2007‐2013）	42（23 例折叠，19 例双排缝合）	12 个月	MRC 3 ± 0.6 FEV$_1$% 62 ± 8 FVC% 61 ± 9	MRC 0.9 ± 0.6 FEV$_1$% 76 ± 5 FVC% 76 ± 4	< 0.001 组间无统计学意义

MRC：医学研究理事会呼吸困难量表；FEV$_1$：第一秒用力呼气量；FVC：用力肺活量

Calvinho[9] 等回顾性分析了 1988-2007 年间手术的 20 例患者的结果，平均随访时间为 59.6 ± 55.1 个月。主观症状（呼吸困难评分）在随访期间有明显改善［医学研究理事会（MRC）呼吸困难评分 2.06 ± 0.97vs .06 ± 1.14；P=0.007］。术后 PFTs 虽有改善（FEV$_1$% 由 66.2 ± 15.3 增至 76.1 ± 20.1，FVC% 由 70.4 ± 16.0 增至 78.4 ± 17.3），但差异无统计学意义，作者将其归因于样本量小，并推断主观症状的改善比肺功能测定的客观数据更具价值。

Balci 等[10] 根据病因和补片使用情况进行分组对结果进行了比较。在 28 例患者的队列中，18 例继发于既往手术或相关疾病，8 例为特发性，2 例为创伤后。作者观察到，有先天性或特发性病因（真实的膈肌膨出）的患者更年轻，膈肌更高，症状出现后更早进行手术，术前 FEV$_1$ 值更好。开放膈肌折叠术与开放膈肌折叠术加补片的疗效比较，差异无统计学意义（P > 0.05）。值得注意的是，采用膈肌折叠术和补片的患者中，无例例术后发生膈疝；在单纯折叠组中，1 例患者出现同侧膈疝，1 例患者出现复发。

Evman[11] 等的一项研究在 42 例有症状的膈肌膨出和膈肌麻痹患者中，比较了开放折叠术与开放双排缝合术的中期临床疗效。两组患者的 PFTs 和呼吸困难评分（MRC）明显改善,但组间差异无统计学意义。术后患者的第 1 秒用力呼气量(FEV_1)和用力肺活量(FVC)均增加 20% 以上, 效果持续了 2 年。虽然双排缝合术显著改善了膈肌移位, 但与单侧折叠术相比, 这种差异并不能转化为肺功能测试的改善。

Shah[12] 等回顾性研究了 11 年来 38 例接受膈肌膨出症手术患者的临床资料。作者注意到术后 6 个月患者的 PFTs 和呼吸困难评分有统计学意义的改善。另外, 30 天内并发症发生率为 5.2%, 30 天内死亡率为 2.6%（1 例患者死于致命性心律失常）。

3.2 微创膈肌折叠术的结局

有少数几项研究分析了膈肌膨出症患者微创折叠术后［电视胸腔镜手术（VATS）或腹腔镜手术］的结果, 其中大多数都是回顾性研究。Moroux 等开展的前瞻性研究[13] 中对 12 例单侧膈肌膨出的患者进行了 VATS 膈肌折叠术, 11 年的跟踪结果显示, 所有患者的主观症状、客观功能检查以及影像学表现都得到了改善（表 44.3）。

表 44.3　微创膈肌折叠术（VATS 或腹腔镜）的结局

作者，研究类型，数据收集时间	患者数量	随访时间和术方式	术前值	术后值	P 值
Moroux 等 [13] 前瞻性研究 （1992 – 2003）	12	1 年 胸腔镜	FVC 1.9 ± 0.8L FEV_1 1.4 ± 0.6L	FVC 2.47 ± 1.09L FEV_1 1.72 ± 0.8L	0.0001 0.0006
Groth 等 [14] 回顾性研究 （2005 – 2008）	25	1 年 ^a 腹腔镜	SGRQ 59.3 ± 26.8 FVC% 59.2 ± 11.7 FEV_1% 55.4 ± 12.9 FIF_{max}% 93.2 ± 34.1	SGRQ 30.8 ± 18.8 FVC% 61.0 ± 10.6 FEV_1% 60.9 ± 10.7 FIF_{max}% 115.5 ± 30.9	< 0.05 < 0.05 < 0.05 < 0.05
Rombola 等 [15] 回顾性研究 （2005 – 2011）	18	1 年 胸腔镜辅助小切口	FVC2.0 ± 0.9L $FEV_1$1.4 ± 0.6L PEF 5.0 ± 2.0L PIF 3.4 ± 1.2L	FVC 2.5 ± 1.1L FEV_1 1.8 ± 0.8L PEF 5.7 ± 2.0L PIF 4.0 ± 2.2L	< 0.001 < 0.001 0.002 无显著差异

FEV_1: 第一秒用力呼气量; FVC: 用力肺活量; SGRQ: 圣乔治呼吸问卷; FIF_{max}: 最大用力吸气量; PEF: 呼气峰流量; PIF: 吸气峰流量
^a 排除恢复吸烟患者的数据后的结果

Groth 等 [14] 回顾性评价了腹腔镜膈肌折叠术治疗有症状的单侧膈肌麻痹和膨出的近期和中期疗效。研究纳入 25 例患者, 结果显示患者的呼吸生活质量和肺功能测试结果显著改善。与其他研究不同的是, 他们将 FIF_{max} 包括在分析中, 发现折叠术后 1 年的 FIF_{max} 改善没有达到统计学意义, 在调查了背后的原因后, 他们发现有一例患者在术后 1 个月的随访后恢复了吸烟。在排除这例患者后, 再次分析队列的 1 年 PFT 数据时, 他们发现腹腔镜膈肌折叠术后 1 年患者的 FVC%、FEV_1% 和 FIF_{max}% 有显著改善。

Rombolá 等[15] 观察了电视辅助小切口膈肌折叠术（VAM-TDP）治疗膈肌膨出的临床呼吸和肺活量测定效果。纳入的 18 例有症状的患者，术后 1 年仍保持明显的症状缓解和肺功能改善。没有围手术期死亡病例，但 5 例患者术后出现并发症（2 例需要无创通气，1 例肝小血肿，2 例术后肠梗阻）。

综上所述，开放手术和微创手术都可获得相似的治疗结果。在一项研究[10] 中开放折叠术后的并发症发生率高达 14.3%，在另一项研究中高达 5.2%[12]，在微创折叠术中 Groth[14] 和 Rombola 等[15] 报道术后并发症发生率分别为 25% 和 27%。相比之下，Evman 等[11] 的研究中 42 例接受开放膈肌折叠术的患者没有发生并发症，Moroux 等[13] 的研究中 12 例接受 VATS 膈肌折叠术的患者也没有发生并发症。报告的并发症在所有研究中都是相似的，包括（但不限于）呼吸困难、需要无创通气或气管插管的呼吸衰竭、长时间引流、手术部位感染、中风和心房颤动。尽管微创膈肌折叠术的并发症发生率似乎更高，但这些结果需要谨慎解读，因为这些研究都是回顾性的，包括不同的手术方式、患者数量等。

两种入路的术后住院时间似乎相似，开放手术为 2 ~ 15 天[8-12]，VATS 为 1 ~ 15 天[13-15]。然而，需要谨慎地看待这些结果，因为与 VATS 的研究相比，开放折叠术的研究涉及更多的患者，并且有更多变的随访时间。

4　结论与建议

上述研究结果应谨慎解读，因为膈肌膨出症的诊断往往与膈肌麻痹相混淆。开放手术和微创手术都能提供相似的临床症状缓解和肺功能改善。目前没有对这两种方法进行比较的 1 级证据。膈肌折叠术推荐应用于有症状的膈肌膨出症患者，因为它对肺功能和症状都有持久的改善作用。

推荐

- 建议对有症状的膈肌膨出症患者进行膈肌折叠术（证据质量低；弱推荐）。
- 微创手术和开放手术的治疗结果相似，因此建议外科医生采用熟悉的方法（证据质量低；弱推荐）。

5　个人观点

在我们看来，与膈肌麻痹一样，对膨出的膈肌进行修复后可以使呼吸容积得到改善，同时也可恢复胸壁运动。这些动态改善并不是简单的肺功能测定所能检测到的[16]。根据我们的经验，我们更倾向于通过胸腔镜进行膈肌折叠术，因为其中长期效果与其他手术方法相似，而且慢性疼痛的发生率会降低。虽然 VATS 和腹腔镜手术变得越来越普及，但是与开放手术进行比较的研究还是有必要的。

参考文献

1.　Groth SS, Andrade RS. Diaphragm plication for eventration or paralysis：a review of the litera- ture. Ann Thorac Surg. 2010；89(6):S2146–50.

2.　Christensen P. Eventration of the diaphragm. Thorax. 1959；14:311–9.

3.　Schumpelick V, Steinau G, Schluper I, Prescher A. Surgical embryology and anatomy of the diaphragm. Surg Clin North Am. 2000；80(1):213–39.

4.　Ridyard JB, Stewart RM. Regional lung function in unilateral diaphragmatic paralysis. Thorax. 1976；31:438–42.

5.　Gibson GJ. Diaphragmatic paresis：pathophysiology, clinical features, and investigation. Thorax. 1989；44:960–70.

6.　Wu S, Zang N, Zhu J, Pan Z, Wu C. Congenital diaphragmatic eventration in children：12years' experience with 177cases in a single institution. J Pediatr Surg. 2015；50(7):1088–92.

7.　Clague HW, Hall DR. Effect of posture on lung volume：airway closure and gas exchange in hemidiaphragmatic paralysis. Thorax. 1979；34:523–6.

8.　Ribet M, Linder JL. Plication of the diaphragm for unilateral eventration or paralysis. Eur J Cardiothorac Surg. 1992；6:357–60.

9.　Calvinho P, Bastos C, Bernardo JE, Eugenio L, Antunes MJ. Diaphragmmatic eventration：long- term follow-upand results of open chest plication. Eur J Cardiothorac Surg. 2009；36:883–7.

10.　Balci AE, Ozyurtkan MO. Clinical and surgical specifications of adult unilateral diaphrag- matic eventration according to their aetiology in 28patients. Importance of using diaphrag- matic patch and minimal thoracotomy incision. Eur J Cardiothorac Surg. 2010；37:606–12.

11.　Evman S, Tezel C, Vayvada M, Kanbur S, et al. Comparison of mid-term clinical outcomes of different surgical approaches in symptomatic diaphragmatic eventration. Ann Thorac Cardiovasc Surg. 2016；22(4):224–9.

12.　Shah SZA, Khan SA, Bilal A, Ahmad M, Muhammad G, Khan K, Khan MA. Eventration of dia- phragm in adults：eleven years experience. J Ayub Med Coll Abbottabad. 2014；26(4):459–62.

13.　Mouroux J, Venissac N, Leo F, Alifano M, Guillot F. Surgical treatment of diaphragmatic eventration using video-assisted thoracic surgery：a prospective study. Ann Thorac Surg. 2005；79:308–12.

14.　Groth SS, Rueth NM, Kast T, D'Cunha J, Kelly RF, Maddaus MA, et al. Laparoscopic dia- phragmatic plication for diaphragmatic paralysis and eventration：an objective evaluation of short-term and midterm results. J Thorac Cardiovasc Surg. 2010；139(6):1452–6.

15.　Rombolá C, Crespo MG, López PT, Martínez AH, Atance PL, Ramírez AT, Montes JA. Video- assisted minithoracotomy diaphragmatic plication：respiratory effects in adults. Thorac Cardiovasc Surg. 2011；64:647–53.

16.　Elshafie G, Acosta J, Aliverti A, Bradley A, Kumar P, Rajesh P, Naidu B. Chest wall mechanics before and after diaphragm plication. J Cardiothorac Surg. 2016；11:25.

第四部分

气　道

第 45 章

长期支架植入治疗良性气道阻塞有效吗?

Faiz Y. Bhora and Mirza Zain Baig

1 引言

气道支架被用于治疗各种恶性和良性疾病 [1-6]，其在恶性气道狭窄中的使用在多项研究中被证实是有效的。我们的研究小组以前曾报道过，对恶性气道梗阻患者及时进行气道支架治疗，可以成功地缓解症状，改善生存率 [7]。在良性气道狭窄中使用气道支架仍然是争论和需要研究的主题。支架作为异物，长期使用会导致各种并发症，包括移位、口臭、肉芽组织形成、支架闭塞、支架断裂、需要再次干预，以及较少见的支架侵蚀到毗邻结构。因患者的预期寿命更长，气道支架在良性阻塞病例中应用的并发症发生率较高。在此，我们探讨已发表的文献以及我们个人的临床经验，以评估长期气道支架植入治疗良性气道狭窄的疗效。

2 检索策略

我们对英文出版物进行了电子文献检索，以确定气道支架对良性气道狭窄的效用及长期治疗结果的数据（表 45.1）。检索的数据库包括 Ovid，Medline，Pubmed，Google Scholar 和 Cochrane 对照试验注册中心。使用了以下医学主题词、关键词及组合："Benign airway obstruction；Benign airway stenosis；Airway Stent；Silicone Stent；Metallic Stent；long term outcomes；complications；prognosis"。我们的综述中只包括可获得全文的文章。

F. Y. Bhora (✉)
Thoracic Surgery, Dyson Center for Cancer Care, Health Quest Health System/Nuvance
Health, Poughkeepsie, NY, USA
e-mail: faiz.bhora@nuvancehealth.org; fbhora@health-quest.org

M. Z. Baig
Department of Surgical Oncology, Health Quest Health System/Nuvance Health,
Danbury, CT, USA

我们还对相关研究的参考文献进行了人工检索。我们仅检索在 2010 年至 2019 年发表的文献（表 45.2）。

表 45.1　用于文献检索的 PICO 格式术语

P（患者）	I（干预）	C（对照）	O（结局）
良性气道阻塞或狭窄患者	气道支架	扩张 消融	并发症 预后 生活质量

表 45.2　关于使用气道支架的证据

证据类别	证据质量
对适当的病例，支气管内消融 / 修复应作为良性气道狭窄的一线治疗	中
金属支架虽然易于使用，但也有许多相关并发症	中
长期使用气道支架与较高的再干预次数相关	中
良性病变金属气道支架植入术后的总体并发症发生率高于恶性病变	中
长期气道支架植入可能使手术复杂化或无法手术	低

3　结果

有几种消融技术应作为良性气管支气管狭窄的一线治疗手段。这些技术包括氩等离子体凝固法、双极烧灼法、射频消融法和喷雾冷冻法 [8-10]。大多数消融技术都与刚性或球囊扩张相结合，或两者兼而有之。Scarlata 和 Wahidi 等分别报告了大型病例系列研究，他们在支气管内消融技术方面取得了成功 [11, 12]。我们的小组也发表了喷雾式冷冻疗法结合气管支气管扩张术治疗顽固性良性气管狭窄患者取得的令人鼓舞的结果 [13]。

然而，当支气管内消融术不可行时，可以放置气道支架，以迅速缓解症状或保护严重狭窄的气道，避免完全闭塞和严重的肺不张 [14]。这已被多项研究所验证。Sehgal 等在 18 例 3 ～ 4 级梗阻的受试者中放置了 27 个硅酮 Y 型支架，并报告所有患者的症状得到缓解，呼吸衰竭也得到迅速治疗 [5]。同样，在另一项研究中，对 23 例患者进行了 32 次支架手术。96.9% 的病例取得了技术上的成功，90.6% 的病例报告了症状的改善 [15]。我们的研究小组也报道了 50 例支架术后气道成功再通的患者，他们的医学研究委员会（MRC）呼吸困难量表和美国东部肿瘤协作组（ECOG）评分都有明显改善，并且未出现与手术相关的并发症和死亡 [7]。

3.1　硅酮支架

Terra 等在 92 例良性气道狭窄的患者身上放置了 258 个硅酮支架 [16]。结果显示，在支架植入前被认为无法手术的患者中有 21% 在术后成功拔管。平均随访时间为 37.4 个月，最常见的并发症是肉芽组织形成（22%）和支架移位（5%）。

在另一项结果不太成功的研究中，在 19 例气管支气管狭窄的患者中放置了 50 个硅酮支架[17]。其中 7 例患者可以成功取出支架，未发生与手术有关的死亡，并发症包括再狭窄（33%）和移位（32%）。

Gildea 等最近报道了成功使用病人特定的 3D 打印硅酮支架治疗良性疾病[18]的经验。在他们的研究中，这些支架被放置在两例对系统治疗和经标准支气管内操作后没有好转的韦格纳肉芽肿病患者身上。他们报告了更短的手术时间，1 年随访时仍有临床改善。同样，Schweiger 等也报道在两例气管支气管瘤患者中使用定制的 3D 打印支架并使患者症状获得改善[19]。定制的 3D 打印支架虽然具有吸引力，但在大多数情况下并不需要。

尽管硅酮支架相对便宜，可被回收，而且有大量的形状和尺寸可供选择，但它们更有可能移位并干扰黏液的清除[20-23]。植入时需要使用硬质支气管镜，这也限制了其在一些患者中的使用，只有具备相关技术经验的操作人员才能进行治疗[9, 24]。Folch 等在他们的评论中报道硅酮支架比金属支架有更高的移位率，并需要重复支气管镜操作[25]。他们还报道了患者由于近端和远端累积的分泌物和肉芽组织生长造成的阻塞。此外，硅酮支架在支气管内治疗（即激光治疗）时有被点燃的风险。

3.2　金属支架

与硅酮支架相比，自膨式金属支架（SEMS）由于其更大的内外径比，可以提供更大的气道腔[23, 24]。它们是不透光的，在 X 光片上容易被发现，而且移位率较低[23]。此外，金属支架对黏膜清除的干扰较小[23]。它们还允许使用柔性支气管镜进行快速和相对容易的放置，可以在门诊适度镇静下进行。这使它们在良性和恶性疾病中得到广泛应用[21, 23]。

然而，使用 SEMS 与较高的肉芽组织形成率、支架断裂和细菌定植有关。血管和气道糜烂是可能发生的罕见并发症[22, 25]。同样重要的是，未覆盖和部分覆盖的支架往往会发生新的上皮化[23, 25]。上皮化的支架很难或不可能被移除，而且移除可能导致黏膜撕裂、出血和重新阻塞[26]。Alazemi 等报道了他们对 46 例患者的 55 个金属气道支架进行内镜移除的经验[26]。80% 的支架是因良性疾病放置，65% 的患者有高度的气道狭窄和肉芽组织，因此需要拆除支架。38% 的移除手术因水肿和恶性肿瘤造成的严重气道阻塞而变得复杂，需要用硅酮支架重新植入。

Lunn 等也报道了支架移除的重大并发症，包括再次阻塞需要重新植入支架（14/25），支架碎片残留（7/25），需要术后机械通气，黏膜撕裂（4/25）和张力性气胸（1/25）[27]。

3.3　气道支架的长期使用

Alazemi 等介绍了接受气道支架手术患者的大量干预措施[26]。56% 的患者需要额外的干预措施以促进支架的移除。29% 的患者在移除支架前需要用氩等离子体凝固或电烧灼去除肉芽组织，25% 的患者需要进行多次支气管镜检查。他们还报告了每次支架拆除的估计中位总费用为 10 700 美元，这可能是一个低估计值。同样，Karush 等介绍了在 13 年内对 40 例患者使用 220 个硅酮支架的经验[28]。在他们的队列中，无需再干预的中位时间为 104 天。最常见的再干预指征包括黏液积聚（60%）、移位（28%）和插管（8%）。

2005 年，美国食品和药物管理局（FDA）发布了公共卫生警告，反对在良性气道疾病中使用金属支架[29, 30, 32]。比较金属支架在良性和恶性疾病中效果的报告结果显示，良性组的并发症发生率更高[6]。这可能是由于良性疾病患者一般寿命较长，随访时间较长，期间可能出现并发症[23, 25]。

Chung 等在 149 例患者中植入 211 个 SEMS，观察到良性疾病患者的并发症发生率明显高于恶性疾病患者（42.2% vs 21.1%）[31]，包括更多的肉芽组织形成（19% vs 10.5%）和支架断裂（16.4% vs 1.1%）。另一个病例系列，在 35 例良性疾病患者中放置了 82 个 SEMS，77% 的患者至少发生了一种并发症[23]。

据此，FDA 提出了以下建议[32]：

● 只有在彻底探索所有其他治疗方案的可能后，才可以在良性气道疾病患者中使用金属支架。

● 金属支架不应用作其他治疗的过渡，因为移除金属支架可能导致严重并发症。

● 如果患者需要金属支架，则应由经过培训或有经验的医生进行操作。

● 如果有必要拆除金属支架，则应由接受过拆除培训或经验丰富的医生进行操作。

Alazemi 等的报道显示，在 FDA 警告之后的几年里，SEMS 相关并发症的转诊数量急剧下降[26]。然而，他们也注意到这一数字随后迅速上升到甚至高于 FDA 警告之前的水平。这种在良性疾病中使用 SEMS 的重新出现可能是由于对一些研究的误读。在这些研究中，所谓良性疾病的生存率极低（3 年和 6 年时分别为 51% 和 23%）。因此，这些队列的行为本质上更像是恶性气道阻塞的病人，而不是良性气道阻塞。

3.4　长期气道支架植入可能使手术复杂化

在某些情况下，长期的支架治疗可能会使手术治疗复杂化，特别是由于两端的肉芽组织形成将病变扩展到大于 4 ～ 5cm 的情况下。同样重要的是，放置支架会引起局部炎症和黏膜损伤，可能会阻碍切除和吻合后的气道愈合[25]。一项涉及 15 例因良性疾病而接受 SEMS 植入的患者的小型研究报道，在装置放置前发现正常的区域有肉芽组织和狭窄形成[33]。特别值得关注的是，有 3 例患者在气道支架植入前被认为是可手术治疗的，但由于支架引起的气道变化而不能再继续进行手术。因此，胸外科医生和呼吸介入科医生在进行支架置入之前，必须排除任何可手术切除的病变。

4　总结与建议

放置支架是治疗中央气道梗阻患者的有效方法，可以迅速解决症状。然而，由于潜在疾病的存在，长期的并发症是很常见的，特别是用于良性阻塞时。对于绝大多数病人来说，非恶性的声门下和气管狭窄可以通过内镜技术来处理。喉悬吊和硬性支气管镜检查是治疗良性上气道狭窄的理想方法。对于难治性和复发性病变，只要病变部位的长度小于 4cm，就可以选择开放性切除和端对端吻合。当有必要进行支架治疗时，首选硅酮支架。完全覆盖的金属支架不建议作为良性疾病的一线治疗，然而，在特殊情况下，可以在具备先进的内镜气道手术经验的医学中心短期使用。我们强烈建议由训练有素、经验丰富的医生在专业医学中心进行支架的插入和取出。

推荐

- 对于绝大多数患者来说，良性声门下和气管狭窄可以通过内镜下消融和修复技术进行治疗（证据质量中，强推荐）。
- 对于顽固性病变，开放性切除和端对端吻合术是较短节段气管狭窄的首选方案（证据质量中，强推荐）。
- 对于良性疾病，优先选择硅胶支架（证据质量中，强推荐）。
- 对于需要长期支架植入的良性疾病，不建议使用金属支架（证据质量中，强推荐）。

5　个人观点

根据我们的经验，绝大多数良性声门下和气管狭窄可以通过内镜技术进行处理，结合使用消融方式，特别是喷雾式冷冻疗法，再加上内镜球囊扩张。喷雾冷冻疗法比传统的热能方式更有优势，因为疤痕组织形成较少，再次介入率降低，并且能够治疗困难和反复出现的病变。此外，冷冻治疗有助于疤痕重塑和正常组织的再生[13, 34-36]。我们治疗良性气道狭窄，特别是上气道狭窄的首选方法是喉悬吊术，这是一些头颈外科医生使用的技术，但我们认为胸外科医生必须熟悉这种技术。悬吊技术打开了整个气道，以便在声带下方进行干预。当觉得有必要植入支架时，硅酮支架和/或 T 型管有较好的短期效果。在这种情况下，支架应被用来维持气道通畅，以及在使用内镜下消融技术后暂时重塑气道。我们不建议常规使用金属支架，特殊情况下允许使用金属支架，时间约为 4 周，随后再移除。良性气道狭窄的治疗应在具有丰富内镜操作经验的中心进行，并由有经验的内科医生和外科医生进行操作。

参考文献

1. Herth F, Eberhardt R. Airway stent: what is new and what should be discarded. Curr Opin Pulm Med. 2016; 22(3):252–6.

2. Lee P, Kupeli E, Mehta A. Airway stents. Clin Chest Med. 2010; 31(1):141–50.

3. Al-Ayoubi A, Bhora F. Current readings: the role of stenting in tracheobronchial disease. Semin Thorac Cardiovasc Surg. 2014; 26(1):71–5.

4. Casal R. Update in airway stents. Curr Opin Pulm Med. 2010; 16(4):321–8.

5. Sehgal I, Dhooria S, Madan K, Pattabhiraman V, Mehta R, Goyal R, et al. Placement of tracheobronchial silicone Y-stents: multicenter experience and systematic review of the literature. Lung India. 2017; 34(4):311–7.

6. Ayub A, Al-Ayoubi A, Bhora F. Stents for airway strictures: selection and results. J Thorac Dis. 2017; 9(S2):S116–21.

7. Razi S, Lebovics R, Schwartz G, Sancheti M, Belsley S, Connery C, et al. Timely airway stent-ing improves survival in patients with malignant central airway obstruction. Ann Thorac Surg. 2010; 90(4):1088–93.

8. Fernando H, Sherwood J, Krimsky W. Endoscopic therapies and stents for benign airway dis-orders: where are we, and where are we heading? Ann Thorac Surg. 2010; 89(6):S2183.

9. Flannery A, Daneshvar C, Dutau H, Breen D. The art of rigid bronchoscopy and airway stent-ing. Clin Chest Med. 2018; 39(1):149–67.

10. Wright C. Nonoperative endoscopic management of benign tracheobronchial disorders. Thorac Surg Clin. 2018; 28(2):243–7.

11. Scarlata S, Graziano P, Lucantoni G, Battistoni P, Batzella S, Dello Jacono R, et al. Endoscopic treatment of primary benign central airway tumors: results from a large consecutive case series and decision-making flow chart to address bronchoscopic excision. Eur J Surg Oncol. 2015; 41(10):1437–42.

12. Wahidi M, Unroe M, Adlakha N, Beyea M, Shofer S. The use of electrocautery as the pri-mary ablation modality for malignant and benign airway obstruction. J Thorac Oncol. 2011; 6(9):1516–20.

13. Bhora F, Ayub A, Forleiter C, Huang C, Alshehri K, Rehmani S, et al. Treatment of benign tracheal stenosis using endoluminal spray cryotherapy. JAMA Otolaryngol Head Neck Surg. 2016; 142(11):1082.

14. Gompelmann D, Eberhardt R, Schuhmann M, Heussel C, Herth F. Self-expanding Y stents in the treatment of central airway stenosis: a retrospective analysis. Ther Adv Respir Dis. 2013; 7(5):255–63.

15. Kim J, Shin J, Kim J, Song H, Song S, Park C. Metallic stent placement for the management of tracheal carina strictures and fistulas: technical and clinical outcomes. AJR Am J Roentgenol. 2014; 202(4):880–5.

16. Terra R, Bibas B, Minamoto H, Waisberg D, Tamagno M, Tedde M, et al. Decannulation in tracheal stenosis deemed inoperable is possible after long-term airway stenting. Ann Thorac Surg. 2013; 95(2):440–4.

17. Jeong B, Um S, Suh G, Chung M, Kwon O, Kim H, et al. Results of interventional bronchos-copy in the management of postoperative tracheobronchial stenosis. J Thorac Cardiovasc Surg. 2012; 144(1):217–22.

18. Gildea T, Young B, Machuzak M. Application of 3D printing for patient-specific silicone stents: 1-year

follow-upon 2patients. Respiration. 2018；96(5):488–94.

19. Schweiger T, Gildea T, Prosch H, Lang G, Klepetko W, Hoetzenecker K. Patient-specific, 3-dimensionally engineered silicone Y-stents in tracheobronchomalacia：clinical experience with a novel type of airway stent. J Thorac Cardiovasc Surg. 2018；156(5):2019–21.

20. Saueressig M, Sanches P, Neto A, Moreschi A, Oliveira H, Xavier R. Novel silicone stent to treat tracheobronchial lesions：results of 35patients. Asian Cardiovasc Thorac Ann. 2010；18(6):521–8.

21. Marchese R, Poidomani G, Paglino G, Crimi C, Lo Nigro C, Argano V. Fully covered self- expandable metal stent in tracheobronchial disorders：clinical experience. Respiration. 2015；89(1):49–56.

22. Shin J. Interventional management of tracheobronchial strictures. World J Radiol. 2010；2(8):323.

23. Fortin M, MacEachern P, Hergott C, Chee A, Dumoulin E, Tremblay A. Self-expandable metallic stents in nonmalignant large airway disease. Can Respir J. 2015；22(4):235–6.

24. Tsakiridis K, Darwiche K, Visouli A, Zarogoulidis P, Machairiotis N, Christofis C, et al. Management of complex benign post-tracheostomy tracheal stenosis with bronchoscopic insertion of silicon tracheal stents, in patients with failed or contraindicated surgical recon- struction of trachea. J Thorac Dis. 2012；4(S1):32–40.

25. Folch E, Keyes C. Airway stents. Ann Cardiothorac Surg. 2018；7(2):273–83.

26. Alazemi S, Lunn W, Majid A, Berkowitz D, Michaud G, Feller-Kopman D, et al. Outcomes, health-care resources use, and costs of endoscopic removal of metallic airway stents. Chest. 2010；138(2):350–6.

27. Lunn W, Feller-Kopman D, Wahidi M, Ashiku S, Thurer R, Ernst A. Endoscopic removal of metallic airway stents. Chest. 2005；127(6):2106–12.

28. Karush J, Seder C, Raman A, Chmielewski G, Liptay M, Warren W, et al. Durability of silicone airway stents in the management of benign central airway obstruction. Lung. 2017；195(5):601–6.

29. Khemasuwan D, Gildea T, Machuzak M. Complex metallic stent removal. J Bronchol Interv Pulmonol. 2014；21(4):358–60.

30. Musani A, Jensen K, Mitchell J, Weyant M, Garces K, Hsia D. Novel use of a percutaneous endoscopic gastrostomy tube fastener for securing silicone tracheal stents in patients with benign proximal airway obstruction. J Bronchol Interv Pulmonol. 2012；19(2):121–5.

31. Chung F, Chen H, Chou C, Yu C, Kuo C, Kuo H, et al. An outcome analysis of self-expandable metallic stents in central airway obstruction：a cohort study. J Cardiothorac Surg. 2011；6(1):46.

32. http://www.jsre.org/info/0801_fda.pdf. Accessed 20Feb 2020.

33. Gaissert H, Grillo H, Wright C, Donahue D, Wain J, Mathisen D. Complication of benign tracheobronchial strictures by self-expanding metal stents. J Thorac Cardiovasc Surg. 2003；126(3):744–7.

34. Krimsky W, Broussard J, Sarkar S, Harley D. Bronchoscopic spray cryotherapy：assessment of safety and depth of airway injury. J Thorac Cardiovasc Surg. 2010；139(3):781–2.

35. Krimsky W, Rodrigues M, Malayaman N, Sarkar S. Spray cryotherapy for the treatment of glottic and subglottic stenosis. Laryngoscope. 2010；120(3):473–7.

36. Fernando HC, Dekeratry D, Downie G, Finley D, Sullivan V, Sarkar S, et al. Feasibility of spray cryotherapy and balloon dilation for non-malignant strictures of the airway. Eur J Cardiothorac Surg. 2011；40(5):1177–80.

第 46 章

组织工程植入物对气管重建是否有效？

Brooks V. Udelsman and Harald C. Ott

1 引言

大多数需要切除的气管疾病并不影响整个气管的长度。二十世纪中期首次报道了短气管段的切除术 [1, 2]。随后技术的发展将可切除的长度扩大到几厘米 [3]。因此，大多数转诊到胸外科的病人，可以通过端端吻合安全地重建通畅的气道 [4]。然而，在极少数情况下，新的肿块、先天性损伤和自身免疫性疾病可能累及大部分或整个气管长度，造成临床找不到合适的替代物。在过去的一个世纪里，科学家和外科医生试图通过探索合成气管假体、气管移植、用生物材料替代气管、用自体组织替代气管以及组织工程气管移植来满足这一需求 [5, 6]。本章主要讨论组织工程植入物用于气管重建的结果。

2 检索策略

通过 Pubmed 检索 2000 年 1 月至 2019 年 9 月发表的英文文献，检索关键词为"tracheal replacement"或"tracheal substitute"或"tracheal regeneration"或"tracheal tissue engineering"或"tracheal transplantation"。我们只纳入了接受环形或接近环形（＞270°）气管置换患者的研究（表 46.1）。我们排除了动物模型和非临床研究，并排除了摘要、会议发言、社论和专家意见。我们还纳入了相关的综述，并在分析中排除了所有被撤回的文章。

B. V. Udelsman
Department of Surgery, Massachusetts General Hospital, Boston, MA, USA

H. C. Ott（⊠）
Thoracic Surgery, Massachusetts General Hospital, Harvard Medical School, Boston, MA, USA
e-mail: hott@mgh.harvard.edu

表 46.1　用于文献检索的 PICO 格式术语

P（患者）	I（干预）	C（对照）	O（结局）
长段气管缺损不能进行一期修复的患者	组织工程气管重建	同种异体气管移植、自体组织重建、生物假体重建	并发症和死亡率

3　结果

按照预先制定的标准进行的初步检索确定了 2554 篇文章。在排除了仅描述临床前、动物实验或非环形修复的文章后，剩余 25 篇文献。另有两篇文章因撤稿而被排除。在剩下的 23 篇文章中，只有 5 篇采用了组织工程学的方法。其他 18 篇文章采用了异体移植、自体组织或生物假体重建气管的方法，这些将单独讨论。在其中两篇文章中，鉴于作者被揭露有学术不端行为，我们对文章结论持怀疑态度 [7, 8]。在所有这些关于气管重建的报告中，发表的文章都只限于单个病例报告或病例系列研究。到目前为止，还没有随机对照试验或高效能的观察或队列研究，证据的质量较低。

3.1　气管组织工程

组织工程学方法是具有应用前景的方法，可以为器官和组织的短缺提供解决方案。从理论上讲，组织工程学方法是将获取的宿主细胞种植在可降解生物支架上，在生物反应器中培养或直接植入宿主后，种子细胞中的干细胞群可以分化为成熟细胞，或者招募循环中或邻近的宿主细胞迁移 [9]。无论哪种情况，这个过程在理论上都会借助移植物的重新填充，并通过新的细胞外基质的沉积取代可降解的生物支架。

自 Langer 和 Vacanti[10] 的报道以来，这种方法已经吸引了公众的目光。特别是组织工程学方法在儿科患者中具有巨大的潜力，因为成熟的移植物可随着儿童的成长而扩展，并使这些患者避免尺寸的不匹配以及后续的再次手术。组织工程学方法在膀胱重建和血管移植方面已显示出一定的前景，但广泛的临床应用仍然有限 [11, 12]。

不幸的是，气管组织工程领域一直处于争议之中，虽然一些报告强调了组织工程方法成功的临床转化 [13-15]，但同时也出现了学术不端的行为。然而，在过去的 5 年里，我们已经清楚这种技术的成功被明显夸大了，许多接受这种手术的病人出现了严重的并发症 [7, 16-19]。

在不同的报告中，两例儿童患者接受了管状组织工程气管治疗，以修复严重的先天性气道缺陷 [20-22]。第一例患者由于反复进行支架手术，形成了气管主动脉瘘。对这例患者的治疗是，将骨髓抽吸物中分离出的细胞悬液种植在气管同种移植物上，移植体的气管环也注射组织转化生长因子 β，在植入前，整个构建体被浸泡在人重组红细胞生成素和粒细胞集落刺激因子液中 [20]。术后，患者需要进行多次支架和支气管镜手术，尤其是在植入后的第一年内，在最近一次的四年随访报告中，移植体仍然保持通畅，并有纤毛上皮细胞层出现的证据[21]。

2012年，第二例患有多种先天性气道畸形和接受了多次治疗后的小儿患者接受了管状组织工程气管的治疗[22]。在生物反应器中，将扩增的骨髓间质细胞以及从鼻中隔黏膜活检中获得的自体呼吸道上皮细胞种植在脱细胞的气管移植物上，持续培养48小时。移植体由一个支架支撑，但没有带蒂组织支撑。虽然术后恢复在一开始比较顺利，但患者在术后第15天病情恶化，因气道塌陷而出现长时间的呼吸停止，这导致患者出现严重的缺氧性脑损伤，不久后死亡。

3.2 气管修复中组织工程的替代方案

已有报道称，气管重建的替代方法包括气管异体移植、自体组织重建和生物假体修复。每种方法都有其独特的优缺点，表46.2对组织工程方法进行了比较。对于气管腺样囊性癌和鳞状细胞癌患者来说，单纯的放疗虽然不是理想的替代方案，但仍然是一种可行的选择。到目前为止，尚无随机对照试验或直接比较研究对这些方法进行对比，因此证据的质量较低。以下是对每种方法的简要介绍。

表 46.2　气管重建方法的比较

方法	研究	患者	结局	机制	优点	缺点	证据质量
异体移植	Delaere 等 2012[25]	6	50% 的患者出现部分移植排斥反应。没有报道移植物相关死亡率	作为气管导管植入前供体气管的异位血运重建	自然组织的结构和力学性能	异位血运重建需数周 免疫抑制	低
自体组织重建	Spaggiari 等 2005[27]	1	ARDS, 移植物狭窄	支架支撑的带血管蒂的管状自体组织 +/- 利用获取的肋软骨提供额外支持	无需免疫抑制	技术困难	低
	Olias 等 2005[28]	1	无直接移植物相关的并发症或死亡		可以日间手术	黏液纤毛清除不足	
	Fabre 等 2013[29]	12	ARDS（58%），头臂动脉破裂（8.3%）		保持血液供应	供区并发症	
	Zhang 等 2015[30]	5	咯血 /30 天死亡率（20%）				
	Thomet 等 2018[31]	2	无直接移植物相关的并发症或死亡				
	Kolb 等 2018[32]	1	2 年后关闭气管造口				

续表

方法	研究	患者	结局	机制	优点	缺点	证据质量
生物假体重建	Hoffman 等 2001[33]	1	作为移植的过渡	主动脉同种移植物或无细胞真皮基质作为管状导管植入，通常带有支撑支架	移植物易获取	黏液纤毛清除不足	低
	Davidson 等 2009[36]	1	裂开，30 天死亡率		无需免疫抑制	没有有效的血液供应	
	Warts 等 2010[37]	6	长期支架依赖（83%），移植物裂开需要手术修复（50%）				
	Bolton 等 2017[39]	1	需要手术修复				
	Martinod 等 2018[40]	5	长期支架依赖（40%），气管肉芽肿（20%），无直接移植物相关死亡率				
组织工程	Macchiarini 等 2008[13]	1a	全肺切除	可降解生物支架或接种自体干细胞的脱细胞供体气管。	无需免疫抑制	较难再生血管	非常低
	Elliot 等 2012[20]	1	多个支架		生长潜力	体外细胞接种	
	Elliot 等 2017[22]	1	移植物塌陷，30 天死亡率				

ARDS：急性呼吸窘迫综合征

a 涉及更多患者的研究已经撤销，结局在进一步研究中。

3.2.1　气管异体移植

　　气管的血运是分段的，因此传统的血管吻合术和一期移植手术效果较差[23]，这使得气管异体移植一直是个挑战。Delaere 等尝试通过二期手术来克服这些问题，在这一过程中，供体气管被包裹在由桡侧血管蒂灌流的筋膜皮瓣中，然后植入受者的前臂[24]。在这期间，受者接受免疫抑制剂治疗，同时通过受者血管长入供体气管进行血管再生。在充分生长后，异体气管与灌注血管蒂一起取出后原位移植，同时通过将血管蒂与甲状腺上动脉和颈内静脉吻合，重建血供。

　　迄今为止，已有 6 例患者进行了二期气管异体移植手术[17, 24]。主要的并发症是移植物排斥反应，导致 3 例患者的同种异体移植物部分丢失。随着时间的推移，技术发展已可以促进供体黏膜的再增殖和防止狭窄。最终，可以获得移植物嵌合体，从而可以停用免疫抑制剂[17, 25, 26]。

3.2.2　自体组织重建

自体组织重建依赖于灌注良好的带蒂移植物，它可以被管化为新气管[27-30]。这些移植物可以通过支架支撑，或者通过植入从肋软骨获取并制作的软骨环支撑。Fabre 等报告了使用这种技术的最大病例系列，包括 12 例患者[29]。其他两个团队在另外 3 例患者中使用了这种技术的改良版[31, 32]。

自体修复的结果好坏参半。一般来说，至少需要短期的支架支撑，而且由于不可能再生气道上皮，因此失去了黏膜纤毛的功能。在 Fabre 等报告的研究中，58% 的患者出现了急性呼吸窘迫综合征，有两例患者需要气管切开。Olias 等描述了一个可能的解决方案，即将口腔黏膜移植到新气管的管腔中，这可能会提供一些黏膜纤毛的功能。不幸的是，这需要分阶段手术，并且会导致供体部位相关并发症的发生[28]。

3.2.3　生物假体重建

2001 年至 2019 年期间，5 组不同的研究者在 14 例患者中使用了主动脉同种移植和脱细胞真皮基质进行环形修复[33-39]。最大的研究涉及 6 例患者，研究中使用的同种移植物内部由支架支撑、外部由肌肉瓣支撑，用于重建较大的黏液性表皮癌和腺样囊肿患者的气道[35, 37]。80% 的患者需要长期放置支架，一半的患者发生了主要并发症，如吻合口开裂、胸骨开裂和移植体真菌感染。

最近，Martinod 等报道了 5 例良性喉气管狭窄患者采用同种异体主动脉重建、镍钛合金支架支撑和带状肌肉支撑修复喉部气管狭窄[38, 40]的病例。重要的是，Martinod 等在修复中保留了原生气管的膜性部分。作者提出了一种 "体内组织工程" 机制，即在供体细胞外基质内保留的生长和血管生成因子被释放，导致宿主细胞的迁移、增殖和分化[38]。在 9 个月到 7 年的长期随访中，所有的患者均存活，有 3 例患者已经拆除了支架。

4　结论与建议

在临床实践中，组织工程气管移植有较高的死亡率和并发症发生率率。如果可能的话，气管切除和直接重建是最安全的修复方式。在一些罕见的气管疾病中，不能进行直接修复，可以选择异体移植、自体组织重建和生物假体修复，并发症发生率和死亡率比组织工程方法低。目前的证据局限于小样本的病例系列研究和病例报告，质量较低。

推荐

- 不建议使用组织工程气管进行气管重建（证据质量低；强推荐）。

5　个人观点

在医学和外科手术的早期，就有人尝试用合成材料来替代失去的人体组织。一些合成材料的应用，如心脏瓣膜或关节假体，已经非常成功。然而，用三个方面的特点使原生气管的替代非常具有挑战性：（1）与外界接触；（2）需要良好的血液供应；以及（3）需要通畅的管腔。在植入的移植物或装置与外界接触的地方，微生物定植和后续感染是主要的限制因素。一旦微生物定植，形成的生物膜就会成为持续的再感染来源，在大多数情况下需要移除移植物。组织工程的概念是创造一种完全融入宿主的活体移植物，类似于捐赠器官，理论上可以解决这个问题，使宿主的免疫系统和移植物固有的屏障功能一起保护植入物，并保持复杂的机械性能[10]。为了达到这个目的，任何相关的组织移植物都必须由受供者的心血管系统来提供血液灌注。然而，到目前为止，还没有一种组织工程方法能够形成可灌注的组织，即具有完整血管的组织[41]。事实上，NASA 目前正在进行一项百年挑战，以促进对这一未知领域的认识，并支持研究生成 1cm×1cm 大小的可灌注活体组织[42]。作为外科医生，我们知道，移植厚度超过 0.2mm 的活体组织需要立即进行血液供应，否则会导致失败。而且，植入外来材料没有组织覆盖并与外界接触也会导致失败。在开发出能够形成可行的、成熟的（屏障和机械稳定性）和可灌注的组织移植物的技术之前，我们别无选择，只能继续使用已有技术来治疗气管疾病患者。

参考文献

1. Belsey R. Resection and reconstruction of the intrathoracic trachea. Br J Surg. 1950；38:200–5.

2. Deslauriers J. Birth of airway surgery and evolution over the past fifty years. Thorac Surg Clin. 2018；28:109–15.

3. Grillo HC. Surgery of the trachea. Curr Probl Surg. 1970；7(7):3–59.

4. Grillo HC. Notes on the windpipe. Ann Thorac Surg. 1989；47:9–26.

5. Grillo HC. Tracheal replacement：a critical review. Ann Thorac Surg. 2002；73:1995–2004.

6. Udelsman B, Mathisen DJ, Ott HC. A reassessment of tracheal substitutes—a systematic review. Ann Cardiothorac Surg. 2018；7:175–82.

7. Cyranoski D. Investigations launched into artificial tracheas. Nature. 2014；516:16–7.

8. Delaere PR, Van Raemdonck D. The trachea：the first tissue-engineered organ? J Thorac Cardiovasc Surg. 2014；147:1128–32.

9. Roh JD, Sawh-Martinez R, Brennan MP, et al. Tissue-engineered vascular grafts transform into mature blood vessels via an inflammation-mediated process of vascular remodeling. Proc Natl Acad Sci U S A. 2010；107:4669–74.

10. Langer R, Vacanti JP. Tissue engineering. Science. 1993；260:920–6.

11. Adamowicz J, Pokrywczynska M, Van Breda SV, Kloskowski T, Drewa T. Concise review：tissue engineering of urinary bladder；we still have a long way to go? Stem Cells Transl Med. 2017；6:2033–43.

12. Udelsman BV, Maxfield MW, Breuer CK. Tissue engineering of blood vessels in cardiovascu- lar disease：moving towards clinical translation. Heart. 2013；99:454–60.

13. Macchiarini P, Jungebluth P, Go T, et al. Clinical transplantation of a tissue-engineered airway. Lancet. 2008；372:2023–30.

14. Jungebluth P, Alici E, Baiguera S, et al. Tracheobronchial transplantation with a stem-cell- seeded bioartificial nanocomposite：a proof-of-concept study. Lancet. 2011；378:1997–2004.

15. Gonfiotti A, Jaus MO, Barale D, et al. The first tissue-engineered airway transplantation：5-year follow-upresults. Lancet. 2014；383:238–44.

16. Vogel G. Trachea transplants test the limits. Science. 2013；340:266–8.

17. Delaere P, Van Raemdonck D. Tracheal replacement. J Thorac Dis. 2016；8:S186–96.

18. Heckscher S, Carlberg I, Gahmberg C. Karolinska Institutet and the Macchiarini case. 2016. https://news.ki.se/sites/default/files/migrate/karolinska_institutet_and_the_macchiarini_case_ summary_in_english_and_swedish.pdf. Accessed 12Feb 2020.

19. Molins L. Patient follow-upafter tissue-engineered airway transplantation. Lancet. 2019；393:1099.

20. Elliott MJ, De Coppi P, Speggiorin S, et al. Stem-cell-based, tissue engineered tracheal replacement in a child：a 2-year follow-upstudy. Lancet. 2012；380:994–1000.Hamilton NJ, Kanani M, Roebuck DJ, et al. Tissue-engineered tracheal replacement in a child：a 4-year follow-upstudy. Am J Transplant. 2015；15:2750–7.

21. Elliott MJ, Butler CR, Varanou-Jenkins A, et al. Tracheal replacement therapy with a stem cell-seeded graft：lessons from compassionate use application of a GMP-compliant tissue- engineered medicine. Stem Cells Transl Med. 2017；6:1458–64.

22. Delaere P, Van Raemdonck D, Vranckx J. Tracheal transplantation. Intensive Care Med. 2019；45:391–3.

23. Delaere P, Vranckx J, Verleden G, De Leyn P, Van Raemdonck D, Leuven Tracheal Transplant Group. Tracheal allotransplantation after withdrawal of immunosuppressive therapy. N Engl J Med. 2010；362:138–45.

24. Delaere PR, Vranckx JJ, Meulemans J, et al. Learning curve in tracheal allotransplantation. Am J Transplant. 2012；12:2538–45.

25. Delaere PR, Vranckx JJ, Den Hondt M, Leuven Tracheal Transplant Group. Tracheal allograft after withdrawal of immunosuppressive therapy. N Engl J Med. 2014；370:1568–70.

26. Spaggiari L, Calabrese LS, D'Aiuto M, et al. Successful subtotal tracheal replacement(using a skin/omental graft)for dehiscence after a resection for thyroid cancer. J Thorac Cardiovasc Surg. 2005；129:1455–6.

27. Olias J, Millan G, da Costa D. Circumferential tracheal reconstruction for the functional treat- ment of airway compromise. Laryngoscope. 2005；115:159–61.

28. Fabre D, Kolb F, Fadel E, et al. Successful tracheal replacement in humans using autologous tissues：an 8-year experience. Ann Thorac Surg. 2013；96:1146–55.

29. Zhang S, Liu Z. Airway reconstruction with autologous pulmonary tissue flapand an elastic metallic stent. World J Surg. 2015；39:1981–5.

30. Thomet C, Modarressi A, Ruegg EM, Dulguerov P, Pittet-Cuenod B. Long-segment tra- cheal reconstruction with free radial forearm flapreinforced by rib cartilage. Ann Plast Surg. 2018；80:525–8.

31. Kolb F, Simon F, Gaudin R, et al. 4-Year follow-upin a child with a total autologous tracheal replacement. N Engl J Med. 2018；378:1355–7.

32. Hoffman TM, Gaynor JW, Bridges ND, Paridon SM, Spray TL. Aortic homograft interposition for management of complete tracheal anastomotic disruption after heart-lung transplantation. J Thorac

Cardiovasc Surg. 2001；121:587–8.

33. Azorin JF, Bertin F, Martinod E, Laskar M. Tracheal replacement with an aortic autograft. Eur J Cardiothorac Surg. 2006；29:261–3.

34. Wurtz A, Porte H, Conti M, et al. Tracheal replacement with aortic allografts. N Engl J Med. 2006；355:1938–40.

35. Davidson MB, Mustafa K, Girdwood RW. Tracheal replacement with an aortic homograft. Ann Thorac Surg. 2009；88:1006–8.

36. Wurtz A, Porte H, Conti M, et al. Surgical technique and results of tracheal and carinal replace- ment with aortic allografts for salivary gland-type carcinoma. J Thorac Cardiovasc Surg. 2010；140:387–93e2.

37. Martinod E, Paquet J, Dutau H, et al. In vivo tissue engineering of human airways. Ann Thorac Surg. 2017；103:1631–40.

38. Bolton WD, Ben-Or S, Hale AL, Stephenson JE. Reconstruction of a long-segment tracheal defect using an alloderm conduit. Innovations(Phila). 2017；12:137–9.

39. Martinod E, Chouahnia K, Radu DM, et al. Feasibility of bioengineered tracheal and bronchial reconstruction using stented aortic matrices. JAMA. 2018；319:2212–22.

40. Delaere P, Lerut T, Van Raemdonck D. Tracheal transplantation：state of the art and key role of blood supply in its success. Thorac Surg Clin. 2018；28:337–45.

41. STMD：Centennial Challenges. 2019. https://www.nasa.gov/directorates/spacetech/centen- nial_challenges/vascular_tissue.html. Accessed 2Nov 2019.

第 47 章

原发性气管恶性肿瘤切除术后阳性切缘的处理

Paul William Furlow and Maria Lucia L. Madariaga

1 引言

　　像所有的癌症手术一样，气管恶性肿瘤手术切除是否成功也是由切除的完整性来衡量的。对最常见的原发性气管肿瘤的深入病理分析表明，鳞状细胞癌（SCC）中切缘阳性、淋巴管浸润和肿瘤浸润到甲状腺预示着长期预后不佳，腺样囊性癌（ACC）中切缘阳性、膜外浸润、神经浸润和淋巴结阳性预示着长期预后不佳 [1, 2]。如果冰冻切片上出现切缘阳性，需要切除更多的组织，并实时检查新的切缘，如果可能的话，应一直切除到无癌边缘。然而，气管手术的一个核心原则是，气道重建必须以低张力、血管发达的吻合方式完成。由于气管的解剖学特征，如有限的长度、节段性的血液供应，以及作为半刚性管道的特性，限制了可以安全切除和重建的气管长度。对于有经验的气管外科医生而言，可以切除平均一半的上气管长度（约 4.5cm），同时留下足够的原生气管进行安全重建 [3]。

　　分化良好的惰性原发性气管肿瘤，如 ACC，具有环形或纵向黏膜下浸润的倾向，这导致手术切缘阳性率和气管切除后的后期复发率很高 [4, 5]。在 ACC 中，应特别注意阳性切缘的类型，因为肉眼可见的阳性切缘对 5 年内的生存率有负面影响，而显微镜下的气管阳性切缘仅对 15 年后的生存率有负面影响 [1]。在这些病例中，需要找到切缘状态与无张力吻合之间的平衡。本章回顾并讨论了有关原发性气管肿瘤切除后阳性切缘管理的文献，重点是 SCC 和 ACC，因为其他低级别气管恶性肿瘤，如黏液表皮癌和类癌，较为罕见，

P. W. Furlow
Massachusetts General Hospital, Boston, MA, USA

M. L. L. Madariaga （⊠）
Department of Surgery, University of Chicago, Chicago, IL, USA
e-mail: mlmadariaga@bsd.uchicago.edu

没有充分的数据进行评估。

2　检索策略

为了确定关于原发性气管肿瘤切除术中阳性切缘的最佳管理策略的高质量文献，我们通过 Pubmed 对 1999 年至 2019 年发表的涉及人类受试者的带有摘要的英文文献进行了检索。1999 年以前发表的被引次数较多的一些高影响力文献也纳入本章分析中。检索关键词使用 "primary tracheal tumor" AND "resection" AND（"positive margins" OR "incomplete resection" OR "adjuvant therapy"）（表 47.1）。另外，通过浏览过去两年内发表的综述的参考文献，将相关的研究也纳入本章分析。分析排除了病例报告和社论。使用 GRADE 系统对纳入分析的研究进行严格的评估和分类。

表 47.1　用于文献检索的 PICO 格式术语

P（患者）	I（干预）	C（对照）	O（结局）
原发性气管肿瘤（如 SCC、ACC）	辅助放疗或化疗	单独手术	生存 复发 并发症

SCC：鳞状细胞癌；ACC：腺样囊性癌

3　结果

3.1　已发表的数据

治疗气管肿瘤的金标准是完全切除，与根治性放疗相比，它能提供更优的长期生存和功能结局 [6]。因为这些较罕见肿瘤的治疗中不充分的比例可高达 32%，所以在推断患者的气管肿瘤不可切除之前，应进行多学科的评估 [7]。在完全或不完全气管切除术后加用辅助放疗（RT），可能会有较好的生存结局和疾病进展控制，但数据并不健全。现有数据主要来自机构的病例系列研究和回顾性分析，存在固有的选择偏倚（表 47.2）[8-16]。一些研究的时间跨度很长，因此需要考虑到手术技术、围手术期护理和放疗的改进。此外，许多研究没有评估辅助 RT 对不同组织学（ACC 与 SCC）和切缘状态（R0、R1、R2）的影响。

3.2　历史基础

早期的几项重要研究首次对切除的原发性气管肿瘤患者的长期结果进行了研究。这些研究对需要 R0 切除的假设提出了挑战，提出了术后 RT 可以帮助实现局部控制和延长生存时间的观点。对相关观点的概述如下：

表 47.2　关于原发性气管肿瘤切除术后结局的关键研究

研究	患者（N）	治疗	结果	结论	证据质量
Regnard 等 [11]	原发性气管肿瘤 =208 - SCC=94 - ACC=65 - 腺癌 =4 - 类癌 =9 - MEC=4	R0 *vs* R1/R2 切除术后化疗 /RT	SCC 5 年 OS: -R0=55% -R1/R2=25%（$P < 0.02$） ACC 5 年 OS: -R0=82% -R1/R2=63%（$P < 0.20$） 切缘阳性 -ACC=38% -SCC=26% R1/R0SCC 5 年 OS - 无 RT=0% - 有 RT=47%（$P < 0.05$）	完全切除后，较高级别的肿瘤生存率更高，ACCs 的生存率可能更高。 RT 能改善 R1/R2 及 SCC 切除术后生存率，但不能改善 R0 和 ACC 切除术后生存率。	中
Gaissert 等 [8]	ACC/SCC=270	未切除 =79 - 肿瘤长度太长（67%） - 局部范围太大（24%） - 远处转移（7%） - 其他（2%） 切除 =191 - 切缘阳性（40%） - 淋巴结阳性（19.4%）	ACC 5 年 OS - 未切除 = 33% - 切除 =52% 10 年 OS - 未切除 =10% - 切除 =29% SCC 5 年 OS - 未切除 =7.3% - 切除 =39% 10 年 OS - 未切除 =4.9% - 切除 =18% 长期生存相关因素 - 完全切除（$P < 0.05$） - 切缘阴性（$P < 0.05$） - ACC（$P < 0.001$）	局部受累决定可切除性。 切除能改善生存率，尤其是 R0 切除和 ACC	中
Webb 等 [10]	原发性气管肿瘤 =74 例	单独手术 =10（6SCC, 1ACC, 3 其他） 手术 + RT= 11（4SCC, 6ACC, 1 其他）	Kaplan-Meier 曲线 OS P=0.159 Kaplan-Meier 曲线 DSS P=0.111 ACC 结局更好	病例不足，无法显示辅助 RT 的显著获益，作者仍推荐辅助 RT	低

续表

研究	患者（N）	治疗	结果	结论	证据质量
Honings 等 [13]	气管恶性肿瘤 =308 –SCC 52.9% –ACC 7.1%	无干预 =103 仅手术 =34 仅 RT=156	5 年 OS – 不手术 =15% – 手术 = 51% 10 年 OS – 不手术 =6% – 手术 = 33%（$P <$ 0.0001）	扩大熟练气管切除术的应用	低
Xie 等 [15]	原发性气管肿瘤（可切除和不可切除）=156	单纯手术（匹配后）=48 手术 + RT=48	单纯手术 – 中位生存时间 =42 个月 –5 年 OS=43.9% 手术 + RT – 中位生存时间 =91 个月 –5 年 OS=55.7%（$P=$ 0.132） SCC 亚组 –5 年 OS: 58.2%（RT）vs 6.7%（无 RT）	由于研究的局限，作者建议在气管肿瘤中使用放疗	低
Chen 等 [14]	可切除的气管 ACC= 48	R0 无 RT=11 R1, R2=37 – 无 RT=13 – 有 RT=24 （12 例联合化疗）	R0 vs R1/R2= 没有差异 R1/R2 –DFS=62 个月 –OS=78 个月 R1/R2 行 RT –DFS=92 个月（$P=0.027$） –OS=125 个月（$P=0.004$） R1/R2 行 RT 联合或不联合化疗 –DFS $P=0.390$ –OS $P=0.646$	建议 R1/R2 行辅助 RT； 辅助 RT 后化疗没有生存获益	中
Yusuf 等 [16]	NCI 数据库中原发性气管肿瘤切除 = 549 –SCC=234 –ACC=180	辅助 RT=300（55%）	RT 和 OS 无关（$P > 0.05$） 阳性切缘更可能接受放疗（OR 1.80, CI 1.06 ～ 3.07） ACC 更有可能接受 RT	辅助 RT 在切除的原发性气管肿瘤中无明显获益	中

续表

研究	患者（N）	治疗	结果	结论	证据质量
Hogerle 等[12]	气管 ACC= 38	单纯手术 =7 手术 + RT=13 –R0=9 –R1=10 –R2=1 – 所有 R1/R2 接受 RT 单纯 RT=18	5 年 OS – 单纯手术 =100% – 手术 + RT=84% – 单纯 RT=100% 10 年 OS – 单纯手术 =80% – 手术 + RT=84% – 单纯 RT=83% R0 和 R1/R2 之间 的 OS 没有差异	在 R1/R2 切除的情况下，RT 实现了较好的 OS。 无法对 R1/R2 ± RT 进行评论，因为所有不完全切除均接受了 RT	低
Maziak 等[9]	气管 ACC=38	单纯手术 =6 手术 + RT=26 单纯 RT= 6	中位 OS – R0=210 月 – R1/R2=120 月	辅助 RT 似乎有获益	低

ACC：腺样囊性癌；MEC：黏液表皮样癌；NCI：国家癌症研究所；OS：总生存率；RT：放疗；SCC：鳞状细胞癌

- 在 SCC 患者中，与淋巴结阴性和切缘阴性或切缘见原位病灶相比，淋巴结阳性或切缘见浸润性肿瘤与生存率下降有关[4, 5, 8]。
- 在 ACC 患者中，切缘阳性或淋巴结阳性似乎对生存率影响不大[4, 5, 8]。
- 对于手术切缘较近的患者，或当在切缘或淋巴结中发现微小肿瘤病灶，或者在 ACC 患者中，建议进行术后 RT，ACC 类型具有沿神经和黏膜下延伸浸润的倾向[4, 5, 8 - 11]。
- 考虑到气管手术的特性，大多数 SCC 患者病灶可能距切缘较近，可能需要接受辅助 RT[4, 5, 8, 10, 11]。

3.3　最近的回顾性分析

使用检索关键词 "primary tracheal tumor" AND "resection" AND（"positive margins" OR "incomplete resection" OR "adjuvant therapy"）在 Pubmed 上检索到 1999 年至 2019 年发表的 38 篇英文文献中，有 12 篇可用于分析。此外，我们还纳入了 5 篇在 1999 年之前发表的引用次数较高的文献。最近的研究大多是回顾性的，结果显示以手术切除作为主要治疗方式的患者有较好的结果。接受切除的患者和接受切除联合辅助 RT 的患者的生存结局相似，表明辅助 RT 可以作为切缘阳性患者的 "挽救" 措施。

1991 年至 2017 年，德国一家机构对 20 例接受切除手术的 ACC 患者进行了研究[12]，45% 的患者进行了 R0 切除，55% 的患者进行了不完全（R1，R2）切除。所有不完全切除的患者和 2 例 R0 切除但切缘较近的患者接受了辅助 RT。单纯接受手术的患者与接受手术联合辅助 RT 的患者的生存率相似（5 年生存率为 100% *vs* 84%；10 年生存率为 80%

vs 84%）。10 年后，接受手术或手术联合放疗的患者没有一例出现局部进展，远处疾病进展的发生率为 35% ～ 40%。作者还发现完全切除和不完全切除之间没有生存差异；然而，由于所有不完全切除的患者都接受了 RT，因此无法确定辅助 RT 对切缘阳性患者的影响。

在一项回顾性的流行病学研究中，调查了 1989 年至 2002 年间荷兰癌症登记处的所有原发性气管肿瘤患者，312 例患者中有 11.6% 接受了手术切除，其中三分之二的患者接受了术后 RT。与不接受治疗或只接受放疗的患者相比，手术患者在 5 年和 10 年后的总生存率有明显的提高。由于辅助 RT 是根据肿瘤分期和手术切缘状态有选择的使用，因此无法确定接受术后 RT 和单独手术的患者之间的结局差异[13]。

在一项对 1995 年至 2012 年中国 4 家机构 48 例 ACC 手术患者的回顾性分析中[14]，包括 11 例 R0 切除，不需要进一步治疗，24 例不完全切除，接受了辅助 RT，13 例不完全切除，没有进行进一步治疗。在不完全切除并接受辅助 RT 的患者中，有一半（12/24）也接受了辅助化疗。完全切除的患者与不完全切除的患者在生存时间上没有明显差异（中位总生存时间 121 个月 *vs* 119 个月，*P*=0.829；中位无病生存时间 98 个月 *vs* 84 个月，*P*=0.683）。在不完全切除的患者中，辅助 RT 明显改善了中位无病生存时间（92 个月 *vs* 62 个月，*P*=0.027）和中位总生存时间（125 个月 *vs* 78 个月，*P*=0.004）。不完全切除和辅助 RT 的患者的结局与接受完全切除的患者相似。在辅助治疗方案中加入化疗并不会影响生存时间。

3.4　大数据分析

两项大型数据库的研究通过统计学方法在一定程度上消除了选择偏倚，拟确定辅助 RT 是否能提高原发性气管肿瘤患者的生存率问题。通过 Surveillance, Epidemiology and End Results（SEER）数据库对 1988 年至 2007 年的病例进行了配对分析，纳入了 48 对手术类型、疾病范围、组织学和性别相匹配的患者[15]。与单独接受手术的对照组患者相比，接受手术联合辅助 RT 的 48 例患者的中位生存时间和总生存时间都无明显延长。值得注意的是，在各组 48 例接受手术的患者中，有 44 例接受了"次全"切除术，包括"局部肿瘤破坏"或"局部肿瘤切除"或"简单或部分手术切除"或"减瘤手术"。在亚组分析中，在 SCC 患者中辅助 RT 具有明显的生存获益（5 年生存率 58.2% *vs* 6.7%；*P*=0.0003）。这项研究中没有关于切缘状态的数据。对 2004 年至 2014 年国家癌症数据库（NCD）中 549 名接受原发性气管肿瘤切除的患者进行倾向性评分匹配分析，发现辅助 RT 与生存率的提高无关，ACC 组织学和切缘阳性的患者更有可能接受术后 RT[16]。

4　结论与建议

目前还没有关于气管 SCC 和 ACC 治疗的前瞻性随机试验。我们认为气管肿瘤的完全切除受到吻合口张力的限制，以及对气管吻合口进行辅助 RT 是安全的。目前的数据显示，辅助 RT 可能会提高切缘阳性患者的生存率。考虑到肿瘤的生物学特性、手术的限制以及长期复发的风险，我们建议对不完全切除的原发性气管肿瘤患者，或存在高风险病理特征如淋巴管或周围神经浸润、膜外浸润或晚期肿瘤的患者进行辅助 RT。此外，对于完全切除和组织学为 ACC 或 SCC 的患者，也可以考虑进行辅助 RT。

推荐

- 对不完全切除的原发性气管肿瘤患者，或存在高风险病理特征如淋巴管或周围神经浸润、膜外浸润或晚期肿瘤的患者，建议进行辅助 RT（证据质量中；强推荐）。

5   个人观点

完全 R0 切除是原发性气管肿瘤治疗的金标准，气管外科医生应精通手术技术，以在必要时进行扩大气管切除。对于最大限度安全切除气管后出现切缘阳性的患者，目前回顾性研究的结果显示辅助 RT 提供了生存获益，特别是对于具有 SCC 这样高级别肿瘤的患者。ACCs 虽然进展较慢，但有晚期复发的倾向，也可从辅助治疗中获益。具有高危病理特征，手术不一定完全切除的情况下，也应考虑进行辅助 RT 以最大限度地达到局部控制。没有证据表明辅助化疗能带来获益。目前由于原发性气管肿瘤相对罕见，仍较难开展验证这些临床建议的前瞻性随机研究。

参考文献

1. Honings J, Gaissert HA, Weinberg AC, Mark EJ, Wright CD, Wain JC, Mathisen DJ. Prognostic value of pathologic characteristics and resection margins in tracheal adenoid cystic carcinoma. Eur J Cardiothorac Surg. 2010；37(6):1438–44.

2. Honings J, Gaissert HA, Ruangchira-Urai R, Wain JC, Wright CD, Mathisen DJ, Mark EJ. Pathologic characteristics of resected squamous cell carcinoma of the trachea：prognostic factors based on an analysis of 59cases. Virchows Arch. 2009；455(5):423–9.

3. Mulliken JB, Grillo HC. The limits of tracheal resection with primary anastomosis：further anatomical studies in man. J Thorac Cardiovasc Surg. 1968；55(3):418–21.

4. Grillo HC. Tracheal tumors：surgical management. Ann Thorac Surg. 1978；26(2):112–25.

5. Grillo HC, Mathisen DJ. Primary tracheal tumors：treatment and results. Ann Thorac Surg. 1990；49(1):69–77.

6. Gaissert HA, Honings J, Gokhale M. Treatment of tracheal tumors. Semin Thorac Cardiovasc Surg. 2009；21(3):290–5.

7. Honings J, Gaissert HA, Verhagen AF, van Dijck JA, van der Heijden HF, van Die L, Bussink J, Kaanders JH, Marres HA. Undertreatment of tracheal carcinoma：multidisciplinary audit of

epidemiologic data. Ann Surg Oncol. 2009；16(2):246–53.

8.　Gaissert HA, Grillo HC, Shadmehr MB, Wright CD, Gokhale M, Wain JC, Mathisen DJ. Long- term survival after resection of primary adenoid cystic and squamous cell carcinoma of the trachea and carina. Ann Thorac Surg. 2004；78(6):1889–96.

9.　Maziak DE, Todd TR, Keshavjee SH, Winton TL, Van Nostrand P, Pearson FG. Adenoid cystic carcinoma of the airway：thirty-two-year experience. J Thorac Cardiovasc Surg. 1996；112(6):1522–31.

10.　Webb BD, Walsh GL, Roberts DB, Sturgis EM. Primary tracheal malignant neoplasms：the University of Texas MD Anderson Cancer Center experience. J Am Coll Surg. 2006；202(2):237–46.

11.　Regnard JF, Fourquier P, Levasseur P. Results and prognostic factors in resections of primary tracheal tumors：a multicenter retrospective study. The French Society of Cardiovascular Surgery. J Thorac Cardiovasc Surg. 1996；111(4):808–13.

12.　Hogerle BA, Lasitschka F, Muley T, Bougatf N, Herfarth K, Adeberg S, Eichhorn M, Debus J, Winter H, Rieken S, et al. Primary adenoid cystic carcinoma of the trachea：clinical out- come of 38patients after interdisciplinary treatment in a single institution. Radiat Oncol. 2019；14(1):117.

13.　Honings J, van Dijck JA, Verhagen AF, van der Heijden HF, Marres HA. Incidence and treatment of tracheal cancer：a nationwide study in the Netherlands. Ann Surg Oncol. 2007；14(2):968–76.

14.　Chen F, Huang M, Xu Y, Li T, Xie K, Zhang L, Cheng D, Liu L, Che G, Hou M, et al. Primary tracheal adenoid cystic carcinoma：adjuvant treatment outcome. Int J Clin Oncol. 2015；20(4):686–92.

15.　Xie L, Fan M, Sheets NC, Chen RC, Jiang GL, Marks LB. The use of radiation therapy appears to improve outcome in patients with malignant primary tracheal tumors：a SEER-based analy- sis. Int J Radiat Oncol Biol Phys. 2012；84(2):464–70.

16.　Yusuf M, Gaskins J, Trawick E, Tennant P, Bumpous J, van Berkel V, Fox M, DunlapN. Effects of adjuvant radiation therapy on survival for patients with resected primary tracheal carci- noma：an analysis of the National Cancer Database. Jpn J Clin Oncol. 2019；49(7):628–38.

第48章

移植后支气管狭窄的最佳处理：支架置入还是再手术

Lucas Hoyos Mejia and Andres Varela de Ugarte

1　引言

　　气道并发症（AC）是肺移植后发生并发症和死亡的一个重要原因，相关死亡率为 2%～4%，Hayanga 等最近报道[1]，AC 可使死亡风险增加近 3 倍，长期生存率降低 30% 以上。此外，AC 会导致医疗费用增加，产生后续更严重的并发症，以及患者生活质量下降[2]。既往报道的 AC 发病率差异较大，从 1.6% 到 33% 不等，主要是因为缺乏一个标准化的分类系统。最近有文献报道医疗机构内 AC 的发病率为 11%～14.5%[3-5]，而 Hayanga 等[1] 报道的数据库分析显示发病率为 1.4%。大多数专家认为，目前 AC 的发生率约为 15%。支气管狭窄是最常见的 AC，发病率在 1.6%～32% 之间[6-10]。本章拟探讨支气管狭窄的治疗方案。

2　检索策略

　　对 1990 年至 2018 年的英文文献进行检索，以确定关于肺移植后 AC 的相关数据，重点是气道狭窄和治疗方案。检索的数据库有 PubMed、Embase、Science Citation Index/Social Sciences、Citation Index 和 Cochrane Evidence Based Medicine。检索关键词包括：lung transplantation；bronchoscopy；airway stenting；bronchial stenting；bronchial stenosis；anastomotic complications；silicone stents；self-expandable metallic stents（表 48.1）。仅纳入与本章讨论内容相关的文献。目前还没有这方面的随机对照临床试验，现有的最佳证据来自于病例系列研究和专家意见。本章分析中包括了 20 个观察性的回顾性病例系列研

L. Hoyos Mejia · A. Varela de Ugarte（✉）

Department of Thoracic Surgery, Hospital Universitario Puerta de Hierro Majadahonda,

Madrid, Spain

究和 4 篇综述。使用 GRADE 系统对数据进行了分类。

表 48.1　用于文献检索的 PICO 格式术语

P（患者）	I（干预）	C（对照）	O（结局）
肺移植伴有症状的支气管狭窄	球囊扩张 金属支架 硅酮支架 手术	无治疗或其他治疗	症状缓解 并发症 死亡率

3　结果

3.1　背景

目前支气管狭窄有两种，最常见的是中心气道狭窄（CAS），位于吻合口或其周围 2cm 内，发生率约为 12% ～ 40%[9, 10]。第二种是与吻合口无关的狭窄，称为远端吻合口狭窄（DAS），它发生在缝合线的远端，可以延伸到段和段以下的支气管，发生率为 2% ～ 4%[11, 12]。常见的 DAS 涉及支气管中间段，其中最具破坏性的类型是消失的支气管中间段综合征（VBIS），它可以导致气道完全狭窄。发生率大约为 2%，并发症发生率和死亡率均较高，诊断后的平均生存时间为 25 个月[11]。

尽管支气管狭窄的发生可能没有潜在原因，但有一些众所周知的风险因素，如广泛的坏死、开裂、感染，特别是放线菌和铜绿假单胞菌感染[9]。真菌中曲霉菌类[7, 9, 13] 是最常遇到的。叠套吻合的手术技术增加了支气管狭窄的风险[14, 15]。最近，早期排斥反应也被认为是其风险因素之一[8, 9, 11]，使用西罗莫司进行免疫抑制也是如此。表 48.2 中总结了与 AC 有关的因素[1, 5, 13, 16–23]。

表 48.2　气道并发症的危险因素

组别	危险因素	注释	作者，年份（参考文献）
供体因素	高度不匹配	相比于 TLC，可能与支气管直径更加相关 供体超过 170cm	Van de Wauwer（2007）[16] Yserbyt（2015）[5]
	吸烟史	没有关于数量的信息	Hayanga（2016）[1]
	MV 延长	超过 50h 的 MV	Van de Wauwer（2007）[16]
	CMV 感染	不匹配	Hayanga（2016）[1]
受体因素	PGD G3	最近的证据支持低氧血症和所需的高通气压力的联合作用，而不是 PGD 本身[7]	Ruttman（2005）[17]
	急性排异	在移植的第一年内	Castleberry（2013）[18]
	MV 延长	关于持续时间、停滞时间和 PEEP 压力仍然没有答案	Alvarez（2001）[19]
	年龄	54 岁以上，累积风险 – 危害比 1.08/ 年	Yserbyt（2015）[5]

续表

组别	危险因素	注释	作者，年份（参考文献）
受体因素	性别	男性比女性更危险	Hayanga（2016）[1]
	部位	右侧	Yserbyt（2015）[5]
	感染	术前： 烟曲霉或洋葱假单胞菌定植 术后： 前 3 个月内的任何感染 嗜血杆菌 曲霉菌	De Pablo（2005）[20] Herrera（2001）[21] Yserbyt（2015）[5] Felton（2012）[13]
	院内治疗	移植前 ICU 治疗 移植后住院治疗	Hayanga（2016）[1]
	诊断	COPD- 最近的研究显示肺气肿患者的风险没有增加 IPF- 一个有争议的危险因素 除 COPD 和 IPF 之外的其他诊断被认为是危险因素	Van de Wauwer（2007）[16] Hayanga（2016）[1]
	西罗莫司		King-Biggs（2003）[22] Groetzner（2004）[23]

TLC：肺总量；MV：机械通气；ICU：重症监护室；COPD：慢性阻塞性肺疾病；IPF：特发性肺纤维化

根据 Varela A, Hoyos L, Romero A, Campo-Cañaveral JL, Crowley S. Management of bronchial complications after lung transplantation and sequelae. Thorac Surg Clin. 2018；28:365 - 75 [29] 进行了修改。

　　由于 AC 的多样性和复杂性，过去提出的分类系统中没有一个提供完整的模式或被普遍接受 [4,9,24-26]。最近，国际心肺移植协会（ISHTL）工作小组为解决这一问题提出了一个分级方案，旨在提供一个统一的评估和测量系统，对气道在愈合早期和晚期阶段内镜下的变化进行标准化描述 [27]（表 48.3），根据肺移植后前两周内支气管镜检查的结果和随时间变化的轨迹进行分类。

表 48.3　ISHLT 肺移植后成人和儿童气道并发症（建议的分级系统）

坏死与缺血（Ⅰ）	部位	（a）吻合口周围—距吻合口 1cm 范围内
		（b）从吻合口延伸到主气道＞ 1cm
		（c）从吻合口延伸到肺叶或肺段＞ 1cm
	范围	（a）＜ 50% 周径
		（b）＞ 50% ～ 100% 周径
		（c）＜ 50% 周径坏死
		（d）＞ 50% ～ 100% 周径坏死

裂开（D）	部位	（a）软骨
		（b）膜部
		（c）两者
	程度	（a）0～25% 周径
		（b）>25%～50% 周径
		（c）>50%～75% 周径
		（d）>75% 周径
狭窄（S）	部位	（a）吻合口
		（b）吻合口与肺叶/肺段
		（c）仅肺叶或肺段
	程度	（a）0～25% 管腔面积减少
		（b）>25%～50% 管腔面积减少
		（c）>50% 但<100% 管腔面积减少
		（d）100% 梗阻
软化（M）	部位	（a）吻合口周围—距吻合口 1cm 范围内
		（b）弥漫 - 累及吻合口并延伸超过 1cm

Crespo MM, Mccarthy DP, Hopkins PM, Clark SC, Budev M, Bermudez CA, et al. ISHLT Consensus Statement on adult and pediatric airway complications after lung transplanta– tion：Definitions, grading system, and therapeutics. J Heart Lung Transplant. 2019；37:548 – 63 [27]

3.2　治疗策略

3.2.1　扩张

　　支气管狭窄被定义为气道口径的固定减小。当狭窄发生在吻合处时，要根据远端气道的口径来区分病理性狭窄以及供体和受体气道之间尺寸的不匹配。狭窄通常出现在移植后 2～9 个月之间 [28]，但甚至可能在几年后发生。无症状的病人通常在支气管镜检查时被诊断出来。有症状的病人可能表现为呼吸困难、咳嗽、喘息、阻塞性肺炎，或肺活量下降 [6, 28, 29]。支气管软镜检查是诊断的金标准。CT 可以通过多平面重建获得更多关于远端气道的确切位置、结构长度和通畅性的信息，这对治疗计划很有用 [7, 30]。无症状和轻度支气管狭窄可以通过放射学和内镜随访进行保守治疗。管腔狭窄>50% 或有临床症状的患者被认为是严重的狭窄，建议对治疗方案进行多学科评估。

　　尽管这种并发症的发生率较高，但尚无随机对照试验来研究移植后狭窄的治疗，现有的最佳证据来自病例系列研究和专家意见。这里我们介绍一些可用的替代疗法及其主要适应证（表 48.4）[9, 10, 14, 15, 19, 31–42]。

表 48.4 支气管狭窄发生率和支气管内治疗方案

作者	年份	病例数	RA	BS	%	类型	BD	支架数	类型	SX%
Colquhoun[31]	1994	67	75	5	6.7	1CAS 4DAS	N/A	3	硅酮	N/A
Alvarez[19]	2001	101	151	4	2.6	CAS	2	1	金属	N/A
Chhajed[32]	2001	312	N/A	31		CAS	31	26	金属	100
Burns[33]	2002	431	N/A	13		CAS	13	13	金属	100
De Gracia[34]	2006	152	284	10	3.5	6DAS 4CAS	10	5	金属	86
Kapoor[35]	2007	25	N/A	15		CAS	N/A	22	金属	85
Murthy[15]	2007	272	N/A	67		N/A	29	13	未提及	N/A
Thistlethwaite[9]	2008	240	348	22	6.3	17CAS 5DAS	11	22	硅酮	90
Gottlieb[36]	2009	706	1275	65	5.1	N/A	N/A	65	金属	80
Dutau[37]	2009	117	221	15	6.8	CAS	N/A	15	硅酮	100
Samano[14]	2009	71	107	4	3.7	CAS	2	4	金属	100
Lischke[38]	2010	80	110	7	6.4	CAS	7	6	PDS	100
Fernandez-Bussy[39]	2011	223	345	52	15.1	CAS	2	47	覆膜金属	100
Sundset[40]	2012	279	470	35	7.4	N/A	6	27	硅酮	100
Redmond[10]	2013	N/A	N/A	22		CAS	N/A	22	金属	N/A
Abdel-Rahman[41]	2013	435	503	60	11.9	CAS	N/A	60	金属	95
Mazzetta[42]	2019	160	310	22	7.1	CAS	22	9	硅酮	100

RA：高危吻合口数；BS：支气管狭窄；CAS：中心气道狭窄；DAS：远端气道狭窄；N/A：无数据；BD：支气管扩张或球囊扩张；SX%：治疗后症状缓解患者的比例；PDS：聚二噁烷酮

通常情况下，第一步治疗可以进行内镜下的球囊支气管成形术。到目前为止，球囊支气管成形术是最常用的手术，建议作为第一选择[9, 14, 32,34, 39, 42, 44]，特别是在出现炎症组织而未形成纤维化狭窄时[35, 43]。这是一种快速和安全的方法，可以在清醒镇静下通过支气管软镜进行。特别是在轻度狭窄时，缓解效果很好，大多数患者的症状都能立即得到改善。此外，多达 26% 的气道狭窄的肺移植患者在球囊扩张后可能不需要放置支架[13,14,32]，但是在大多数情况下需要一次以上的操作，建议在考虑放置支架前至少进行两次尝试[32, 34, 42]。其他支气管内技术，如冷冻消融、电灼或激光，可以单独进行或联合球囊技术，特别是在有瘢痕组织的情况下。通常根据气道狭窄的程度和位置，以及医疗机构的技术和专业知识水平，来选择相应的治疗方法[6, 27, 29]。

3.2.2　支架

支架置入术适用于严重和难治性狭窄（即每月需要扩张两次以上，症状明显改善）。

传统上，这种技术的并发症发生率高达 50%[31, 32, 35, 41]。

目前有几种支架技术可供选择。自膨式金属支架（SEMS）更多地应用于这类病人，但美国食品和药物管理局在 2005 年发布了健康警报，不鼓励将其用于良性气道疾病，因其并发症发生率高，特别是容易诱发肉芽组织的形成以及难以取出 [33, 37, 40]。然而，最近的研究已经证明了其长期安全性 [41]。SEMS 可以在清醒镇静下使用支气管软镜放置，并可为很大比例的患者中提供即时缓解和功能改善。此外，较大的内外径比使其不容易移位，并减少黏液堵塞。

然而，与 SEMS 相关的并发症并不少见。细菌和真菌定植发生率较高 [7, 11, 15, 37]，但其主要问题是肉芽组织的形成，这可能导致再次狭窄，并使其难以取出。肉芽组织在支架的两端形成，并在支架放置 3 ～ 6 周后将支架包入气道壁内。因此，支架应在融入黏膜之前被移除或替换 [10, 28]。此外，气道的侵蚀、金属疲劳导致断裂以及支气管血管瘘导致的致命性咯血也有报道 [10, 15, 28, 44]，这些并发症随着新一代 SEMS 的出现而减少。

目前，硅酮支架是治疗非恶性气道狭窄的首选。其优点包括易于置入、灵活、可定制，以及肉芽组织形成率较低，从而使其更容易移除。它们的放置需要在全身麻醉下使用硬质支气管镜，并发症包括移位（这通常是这种类型支架的主要缺点），由于支架的厚壁和狭窄的管腔会造成分泌物阻塞，以及不太常见的肉芽组织形成 [9, 10, 28, 37, 41]。

也有报道将混合支架用于肺移植患者的气道并发症的治疗。Gildea 等发表了他们使用 Polyflex 支架（Boston scientific；Boston, MA）的经验，这是一种自膨胀的硅酮支架，用于 12 例有吻合口狭窄的肺移植受者。然而，结果并不理想，移位率为 100%[45]。

最近可降解生物支架在临床上也有应用。聚二噁烷酮（PDS）支架已显示出气管支气管黏膜的良好耐受性，能够保持气道通畅 6 周，并在放置后 15 周内完全降解。Lischke 发表的一项初步研究报道了将 20 个可降解生物支架植入 6 例移植后支气管吻合口狭窄患者的结果，患者没有发生与手术相关的并发症，但有 4 例患者因吻合口再狭窄而需要多次支架植入，再次支架植入的中位时间为 5 个月。作者的结论是，可降解生物支架可作为传统支架安全和可靠的替代品 [38]。

到目前为止，尚无随机试验对最佳支架的选择进行研究。所有的支架都有较高的并发症发生率，应尽量在其他手术失败的难治性病例应用 [6, 7, 29]。

3.2.3　手术

在内镜干预失败的顽固性病例中，可能需要手术治疗。专家们一致认为，手术策略取决于狭窄的位置和程度，应该尽可能保留肺实质以保证患者足够的肺功能和生活质量 [6, 29]。

延伸到叶支气管的非吻合口狭窄是较难处理的。在这些情况下，重建可能存在技术上的挑战，通常需要进行袖式肺叶切除术。相比之下，大多数发表的关于中心狭窄的文献都认为，分段切除狭窄区域，然后进行端端吻合是首选的方法 [21, 46-48]。在这两种情况下使用血管化皮瓣还没有得到很好的证实，但是正如 Paulson 和 Camargo 的建议（表 48.5）[12, 46, 49]，可考虑运用。

表 48.5 支气管狭窄的手术治疗

作者	年份	移植病例数	支气管狭窄	类型	手术治疗前干预	手术干预	皮瓣覆盖	死亡率
Camargo[46]	2008	251	4	CAS	球囊扩张	2SL 2BS	纵隔脂肪	0
Marulli[47]	2007	154	3	DAS	球囊扩张	1 双肺叶切除 1 BS	无	0
Schafers[49]	1994	121	5	CAS	未描述	2 肺叶切除 1 BS 2 RT	无	0

CAS：中心支气管狭窄；DAS：远端支气管狭窄；SL：袖式肺叶切除；BS：支气管袖式切除；RT：再次移植

有报道显示其他方法如全肺切除术或再次移植，也具有可接受的治疗结果[12,46-48]。此外，由于免疫抑制治疗和较差的功能状态，对这些患者的所有治疗方法都非常具有挑战性。

4　结论与建议

移植后支气管狭窄与术后并发症发生率和死亡率较高、住院时间延长和住院费用增加有关。由于大多数现有的治疗证据来自观察性研究，主要是回顾性分析，因此，优先选择哪种内镜技术，以及内镜或手术治疗是否会产生更好的结果或更多的并发症，仍存在争议。对无症状的中心狭窄患者可以进行密切监测随访。有症状的病人可从多学科团队的干预中获益。根据目前的证据，通过球囊支气管成形术进行扩张，联合或不联合能量装置切除瘢痕组织，是最安全有效的一线干预措施。对于球囊扩张后复发的患者，在出现难治性狭窄时，可以考虑进行支架治疗。此外，虽然没有证据表明支架之间的优劣性，但许多医疗团队更喜欢硅酮支架。最后，手术应该是治疗 AC 的最后选择，尤其是支气管狭窄。在尝试手术修复之前，必须仔细考虑患者的特点，包括狭窄的位置和程度。目前还没有关于最佳手术方案的证据。

推荐

- 球囊支气管成形术是移植后支气管狭窄最有效的一线干预措施（证据质量低，弱推荐）。
- 对于移植后支气管狭窄行球囊支气管成形术失败的患者，可以考虑进行支架治疗（证据质量低，弱推荐）。
- 保守治疗失败的患者可考虑手术切除狭窄支气管（证据质量低，弱推荐）。

5　个人观点

AC 对移植后患者的生活质量有很大的负面影响，虽然治疗策略在不断发展，但结果却还远远不能让人满意。对于支气管狭窄，我们仅对有症状的患者进行多学科的评估，第一步治疗始终是球囊扩张。只有在扩张失败的情况下，才会考虑用激光或冷冻疗法对患者进行组织切除。除了病情严重的患者，一般都避免使用支架，因为其并发症发生率高，一般仅作为最后的治疗手段。对于疾病进展迅速或顽固性狭窄的患者可考虑进行手术，手术方式应根据每个病例的具体情况而定。

参考文献

1. Hayanga JWA, Aboagye JK, Shigemura N, Hayanga HK, Murphy E, Khaghani A, et al. Airway complications after lung transplantation：contemporary survival and outcomes. J Heart Lung Transplant. 2017；35(10):1206–11.

2. Weder W, Inci I, Korom S, Kestenholz PB, Hillinger S, Eich C, et al. Airway complications after lung transplantation：risk factors, prevention and outcome. Eur J Cardiothorac Surg. 2009；35(2):293–8.

3. Shofer SL, Wahidi MM, Davis WA, Palmer SM, Hartwig MG, Lu Y, Snyder LD. Significance of and risk factors for the development of central airway stenosis after lung transplantation. Am J Transplant. 2013；13(2):383–9.

4. Dutau H, Vandemoortele T, Laroumagne S, Gomez C, Boussaud V. A new endoscopic stan- dardized grading system for macroscopic central airway complications following lung trans- plantation ：the MDS classification. Eur J Cardiothorac Surg. 2014；45(2):e33–8.

5. Yserbyt J, Dooms C, Vos R, Dupont LJ. Anastomotic airway complications after lung trans- plantation ：risk factors, treatment modalities and outcome — a single-centre experience. Eur J Cardiothorac Surg. 2016；49:1–8.

6. Machuzak M, Santacruz JF. Airway complications after lung transplantation. Thorac Surg Clin. 2017；25(1):55–75.

7. Santacruz JF, Mehta AC. Airway complications and management after lung transplantation：ischemia, dehiscence, and stenosis. Proc Am Thorac Soc. 2009；6(1):79–93.

8. Moreno P, Alvarez A, Algar FJ, Cano JR, Espinosa D, Cerezo F, et al. Incidence, management and clinical outcomes of patients with airway complications following lung transplantation. Eur J Cardiothorac Surg. 2008；34(6):1198–205.

9. Thistlethwaite PA, Yung G, KempA, Osbourne S, Jamieson SW, Channick C, et al. Airway stenoses after lung transplantation：incidence, management, and outcome. J Thorac Cardiovasc Surg. 2008；136(6):1569–75.

10. Redmond J, Diamond J, Dunn J, Cohen GS, Soliman AMS. Rigid bronchoscopic management of complications related to endobronchial stents after lung transplantation. Ann Otol Rhinol Laryngol. 2013；122(3):183–9.

11. Hasegawa T, Iacono AT, Orons PD, Yousem SA. Segmental nonanastomotic bronchial stenosis after lung transplantation. Ann Thorac Surg. 2000；69(4):1020–4.

12. Paulson EC, Singhal S, Kucharczuk JC, Sterman DH, Kaiser LR, Marshall MB. Bronchial sleeve resection for posttransplant stricture. Ann Thorac Surg. 2003；76(6):2075–6.

13. Felton TW, Roberts SA, Isalska B, Brennan S, Philips A, Whiteside S, et al. Isolation of Aspergillus species from the airway of lung transplant recipients is associated with excess mortality. J Infect. 2012；65(4):350–6.

14. Samano MN, Minamoto H, Junqueira JJM, Yamaçake KGR, Gomes HAP, Mariani AW, et al. Bronchial complications following lung transplantation. Transplant Proc. 2009；41(3):921–6.

15. Murthy SC, Blackstone EH, Gildea TR, Gonzalez-Stawinski GV, Feng J, Budev M, et al. Impact of anastomotic airway complications after lung transplantation. Ann Thorac Surg. 2007；84(2):401–9.

16. Van De Wauwer C, Van Raemdonck D, Verleden GM, Dupont L, De Leyn P, Coosemans W, et al. Risk factors for airway complications within the first year after lung transplantation. Eur J Cardiothorac Surg. 2007；31(4):703–10.

17. Ruttmann E, Ulmer H, Marchese M, Dunst K, Geltner C, Margreiter R, et al. Evaluation of factors damaging the bronchial wall in lung transplantation. J Heart Lung Transplant. 2005；24(3):275–81.

18. Castleberry AW, Worni M, Kuchibhatla M, Lin SS, Snyder LD, Shofer SL, et al. A comparative analysis of bronchial stricture after lung transplantation in recipients with and without early acute rejection. Ann Thorac Surg. 2013；96(3):1008–18.

19. Alvarez A, Algar J, Santos F, Lama R, Aranda JL, Baamonde C, et al. Airway complica- tions after lung transplantation：a review of 151anastomoses. Eur J Cardiothorac Surg. 2001；19(4):381–7.

20. de Pablo A, López S, Ussetti P, Carreño MC, Laporta R, López García-Gallo C, Ferreiro MJ. Lung transplant therapy for suppurative diseases. Arch Bronconeumol. 2005；41(5):255–9.

21. Herrera JM, McNeil KD, Higgins RS, Coulden RA, Flower CD, Nashef SA, et al. Airway complications after lung transplantation：treatment and long-term outcome. Ann Thorac Surg. 2001；71(3):989–93.

22. King-Biggs MB, Dunitz JM, Park SJ, Kay Savik S, Hertz MI. Airway anastomotic dehis- cence associated with use of sirolimus immediately after lung transplantation. Transplantation. 2003；75(9):1437–43.

23. Groetzner J, Kur F, Spelsberg F, Behr J, Frey L, Bittmann I, et al. Airway anastomosis com- plications in de novo lung transplantation with sirolimus-based immunosuppression. J Heart Lung Transplant. 2004；23(5):632–8.

24. Shennib H, Massard G. Airway complications in lung transplantation. Ann Thorac Surg. 1994；57:506–11.

25. Couraud L, Nashef SA, Nicolini P, et al. Classification of airway anastomotic healing. Eur J Cardiothorac Surg. 1992；6:496–7.

26. Chhajed PN, Tamm M, Glanville AR. Role of flexible bronchoscopy in lung transplantation. Semin Respir Crit Care Med. 2004；25(4):413–23.

27. Crespo MM, Mccarthy DP, Hopkins PM, Clark SC, Budev M, Bermudez CA, et al. ISHLT Consensus Statement on adult and pediatric airway complications after lung transplantation：definitions, grading system, and therapeutics. J Heart Lung Transplant. 2019；37:548–63.

28. Puchalski J, Lee HJ, Sterman DH. Airway complications following lung transplantation. Clin Chest Med. 2011；32(2):357–66.

29. Varela A, Hoyos L, Romero A, Campo-Cañaveral JL, Crowley S. Management of bronchial complications after lung transplantation and sequelae. Thorac Surg Clin. 2018；28:365–75.

30. Habre C, Soccal PM, Triponez F, Aubert J-D, Krueger T, Martin SP, Gariani J, Pache J-C, Lador F, Montet X, Hachulla A-L. Radiological findings of complications after lung transplan- tation. Insights Imaging. 2018；9(5):709–19.

31. Colquhoun IW, Gascoigne AD, Au J, Corrins PA, Hilton CJ, Dark JH. Airway complications after pulmonary transplantation. Ann Thorac Surg. 1994；57(1):141–5.

32. Chhajed PN, Malouf MA, Tamm M, Glanville AR. Ultraflex stents for the management of airway complications in lung transplant recipients. Respirology. 2003；8(1):59–64.

33. Burns KEA, Orons PD, Dauber JH, Grgurich WF, Stitt LW, Raghu S, et al. Endobronchial metallic stent placement for airway complications after lung transplantation：longitudinal results. Ann Thorac Surg. 2002；74:1934–41.

34. De Gracia J, Culebras M, Álvarez A, Catalán E, De la Rosa D, Maestre J, et al. Bronchoscopic balloon dilatation in the management of bronchial stenosis following lung transplantation. Respir Med. 2007；101(1):27–33.

35. Kapoor BS, May B, Panu N, Kowalik K, Hunter DW. Endobronchial stent placement for the lung transplantation. J Vasc Interv Radiol. 2019；18:629–32.

36. Gottlieb J, Fuehner T, Dierich M, Wiesner O, Simon AR, Welte T. Are metallic stents really safe? A long-term analysis in lung transplant recipients. Eur Respir J. 2009；34(6):1417–22.

37. Dutau H, Cavailles A, Sakr L, Badier M, Gaubert JY, Boniface S, et al. A retrospective study of silicone stent placement for management of anastomotic airway complications in lung trans- plant recipients：short- and long-term outcomes. J Heart Lung Transplant. 2010；29(6):658–64.

38. Lischke R, Pozniak J, Vondrys D, Elliott MJ. Novel biodegradable stents in the treatment of bronchial stenosis after lung transplantation. Eur J Cardiothorac Surg. 2011；40(3):619–24.

39. Fernández-Bussy S, Majid A, Caviedes I, Akindipe O, Baz M, Jantz M. Treatment of airway complications following lung transplantation. Arch Bronconeumol. 2011；47(3):128–33.

40. Sundset A, Lund B, Hansen G, Bjørtuft Ø, Kongerud J, Geiran OR. Airway complications after lung transplantation：long-term outcome of silicone stenting. Respiration. 2012；83(3):245–52.

41. Abdel-Rahman N, Kramer MR, Saute M, Raviv Y, Fruchter O. Metallic stents for airway com- plications after lung transplantation. Eur J Cardiothorac Surg. 2014；45:854–8.

42. Mazzetta A, Porzio M, Riou M, Coiffard B, Olland A, et al. Patients treated for central air- way stenosis after lung transplantation have persistent airflow limitation. Ann Transplant. 2019；24:84–92.

43. Mulligan MS. Endoscopic management of airway complications after lung transplantation. Chest Surg Clin N Am. 2001；11(4):907–15.

44. Fernandez-Bussy S, Akindipe O, Kulkarni V, Swafford W, Baz M, Jantz MA. Clinical experi- ence with a new removable tracheobronchial stent in the management of airway complications after lung transplantation. J Heart Lung Transplant. 2009；28(7):683–8.

45. Gildea TR, Murthy SC, Sahoo D, Mason DP, Mehta AC. Performance of a self-expanding silicone stent in palliation of benign airway conditions. Chest. 2006；130(5):1419–23.

46. de Jesus Peixoto Camargo J, Camargo SM, Machuca TN, Perin FA, Schio SM, Felicetti JC. Surgical maneuvers for the management of bronchial complications in lung transplanta- tion. Eur J Cardiothorac Surg. 2008；34(6):1206–9.

47. Marulli G, Loy M, Rizzardi G, Calabrese F, Feltracco P, Sartori F, et al. Surgical treatment of posttransplant bronchial stenoses：case reports. Transplant Proc. 2007；39(6):1973–5.

48. Schrijver IT, Luijk B, Meijer RCA, de Heer LM. Successful treatment of bronchial stenosis after lung transplantation. Interact Cardiovasc Thorac Surg. 2017；24(6):980–1.

49. Schäfers HJ, Schäfer CM, Zink C, Haverich A, Borst HG. Surgical treatment of airway com- plications after lung transplantation. J Thorac Cardiovasc Surg. 1994；107(6):1476–80.

第五部分

胸膜与胸膜腔

第 49 章

纤维蛋白溶解剂／脱氧核糖核酸酶治疗脓胸是否有效？

Andrew R. Brownlee and Mark K. Ferguson

1 引言

　　美国每年约有 65 000 人感染脓胸，估计医疗费用为 5 亿美元，死亡率为 15%[1,2]。脓胸的发展是一个动态过程，从胸膜渗出、纤维蛋白沉积逐渐发展到机化期，不同阶段相互重叠。治疗的目标是胸腔引流、根除感染和肺复张。传统的脓胸治疗方法包括使用抗生素和胸腔置管引流，如果胸腔引流不充分、肺复张不全、存在严重或持续脓毒症，可采取外科手术治疗。及时、有效的治疗非常重要，否则会增加并发症的发生和死亡率[3]。早期的小规模研究表明，纤维蛋白溶解剂（链激酶）是一种安全、有效的治疗脓胸的措施，或可替代外科手术[4-7]。然而，第一个大型多中心试验（MIST1）数据显示，链激酶在脓胸治疗方面没有益处，这一发现后来得到了进一步研究的支持[8]。

　　尽管如此，人们仍乐观地认为在特定情况下纤维蛋白溶解剂治疗仍可使患者获益[9,10]，从而促进了对各种纤维蛋白溶解剂的研究，包括组织纤溶酶原激活剂（tissue plasminogen activator，tPA）和脱氧核糖核酸酶（deoxyribonuclease，DNase）联合治疗的研究[11,12]。本章将通过目前的文献探讨关于 tPA 和 DNase 治疗脓胸的疗效。

2 检索策略

　　通过 PubMed、Cochrane Evidence Based Medicine 和 Google Scholar 数据库检索 1985 年至 2019 年发表的，关于 tPA 和 DNase 治疗脓胸的英文文献，检索关键词有：empyema

A. R. Brownlee（✉）· M. K. Ferguson
Department of Surgery, The University of Chicago, Chicago, IL, USA
e-mail: mferguso@bsd.uchicago.edu

and fibrinolytics, empyema and tPA and DNase, treatment of empyema, tPA and DNase versus surgery for empyema, fibrinolytics versus surgery for empyema（脓胸与纤溶剂、脓胸与 tPA 和 DNase、脓胸的治疗、tPA 和 DNase 与脓胸手术的对比、纤溶剂与脓胸手术的对比）。纳入了专门讨论 tPA 和 DNase 在脓胸治疗中应用的文献，其中 1 项随机对照试验和 4 项回顾性研究（表 49.1）。

表 49.1　用于文献检索的 PICO 格式术语

P（患者）	I（干预）	C（对照）	O（结局）
脓胸患者	组织型纤溶酶原激活剂 / 脱氧核糖核酸酶	单纯胸腔闭式引流手术	胸膜混浊、住院时间、并发症发生率、死亡率、后续是否需要手术

3　结果

3.1　tPA-DNase 联合治疗组与单一治疗组和安慰剂组比较

在一项双盲随机对照试验中，Rahman 等将 210 例患者随机分为 4 组：安慰剂组、胸腔 tPA-DNase 联合治疗组、单用 tPA 组、单用 DNase 组。患者诊断脓胸后立即留置胸腔引流管，并在此后不久接受纤溶或安慰剂治疗。主要结果是第 7 天胸片上胸腔内斑片状阴影的改变。次要结果是手术需求、住院时间和不良事件。他们发现 tPA-DNase 联合治疗组胸腔斑片影较安慰剂组明显减少，具有统计学意义，而单用 tPA 或 DNase 组的改善不明显。与安慰剂组相比，tPA-DNase 联合治疗组在 3 个月时的手术需求减少，而单用 DNase 组的手术需求反而增加。与安慰剂组相比，tPA-DNase 联合治疗组的住院时间更短[12]。

3.2　胸腔引流治疗失败后联合 tPA-DNase 治疗

Piccolo 等的研究旨在确定在抗感染和胸腔引流失败后使用 tPA-DNase 是否有效。在胸管引流超过 24 小时后，由主治医生确定是否引流失败及是否适合使用 tPA-DNase。在接受治疗的 107 例患者中，92.3% 不需要手术干预。作者注意到，在使用 tPA-DNase 进行补救性治疗后，胸水引流增加，胸腔放射学表现改善[13]。

在 Majid 等的单中心回顾性研究中，73 例患者在胸腔引流和抗感染治疗失败后接受 tPA-DNase 治疗的有效率为 90.4%，其中 80.8% 的患者治疗有效时接受的 tPA-DNase 少于 6 剂[14]。

3.3　纤维蛋白溶解治疗与手术比较

大多数将胸腔内纤溶剂治疗与手术进行比较的研究是在 tPA-DNase 广泛使用之前进

行的，因此对目前早期手术在脓胸治疗中的作用缺乏深入了解。一项包括 8 项随机对照试验的 Meta 分析评估了早期手术和非手术治疗脓胸之间的差异，发现两组的死亡率无差异，与单纯胸腔引流和纤溶治疗相比，胸腔镜手术可以缩短住院时间。该 Meta 分析中涉及的六项研究对象是儿童，另两项研究涉及成人，所有研究中均未使用 tPA–DNase[15]。

3.4　tPA–DNase 治疗失败的预测因素

在一项包括 84 例接受 tPA–DNase 治疗脓胸患者的研究中，三分之一的患者治疗失败。失败的预测因素包括胸膜增厚、肺脓肿或坏死性肺炎、胸水蛋白质含量升高和胸膜腔分隔[16]。

3.5　tPA–DNase 治疗的并发症

tPA–DNase 治疗相关的并发症很少，最常见为胸腔出血，发生率为 0 ～ 5.7%，涉及的研究中所有病例均在停止胸腔内给药后好转（表 49.2 和 49.3）[12-14, 17, 18]。

表 49.2　使用 tPA 和 DNase 治疗脓胸的相关研究

作者	研究设计	病例数	干预	住院时间	死亡率	结论	治疗成功率（非手术干预）
Rahman 等 [12]	RCT	201	t-PA–DNase vs t-PA vs DNase vs 安慰剂	与安慰剂组比，t-PA–DNase 组减少 6.7 天（P=0.0006）	tPA–DNase 组、tPA 组、安慰剂组和 DNase 组分别 8%、8%、4%、13%（P=0.37）	住院时间缩短，胸腔内斑片状阴影减少，需要手术干预减少	96.0%
Piccolo 等 [13]	回顾性研究	107	tPA–DNase		2.80%	胸腔内斑片状阴影改善，C 反应蛋白降低，胸水引流量增加（250ml → 2475ml/24h）	92.3%
Majid 等 [14]	回顾性研究	73	tPA–DNase		2.70%	胸水引流量增加（295ml → 1102ml/24h）	90.7%
Bishwakar-ma 等 [18]	回顾性研究	39	tPA–DNase		7%	联合用药有效	85.0%
Innabi 等 [17]	回顾性研究	17	tPA–DNase		0%	无胸腔出血、胸痛	93.0%

tPA：组织纤溶酶原激活剂；DNase：脱氧核糖核酸酶

表 49.3　tPA 和 DNase 治疗脓胸的证据和相关分级

使用 tPA–DNase 的优势	证据级别
与单纯胸管引流比，tPA–DNase 可减少胸腔斑片阴影	高
与单纯胸管引流比，tPA–DNase 减少了手术需求	高
与单纯胸管引流比，tPA–DNase 减少了住院时间	中

4　结论与建议

与单药纤溶治疗或仅行胸腔置管引流相比，tPA–DNase 联合胸腔注射减少了胸腔斑片阴影和需要手术干预的概率，但 tPA–DNase 联合胸腔注射与早期外科手术孰优孰劣，尚不明确。我们建议，脓胸一旦明确，应及早留置胸腔引流管，若胸管引流效果不满意，手术或使用 tPA–DNase 均是安全有效的选择。

> **推荐**
>
> ● 如果单独胸管引流效果不满意，手术或 tPA–DNase 都是安全有效的方法（证据质量中，强推荐）。

5　个人观点

脓胸的治疗需要采取个体化的方法。目前的许多数据倾向于使用 tPA–DNase，因为与其他纤溶剂和非纤溶剂相比，使用 tPA–DNase 可以减少后续需要手术干预的概率。尽管这是一个重要发现，但这并不是胸外科医师最常面对的问题。目前尚无足够的研究数据来指导我们决定哪些患者应该接受早期外科手术和 tPA–DNase。一般认为，合并症较多、体质较差的患者，手术和全身麻醉并发症的风险较高，建议接受 tPA–DNase 治疗，体质良好的年轻患者应尽早接受手术治疗。总的来说，对于胸管引流和抗感染治疗效果不佳，且能耐受手术的患者，我们支持早期行手术治疗。

参考文献

1.　Farjah F, Symons RG, Krishnadasan B, Wood DE, Flum DR. Management of pleural space infections: a population-based analysis. J Thorac Cardiovasc Surg. 2006；133(2):346–51.

2.　Ferguson AD, Prescott RJ, Selkon JB, Watson D, Swinburn CR. The clinical course and man- agement of thoracic empyema. QJM. 2006；89(4):285–9.

3. Dienemann HC, Hoffman H, Detterbeck FC. Chest surgery. New York：Springer；2015.

4. Moulton JS, Benkert RE, Weisiger KH, Chambers JA. Treatment of complicated pleu- ral fluid collections with image-guided drainage and intracavitary urokinase. Chest. 1995；108(5):1252–9.

5. Talib SH, Verma GR, Arshad M, Tayade BO, Rafeeque A. Utility of intrapleural streptokinase in management of chronic empyemas. J Assoc Physicians India. 2003；51:464–8.

6. Diacon AH, Theron J, Schuurmans MM, Van de Wal BW, Bolliger CT. Intrapleural streptoki- nase for empyema and complicated parapneumonic effusions. Am J Respir. 2004；170(1):49–53.

7. Davies RJ, Traill ZC, Gleeson FV. Randomised controlled trial of intrapleural streptokinase in community acquired pleural infection. Thorax. 1997；52(5):416–21.

8. Maskell NA, Davies CW, Nunn AJ, Hedley EL, Gleeson FV, Miller R, et al. First Multicenter Intrapleural Sepsis Trial(MIST1)Group. U.K. Controlled trial of intrapleural streptokinase for pleural infection. N Engl J Med. 2005；352(9):865–74.

9. Tokuda Y, Matsushima D, Stein GH, Miyagi S. Intrapleural fibrinolytic agents for empyema and complicated parapneumonic effusions：a meta-analysis. Chest. 2006；129(3):783–90.

10. Heffner JE. Multicenter trials of treatment for empyema—after all these years. N Engl J Med. 2005；352(9):926–8.

11. Zhu Z, Hawthorne ML, Guo Y, Drake W, Bilaceroglu S, Misra HL, et al. Tissue plasminogen activator combined with human recombinant deoxyribonuclease is effective therapy for empy- ema in a rabbit model. Chest. 2006；129(6):1577–83.

12. Rahman NM, Maskell NA, West A, Teoh R, Arnold A, Mackinlay C, et al. Intrapleural use of tis- sue plasminogen activator and DNase in pleural infection. N Engl J Med. 2011；365(6):518–26.

13. Piccolo F, Pitman N, Bhatnagar R, Popowicz N, Smith NA, Brockway B. Intrapleural tissue plasminogen activator and deoxyribonuclease for pleural infection. An effective and safe alter- native to surgery. Ann Am Thorac Soc. 2014；11(9):1419–25.

14. Majid A, Kheir F, Folch A, Fernandez-Bussy S, Chatterji S, Maskey A. Concurrent intrapleural instillation of tissue plasminogen activator and DNase for pleural infection. A single center experience. Ann Am Thorac Soc. 2016；13(9):1512–8.

15. Redden MD, Chin TY, van Driel ML. Surgical versus non-surgical management for pleural empyema. Cochrane Library. 2020. https://www.cochranelibrary.com/cdsr/ doi/10.1002/14651858. CD010651.pub2/full. Accessed 12Feb 2020.

16. Khemasuwan D, Sorensen J, Griffin DC. Predictive variables for failure in administration of intrapleural tissue plasminogen activator/deoxyribonuclease in patients with complicated parapneumonic effusions/empyema. Chest. 2018；154(3):550–6.

17. Innabi A, Surana A, Alzghoul B, Meena N. Rethinking the doses of tissue intrapleural therapy for complicated pleural effusion and empyema. Cureus. 2018；10(2):2214.

18. Bishwakarma R, Shah S, Frank L, Zhang W, Sharma G, Nishi SP. Mixing it up：coadmin- istration of tPA/DNase in complicated parapneumonic pleural effusions and empyema. J Bronchology Interv Pulmonol. 2017；24(1):40–7.

第 50 章

VATS 与开胸治疗脓胸的比较

Brian Mitzman

1 引言

　　对所有胸外科医生来说，脓胸是个很常见的问题。随着西方国家脓胸发病率的增加 [1-3] 以及微创技术的广泛使用，采取哪种方式进行胸膜剥脱一直存在争论。虽然微创技术在胸外科手术中已被广泛采用，但如何将其更好的应用在脓胸治疗中，仍然没有达成共识。目前的治疗方法包括单用抗生素治疗、胸腔置管引流、开胸行胸膜剥脱术。由于尚无标准化的策略来评估脓胸所处的临床分期、患者的临床状况及对手术的耐受力，目前普遍的观点是结合临床、病理和胸腔积液检查结果，将脓胸分为以下三期：非复杂 / 简单的、复杂 / 纤维化脓的、复杂 / 有组织机化的 [5,6]。由于 I 期脓胸通常可经胸腔引流后好转，不需要行胸膜剥脱术，本章回顾的许多研究只评估了 II、III 期患者。与开胸手术相比，微创手术在复杂脓胸中是否可行，是否能提供足够的效果，仍然是一个争论的话题。

2 检索策略

　　根据 PICO 术语在 MEDLINE 数据库中进行检索，检索关键词选用 "empyema, pleura"，这包括 "empyema, pleura / mortality" OR "empyema, pleura / therapy" OR "empyema, pleura /surgery"。Pubmed 数据库中描述了脓胸外科治疗的相关文章也被包括在内。检索起止时间为 1999 年至今，以便分析过去 20 年中使用胸腔镜技术的相关文献，检索中特别关注了过去 5 年中新增的文献。文献仅限于研究对象为成人、人类和以英语发表的论文（表 50.1）。

B. Mitzman（✉）

Division of Cardiothoracic Surgery, University of Utah, Salt Lake City, Utah, USA

表 50.1　用于文献检索的 PICO 格式术语

P（患者）	I（干预）	C（对照）	O（结局）
脓胸患者	开胸纤维板剥脱术	VATS 纤维板剥脱术	死亡率 手术成功率 术后并发症发生率 治疗费用 中转开胸率

3　结果

排除一些个案报道和小样本病例研究后，最初检索到 63 篇文献，在查阅原文并重点评估了近 10 年内较新的观察性研究和大样本数据库分析之后，本章最终纳入其中 10 项主要研究（表 50.2）。

3.1　VATS *vs* 开胸术：当前共识

脓胸的治疗指南由美国胸科医师学会（ACCP）[7] 和英国胸科学会（BTS）分别于 2000 和 2003 年制定 [8]，然而，BTS 指南并未对手术入路进行评估，ACCP 指南中支持 VATS 的证据有限，因为当时 VATS 是一种相当新的技术。

近 5 年来部分国际组织制定了一些共识，以更好地指导胸外科工作。2015 年，EACTS 发布了脓胸治疗的专家共识 [9]：基于大型非随机试验的数据支持，建议将 VATS 作为 II 期脓胸治疗的首选（I 类推荐，B 级证据）；基于无特定等级的证据，对于慢性 III 期脓胸，在经验丰富的医学中心，VATS 与开胸手术一样有效，但中转开胸率很高（最高达 62%）。

2017 年，AATS 召开的脓胸指南工作组会议 [10] 认为：采用 VATS 治疗 II 期急性脓胸是合理的，但证据有限（IIA 类推荐，B 级证据），该方法的主要决定因素是患者耐受单肺通气的能力和纤维板剥脱能否达到预期（脓胸完全清除和肺复张），如果不能达到这两个目标，建议改为开胸手术。对于 III 期慢性脓胸，没有给出具体的方法指南，但作者指出，如果能够达到肺复张的总体目标，可以考虑采用 VATS。

到目前为止，尚无关于 VATS 和开胸纤维板剥脱术的随机对照试验，基于纤维板剥脱技术来评估围手术治疗效果时会存在较大的选择偏差。许多研究在比较 II 期脓胸 VATS 与 III 期脓胸开胸纤维板剥脱术时并没有采取倾向性的治疗模式，因此，VATS 组的住院时间和围手术期发病率可能不会真正减少。最后，在纳入前期开胸手术患者进行比较的分析中，选择偏倚使我们无法知道 VATS 是否能成功应用于这些患者。幸运的是，这些研究中有许多使用了相似的定义和结局进行分析，可以制定一些减少偏倚的方法来对这些研究进行整体评估。

表 50.2　近年评估 VATS 治疗脓胸的相关研究

作者	研究类型	年份	手术方式	病例数	手术时间（分）	中转开胸率	胸管留置时间（天）	术后住院时间（天）	术后并发症发生率	手术成功率	死亡率	证据质量
Towe[18]	数据库分析	2019	开胸	4435	114（82～158）	-	-	13（9～20）	45.3%	-	3.7%	中
			胸腔镜	2281	85（60～118）	14.2%[a]	-	11.5（8～17）	35.4%	-	2.8%	
Semenkovich[23]	数据库分析	2018	开胸	1219	-	-	-	15（10～21）	-	96.0%	6.8%	低
			胸腔镜	1313	-	-	-	12（9～19）	-	97.0%	5.4%	
Reichert[17]	SCRR	2018	开胸	107	160（53～386）	-	6（1～17）	12（2～193）	57.0%	97.2%	6.5%	中
			胸腔镜	110	140（41～385）	4.50%	6（2～22）	10（3～230）	52.4%	95.5%	9.5%	
Reichert[19]	SCRR	2017	胸腔镜 2011 - 2012	43	170.1（41～378）	4.70%	6（2～16）	13.9（4～45）	51.2%	93.1%	4.9%	中
			胸腔镜 2013 - 2015	84	141.6（43～385）	3.60%	7（2～22）	20.3（3～230）	46.9%	94.1%	11.1%	
Jagelavicius[21]	SCRR	2017	胸腔镜	71	82±26	25.30%	5（3～35）	11（9～17）	19.7%	88.7%	1.4%	低
Hajjar[22]	SCRR	2016	开胸（III 期）	12	222.4±52.0	-	15.9±8.2	21.8±16.4	32.4%	-	4.0%	低
			胸腔镜（II 期）	26	122.5±45.2	0%	7.2±3.4	8.5±3.9	41.3%	-	0.0%	
			胸腔镜（III 期）	25	103.9±24.3	32.4%[b]	7.8±3.3	9.7±4.1	67.7%	-	0.0%	
Stefani[15]	SCRR	2013	开胸	57	162（80～225）	-	5.0（2～40）	8.4（3～44）	32.0%	98.0%	1.0%	低
			胸腔镜	40	146（90～210）	59%[b]	4.4（2～12）	8.3（3～30）	12.5%	100.0%	0.0%	
Muhammad[20]	SCRR	2012	开胸	24	137.4±27.0	-	8.9±2.6	8.9±2.6	-	100.0%	0.0%	中
			胸腔镜	25	84.7±24.0	8%	7.8±4.6	7.8±4.6	-	92.0%	0.0%	
Tong[14]	SCRR	2010	开胸	94	155	-	9.7±10.1	10	-	-	16.1%	低
			胸腔镜	326	97	11.40%	7.0±13.7	7	-	89.4%	7.6%	
Chan[13]	SCRR	2007	开胸	36	228	-	8.5±4.4	21±14.2	25.0%	92.3%	0.0%	中
			胸腔镜	41	150	0.00%	7.9±5.7	16±16.5	21.9%	-	0.0%	

VATS：电视辅助胸腔镜手术；SCRR：单中心回顾性分析

[a] 仅可获取 2014 - 2016 年数据

[b] 研究中所有病人最初均采用 VATS

2017 年的一项 Cochrane 综述比较了脓胸的手术与非手术治疗[11]，评估三个主要结局：死亡率、住院时间和术后并发症。虽然研究中将 VATS 和开胸手术分别与胸腔置管引流进行了独立比较，而不是相互比较，但在我们的整体分析中这些数据仍然是有用的。

3.2　手术成功率

2003 年，Roberts 报道了他最初在脓胸患者中行 VATS 纤维板剥脱术的经验[12]，其中转开胸率为 61.6%。虽然没有明确划分脓胸的分期，但 65.0% 的脓胸被认为是"单纯性类肺炎"。值得注意的是，这份报道来自 VATS 开展的早期，在这一时期，即使中转开胸率很高也是值得称赞的。Chan 等在 2007 年评估了香港大学两家医院陆续行手术治疗的 77 例患者[13]，根据组织病理学和术中检查结果，其中 75% 的患者为 III 期，其余为 II 期。VATS 组 41 例患者中无一例中转开胸手术，总体手术成功率为 100%，但此结果受手术医生主观因素影响较大。VATS 组的手术时间明显缩短（2.5 ± 0.96 vs 3.8 ± 1.4 小时，$P < 0.001$），但胸片影像学改善、平均恢复工作时间、运动耐受感改善等方面无统计学差异。

Tong 等在 2010 年发表了一项纳入 420 例脓胸患者的研究报告，其中 VATS 开胸中转率为 11.4%。尽管该研究中 VATS 组有 326 例患者，医疗机构是一个较大的 VATS 中心，但首先采取何种手术方式仍由手术医生凭个人偏好决定。该研究没有细分脓胸分期，作者认为，只要在未达到手术目的时愿意中转开胸，VATS 适用于脓胸的所有阶段[14]。开胸手术的手术时间明显延长（155 分钟 vs 97 分钟；$P < 0.001$），但开胸组有超过三分之二的患者在纤维板剥脱的同时进行了肌瓣等手术操作。

尽管技术在进步，VATS 行纤维板剥脱术中转开胸的比率仍存在显著差异。2013 年 Stefani 等报道 97 例患者中有 59% 的中转开胸率，2014 年 Chung 等报道 128 例行 VATS 纤维板剥脱术的患者中有 1 例中转开胸和 2 例复发[15,16]。

Reichert 等 2018 年报告了他们在一家德国大型学术中心医院的最新数据，研究对象为 III 期脓胸患者，有 127 例患者接受了 VATS 纤维板剥脱术，总体中转开胸率为 3.9%。6.3% 的患者在初次 VATS 术后出现复发并需要再次治疗[17]。

包括肺纤维板剥脱术病例数最大的分析是最近发表的一篇对 STS 普胸外科数据库的回顾性研究[18]，共有 7316 例患者接受了 VATS 或开胸手术，其中 4435 例接受了 VATS 手术，中转开胸率数据自 2014 年起才有，1496 例 VATS 患者有 14.2% 中转开胸，VATS 组的手术时间较短（112.0 分钟 vs 82.0 分钟，$P < 0.001$）。除了评估术后并发症和住院时间外，因为没有更详细的数据，该研究没有更客观的方法用于评估真正的手术成功率。开胸组的住院时间更长（8.0 天 vs 7.0 天，$P < 0.0001$），住院时间超过 19 天的患者也更多（11.9% vs 8.2%，$P < 0.0001$），但无法根据提供的数据来评估住院时间延长的原因。开胸组术后并发症的发生率较高（45.3% vs 35.4%，$P < 0.0001$），其中大部分为肺部并发症，但这些并发症并不一定能反映"手术成功"与否，因为这些患者仍可能获得感染清除和肺

复张。虽然各组间进行了较好的匹配，但该研究无法评估脓胸的分期。

所有这些文献的共同特点是，"手术成功率"是高度主观的指标，取决于外科医生对肺复张的个人评判和 VATS 的操作技术。

3.3　死亡率

与本章中的所有结果一样，很难比较 VATS 和开胸手术的死亡率，因为这些都是回顾性的研究，没有很好的匹配，开胸和 VATS 的 30 天死亡率在 0 ～ 18% 之间[12-28]，一项回顾性研究显示 VATS 纤维板剥脱术的死亡率更低（7.5% *vs* 16.1%，P=0.02）[14]。最近的系统回顾和 Meta 分析显示纤维板剥脱术的死亡率在 1% ～ 19% 之间[9,24,25]。死亡率似乎与手术干预的时间、术前临床状态和剥脱术的成功率有关，而跟手术方式无关。在 2017年的 Cochrane 综述中，一项对开胸手术进行亚组分析的研究中没有死亡病例报道，在 2项评估了 46 例患者的研究中有 1 例死亡[11]。STS 数据库的分析显示，开胸手术死亡率为3.7%，VATS 手术死亡率为 2.8%（P=0.026），同样，未能分析疾病严重程度是该统计中的一个主要混杂因素[18]。

3.4　术后并发症

在接受 VATS 治疗的脓胸患者中，常观察到失血量和手术时间的减少，同时漏气、疼痛和呼吸机需求也有所减少[14,17,20,22]，而且胸管留置时间缩短，从而缩短住院时间[13-15,17-20,22,23]。在提供了具体并发症类别的研究中，VATS 和开胸手术的肾衰竭和心脏并发症发生率相似[14,17,18]。

很少有研究将成本分析纳入肺纤维板剥脱术分析中，且没有在同一医疗机构中直接比较 VATS 和开胸手术的研究。Thourani 等对 77 例脓胸患者进行了成本效益分析，这些患者接受的治疗方式各异[27]，17 例患者接受了开胸纤维板剥脱术，平均住院费用为34771 ± 2456 美元，虽然这比成功接受影像引导下置管引流（23354.93 ± 2430.23 美元）或胸腔造口置管术（25534.72 ± 4285.64 美元）更昂贵，但比接受这两种治疗但失败的患者（分别为 55609.32 ± 3078.03 和 43168.63 ± 1000.34 美元）便宜很多。

3.5　机器人手术

随着机器人技术的出现，其在过去几年中的应用日益广泛，已经有成功实施机器人手术行肺纤维板剥脱术的报道。通过 Pubmed 检索在纤维板剥脱术中应用机器人手术的任何病例系列研究或对照试验均较少，只有少量经机器人纤维板剥脱术的个案报道[29-31]，由于信息缺乏，选择机器人手术时必须谨慎，如果在纤维板剥脱过程中不能完全清除脓胸，肺不能完全复张，则应转为开胸手术。

4　结论与建议

不论脓胸为哪种分期，VATS 是治疗脓胸较为合适的一线手术方式。由于脓胸完全清除和肺复张是降低术后并发症和死亡率的重要因素，因此必要时尽早中转开胸非常重要。可导致中转开胸的因素包括 III 期脓胸、从首次出现症状到手术治疗的时间延迟。与开胸手术相比，VATS 似乎改善了围手术期的结果，但前提是成功进行了纤维板剥脱。

> **推荐**
>
> ● 建议将微创纤维板剥脱术作为脓胸患者的一线手术治疗方式（证据质量低，弱推荐）。

5　个人观点

我个人的观点是，纤维板剥脱术是一个循序渐进的过程。尝试以微创方式进行手术并无害处。即使术前影像显示胸膜慢性增厚，我也能通过 VATS 对一些患者进行纤维板剥脱手术。必要时早期中转开胸非常关键，同时应该对自己是否能进行完全纤维板剥脱术以及患者达到 100% 肺复张的能力有客观的认识。在花费 4 小时进行 VATS 后，仅完成最后 20% 的手术操作才中转开胸是不合适的。如果一个人在机器人技术方面有经验，但没有 VATS 方面的经验（就像当今时代的许多外科医生一样），那么尝试机器人行纤维板剥脱术也是合理的，尽管在对这两种技术都熟练的医生中，我还没有看到机器人技术比 VATS 有任何显著的获益。

综上所述，只要完成完全纤维板剥脱，术后并发症发生率和死亡率应该是相似的。无论采用何种技术，住院时间延长和围手术期并发症通常与肺复张不全有关。

参考文献

1. Burgos J, Falco V, Pahissa A. The increasing incidence of empyema. Curr Opin Pulm Med. 2013；19:350–6.
2. Grijalva CG, Zhu Y, Pekka Nuorti J, Griffin MR. Emergence of parapneumonic empyema in the USA. Thorax. 2011；66(8):663–8.
3. Farjah F, Symons RG, Krishnadasan B, Wood DE, Flum DR. Management of pleural space infections：a population- based analysis. J Thorac Cardiovasc Surg. 2007；133:346–51.
4. Onaitis MW, Petersen RP, Balderson SS, et al. Thoracoscopic lobectomy is a safe and versatile procedure：experience with 500consecutive patients. Ann Surg. 2006；244:420–5.
5. Andrews NC, Parker EF, Shaw RR, Wilson NJ, Webb WR. Management of nontuberculous empyema.

Am Rev Respir Dis. 1962；85:935–6.

6. Light RW. A new classification of parapneumonic effusions and empyema. Chest. 1995；108:299–301.

7. Colice GL, Curtis A, Deslauriers J. Medical and surgical treatment of parapneumonic effu- sions：an evidence-based guideline. Chest. 2000；118:1158–71.

8. Davies CW, Gleeson FV, Davies RJ, BTS Pleural Disease Group. BTS guidelines for the man- agement of pleural infection. Thorax. 2003；58(Suppl II):ii18–28.

9. Scarci M, Abah U, Solli P, et al. EACTS expert consensus statement for surgical management of pleural empyema. Eur J Cardiothorac Surg. 2015；48:642–53.

10. Shen KR, Bribriesco A, Crabtree T, et al. The American Association for Thoracic Surgery consensus guidelines for the management of empyema. J Thorac Cardiovasc Surg. 2017；153:e129–46.

11. Redden MD, Chin TY, van Driel ML. Surgical versus non-surgical management for pleural empyema. Cochrane Database Syst Rev. 2017；3:CD010651.

12. Roberts JR. Minimally invasive surgery in the treatment of empyema：intraoperative decision making. Ann Thorac Surg. 2003；76:225–30.

13. Chan DTL, Siho ADL, Chan S, et al. Surgical treatment for empyema thoracis：is video- assisted thoracic surgery "better" than thoracotomy? Ann Thorac Surg. 2007；84:225–31.

14. Tong BC, Hanna J, Toloza EM, et al. Outcomes of video-assisted thoracoscopic decortication. Ann Thorac Surg. 2010；89:220–5.

15. Stefani A, Aramini B, Casa GD, et al. Preoperative predictors of successful surgical treatment in the management of parapneumonic empyema. Ann Thorac Surg. 2013；96:1812–9.

16. Chung JH, Lee SH, Kim KT, et al. Optimal timing of thoracoscopic drainage and decortication for empyema. Ann Thorac Surg. 2014；97:224–9.

17. Reichert M, PosentrupB, Hecker A, et al. Thoracotomy versus video-assisted thoracoscopic surgery(VATS)in stage III empyema -an analysis of 217consecutive patients. Surg Endosc. 2018；32:2664–75.

18. Towe CW, Carr SR, Donahue JM, et al. Morbidity and 30-day mortality after decortication for parapneumonic empyema and pleural effusion among patients in the Society of Thoracic Surgeons' General Thoracic Surgery Database. J Thorac Cardiovasc Surg. 2019；157:1288–97.

19. Reichert M, PosentrupB, Hecker A. Lung decortication in phase III pleural empyema by video-assisted thoracoscopic surgery(VATS)-results of a learning curve study. J Thorac Dis. 2018；10:4311–20.

20. Muhammad MI. Management of complicated parapneumonic effusion and empyema using different treatment modalities. Asian Cardiovasc Thorac Ann. 2012；20(2):177–81.

21. Jagelavicius Z, Jovaisas V, Mataciunas M, et al. Preoperative predictors of conversion in tho- racoscopic surgery for pleural empyema. Eur J Cardiothoracic Surg. 2017；52:70–5.

22. Hajjar WM, Ahmed I, Al-Nassar SA, et al. Video-assisted thoracoscopic decortication for the management of late stage pleural empyema, is it feasible? Ann Thorac Med. 2016；1:71–8.

23. Semenkovich TR, Olsen MA, Puri V, et al. Current state of empyema management. Ann Thorac Surg. 2018；105:1589–96.

24. Molnar TF. Current surgical treatment of thoracic empyema in adults. Eur J Cardiothorac Surg. 2007；32:422–30.

25. Taylor MD, Kozower BD. Surgical spectrum in the management of empyemas. Thorac Surg Clin. 2012；22:431–40.

26. Scarci M, Zahid I, Bille A, et al. Is video-assisted thoracoscopic surgery the best treatment for paediatric pleural empyema? Interact Cardiovasc Thorac Surg. 2011；13:70–6.

27. Thourani VH, Brady KM, Mansour KA, et al. Evaluation of treatment modalities for thoracic empyema. Ann Thorac Surg. 1998；66:1121–7.

28. Wait MA, Sharma S, Hohn J, et al. A randomized trial of empyema therapy. Chest. 1997；111:1548–51.

29. Jett GK. Robotic-assisted total decortication of right lung for fibrothorax. CTSNet. June 2018. https://doi.org/10.25373/ctsnet.6609419.

30. Margolis M, Meyer M, Tempesta B, et al. Robotic pulmonary decortication. June 2013. https://meetings.ismics.org/abstracts/2012/EP68.cgi. Accessed 03Oct 2019.

31. Khan AZ, et al. Robotic thoracic surgery in inflammatory and infective diseases. Ann Cardiothorac Surg. 2019；8(2):241–9.

第51章

留置胸管与滑石粉胸膜固定治疗复发的有症状的恶性胸腔积液的比较

Clinton T. Morgan, Daniel P. McCarthy, and Malcolm M. DeCamp

1 引言

恶性胸腔积液会影响晚期癌症患者的生活质量，对此胸外科医师应有相应的姑息治疗方案。虽然有些胸腔积液在发现时无症状，但大多数恶性胸腔积液患者会出现需要及时干预的症状[1]。呼吸困难是最常见的症状，通常还伴有体重减轻、厌食和疲劳等表现[2]。治疗的目的是缓解症状。并且，通过减轻症状和减少医疗干预，最大限度地减少治疗相关并发症，提高患者生活质量[3]。考虑到患者的平均预期寿命约为4个月[4]，这种权衡就显得尤为重要。理解患者对症状改善的期望，并在住院时间、额外治疗和潜在并发症等方面进行宣教，对于医患共同决策至关重要。在本章中，我们评估了留置胸管与胸膜固定术在治疗有症状的恶性胸腔积液中的效果。

2 检索策略

我们使用PICO（患者、干预、对照和结局）格式术语，重点筛查了有症状的恶性胸腔积液的治疗（表51.1）。最常见的挑战之一是选择最佳的干预措施。因此，我们提出以下问题：对于有症状的恶性胸腔积液患者，是否建议留置胸管或胸膜固定术？通过Pubmed数据库中MeSH词条检索相关文献：（（"Pleural Effusion, Malignant/drug therapy"[Mesh] OR "Pleural Effusion, Malignant/prevention and control"[Mesh] OR "Pleural Effusion, Malignant/surgery"[Mesh] OR "Pleural Effusion, Malignant/therapy"[Mesh]）AND

C. T. Morgan · D. P. McCarthy · M. M. DeCamp （✉）

Division of Cardiothoracic Surgery, Department of Surgery, University of Wisconsin School of Medicine and Public Health, Madison, WI, USA

e-mail: decamp@surgery.wisc.edu

"Pleural Effusion, Malignant"[Mesh]）AND（ "Pleurodesis/therapeutic use"[Mesh] OR "Pleurodesis/therapy"[Mesh]）AND（Clinical Trial[type]）)。检索文献仅限于 2010 年至 2019 年以英文发表的临床试验和回顾性研究。另外，通过浏览相关指南筛选符合本章分析的相关文献[2,5]。检索出四项随机对照试验和两项大型回顾性研究（表 51.2），使用 GRADE 分级系统（表 51.3）评估证据的质量并提供相应的推荐。

表 51.1　用于文献检索的 PICO 格式术语

P（患者）	I（干预）	C（对照）	O（结局）
有症状的恶性胸腔积液患者	留置胸管	滑石粉胸膜固定术	呼吸困难，住院时间，治疗失败，不良事件

表 51.2　IPC 与 TP 治疗有症状的恶性胸腔积液患者的相关研究

作者，年份，（研究类型）	病例数	主要结局	呼吸困难与治疗前比	呼吸困难与 TP 组比	住院时间与 TP 组比	再次治疗率与 TP 组比	不良事件发生率与 TP 组比
Boshuizen 等（2017）（RCT）	94	呼吸困难	显著改善	无显著差异	明显减少	明显减少	无显著差异
Thomas 等（2017）（RCT）	146	住院时间	显著改善	无显著差异	明显减少	明显减少	n/a
Davies 等（2012）（RCT）	106	呼吸困难	显著改善	无显著差异	明显减少	明显减少	无显著差异[a]
Demmy 等（2012）（RCT）	57	"治疗成功"[b]	显著改善	显著改善[c]	n/a	n/a	n/a
Freeman 等（2013）（回顾性队列研究）	60	n/a	n/a	n/a	明显减少	无显著差异	n/a
Hunt 等（2012）（回顾性研究）	109	n/a	n/a	n/a	明显减少	无显著差异	无显著差异

IPC：留置胸管；TP：滑石粉胸膜固定术；RCT：随机对照研究

[a] 严重不良事件发生率无显著差异

[b] 治疗成功定义为治疗 30 天后达到以下标准：（1）存活；（2）胸腔积液无复发；（3）胸腔积液引流后肺复张达到 90% 以上；（4）2 周内完成治疗

[c] 改善是由肺复张较差的亚组患者导致

表 51.3　IPC 与 TP 治疗有症状的恶性胸腔积液患者相关推荐级别

目标结局	证据质量	推荐	推荐强度
呼吸困难	中低	IPC 与 TP 均可缓解呼吸困难，且效果相似[a]	强
住院时间	中低	推荐 IPC	弱
再治疗率	中低	推荐 IPC	弱
不良事件	中低	IPC 与 TP 严重不良事件发生率相似	弱

[a] 如果有证据提示肺受压不张，我们推荐 IPC

3　结果

我们重点关注这两种治疗方法在改善呼吸困难、住院时间、需要额外干预以及不良事件发生等方面的差别。

3.1　呼吸困难

所有四项随机对照试验均对呼吸困难的改善情况进行了评估。Boshuizen 等在 2011 年至 2013 年的多中心随机对照试验中比较了滑石粉胸膜固定术（TP）和留置胸管（IPC）在复发性恶性胸腔积液治疗中的效果 [6]，主要终点是呼吸困难，用改良伯格评分（MBS）进行评估 [7]，次要终点包括住院次数、胸膜再干预、住院时间和治疗失败时间，研究中排除了既往使用过滑石粉胸膜固定术或留置胸管治疗的患者，以及免疫力受损或血小板减少（血小板 $< 50 \times 10^9$/L）的患者。患者在登记后接受胸腔穿刺术，如果在 6 个月内复发，则按 1∶1 的比例随机采用滑石粉胸膜固定术或留置胸管，留置胸管在门诊进行，滑石粉胸膜固定术依据荷兰恶性胸腔积液管理指南执行 [8]。94 例患者被纳入研究，以平衡的方式随机分组。35 例患者在入组后 6 周内死亡，分别有 31 例和 40 例患者符合遵循研究方案分析和意向性分析。与入组时相比，两组患者的呼吸困难评分在 6 周后均有明显改善，休息时 TP 和 IPC 的 MBS 评分分别为 2.2 分和 1.5 分，运动期间 TP 和 IPC 的 MBS 评分分别为 1.3 分和 1.7 分（四种情况下均 $P < 0.01$），IPC 组与 TP 组的呼吸困难评分无统计学差异。

Davies 等进行了一项多中心随机对照试验［恶性胸腔积液第二次治疗干预试验（TIME-2）］[9]，在 2007 年 4 月至 2011 年 2 月期间招募了 106 例患者，研究的主要终点是呼吸困难的改善。患者在门诊接受留置胸管，随机分配至滑石粉胸膜固定术组的患者入院接受胸管放置和滑石粉胸膜固定术，使用 100mm 线视觉模拟呼吸困难量表（VAS）评估每日呼吸困难评分（0mm 代表无呼吸困难，100mm 代表最大呼吸困难，10mm 代表最小临床显著差异）。研究发现，两组患者的呼吸困难均有改善，但在最初 42 天里，治疗组之间的改善情况无显著差异（留置胸管组基线平均 VAS 为 62，滑石粉胸膜固定术组基线平均 VAS 为 55），6 个月后，留置胸管组的呼吸困难较滑石粉胸膜固定术组有显著改善（-14.0mm，P=0.01）。

Demmy 等开展了一项多中心前瞻性随机试验，比较了留置胸管与滑石粉胸膜固定 [10] 的治疗效果。2002 年 10 月至 2004 年 12 月期间，将 57 例需要胸膜固定术或持续引流的单侧恶性胸腔积液患者，随机分配至留置胸管或滑石粉胸膜固定组，比较 30 天后两组患者"治疗成功"的比例。他们把"成功"定义为达到以下预定的标准：（1）存活；（2）无积液复发；（3）胸腔积液引流后肺复张至少 90%；（4）在 2 周内完成治疗并拔除胸管。结果发现，隧道式胸管引流（62%）与滑石粉胸膜固定术（46%）的原始总体成功率无显著差异，P=0.290；与滑石粉胸膜固定术相比，隧道式胸管引流患者的呼吸困难指数改善更明显（8.5 vs 6.1；P=0.047），这种获益主要是由"肺复张较差"的亚组患者导致。

Thomas 等开展的一项多中心随机对照试验，在 2012 年 7 月至 2014 年 10 月纳入 146 例有症状的恶性胸腔积液患者，比较留置胸管与滑石粉胸膜固定术[11]的治疗效果，主要终点是从手术（留置胸管或滑石粉胸膜固定术）到死亡期间或术后 12 个月内的住院总天数。次要终点包括额外的胸膜干预、呼吸困难和不良事件。他们采用呼吸困难视觉模拟量表（VAS）评估呼吸困难及其改善情况，留置胸管组（基线平均 VAS 为 50mm vs 术后第 1 天平均 VAS 为 64.5mm）和滑石粉胸膜固定术组（基线平均 VAS 为 52.2mm vs 术后第 1 天平均 VAS 为 69.7mm）的改善情况分别为（14.5mm；95%CI 8.4 ～ 20.7 和 17.4mm；95%CI 11.1 ～ 23.7），两治疗组之间的改善程度无差异。

在所有四项随机对照试验中，留置胸管或滑石粉胸膜固定术均能改善呼吸困难[6,9-11]，值得注意的是，在其中三项试验中，两种治疗方法的呼吸困难改善程度无统计学差异。综上所述，这些结果表明，无论是留置胸管还是滑石粉胸膜固定术，都是缓解复发性恶性胸腔积液患者呼吸困难的合适治疗方法，虽然三项试验中留置胸管组和滑石粉胸膜固定术组之间的呼吸困难评分无显著差异，但 Demmy 等发现留置胸管组的呼吸困难评分改善更明显[10]，这一结果强调了根据患者个体情况选择合适治疗方法的重要性。

3.2　住院时间

缩短住院时间是恶性胸腔积液患者治疗的一个基本目标。有三项随机对照试验和两项回顾性研究对这一问题进行了讨论。

Boshuizen 等发现，随机分组至留置胸管或滑石粉胸膜固定术（7 天 vs 2 天，P=0.0016）的中位住院天数在留置胸管组中更少[6]，滑石粉胸膜固定术组和留置胸管组患者平均住院天数分别为 1.6 天和 1.0 天（P=0.0035）。

同样，Davies 等也注意到两组之间初始住院时间的显著差异，留置胸管组与滑石粉胸膜固定术组的平均住院时间分别为 0 天和 4 天（平均相差 −3.5 天，95%CI −4.8 ～ 1.5 天；P ＜ 0.001）[9]。在这两项研究中，留置胸管的操作是在门诊进行的，这可能是造成住院时间差异的主要原因。

Thomas 等在其随机对照试验中发现，留置胸管组因胸腔积液或治疗并发症导致的总住院天数显著减少[11]［中位数，1 天（IQR 1 ～ 3）vs 4 天（IQR，3 ～ 6），P=0.001］；初次入院的中位住院天数，留置胸管组也比胸膜固定组短［1 天（IQR 1 ～ 2）vs 3 天（IQR 3 ～ 4），P ＜ 0.001］。留置胸管是在门诊或日间病房进行的。首次入院后，留置胸管组与滑石粉胸膜固定组与积液相关的住院天数无显著差异［中位数分别为 0 天（IQR 0 ～ 1）vs 0 天（IQR 0 ～ 0.5），P=0.08］。

两项回顾性分析评估了留置胸管与滑石粉胸膜固定术的住院时间。Freeman 等对接受恶性肿瘤诊断性胸腔镜检查的患者进行了胸膜固定术与留置胸管的回顾性倾向匹配队列比较[12]，他们确定了 60 例复发有症状的可疑恶性胸腔积液患者，这些患者在至少两次非诊断性胸腔穿刺后接受了胸腔镜探查。他们采用倾向性匹配对滑石胸膜固定术和隧道式胸管引流进行了比较，结果显示，与滑石粉胸膜固定术相比，留置胸管组的平均住院时间更短 [3±2（范围 1 ~ 8）与 6±4（范围 4 ~ 13），P ＜ 0.0017]。Hunt 等对 2005 年至 2011 年期间接受了隧道式胸管留置（54%）或 VATS 滑石粉胸膜固定术（46%）治疗的连续 109 例恶性胸腔积液患者进行了回顾性分析 [13]，发现隧道式胸管留置组的总住院时间比 VATS 滑石粉胸膜固定术组短（平均 7 天，众数 1 天 vs 平均 8 天，众数 4 天；P=0.006）。

综上所述，留置胸管与较短的住院时间明显相关，这在很大程度上是由于留置胸管是在门诊或日间病房中进行，而滑石粉胸膜固定术通常需要住院。三项前瞻性随机试验和两项大型回顾性研究显示，留置胸管患者住院天数明显减少（约 3 ~ 7 天），我们认为这对预期寿命来说影响较大，对于希望减少住院天数的患者来说，门诊放置胸管是一个很有吸引力的选择。

3.3　再干预

与治疗失败有关的额外干预同样需要着重考虑，治疗失败的一个替代治疗方法是胸膜再干预。三项随机对照试验和两项回顾性研究比较了隧道式胸管留置和滑石粉胸膜固定术之间的再干预需求。

Thomas 等指出，与滑石粉胸膜固定术组（n=16，22.5%，P=0.001）相比，留置胸管组需要额外干预进行同侧胸腔引流的患者明显减少（n=3，4.1%）[11]。如果需要额外的同侧胸水引流来缓解症状，则意味着原治疗失败。Boshuizen 等发现滑石粉胸膜固定术组的平均再干预次数较高（0.53 vs 0.21，P=0.05），但是两组需要至少一次再干预的患者数量相似（15 vs 7，P=0.09）[6]。留置胸管组距离需再干预的时间明显更长（P=0.045）。Davies 等发现，滑石粉胸膜固定术组中 22% 的患者需要额外的胸膜手术，而留置胸管组为 6%（OR 0.21；95%CI 0.04 ~ 0.86；P=0.03）[9]。Freeman 等在回顾性倾向匹配队列比较中发现，滑石粉胸膜固定术组（10%）和留置胸管组（10%，P=1.0）的再干预率相等 [12]。Hunt 等的回顾性队列分析发现，隧道式胸管留置组因复发性胸腔积液而进行的再干预明显少于 VATS 滑石粉胸膜固定组（2% vs 16%，P=0.01）[13]。

三项随机对照试验和两项回顾性分析的结果表明，与滑石粉胸膜固定术相比，留置胸管后的再干预率降低。

3.4　不良事件

不良事件是一个需考虑的重要因素，因为它会延长住院时间或需要额外的干预措施。有三项随机对照试验和一项回顾性研究评估了不良事件。Davies 等发现，留置胸管组中 52 例患者中有 21 例（40%）出现不良事件，滑石粉胸膜固定术组中 54 例患者中有 7 例（13%）出现不良事件（OR，4.70；95%CI，1.75 ~ 12.60；P=0.002），但两组严重不良事件发生率无显著差异［留置胸管组 17%，滑石粉组 9%（OR 2.1；95%CI 0.57 ~ 7.71；
P=0.26）］[9]。不良事件包括严重和非严重胸腔感染、蜂窝织炎、需要纤溶治疗的胸腔分
隔、导管部位肿瘤转移和导管堵塞，以及其他不太常见的不良事件。Thomas 等的报道中，
留置胸管组和滑石粉胸膜固定组不良事件发生数分别为 22 例（30%）、13 例（18%），
严重不良事件发生数分别为 1 例（1%）、3 例（4%），与操作相关的疼痛和呼吸困难恶
化是最常见的不良事件。Boshuizen 等认为，留置胸管组和滑石粉胸膜固定术组的不良事
件发生率无差异（分别为 16% 和 19%）[6]，包括疼痛、呼吸困难、感染、心血管事件和
全身不适。最后 Hunt 等在回顾性分析中发现，隧道式胸管留置组和 VATS 滑石粉胸膜固
定术组的并发症发生率无显著差异（5% vs 8%，P=0.41）[13]。

　　总之，这些研究结果表明，留置胸管与滑石粉胸膜固定术后严重不良事件的发生无
显著差异。

4　结论与建议

　　采用 GRADE 系统用于评估证据质量，为有症状的恶性胸腔积液患者使用留置胸管
与滑石粉胸膜固定术提供不同强度的建议（表 51.3）。对于复发的有症状的恶性胸腔积
液患者，留置胸管或滑石粉胸膜固定术均可用于缓解症状，而且效果相似。在这两种干
预措施中，患者发生不良事件的风险相似。在胸腔内治疗后出现复发的有症状的恶性胸
腔积液患者，在住院天数和需要再次干预方面留置胸管优于滑石粉胸膜固定术。

推荐

● 对于复发的有症状的恶性胸腔积液患者，留置胸管和滑石粉胸膜固定均可缓解呼
　吸困难，而且效果相似（质量证据中，强推荐）。
● 对于复发的有症状的恶性胸腔积液患者，在住院天数和再干预率方面，留置胸管
　优于滑石粉胸膜固定术（证据质量低，弱推荐）。

5　个人观点

　　留置胸管和滑石粉胸膜固定术在减少恶性胸腔积液引起的呼吸困难方面效果相似。
因此，外科医生可以根据患者的具体情况和能提供的治疗措施来做出个性化的治疗决策。
　　一些因素可能有利于胸膜固定术而非留置胸管。例如，患者缺乏自主能力来维持胸
管的充分引流，临时的胸腔引流或治疗方案等实际情况可能会降低真实世界中其减少住
院天数的优势。最后，一些患者可能需要胸腔镜检查来确诊或获取额外的组织样本进行

分子学研究，从而降低了留置胸管的门诊优势。

　　另一些因素可能增加留置胸管的次要获益，对于离医疗机构较远的患者来说，减少再干预和住院率尤为重要。陷闭肺可能会降低胸膜固定术的有效性，这可能促使人们选择留置胸管来避免再次胸腔穿刺或因肺陷闭而导致的失败风险。Demmy 等的亚组分析表明，留置胸管可能是陷闭肺患者的首选方法[10]，最近发表的多学科临床实践指南也支持这种观点[5]。

　　联合治疗恶性胸腔积液可能是最可靠、有效的策略。最近的 IPC Plus 试验显示，与单独留置胸管相比，留置胸管联合滑石粉胸膜固定在 35 天达到胸膜固定方面具有优势（43% vs 23%，P=0.008）[14]。这种联合的方法既保持了隧道式胸管引流的优点，同时又最大限度降低了长期留置导管的不便和风险。有了这些行之有效的治疗方案，外科医生就能为每位患者量身定制姑息治疗方法。

参考文献

1. Chernow B, Sahn SA. Carcinomatous involvement of the pleural：an analysis of 96patients. Am J Med. 1977；63:695–702.
2. Roberts ME, Neville E, Berrisford RG, Antunes G, Ali NJ, BTS Pleural Disease Guideline Group. Management of a malignant pleural effusion：British Thoracic Society Pleural Disease Guideline 2010. Thorax. 2010；65(Suppl 2):ii32–40.
3. Ost DE, Niu J, Zhao H, Grosu H, Giordano SH. Quality gaps and comparative effectiveness of management strategies for recurrent malignant pleural effusions. Chest. 2018；153:438–52.
4. Burrows CM, Mathews WC, Colt HG. Predicting survival in patients with recurrent symp- tomatic malignant pleural effusions：an assessment of the prognostic values of physiologic, morphologic, and quality of life measures of extent of disease. Chest. 2000；117(1):73–8.
5. Feller-Kopman DJ, Reddy CB, DeCampMM, Diekemper RL, Gould MK, Henry T, Iyer NP, Lee YCG, Lewis SZ, Maskell NA, Rahman NM, Sterman DH, Wahidi MM, Balekian AA. Management of malignant pleural effusions. An official ATS/STS/STR clinical practice guideline. Am J Respir Crit Care Med. 2018；198(7):839–49.
6. Boshuizen RC, Vd Noort V, Burgers JA, Herder GJM, Hashemi SMS, Hiltermann TJN, Kunst PW, Stigt JA, van den Heuvel MM. A randomized controlled trial comparing indwelling pleu- ral catheters with talc pleurodesis(NVALT-14). Lung Cancer. 2017；108:9–14.
7. Boshuizen RC, Vincent AD, van den Heuvel MM. Comparison of modified Borg scale and visual analog scale dyspnea scores in predicting re-intervention after drainage of malignant pleural effusion. Support Care Cancer. 2013；21(11):3109–16.
8. Boshuizen R, Vincent A, Kunst P, Burgers S, van den Heuvel M. A Dutch web-survey on man- agement of malignant pleural effusions. Eur Respir J. 2011；38:p3560.
9. Davies HE, Mishra EK, Kahan BC, Wrightson JM, Stanton AE, Guhan A, Davies CW, Grayez J, Harrison R, Prasad A, Crosthwaite N, Lee YC, Davies RJ, Miller RF, Rahman NM. Effect of an indwelling pleural catheter vs chest tube and talc pleurodesis for relieving dyspnea in patients with malignant pleural effusion：The TIME2randomized controlled trial. JAMA. 2012；307(22):2383–9.

10. Demmy TL, Gu L, Burkhalter JE, Toloza EM, D'Amico TA, Sutherland S, Wang X, Archer L, Veit LJ, Kohman L, Cancer and Leukemia GroupB. Optimal management of malignant pleural effusions(results of CALGB 30102). J Natl Compr Cancer Netw. 2012；10(8):975–82.

11. Thomas R, Fysh ETH, Smith NA, Lee P, Kwan BCH, YapE, Horwood FC, Piccolo F, Lam DCL, Garske LA, Shrestha R, Kosky C, Read CA, Murray K, Lee YCG. Effect of an indwell- ing pleural catheter *vs* talc pleurodesis on hospitalization days in patients with malignant pleu- ral effusion：the AMPLE randomized clinical trial. JAMA. 2017；318(19):1903–12.

12. Freeman RK, Ascioti AJ, Mahidhara RS. A propensity-matched comparison of pleurodesis or tunneled pleural catheter in patients undergoing diagnostic thoracoscopy for malignancy. Ann Thorac Surg. 2013；96(1):259–63.

13. Hunt BM, Farivar AS, Vallières E, Louie BE, Aye RW, Flores EE, Gorden JA. Thoracoscopic talc versus tunneled pleural catheters for palliation of malignant pleural effusions. Ann Thorac Surg. 2012；94(4):1053–7.

14. Bhatnagar R, Keenan EK, Morley AJ, Kahan BC, Stanton AE, Haris M, Harrison RN, Mustafa RA, BishopLJ, Ahmed L, West A, Holme J, Evison M, Munavvar M, Sivasothy P, Herre J, Cooper D, Roberts M, Guhan A, Hooper C, Walters J, Saba TS, Chakrabarti B, Gunatilake S, Psallidas I, Walker SP, Bibby AC, Smith S, Stadon LJ, Zahan-Evans NJ, YCG L, Harvey JE, Rahman NM, Miller RF, Maskell NA. Outpatient talc administration by indwelling pleural catheter for malignant effusion. N Engl J Med. 2018；378(14):1313

第 52 章

生活质量：扩大胸膜切除 / 剥脱术与胸膜外全肺切除术的比较

Kimberly J. Song and Andrea S. Wolf

1 引言

恶性胸膜间皮瘤（MPM）是一种罕见的恶性肿瘤，发病与石棉接触密切相关。由于其较强的侵袭性和易复发性，使其治疗非常困难。目前的治疗策略有多种，外科治疗包括姑息性积液引流和根治性切除，在进行扩大胸膜切除 / 剥脱术（EPD）或胸膜外全肺切除术（EPP）之前，要认真考虑患者的年龄、临床表现和肿瘤组织学类型。虽然临床数据表明手术治疗是提高生存率的一个独立决定因素[1]，但是这种疾病的致命性和高术后复发率决定了其治疗策略应以最大限度提高患者的生活质量为目标。由于缺乏高质量的证据，如何选择 EPD、EPP 仍然存在争议。由于缺乏前瞻性或随机对照试验的数据，我们只能从回顾性研究、单臂多中心研究和小样本队列研究，包括我们自己的相关数据，对这两种手术方式进行比较[2,3]。本章将对患者术后生活质量相关的数据进行回顾。

2 检索策略

通过 MEDLINE 电子数据库中检索 1995—2019 年的相关文献，检索关键词使用"mesothelioma"、"surgery"、"quality of life"，并浏览相关研究的参考文献，补充纳入相关的文献进行分析（表 52.1）。大多数研究都是在 2000 年之后发表的，共 240 篇英文文献，包括回顾性研究、前瞻性研究和随机试验。没有讨论术后生活质量的研究被排除在外，那些报道了肺癌患者的治疗结果而未提出间皮瘤具体数据的研究也被排除在

K. J. Song · A. S. Wolf（✉）

Department of Thoracic Surgery, Icahn School of Medicine at Mount Sinai,

New York, NY, USA

e-mail: Andrea.Wolf@mountsinai.org

外，最终纳入了 13 篇符合标准的研究用于分析（表 52.2 和 52.3）。

表 52.1　用于文献检索的 PICO 格式术语

P（患者）	I（干预）	C（对照）	O（结局）
胸膜间皮瘤患者	扩大胸膜切除 / 剥脱术	胸膜外全肺切除术	术后短期和长期生理和心理的生活质量

表 52.2　胸膜外全肺切除术后生活质量的相关研究

作者（年份）	研究设计和时间	病例数	随访时间	生理生活质量结果	心理生活质量结果
Weder（2007）[4]	多中心前瞻性研究，2000 - 2003	n=45; 所有组织类型	6 个月	改良 RSCL 身体症状和活动评分在 6 个月恢复到接近基线水平	改良 RSCL 心理评分受影响最大；总体上生活质量有所改善，但未恢复到基线水平
Ambrogi（2009，2012）[5, 6]	单中心前瞻性研究，1997—2007	n=29; 所有组织类型	3 年	3 个月时 Karnofsky 评分有所提高，但在 24 个月时回落到基线；SF-36 生理机能在 3 个月时有所提高，但到 24 个月时都回落到基线或更差。SGRQ 症状和活动评分在 3 个月时有所改善，但此后逐渐恶化。	SF-36 精神健康和 SGRQ 情绪评分在 3 个月时有所改善，但此后逐渐恶化
Alvarez（2009）[7]	单中心前瞻性研究，2004—2007	n=16; I ～ II 期，上皮样型	12 个月	ECOG 评分 6 个月后略有下降；Karnofsky 评分 6 ～ 12 个月时略有提高，未做手术的患者评分稳定。	N/A
Treasure（2011）[8]	多中心随机对照研究，2005—2008	n=12; 所有组织类型	24 个月	与无手术组相比，胸膜外全肺切除组中位 EORTC QLQ-C30 和 LC13 评分更低	

RSCL：鹿特丹症状清单；SF-36：健康调查简表；SGRQ：圣乔治呼吸调查问卷；ECOG：美国东部肿瘤协作组；EORTC：欧洲癌症治疗研究组织

表 52.3　扩大胸膜切除 / 剥脱术后生活质量的相关研究

作者（年份）	研究设计和时间	病例数	随访时间	生理生活质量结果	心理生活质量结果
Burkholder，（2015）[11]，Mollberg（2012）[12]	多中心前瞻研究，2010 - 2011	n=36; 上皮样型或双相型	8 个月	WHO PS 评分 0 组 EORTC QLQ-C30 生理评分无变化；PS 评分 1 ～ 2 组所有生理评分改善	WHO PS 评分 0 组除了情绪功能外的其他 EORTC QLQ-C30 心理评分无变化；PS 评分 1 ～ 2 组所有心理评分改善

续表

作者（年份）	研究设计和时间	病例数	随访时间	生理生活质量结果	心理生活质量结果
Soysal（1997）[13]	单中心回顾性研究 1974 - 1992	n=100；所有组织类型	6 个月	所有患者呼吸困难和咳嗽均改善，85% 患者胸痛得到改善	N/A
Martin-Ucar（2001）[14]	单中心前瞻性研究，1997 - 2001	n=51；所有组织类型，排除早期	12 个月	在 6 周和 3 个月时，呼吸困难和疼痛方面的 MRC 呼吸困难评分有显著改善	N/A
Tanaka（2017,2019）[15, 16]	单中心前瞻性研究，2013 - 2016	n=16；组织类型不明	12 个月	SF-36 生理机能评分降低后又恢复到基线水平	SF-36 精神健康评分降低后又恢复到基线水平
Vigneswaran（2018）[17]	单中心前瞻性研究，2008 - 2015	n=114；所有组织类型	11 个月	所有组别 EORTC QLQ-C30 整体健康评分在 1 个月时下降，但随后改善。生理机能、食欲和疼痛在 7 ～ 8 个月显著改善	EORTC QLQ-C30 情绪评分在早期有明显改善；失眠在 7 ～ 8 个月有明显改善

EORTC：欧洲癌症治疗研究组织；WHO：世界卫生组织；PS：体力状态；MRC：医学研究委员会；SF-36：健康调查简表

3　结果

3.1　EPP 术后生活质量

　　Weder 等研究了 45 例患者接受新辅助化疗、EPP 和可能的辅助放疗后的生活质量指标，结果显示，活动评分和身体症状包括疲劳、呼吸困难和胸痛等，在术后较基线水平下降，但在 6 个月后恢复[4]。心理压力是受损最严重的指标，但随后可恢复到接近基线水平，但总体生活质量下降后没有恢复。

　　Ambrogi 等使用多种工具评估了 29 例患者的生活质量。虽然在 3 个月时 SF-36 量表显示所有心理和生理数据都有所改善，但在 12 个月时仅生理指标高于基线。到 24 个月时，所有指标均处于或低于基线水平[5,6]。同样，圣乔治呼吸调查问卷结果显示，患者状况最初出现改善，但随后逐渐恶化。患者 Karnofsky 评分最初也较基线水平有所改善，但这种改善并不持久。

　　Alvarez 等在一项小型前瞻性研究中比较了 EPP 联合辅助放化疗（n=16/34）患者和单纯放化疗患者的结果，完成三联疗法的患者在 6 个月时 ECOG 和 Karnofsky 评分分别为 1 和 74，12 个月时分别为 0.8 和 82[7]，非手术队列中的患者在两个时间点的 ECOG 和 Karnofsky 评分均分别为 1.7 和 46。由于缺乏任何一个队列的基线分数，很难确定该研究手术队列中是否选择了更健康的患者，从而导致偏倚。

在 Mesothelioma and Radical Surgery（MARS）可行性试验中，Treasure 等随机安排患者接受诱导化疗、EPP 和半胸放疗或化疗，报告显示，EPP 组的欧洲癌症治疗研究组织（EORTC）癌症生活质量（QLQ-C30）和肺癌特异性 LC13 评分的中位数较低，尽管这些差异无统计学意义[8]。尝试进行前瞻性随机对照试验来探讨 EPP 的作用是值得认可的，但该研究存在较多的问题导致不能得出可靠的结论，其中不到 50% 的纳入患者是随机分组的，而且 EPP 死亡率较高（12.5%，而文献报道为 3.2% ～ 6%）[9]，以及缺乏关于开始化疗和 EPP 之间时间间隔的数据[10]。

3.2　EPD 术后生活质量

来自芝加哥大学的研究人员在接受或未接受新辅助化疗的 EPD 患者中比较了 EORTC QLQ-C30 评分，并根据世界卫生组织身体状态（WHO PS）评分分组进行比较[11,12]。那些 PS 为 0 分（无活动限制）的患者在几乎所有指标，包括健康生活质量、功能评分或症状评分，均无显著变化，情绪功能评分在 8 个月内有所改善。PS 为 1 分（剧烈活动受限）和 2 分（至少 50% 清醒时间能活动和走动）的患者在 8 个月内都有改善。但这些患者使用的化疗方案存在差异。例如，在第一个系列的 36 例患者中，3 例进行了顺铂或卡铂联合培美曲塞作为诱导治疗（3/36；占总数的 8%），30 例将其作为辅助治疗（30/36；78%）[11]。

Soysal 等在 100 例接受 EPD 或部分胸膜切除术的患者中对基线身体症状进行了评估，发现所有患者的咳嗽或呼吸困难症状在 6 个月内有所改善或缓解。大多数患者的胸痛（n=60/71；85%）也有所改善。和其他研究一样，该研究中，患者的治疗方式各异，56% 患者接受了"完全的胸膜切除术 / 剥脱术"，其余患者"从姑息的角度"切除了大量的胸膜，有部分肿瘤残留，此外，患者接受的辅助治疗也是不同的，24% 接受化疗，31% 接受放疗，20% 同时接受放化疗。

Martin Ucar 等[14] 使用医学研究委员会呼吸困难评分评估 51 例晚期患者在 EPD 后的疼痛和呼吸困难的变化，结果显示，在治疗 6 周和 3 个月时评分有明显改善。上皮样组织类型和无体重下降是持续控制症状的预测因素。

Tanaka 等[15,16] 使用 SF-36 来评估 16 例接受或未接受术前化疗的 I 期患者在 EPD 术后 1 年内的生活质量，虽然术后不久患者的运动能力明显下降，但 1 年后下降情况有所改善，评分接近术前水平。这与肺功能的改变有关，虽然患者的 FEV_1 和 FVC 最初有所下降且未完全恢复，但 FVC 随着时间的推移有明显改善，患者的生理和心理指标都能在 1 年内保持在或恢复到基线水平。

Vigneswaran 等[17] 对 114 例 EPD 后 11 个月的患者以 EORTC QLQ-C30 进行评估，发现 PS 评分为 1 ～ 2、非上皮样组织类型、肿瘤体积较大的患者最初表现出总体生活质量下降，但随着时间的推移，患者的生理和社会功能、食欲减退、疼痛和失眠等症状均有所改善。

由于 EPD 缺乏标准化定义，关于 EPD 术后患者的生理和生活质量结局的结论也较模糊。不同的手术方式包括部分、扩大和姑息性胸膜切除术，导致研究的患者人群异质性太大，对研究结果产生了潜在的影响。Rice 等对 62 例对间皮瘤主张积极进行"胸膜切除/剥脱"手术的外科医生进行了调查，发现他们对手术定义的理解相差很大。例如，40%的医生将"胸膜切除术/剥脱术"定义为切除包括膈肌和心包在内所有肉眼可见的肿瘤，但也有医生称之为"全胸膜切除术"（39%）、"根治性胸膜切除术/剥脱术"（11%）、"姑息性减瘤术"（3.4%）和"部分胸膜切除术"（3.4%）。64% 的医生将以根治为目的进行的切除但不切除膈肌和心包称为"根治性胸膜切除/剥脱术"，19% 的医生称之为"全胸膜切除术"，5% 的医生称之为"胸膜切除/剥脱术"。此外，受外科医生对手术目的的理解也不一致：72% 的外科医生将"胸膜切除术/剥脱术"定义为切除所有脏壁层肿瘤以清除所有肉眼可见的病灶，而 26% 的外科医生定义为以 R2 切除为目的姑息切除脏壁层肿瘤[18]。

3.3 EPP *vs* EPD

当考虑对恶性胸膜间皮瘤患者进行手术切除时，需要仔细评估患者的生理储备，包括全面的心肺功能检查，有研究显示接受 EPP 的患者术后 FEV1 预计值在 1.2L 以上才可能获益[19]，另外需要考虑到，膈肌和心包的切除也会增加并发症的发生。事实上，尽管 EPP 可能更多地应用于手术风险较低的患者，但 EPD 的围手术期死亡率低得多，并可增加长期生存率[9,20]。

很少有研究直接比较 EPD 和 EPP 术后的生活质量，只有一项研究直接比较了患者的主观报告。Rena 等[21]对 77 例接受 EPD 或 EPP 的患者在术后 6 个月和 12 个月时以 EORTC QLQ-C30 进行随访，虽然两组患者在 6 个月时各项评分均较基线水平显著下降，但 EPP 组的影响更明显。EPD 组的评分在 12 个月内改善到基线水平，但 EPP 组没有。

Schwartz 等[3]的 Meta 分析包括了上述大部分研究，最终共纳入了 659 例不同的间皮瘤患者。虽然大多数数据质量较低，但仍得出以下结论：无论是 EPP 还是 EPD，术后至少 6 个月内生活质量均有所下降，但 EPP 患者在生理和社会方面的表现更差。该分析中可用数据较少，并且纳入的各研究测量生活质量的手段不同。

4 结论和建议

大多数关于 EPD 或 EPP 术后生活质量的数据来自小型单中心观察性研究，很难从中得出广泛适用的结论。只有一项尝试性的随机对照试验提供了一些数据，但未能累积足够的样本量，并未得出有意义的结论。由于缺乏有效的长期随访，以及回顾性研究中手术方式的差异，数据质量受到限制。在恶性胸膜间皮瘤的多模式治疗中，最佳的手术选择是 EPD 还是 EPP 仍然存在争议，但是生活质量作为备受关注的指标，似乎在 EPD 中表现更好。EPP 对术后生活质量的负面影响可能更持久，而改善则是暂时性的。虽然 EPD 对生活质量的负面影响可能更小，但仍不清楚术后患者的生活质量能否改善到基线水平，需要更多的数据来进一步确定。

我们建议，为了最好地保持患者的生活质量，在选择外科治疗方案时，EPD 优于 EPP。

推荐

● 为了更好地维持患者的生活质量，在对胸膜间皮瘤进行手术治疗时，EPD 优于 EPP（证据质量低；弱推荐）。

5　个人观点

在临床实践中，对于恶性胸膜间皮瘤手术，我们遵循少即是多的原则，尽可能选择 EPD[22]。恶性胸膜间皮瘤局部复发率很高，因此手术应尽可能保留肺组织、心包和膈肌，使患者对辅助治疗的耐受性更好，并且最大限度保障生活质量。

参考文献

1. Taioli E, Wolf AS, Camacho-Rivera M, et al. Determinants of survival in malignant pleu- ral mesothelioma: a Surveillance, Epidemiology, and End Results(SEER)study of 14,228patients. PLoS One. 2015；10(12):e0145039.
2. Schwartz RM, Watson A, Wolf A, Flores R, Taioli E. The impact of surgical approach on qual- ity of life for pleural malignant mesothelioma. Ann Transl Med. 2017；5(11):230.
3. Schwartz RM, Lieberman-Cribbin W, Wolf A, Flores RM, Taioli E. Systematic review of qual- ity of life following pleurectomy decortication and extrapleural pneumonectomy for malignant pleural mesothelioma. BMC Cancer. 2018；18(1):1188.
4. Weder W, Stahel RA, Bernhard J, et al. Multicenter trial of neo-adjuvant chemotherapy fol- lowed by extrapleural pneumonectomy in malignant pleural mesothelioma. Ann Oncol. 2007；18(7):1196–202.
5. Ambrogi V, Mineo D, Gatti A, Pompeo E, Mineo TC. Symptomatic and quality of life changes after extrapleural pneumonectomy for malignant pleural mesothelioma. J Surg Oncol. 2009；100(3):199–204.
6. Ambrogi V, Baldi A, Schillaci O, Mineo TC. Clinical impact of extrapleural pneumonectomy for malignant pleural mesothelioma. Ann Surg Oncol. 2012；19(5):1692–9.
7. Alvarez JM, Hasani A, Segal A, et al. Bilateral thoracoscopy, mediastinoscopy and lapa- roscopy,

in addition to CT, MRI and PET imaging, are essential to correctly stage and treat patients with mesothelioma prior to trimodality therapy. ANZ J Surg. 2009；79(10):734–8.

8. Treasure T, Lang-Lazdunski L, Waller D, et al. Extra-pleural pneumonectomy versus extra-pleural pneumonectomy for patients with malignant pleural mesothelioma：clinical outcomes of the Mesothelioma and Radical Surgery(MARS)randomised feasibility study. Lancet Oncol. 2011；12(8):763–72.

9. Taioli E, Wolf AS, Flores RM. Meta-analysis of survival after pleurectomy decortication ver- sus extrapleural pneumonectomy in mesothelioma. Ann Thorac Surg. 2015；99(2):472–80.

10. Weder W, Stahel RA, Baas P, et al. The MARS feasibility trial：conclusions not supported by data. Lancet Oncol. 2011；12(12):1093–4.

11. Burkholder D, Hadi D, Kunnavakkam R, et al. Effects of extended pleurectomy and decorti- cation on quality of life and pulmonary function in patients with malignant pleural mesothe- lioma. Ann Thorac Surg. 2015；99(5):1775–80.

12. Mollberg NM, Vigneswaran Y, Kindler HL, et al. Quality of life after radical pleurectomy decortication for malignant pleural mesothelioma. Ann Thorac Surg. 2012；94(4):1086–92.

13. Soysal O, Karaoglanoglu N, Demiracan S, et al. Pleurectomy/decortication for palliation in malignant pleural mesothelioma：results of surgery. Eur J Cardiothorac Surg. 1997；11(2):210–3.

14. Martin-Ucar AE, Edwards JG, Rengajaran A, Muller S, Waller DA. Palliative surgical debulk- ing in malignant mesothelioma. Predictors of survival and symptom control. Eur J Cardiothorac Surg. 2001；20(6):1117–21.

15. Tanaka T, Morishita S, Hashimoto M, et al. Physical function and health-related quality of life in patients undergoing surgical treatment for malignant pleural mesothelioma. Support Care Cancer. 2017；25(8):2569–75.

16. Tanaka T, Morishita S, Hashimoto M, et al. Physical function and health-related quality of life in the convalescent phase in surgically treated patients with malignant pleural mesothelioma. Support Care Cancer. 2019；27(11):4107–13.

17. Vigneswaran WT, Kircheva DY, Rodrigues AE, et al. Influence of pleurectomy and decorti- cation in health-related quality of life among patients with malignant pleural mesothelioma. World J Surg. 2018；42(4):1036–45.

18. Rice D, Rusch V, Pass H, et al. Recommendations for uniform definitions of surgical techniques for malignant pleural mesothelioma：a consensus report of the International Association for the Study of Lung Cancer International Staging Committee and the International Mesothelioma Interest Group. J Thorac Oncol. 2011；6(8):1304–12.

19. Wolf AS, Daniel J, Sugarbaker DJ. Surgical techniques for multimodality treatment of malig- nant pleural mesothelioma：extrapleural pneumonectomy and pleurectomy/decortication. Semin Thorac Cardiovasc Surg. 2009；21(2):132–48.

20. Flores RM, Pass HI, Seshan VE, et al. Extrapleural pneumonectomy versus pleurectomy/ decortication in the surgical management of malignant pleural mesothelioma：results in 663patients. J Thorac Cardiovasc Surg. 2008；135(3):620–6, 626.e621–623.

21. Rena O, Casadio C. Extrapleural pneumonectomy for early stage malignant pleural mesothe- lioma：a harmful procedure. Lung Cancer. 2012；77(1):151–5.

22. Wolf AS, Flores RM. Mesothelioma：live to fight another day. J Thorac Cardiovasc Surg. 2018；155(4):1855–6.

第六部分

纵隔

第 53 章

胸腺切除术能否改善非胸腺瘤性重症肌无力患者的预后？

Richard Dubois and Joshua Sonett

1 引言

重症肌无力（myasthenia gravis, MG）是一种罕见的自身免疫性疾病，发病率约为 7.77/100 000 人。重症肌无力的临床症状多样，可以表现为从近端肢体肌无力到球肌和眼 0 肌无力，并且可以在潜伏期后发病或骤然起病[1, 2]。虽然重症肌无力的发病机理尚不明确，但其病因似乎源于神经肌肉连接处的抗乙酰胆碱受体受到自身抗体攻击，导致受体的效能降低[2]。

多年来，胸腺切除术是治疗非胸腺瘤性重症肌无力的方法之一。早期的一些观点促进了长期以来对胸腺切除术在重症肌无力治疗中的各种研究[3-8]。目前许多关于重症肌无力治疗的研究都是观察性或回顾性的，同时，仍存在许多疑问，如：非胸腺瘤性重症肌无力的最佳治疗方法是什么，哪些患者能从中获益。本章阐述了胸腺切除术对非胸腺瘤性重症肌无力患者的治疗效果，并与单纯药物治疗进行比较。

2 检索策略

通过 PubMed 对 1999 年至 2019 年间发表的英文论文进行了检索（表 53.1）。检索关键词包括 "thymectomy AND myasthenia gravis"，"thymectomy"，"thymectomy AND non-thymomatous myasthenia gravis"，"minimally-invasive thymectomy AND myasthenia gravis" 和 "myasthenia gravis AND treatment"。文献检索结果（表 53.2）包括一项前瞻性随机对照试验[9]、一项随访研究[10]，以及五项回顾性、观察性或单臂前瞻性研究[11 - 15]。

R. Dubois · J. Sonett (✉)
New York Presbyterian Hospital/Columbia University Medical Center, New York, NY, USA
e-mail: js2016@cumc.columbia.edu

表 53.1 文献检索的 PICO 格式术语

P（患者）	I（干预）	C（对照）	O（结局）
重症肌无力患者	胸腺切除术	常规药物治疗	完全缓解 症状改善

表 53.2 文献检索结果

作者(年份)	患者	干预	研究设计	结局	证据质量
Wolfe （2016）[9]	泼尼松：60 泼尼松 + 胸腺切除术：66	经胸骨胸腺切除术 + 泼尼松 vs 泼尼松单药治疗	多中心，盲法，随机对照试验	胸腺切除组 3 年时间加权平均 QMG 评分、时间加权平均泼尼松用量均有改善。	高
Wolfe （2019）[10]	泼尼松：24 泼尼松 + 胸腺切除术：26	经胸骨胸腺切除术 + 泼尼松 vs 泼尼松单药治疗	多中心，盲法，随机对照试验的 5 年随访研究	胸腺切除组 5 年时间加权平均 QMG 评分、时间加权平均泼尼松用量均有改善。	高
Popescu （2002）[11]	胸腔镜胸腺切除术：25	胸腔镜胸腺切除术	观察性研究	外科结局：无死亡病例、轻微并发症 1 例。重症肌无力症状初步缓解。	低
Zieliński （2007）[12]	经颈 – 剑突下 – 胸腔镜胸腺切除术：100	经颈 – 剑突下 – 胸腔镜胸腺切除术	单中心，单臂，前瞻性研究	2 年后 32% 病例得到完全缓解，无死亡病例，并发症发生率 15%。	低
Rückert （2008）[13]	机器人辅助胸腺切除术：106	机器人辅助胸腺切除术	单中心，单臂，前瞻性研究	胸腺瘤性和非胸腺瘤性重症肌无力完全稳定缓解率都超过 40%，无死亡病例，并发症发生率 2%	低
Tomulescu （2011）[14]	单侧胸腔镜胸腺扩大切除术：134	单侧胸腔镜胸腺扩大切除术	回顾性分析 + 前瞻性研究	完全稳定缓解率 61%，无术后死亡病例，并发症发生率 5%	低
Rückert （2011）[15]	机器人辅助胸腺切除术：74 胸腔镜胸腺切除术：79	机器人辅助胸腺切除术 vs 胸腔镜胸腺切除术	回顾性队列研究	相较于对照组，机器人辅助胸腺切除组的手术时间，中转开胸率，并发症发生率相似，而累积完全缓解率更高。（39.25% vs 20.3%，P=0.01）	中

3 结果

3.1 MGTX 试验

2006 年，18 个国家的 67 个医学中心进行了一项前瞻性、随机、盲法评价试验，即

《对接受泼尼松治疗的非胸腺瘤型重症肌无力患者中行胸腺切除术的试验》（MGTX 试验）[9]，顾名思义，该试验将乙酰胆碱受体抗体阳性、非胸腺瘤的重症肌无力患者，随机分为标准的经胸骨胸腺切除联合泼尼松治疗组或单用泼尼松治疗组，研究的主要结局是时间加权平均定量重症肌无力（QMG）评分（一种医师评分系统，纳入了包括复视、面部肌肉无力、四肢无力和肺活量等在内的多个指标）和36个月的时间加权平均泼尼松剂量。2006 年 9 月至 2012 年 11 月，126 例患者以 1∶1 的方式进行了随机分组。

与单用泼尼松治疗的患者相比，同时接受泼尼松和胸腺切除术的患者的 3 年时间加权平均 QMG 评分显著降低（6.15 vs 8.99；$P < 0.001$）[9]。 无论是 40 岁之前发病的患者还是 40 岁以后发病的患者，其 QMG 评分都存在差异。胸腺切除组 3 年的时间加权平均泼尼松剂量也低于单用泼尼松治疗组（44mg vs 60mg；$P < 0.001$）。除了主要结局显著改善外，胸腺切除组在随机分组后的住院率（9% vs 37%；$P < 0.001$）和累积平均住院天数（8.4 天 vs 19.2 天；$P=0.09$）均优于单用泼尼松组。胸腺切除组患者在 3 年后的最轻微临床表现（无重症肌无力症状或功能受限，但某些肌肉群可能会出现无力，MMS）比例更高（67% vs 47%；$P=0.008$），以及硫唑嘌呤使用比例更低（17% vs 48%，$P < 0.001$）。此外，胸腺切除术似乎不会引起手术组患者显著的并发症或死亡率。

2019 年开展的 MGTX 试验的后续研究中，调查了该试验中的 50 例患者 5 年后的治疗结果（26 例胸腺切除联合泼尼松治疗和 24 例单用泼尼松治疗）[10]。结果与第一次研究相一致，胸腺切除联合泼尼松治疗组 5 年的时间加权平均 QMG 评分（5.47 vs 9.34，$P=0.0007$）和时间加权平均泼尼松剂量（24mg vs 48mg，$P=0.002$）显著降低。与仅接受泼尼松治疗的患者相比，胸腺切除组患者的最轻微临床表现和硫唑嘌呤的使用也得到了明显改善。

MGTX 试验，是首个旨在研究胸腺切除术对于非胸腺瘤性重症肌无力患者有无真实获益的前瞻性、随机对照试验。尽管样本量很小，但该研究结果显示，不管在药物用量，还是在生活质量方面，接受胸腺切除术治疗的重症肌无力患者均有显著改善。接受胸腺切除术的患者，不仅临床症状减轻，且改善症状的药物剂量更低。此外，该试验还表明，与单纯药物治疗相比，经胸骨胸腺切除治疗重症肌无力的治疗相关并发症的发生率更低[9]。

3.2 手术入路

自从胸腺切除术问世以来，其最佳手术入路就一直存在争论。1977 年，Jaretzki 等证明部分患者存在少量异位胸腺组织，并强烈主张通过经胸骨和经颈联合入路对胸腺进行最大限度的切除[16]。1997 年，Jaretzki 又分析了胸腺切除术的几种方法，并得出结论："证据表明，胸腺切除的范围与所伴发疾病的严重程度和术后随访时间的长短之间有直接相关性……切除范围越大，缓解率越高。"[17] 随着最大限度切除胸腺成为治疗的标准，如何通过创伤性更小的方法实现这一目标成为下一步需要解决的问题。

Popescu 是首批报道胸腔镜胸腺切除术的专家之一，他对 25 例胸腔镜胸腺切除术进行了描述[11]。左侧胸腔镜入路的患者，没有中转开胸，平均住院时间为 2 天，无死亡病例，只有一例轻微的并发症（右侧气胸）。随着经颈 – 剑突下 – 胸腔镜手术的报道，胸腔镜胸腺切除术的入路出现了更多变化，该术式包括三个独立的切口，以实现最大限度的胸腺切除[12]。这种混合入路在某些方面具有很好的应用前景，患者的 1 年完全缓解率为 18%，2 年完全缓解率为 32%。71% 的手术患者存在异位胸腺组织。然而值得注意的是，该研究存在 15% 的并发症发生率，其中包括 1 例上腔静脉损伤，2 例术后出血需要开胸处理，以及 2 例轻微的切口并发症。

为了贯彻最大限度切除胸腺的理念，同时降低开胸或混合入路手术的并发症发生率，研究人员又对单侧胸腔镜或机器人辅助胸腺切除术进行了相关研究[13 - 15, 18]。Rückert 对 106 例接受机器人辅助胸腺切除术的患者进行了报道，胸腺瘤和非胸腺瘤性重症肌无力患者的完全稳定缓解率均大于 40%。研究中无死亡病例，并发症发生率为 2%（一例出血和一例膈神经损伤）[13]。2011 年，一项总结了胸腔镜单侧胸腺扩大切除术的 10 年经验的研究显示，患者的完全稳定缓解率为 61%，完全稳定缓解的中位时间为 18 个月，无术后死亡病例，术后并发症发生率为 5%[14]。一项胸腔镜辅助和机器人辅助胸腺切除术的对比研究显示，机器人辅助和胸腔镜辅助胸腺切除术有着相似的手术时间（187 分钟 vs 198 分钟），相似的中转开胸比例（1.4% vs 1.3%），和相似的术后并发症发生率（2.7% vs 2.5%）[15]。

3.3 亚型

对重症肌无力进行分类和分期一直是学术界讨论的问题。虽然乙酰胆碱受体抗体是最广为人知和研究最多的重症肌无力生物学标志物，但肌肉特异性激酶（MuSK）抗体和脂蛋白受体相关蛋白 4（LRP4）已开始引起广泛关注，它们可用于定义重症肌无力的某些亚组。此外，眼肌型和血清反应阴性的重症肌无力患者的自然病程和治疗方法不同于早发型、抗体阳性型患者，因此需要归为一个独立的亚组。

MGTX 试验的完成提供了强有力的证据，研究表明 18 ~ 65 岁乙酰胆碱受体抗体阳性的重症肌无力患者可以通过胸腺切除术获益[9, 10]。与单纯药物治疗组相比，这些患者不仅在临床指标上有显著改善（如平均每日泼尼松剂量减少，住院时间缩短），而且在 3 年和 5 年随访过程中，生活质量指标也有统计学上的显著改善。此外，两组之间的治疗相关并发症无统计学差异。

尽管约 85% 的眼肌型重症肌无力患者会进展为全身性重症肌无力，但没有强有力的高质量证据表明，胸腺切除术可以阻止这些患者的疾病进展或缓解病情进展[19, 20]。虽然缺乏强有力的证据，但对于药物治疗无效且乙酰胆碱受体抗体阳性的眼肌型重症肌无力患者，胸腺切除术仍然是一种合理的治疗方法[19, 20]。

MuSK 抗体阳性、LRP4 抗体阳性和乙酰胆碱受体抗体阴性（血清学检测阴性）的肌无力患者，是胸腺切除术作用尚不明确的三个亚组。大约 1% ～ 3% 的重症肌无力患者 LRP4 抗体呈阳性，且通常症状为轻度至中度 [20，21]。MuSK 阳性的重症肌无力患者对药物治疗的反应往往比其他亚组更差，并且通常不会表现为眼肌型重症肌无力 [22，23]。LRP4 和 MuSK 阳性的重症肌无力患者往往具有正常的胸腺组织学形态，尽管这些亚组中关于胸腺切除的数据很少，但是现有的数据表明这组患者对外科治疗无反应 [20，23]。此外，尚无充足的高质量证据建议在血清学阴性的患者中采用胸腺切除术 [20]。另一方面，与 MuSK 和 LRP4 阳性的重症肌无力相反，对药物治疗无反应或对免疫抑制治疗的副作用不耐受的血清阴性重症肌无力患者，可考虑进行胸腺切除术 [24]。

4　结论和建议

表 53.3 总结了重症肌无力的外科治疗方法。MGTX 试验为 18 至 65 岁乙酰胆碱受体抗体阳性的重症肌无力患者可以通过胸腺切除术临床获益提供了强有力的证据 [9，10]。这种获益体现在临床指标和生活质量的改善 [9，10]。尚无高质量的证据表明眼肌型或血清阴性重症肌无力患者可以从胸腺切除术中获益，然而对于具有全身性症状和难治或不耐受药物治疗的患者，指南仍然推荐行胸腺切除术 [20，24]。与此相反，尚无明确的数据表明 LRP4 和 MuSK 阳性的肌无力患者可以从胸腺切除术中获益，因此在这两个亚组中不推荐行胸腺切除 [20，23]。胸腺切除术的最佳手术方式是近来研究的重点，与先前描述的开胸手术相比，微创手术也可达到类似的效果 [11 - 15，18]。只要坚持最大限度切除胸腺的原则，在尽可能多地切除纵隔和颈部胸腺周围组织和脂肪，同时保护膈神经和喉返神经的前提下，建议采用微创方法，这也是当前治疗的标准术式 [25]。

表 53.3　重症肌无力亚组和胸腺切除术的作用

亚组	阳性抗体	发病年龄	治疗措施
早发型	乙酰胆碱受体	＜ 50 岁	胸腺切除术
迟发型	乙酰胆碱受体	＞ 50 岁	对 50 ～ 65 岁患者行胸腺切除术
血清反应阴性型	无	任何年龄	尚无高质量的证据支持行胸腺切除术 [a]
眼肌型	多种	任何年龄	尚无高质量的证据支持行胸腺切除术 [a]
肌肉特异性激酶阳性型	MuSK	任何年龄	不推荐行胸腺切除术
脂蛋白受体相关蛋白 4 阳性型	LRP4	任何年龄	不推荐行胸腺切除术

[a] 专家共识建议对难治性或不耐受药物治疗或与早发型和全身性重症肌无力症状相似的患者行胸腺切除术。

> **推荐**
>
> - 对于 18～65 岁的乙酰胆碱受体阳性重症肌无力患者，建议进行胸腺切除术（证据质量高，强推荐）。
> - 对于眼肌型和血清阴性重症肌无力患者，胸腺切除术并不能使患者获益；但对药物治疗无效或不能耐受药物治疗的患者，选择胸腺切除术也是合理的（证据质量低，弱推荐）。
> - LRP4 和 MuSK 阳性重症肌无力患者不建议行胸腺切除术（证据质量低，弱推荐）。
> - 建议采用微创入路行胸腺最大限度切除，其效果不亚于经胸骨入路（证据质量低，弱推荐）。

5 个人观点

基于 MGTX 试验，我们明确了 18～65 岁的乙酰胆碱受体抗体阳性的患者可以从胸腺切除术中获益，因此针对这部分患者，应该将胸腺切除术作为其治疗方案的一部分。这部分患者均应接受微创胸腺扩大切除术。对于乙酰胆碱受体抗体阳性、年龄在 65 岁以上、功能状态良好的患者，需权衡胸腺切除术的风险和可能带来的获益，需要注意的是，高级别的证据并不适用于这类患者群体。此外，针对症状控制不佳或药物治疗难以奏效的眼肌型和血清阴性重症肌无力患者，应与患者沟通是否行胸腺切除术。到目前为止，没有证据支持胸腺切除术对 MuSK 或 LRP4 抗体阳性的患者有任何益处，因此，不推荐对这部分患者进行胸腺切除术。

参考文献

1. Wilks S. On cerebritis, hysteria and bulbar paralysis, as illustrative of arrest of function of the cerebrospinal centres. Guys HospRep. 1877；22:7–55.
2. Cooper JD. History of thymectomy for myasthenia gravis. Thorac Surg Clin. 2019；29(2):151–8.
3. Weigert C. II. Pathologisch-anatomischer Beitrag zur Erb'schen Krankheit(Myasthenia gra- vis). 1901.
4. Bell ET. Tumors of the thymus in myasthenia gravis. J Nerv Ment Dis. 1917；45(130)
5. Blalock A, Harvey AM, Ford FR, Lilienthal JL. The treatment of myasthenia gravis by removal of the thymus gland：preliminary report. JAMA. 1941；117(18):1529–33.
6. Perlo VP, Poskanzer DC, Schwab RS, Viets HR, Osserman KE, Genkins G. Myasthenia gravis：evaluation of treatment in 1,355patients. Neurology. 1966；16(5):431.
7. Kirschner PA, Osserman KE, Kark AE. Studies in myasthenia gravis：transcervical total thy- mectomy. JAMA. 1969；209(6):906–10.
8. Buckingham JM, Howard FM Jr, Bernatz PE, Payne WS, Harrison EG Jr, O'Brien PC, Weiland LH.

The value of thymectomy in myasthenia gravis：a computer-assisted matched study. Ann Surg. 1976；184(4):453.

9. Wolfe GI, Kaminski HJ, Aban IB, Minisman G, Kuo HC, Marx A, et al. Randomized trial of thymectomy in myasthenia gravis. NEJM. 2016；375(6):511–22.

10. Wolfe GI, Kaminski HJ, Aban IB, Minisman G, Kuo HC, Marx A, et al. Long-term effect of thymectomy plus prednisone versus prednisone alone in patients with non-thymomatous myasthenia gravis：2-year extension of the MGTX randomised trial. Lancet Neurol. 2019；18(3):259–68.

11. Popescu I, Tomulescu V, Ion V, Tulbure D. Thymectomy by thoracoscopic approach in myas- thenia gravis. Surg Endosc. 2002；16(4):679–84.

12. Zieliński M, Hauer Ł, Kużdżał J, Sośnicki W, Harazda M, Pankowski J, Nabialek T, Szlubowski A. Technique of the transcervical-subxiphoid-videothoracoscopic maximal thymectomy. J Minim Access Surg. 2007；3(4):168.

13. Rückert JC, Ismail M, Swierzy M, Sobel H, Rogalla P, Meisel A, Wernecke KD, Rückert RI, Müller JM. Thoracoscopic thymectomy with the da Vinci robotic system for myasthenia gra- vis. Ann N Y Acad Sci. 2008；1132(1):329–35.

14. Tomulescu V, Sgarbura O, Stanescu C, Valciu C, Campeanu A, Herlea V, Popescu I. Ten- year results of thoracoscopic unilateral extended thymectomy performed in nonthymomatous myasthenia gravis. Ann Surg. 2011；254(5):761–6.

15. Rückert JC, Swierzy M, Ismail M. Comparison of robotic and nonrobotic thoracoscopic thy- mectomy：a cohort study. J Thorac Cardiovasc Surg. 2011；141(3):673–7.

16. Jaretzki A III, Bethea M, Wolff M, Olarte MR, Lovelace RE, Penn AS, Rowland L. A ratio- nal approach to total thymectomy in the treatment of myasthenia gravis. Ann Thorac Surg. 1977；24(2):120–30.

17. Jaretzki A. Thymectomy for myasthenia gravis：analysis of the controversies regarding tech- nique and results. Neurology. 1997；48(Suppl 5):52S–63S.

18. Singh G, Glotzbach J, Costa J, Gorenstein L, Ginsburg M, Sonett JR. Minimally invasive radi- cal thymectomy. Ann Cardiothorac Surg. 2016；5(1):59.

19. Kerty E, Elsais A, Argov Z, Evoli A, Gilhus NE. EFNS/ENS Guidelines for the treatment of ocular myasthenia. Eur J Neurol. 2014；21(5):687–93.

20. Gilhus NE. Myasthenia gravis. NEJM. 2016；375(26):2570–81.

21. Bacchi S, Kramer P, Chalk C. Autoantibodies to low-density lipoprotein receptor-related protein 4in double seronegative myasthenia gravis：a systematic review. Can J Neurol Sci. 2018；45(1):62–7.

22. Guptill JT, Sanders DB, Evoli A. Anti-MuSK antibody myasthenia gravis：clinical findings and response to treatment in two large cohorts. Muscle Nerve. 2011；44(1):36–40.

23. Gilhus NE, Verschuuren JJ. Myasthenia gravis：subgroupclassification and therapeutic strate- gies. Lancet Neurol. 2015；14(10):1023–36.

24. Sanders DB, Wolfe GI, Benatar M, Evoli A, Gilhus NE, Illa I, Kuntz N, Massey JM, Melms A, Murai H, Nicolle M, Palace J, Richman DP, Verschuuren J, Narayanaswami P. International consensus guidance for management of myasthenia gravis：executive summary. Neurology. 2016；87(4):419–25.

25. Sonnet JR, Jaretzki A III. Thymectomy for nonthymomatous myasthenia gravis. A critical review. Ann N Y Acad Sci. 2008；1132:315–28.

第 54 章

磁共振成像评估可疑的有包膜胸腺瘤

Wenhan Weng and Xiao Li

1 引言

胸腺瘤是相对少见的恶性肿瘤，特点为惰性生长，以局部浸润为主[1]。胸腺瘤通常没有症状，常因其他原因进行影像检查时偶然发现。由于其潜在的恶性特质，胸腺瘤应被完整切除。完整切除是胸腺瘤治疗的重要质控指标[2]。但是，报道中不必要或非治疗性的胸腺瘤切除术可达 22% ~ 68%[3, 4]，由此可见术前准确诊断的意义重大。此外，决定胸腺瘤治疗策略的术前 Masaoka 分期也需要更准确的影像学检查作为依据[5]。

通常，计算机断层扫描（CT）是诊断胸腺瘤的首选和标准方法。有包膜的胸腺瘤通常表现为球形或卵形的软组织病变。它们边界清晰，被相邻的纵隔脂肪勾勒出轮廓[6]。但是，肿瘤周围部分或者全部脂肪组织的缺失，不代表存在侵袭性胸腺瘤[7]。事实上，胸腺增生有时被误认为是早期胸腺瘤。CT 上没有可靠的特征可区分有包膜的胸腺瘤和早期侵袭性胸腺瘤或胸腺增生等疾病[4]。

磁共振成像（MRI）在胸部影像学中获得越来越多的重视。对于碘过敏或肾功能衰竭的患者，它可以替代 CT，具有对比分辨率和无需静脉注射碘对比剂的优势[8]。MRI 在胸腺瘤分期中的作用越来越大[9]，也具有区分早期胸腺瘤和胸腺增生的潜力[10]。本章将聚焦 MRI 评估可疑的有包膜胸腺瘤。

2 检索策略

通过 Pubmed 检索 2000 年到 2019 年发表的英文文献，检索关键词如下：
（（thymus）OR（thymic gland）OR（thymic epithelial tumor）OR（thymoma）OR（thymic

W. Weng · X. Li（✉）

Department of Thoracic Surgery, Peking University People's Hospital, Beijing, China hyperplasia）） AND（（ magnetic resonance ） OR（ magnetic resonance imaging ） OR（ MR ） OR（ MRI ））。此外，通过阅读当前的指南和主要的胸外科教科书，筛选出版物的参考文献以获得更多证据。共返回 1052 个检索结果，最终有 55 篇关于 MRI 鉴别诊断早期胸腺瘤，非侵袭性胸腺瘤或低危胸腺瘤的文献纳入分析（表 54.1）。

表 54.1　用于文献检索的 PICO 格式术语

P（患者）	I（干预）	C（对照）	O（结果）
有胸腺瘤或胸腺增生的患者	MRI	没有或者其他检查	MRI 结果 诊断准确率

3　结果

我们发现，直接比较在可疑的包裹性胸腺瘤中 MRI 和 CT 在诊断和分期中的差异的研究较少，但是仍可以收集到一些证据为该分析提供一些信息。

3.1　胸腺瘤与良性胸腺疾病的鉴别

胸腺瘤与良性胸腺疾病（胸腺囊肿和胸腺增生）的鉴别诊断对手术治疗的评估至关重要。胸腺瘤和胸腺癌的鉴别诊断尤其复杂，而 CT 是目前首选的影像学检查手段。在 CT 上，胸腺瘤表现为局灶性的软组织肿物，而胸腺增生则表现为弥漫性对称增大的腺体[6].

然而，在某些情况下，CT 对于鉴别诊断胸腺增生和胸腺瘤存在局限性[11]。胸腺淋巴样增生可表现为局灶性软组织肿物；而胸腺瘤可表现为两侧腺体弥漫增大。在这些情况下，CT 的影像学表现无法明确地区分，而化学位移 MRI 能通过检测胸腺内的脂肪浸润来诊断胸腺增生，并有助于将其与各阶段的肿瘤区分开来[12, 13]。

Inaoka 等报道了 41 例病例，包括 23 例胸腺增生，18 例胸腺肿瘤。与同相位图像（IP）相比，所有胸腺增生的患者在反相位（OP）图像上发现了胸腺信号强度的降低，而胸腺肿瘤患者中在反相位图像上没有找到信号强度的降低[13]。Priola 和 Tuan 等报道了相似的结果，在定性和定量评估中，MRI 在鉴别胸腺瘤和非胸腺瘤型异常方面的准确性明显高于 CT[11, 14]。

CT 扫描的放射密度和 MRI 的化学位移比（CSR）通常用于胸腺组织的定量评估。1.0 的 CSR 通常提示恶性肿瘤。然而，近期的一些报道表明，即使是成年人的正常胸腺偶尔也会出现大约 1.0 或者更高的 CSR[15, 16]。因此，不能孤立解读 CSR，需结合病变其他相关的信号和形态学的特征，避免误诊和不必要的胸腺切除术。

3.2　MRI 鉴别诊断早期和晚期胸腺瘤

一般来说，晚期胸腺肿瘤，尤其是胸腺癌的 MRI 特征为：轮廓不规则、存在囊性或坏死成分、不均匀强化[17, 18]。弥散加权 MR 成像（DWI）已被用于区分其他器官的恶性和良性病变。该技术基于组织内水分子的扩散产生对比。近期，该技术被用于胸腺上皮肿瘤（TETs）的评估，同时表观弥散系数（ADC）被用于识别早期胸腺瘤[19, 20]。早期胸腺瘤的 ADC 值显著性的高于晚期肿瘤[19]。Priola 等的研究是基于晚期胸腺瘤中比例更高的 B3 型，但报道了相似的结果。因此，有人认为决定胸腺肿瘤 DWI 值差异的是病理学特征，而不是 Masaoka 分期[21]。总之，DWI 鉴别早期胸腺瘤与更具侵袭性的肿瘤是否可靠，仍然存在争议。

2017 年 Li 等[22]介绍了基于 DWI 的体素不相干运动（introvaxel incoherent motion，IVIM）方案，在评估 TET 时，发现慢弥散系数（D）比 ADC 更能有效的区别早期和晚期 TET。他们的结果发现晚期 TET 中 D 值是降低的。

近年来，除 DWI 外，动态 MRI 和 MRI 电影成像也被用于胸腺瘤的评估。在动态 MRI 中，时间强度曲线（time intensity curve，TIC）的峰值时间被用作分期的指标。早期和 III 期肿瘤的 TIC 峰值时间明显不同；随着胸腺瘤阶段的进展，TIC 的峰值时间向延迟区域移动[23]。还有报道称，MRI 电影成像或能更好地评估肿瘤对相邻结构的侵袭。因此，MRI 具有在术前识别晚期胸腺瘤的潜力[24]。

3.3　MRI 区分组织学亚型

WHO 病理分型与胸腺瘤的 Masaoka 分期和预后有一定的相关性，但两者之间的关联并不明确。胸腺瘤 WHO 分型从 A 型到 B3 型，随着侵袭性胸腺瘤的比例增加，亚型的预后也越来越差[25 - 27]。许多研究将胸腺瘤不同组织学的亚型分为低危（WHO 分型 A–B1）和高危（WHO 分型 B2/B3）[18, 28]。高危胸腺瘤在 CT 扫描中比低危胸腺瘤更常显示出不规则形状和轮廓。高危和低危胸腺瘤在胸部 CT 上显示的内部结构方面也存在显著差异[28]。然而，目前这些发现在区分胸腺瘤的各种组织学亚型方面价值有限。

在区分低危和高危胸腺上皮肿瘤方面，常规和动态对比剂增强的 MRI 具有与 CT 相似的准确度[17, 18]。与区分早期胸腺瘤和晚期胸腺瘤的方式类似，DWI 中的 ADC 值可以增加区分低危和高危胸腺瘤组织学亚型的准确性[19, 20, 22, 29]。低危胸腺瘤中的 ADC 值是高于高危胸腺瘤的。类似的，Li 等报道[22]，IVIM DWI 中的 D 值在区分高危和低危肿瘤方面的效率优于 ADC，这是因为 D 值更准确地反映了纯分子扩散。MRI 区分特定组织学亚型方面的局限性与 CT 相似。它无法准确区分 WHO 分类中的特定亚型。

4　结论与建议

在鉴别胸腺瘤与非胸腺瘤异常表现方面，文献均报道 MRI 的准确性明显优于 CT。尽管证据质量中等，我们建议常规使用 MRI 鉴别有包膜的胸腺瘤和良性胸腺疾病。在区分早期和晚期 TET 方面，MRI 与 CT 相比无明显优势。CT 依然是胸腺瘤的标准影像学检查方式。然而，MRI 可以作为 CT 的补充，进一步提供有关肿瘤浸润的细节信息，这有助于手术计划的制定。因此，我们建议使用 MRI 来评估可能的侵袭性胸腺瘤。在鉴别低危和高危胸腺上皮瘤方面，MRI 和 CT 的准确率相似。然而，它们都不能准确区分组织学亚型。因此，我们不建议使用 MRI 来区分胸腺瘤的组织学亚型。

推荐

- 建议常规使用 MRI 来鉴别包膜胸腺瘤和良性胸腺疾病（证据质量低，弱推荐）。
- 推荐 MRI 用于区分早期和晚期胸腺上皮肿瘤（证据质量低，弱推荐）。
- 不建议使用 MRI 来区分胸腺瘤的组织学亚型（证据质量低，弱推荐）。

5　个人观点

我们个人的观点是，对疑似胸腺瘤的术前评估应尽可能准确，以支持手术决策，因为手术完全切除是胸腺瘤的最重要预后因素。CT 扫描仍然是术前评估和临床分期的标准影像学方法。然而，其在鉴别胸腺瘤与非胸腺瘤异常表现方面有明显的局限性，不能提供关于经包膜侵犯的细节。同时，越来越多的研究认为，MRI 比 CT 具有更多的技术多样性，可能在胸腺瘤评估的进一步研究中更具前景。MRI 中的各种参数，为寻找评估侵袭状态的合适指数提供了可能。我们更多地将 MRI 用于术前胸腺恶性肿瘤评估，并制定手术计划。我们期待在该领域有更多的新研究，以提高我们的临床实践。

参考文献

1. Detterbeck FC, Zeeshan A. Thymoma：current diagnosis and treatment. Chin Med　J. 2013；126:2186–91.
2. Rea F, Marulli G, Girardi R, Bortolotti L, Favaretto A, Galligioni A, et al. Long-term survival and prognostic factors in thymic epithelial tumours. Eur J Cardiothorac Surg. 2004；26:412–8.
3. Kent MS, Wang T, Gangadharan SP, Whyte RI. What is the prevalence of a "nontherapeutic" thymectomy? Ann Thorac Surg. 2014；97:276–82.
4. Ackman JB, Verzosa S, Kovach AE, et al. High rate of unnecessary thymectomy and its cause：can computed tomography distinguish thymoma, lymphoma, thymic hyperplasia, and thymic cysts? Eur J Radiol. 2015；84:524–33.
5. Detterbeck FC, Nicholson AG, Kondo K, Van Schil P, Moran C. The Masaoka-Koga stage classification for thymic malignancies：clarification and definition of terms. J Thorac Oncol. 2011；6(7Suppl 3):S1710–6.
6. Marom EM. Imaging thymoma. J Thorac Oncol. 2010；5:S296–303.
7. Tomiyama N, Muller NL, Ellis SJ, et al. Invasive and noninvasive thymoma：distinctive CT features. J

Comput Assist Tomogr. 2001；25:388–93.

8. Marom EM. Advances in thymoma imaging. J Thorac Imaging. 2013；28:69–83.

9. Carter BW, Lichtenberger JP, Benveniste MF. MR imaging of thymic epithelial neoplasms. TopMagn Reson Imaging. 2018；27:65–71.

10. McInnis MC, Flores EJ, Shepard JO, et al. Pitfalls in the imaging and interpretation of benign thymic lesions：how thymic MRI can help. AJR Am J Roentgenol. 2016；206:W1–8.

11. Tuan PA, Vien MV, Dong HV, et al. The value of CT and MRI for determining thymoma in patients with myasthenia gravis. Cancer Control. 2019；26:1–10.

12. Takahashi K, Inaoka T, Murakami N, et al. Characterization of the normal and hyperplastic thymus on chemical-shift MR imaging. Am J Roentgenol. 2003；180:1265–9.

13. Inaoka T, Takahashi K, Mineta M, et al. Thymic hyperplasia and thymus gland tumors：differentiation with chemical shift MR imaging. Radiology. 2007；243:869–76.

14. Priola AM, Priola SM, Gned D, et al. Comparison of CT and chemical-shift MRI for differentiating thymoma from non-thymomatous conditions in myasthenia gravis：value of qualitative and quantitative assessment. Clin Radiol. 2016；71:e157–69.

15. Ackman JB, Mino-Kenudson M, Morse CR. Nonsuppressing normal thymus on chemical shift magnetic resonance imaging in a young woman. J Thorac Imaging. 2012；27:W196–8.

16. Priola AM, Priola SM, Ciccone G, et al. Differentiation of rebound and lymphoid thymic hyperplasia from anterior mediastinal tumors with dual echo chemical-shift MR imaging   in adulthood：reliability of the chemical-shift ratio and signal intensity index. Radiology. 2015；274:238–49.

17. Inoue A, Tomiyama N, Fujimoto K, et al. MR imaging of thymic epithelial tumors：correlation with World Health Organization classification. Radiat Med. 2006；24:171–81.

18. Sadohara J, Fujimoto K, Muller NL, et al. Thymic epithelial tumors：comparison of CT and MR imaging findings of low risk thymomas, high-risk thymomas, and thymic carcinomas. Eur J Radiol. 2006；60:70–9.

19. Abdel Razek AA, Khairy M, Nada N. Diffusion-weighted MR imaging in thymic epithe- lial tumors：correlation with World Health Organization classification and clinical staging. Radiology. 2014；273:268–75.

20. Priola A, Priola S, Giraudo M, Gned D, Fornari A, Ferrero B, Ducco L, Veltri A. Diffusion- weighted magnetic resonance imaging of thymoma：ability of the Apparent Diffusion Coefficient in predicting the World Health Organization(WHO)classification and the Masaoka-Koga staging system and its prognostic significance on disease free survival. Eur Radiol. 2015；26:2126–38.

21. Priola A, Priola S. Usefulness of diffusion-weighted MR imaging in predicting masaoka- koga clinical staging of thymic epithelial tumors by using the apparent diffusion coefficient. Radiology. 2015；274:936–7.

22. Li GF, Duan SJ, Yan LF, et al. Intravoxel incoherent motion diffusion-weighted MR imag- ing parameters predict pathological classification in thymic epithelial tumors. Oncotarget. 2017；8:44579–92.

23. Sakai S, Murayama S, Soeda H, et al. Differential diagnosis between thymoma and non- thymoma by dynamic MR imaging. Acta Radiol. 2002；43:262–8.

24. Ried M, Hnevkovs y S, Neu R, et al. Impact of surgical evaluation of additional cine magnetic resonance imaging for advanced thymoma with infiltration of adjacent structures：the thoracic surgeon's view. Thorac Cardiovasc Surg. 2016；65(3):244–9.

25. Kim DJ, Yang WI, Choi SS, et al. Prognostic and clinical relevance of the World Health Organization

Schema for the Classification of Thymic Epithelial Tumors. Chest. 2005；3:755–61.

26. Rena O, Papalia E, Maggi G, et al. World Health Organization histologic classification：an independent prognostic factor in resected thymomas. Lung Cancer. 2005；50:59–66.

27. Venuta F, Rendina EA, Guerrera F, et al. Does the World Health Organization histological classification predict outcomes after thymomectomy? Results of a multicentre study on 750patients. Eur J Cardiothorac Surg. 2015；48:48–54.

28. Ozawa Y, Hara M, Shimohira M, et al. Associations between computed tomography features of thymomas and their pathological classification. Acta Radiol. 2016；57:1318–25.

29. Usuda K, Maeda S, Motono N, et al. Diffusion weighted imaging can distinguish benign from malignant mediastinal tumors and mass lesions：comparison with positron emission tomogra- phy. Asian Pacific J Cancer Prevent. 2015；16:6469.

第 55 章

机器人胸腺切除术与胸腔镜胸腺切除术治疗胸腺瘤的比较

Seth B. Krantz

1 引言

通过微创的方法进行胸腺切除术已有较长的历史，1912 年 Sauerbachsh 首次发表了经颈部切除胸腺的报告。胸骨切开术在 20 世纪 30 年代末和 40 年代由 Blalock 推广，并成为标准手术方法，特别是对于胸腺肿物患者[1]。20 世纪 90 年代胸腔镜技术的发展，引起了人们对微创胸腺切除术的兴趣。1993 年，报道了第一例胸腔镜胸腺切除术[2, 3]。虽然胸腔镜已广泛用于肺切除术，但由于前纵隔内的工作空间要小得多，即使使用 CO_2，对前纵隔占位进行电视胸腔镜手术（VATS）例如胸腺切除术，仍然具有挑战性。机器人手术的发展，增加了手术器械的自由度，辅以三维可视化技术，似乎非常适合纵隔内的微创手术。因此，机器人辅助胸腺切除术在胸外科医生中很受欢迎，甚至在那些开展肺切除术的胸外科医生中也是如此，使机器人手术的数量不断增加[4]。但是机器人手术也有一些缺点，如成本增加和缺乏触觉反馈。对于有包膜的胸腺瘤，尚不清楚机器人辅助手术是否比 VATS 具有优势。本章将根据 GRADE 方法学对这个问题进行讨论。

2 检索策略

本章主要是在有包膜胸腺瘤患者中比较 VATS 与机器人胸腺切除术（表 55.1）。检索策略为通过 PubMed 和以下检索关键词进行检索：（（thymectomy）AND（VATS

S. B. Krantz（✉）

Department of Surgery, NorthShore University HealthSystem, Evanston, IL, USA

Department of Surgery, University of Chicago Pritzker School of Medicine, Chicago, IL, USA

e-mail: skrantz@northshore.org

OR thoracoscopic OR Video-assisted）AND（robotic OR robot OR Robotic-assisted））AND（RCT OR randomized OR randomized-controlled）。由于尚无任何随机对照试验，实际检索中未使用（RCT OR randomized OR randomized-controlled）这一检索关键词。检索范围为 1990-2019 年期间的研究，检索到 93 项研究，其中 5 项明确比较了机器人手术方法和 VATS 方法，只有 4 项专门比较了 VATS 和机器人手术在胸腺瘤切除术中的差异。研究仅限于英文发表的文献。综述文章不考虑用于主要分析，并通过浏览其参考文献来增加更多的相关研究。

表 55.1　用于文献检索的 PICO 格式术语

P（患者）	I（干预）	C（对照）	O（结局）
有包膜的胸腺瘤患者	机器人切除	VATS 切除	生存率 生活质量 成本 住院时间 复发

3　结果

　　检索策略没有检索到随机对照试验。检索到几项队列研究，作为比较的基础。研究的关键结果是短期结果、长期结果和成本。手术结果包括死亡率、主要并发症发生率（主要是肺部并发症）、轻微并发症发生率、住院时间、胸管引流量和留置时间、再入院、切缘、中转开胸和疼痛。长期结果是总生存率、疾病特异性生存率和复发率。多项研究结果存在显著的异质性，研究中包括有包膜胸腺瘤、无包膜胸腺瘤和胸腺癌患者。其他研究着眼于重症肌无力（MG），包括胸腺瘤性和非胸腺瘤性 MG 患者。大多数研究主要关注短期结果，包括术中措施、术后并发症和住院时间。分析中的主要研究结果见表 55.2 [4-9]。

3.1　短期结局

　　最大规模的研究是在 2019 年发表的国家癌症数据库（NCDB）的倾向匹配分析，该研究纳入了 2558 例接受开胸（1978）、VATS（280）或机器人（300）胸腺切除术的胸腺瘤患者 [4]。研究不仅局限于有包膜的胸腺瘤，21% 接受 VATS 的患者和 17% 接受机器人手术的患者肿瘤浸润周围组织或邻近器官，而 15% 接受 VATS 的患者和 10% 接受机器人手术的患者患有胸腺癌。在作者对每组 197 例患者进行的倾向匹配分析中，VATS 和机器人手术之间的 30 天或 90 天死亡率没有差异，两组均为 1%，表现优异。住院时间或再入院时间没有差异。两组之间唯一的显著性差异是机器人组的中转开胸率较低（11% *vs* 23%）。

表 55.2　本章分析中使用的相关研究

作者（年份）	研究类型	患者	死亡率	住院时间（天）	出血量（mL）	胸管引流量和留置时间	并发症	切缘	费用（$）	手术时间（min）	再住院率	中转开胸	总生存率
Kamel等（2019）[4]	回顾性队列研究，倾向性匹配（中）	580（280 VATS, 300机器人）	1%	机器人: 4 VATS: 4	N/A	N/A	N/A	R1切除 机器人: 28% VATS: 23%	N/A	N/A	机器人: 2% VATS: 2%	机器人: 11% VATS: 23%	机器人: 93% VATS: 94%
Sehitogullari等（2019）[5]	回顾性队列研究（低）	45（24 VATS, 21机器人）	0%	机器人: 4.1 VATS: 5.3	机器人: 68.4 VATS: 92.6	机器人: 210ml, 3天 VATS: 325ml, 5天	机器人: 11% VATS: 11%	N/A	N/A	机器人: 76 VATS: 106	N/A		N/A
Qian等（2017）[6]	回顾性队列研究（低）	86（35 VATS, 51机器人）	0%	机器人: 4.3 VATS: 5.5	机器人: 77.5 VATS: 127	机器人: 352ml, 2.9天 VATS: 613.9ml,3.8天	0%	N/A	N/A	机器人: 95 VATS: 79	机器人: N/A VATS: N/A	机器人: 0% VATS: 0%	机器人: 100% VATS: 100%
Rowse等（2015）[8]	回顾性队列研究（低）	54（45 VATS, 11机器人）	0%	机器人: 2.1 VATS: 1.5	机器人: 160 VATS: 65	N/A	机器人: 9% VATS: 16%	N/A	N/A	机器人: 178 VATS: 102	机器人: N/A	机器人: 0% VATS: 0%	N/A
Ye等（2013）[7]	回顾性队列研究（低）	45（25 VATS, 21机器人）	N/A	机器人: 3.7 VATS: 6.7	机器人: 58.6 VATS: 86.8	机器人: 1.1天 VATS: 3.6天	机器人: 4.7% VATS: 4%	N/A	机器人: 8662 VATS: 6097	机器人: 96 VATS: 104	机器人: N/A	机器人: 0% VATS: 4%	N/A
Ruckert等（2011）[9]	回顾性队列研究（低）	154（79 VATS, 74机器人）	N/A	N/A	N/A	N/A	机器人: 2.7% VATS: 2.5%	N/A		机器人: 198 VATS: 187	N/A	机器人: 1.3 VATS: 1.4%	N/A

加粗代表有统计学差异

直接比较机器人手术和 VATS 的其他研究还有几项小型的单中心回顾性队列研究。Sehitogullari 等的一项研究将 24 例 VATS 患者与 21 例机器人手术患者进行了比较[5]。短期结果显示，与接受 VATS 的患者相比，接受机器人手术的患者的平均胸管引流量减少、胸管留置时间缩短（210ml，3 天 vs 325ml，5 天），并且患者住院时间缩短（机器人手术 4.1 天 vs VATS 5.3 天），这可能与胸管留置时间有关。

来自上海胸科医院的两项类似的研究也显示，机器人手术与 VATS 相比，胸管引流量更少，胸管留置时间更短，住院时间更短[6,7]。这两项研究中较新的一项发现是，机器人的整体手术时间比 VATS 略长（95 分钟 vs 79 分钟），但无显著性差异，而且整体手术时间中包含了机器人组装的时间。在实施机器人手术的过程中，机器人组装时间随着时间的推移显著缩短，不包括组装在内的总体手术时间，机器人手术更短（71 分钟 vs 79 分钟），但是同样无统计学差异[6]。

与这些研究相反，梅奥诊所的一项病例系列研究，比较了 45 例 VATS 胸腺切除术和 11 例机器人胸腺切除术，发现机器人的手术时间相比于 VATS 更长（178 分钟 vs 102 分钟）并且出血量增加（160ml vs 65ml）。在这项研究中，患者住院时间相似（VATS 1.5 天 vs 机器人 2.1 天）。VATS 组术后并发症发生率更高（16% vs 9%），但差异无统计学意义。值得注意的是，VATS 组的并发症包括膈神经损伤（3 例）、心包炎（2 例）、胸腔积液（1 例）和心房颤动（1 例），其中 1 例膈神经麻痹患者需要再次手术。在机器人组中，唯一发生术后并发症的是 1 例尿潴留。在这项研究中，只有 48% 的患者患有胸腺瘤，其中 67% 为有包膜的胸腺瘤。结果中未明确病理分型在两组之间是否平均分布。

最大规模的比较 VATS 与机器人胸腺切除术的研究是一项来自德国的研究。该研究在 MG 患者中比较了 79 例 VATS 胸腺切除术与 74 例机器人胸腺切除术，其中 11% 的患者患有胸腺瘤（14.8% 的机器人手术患者 vs 7.6% 的 VATS 患者）[9]。结果显示机器人胸腺切除术的手术时间略短，但在中转开胸比例上（机器人手术 1.4% vs VATS 1.3%）无差异，并发症发生率也无差异（机器人手术 2.7% vs VATS 2.5%）。该研究未关注住院时间。

Ye 等开展了唯一一项比较成本的研究，发现机器人手术更昂贵，接受机器人手术的患者的平均住院费用为 8662 美元，而 VATS 为 6097 美元[7]。北美的研究中没有关于成本的比较，而 Ye 研究中的方法未详细描述成本中考虑了哪些具体因素。在北美的研究中，对于任何操作，缩短住院时间通常被认为能显著节省成本，而且基于特定的付款人模式，尽管与机器人相关的操作费用更高，但缩短住院时间已经证明可以节省总体成本。但是，Ye 的研究可能是一个更客观和真实的评估，至少在作者看来，因为与降低住院时间相关的"成本"节省，通常不是减少患者住院的固定成本，而是平均 DRG 需支付的费用，是按住院时间平均计算的。因此，当住院时间缩短，病床周转率增加。"成本节约"是指新病人使用同一病床所实现的收入，而不是真正压缩医疗成本。

3.2 肿瘤学和长期结局

在任何一项研究中，长期结局或肿瘤学结局在两种手术方式中均无显著性差异。在不包括复发数据的大型 NCDB 分析中，两组的总生存率都非常好（机器人手术 93% *vs* VATS 94%）并且无显著性差异 [4]。短期肿瘤学结局也相似，两组在 R0 切除率或淋巴结切除方面无差异。Qian 等的研究显示，接受机器人和 VATS 患者的总生存率均为 100%，平均随访时间分别为 420 天和 701 天 [6]。

4   结论与建议

大多数针对胸腺切除术的研究比较了微创和开胸两种手术方式，针对 VATS 与机器人胸腺切除术治疗胸腺瘤的比较仅限于一些小型的病例系列研究和一项较大的回顾性数据库分析。因此，这些研究的质量不高，研究群体具有异质性，包括重症肌无力、非包裹性胸腺瘤和胸腺癌患者。对于肿瘤学结局，包括切除状态、复发和总生存率，没有一项研究显示 VATS 和机器人手术入路之间有显著性差异。最大规模的研究包括大部分无包膜胸腺瘤患者，结果仅显示中转开胸率存在差异，而其他短期结果未显示出差异。相比之下，几个小型研究除了来自梅奥诊所的病例系列研究显示两组无差异外，其余研究都显示机器人手术入路的住院时间较短，这可能与较短的胸管留置时间有关，但两组中转开胸率无差异。在其中一项单中心研究中，与机器人入路相关的成本有所增加。根据这些发现，机器人胸腺切除术可能优于 VATS 胸腺切除术，主要是因其可以缩短住院时间和胸管留置时间。目前尚无肿瘤学或长期结局方面的数据支持机器人胸腺切除术优于 VATS 胸腺切除术。

> **推荐**
>
> - 对于有包膜胸腺瘤的患者，相比于 VATS 入路，更推荐机器人入路，因为有更好的短期结局（证据质量低，弱推荐）。
> - 机器人手术和 VATS 治疗有包膜胸腺瘤的长期结局相似（证据质量低，不推荐）。

5   个人观点

有包膜胸腺瘤总体上有较好的肿瘤学预后，这意味着不太可能因手术入路的不同而出现长期结局的显著性差异。现有证据表明，机器人手术相比于 VATS 在住院时间和胸管留置时间上有较小的改善。我认为机器人入路治疗有包膜胸腺瘤的真正优势在于治疗更复杂的纵隔肿瘤上。来自 NCDB 的大型倾向匹配分析显示机器人手术中转开胸率明显较低。重要的是，研究中患者的异质性较大，其中很大一部分是体积较大、无包膜的肿瘤和胸腺癌。对于这些更复杂的切除术，标准胸腔镜技术的局限性变得更加明显。在这种情况下，拥有一套机器人设备将使更多的外科医生能够使用微创方法切除这些肿瘤。需要注意的是，目前机器人手术较为昂贵，并且对于大部分外科医生而言，当碰到已浸润周围结构的较大肿瘤时，开胸手术仍然是一个正确的选择。

参考文献

1. Shrager JB. Extended transcervical thymectomy：the ultimate minimally invasive approach. Ann Thorac Surg. 2010；89(6):S2128–34.
2. Coosemans W, Lerut TE, Van Raemdonck DE. Thoracoscopic surgery：the Belgian experience. Ann Thorac Surg. 1993；56(3):721–30.
3. Sugarbaker DJ. Thoracoscopy in the management of anterior mediastinal masses. Ann Thorac Surg. 1993；56(3):653–6.
4. Kamel MK, Villena-Vargas J, Rahouma M, Lee B, Harrison S, Stiles BM, Abdelrahman AM, Altorki NK, Port JL. National trends and perioperative outcomes of robotic resection of thymic tumours in the United States：a propensity matching comparison with open and video-assisted thoracoscopic approaches. Eur J Cardiothorac Surg. 2019；56(4):762–9.
5. Sehitogullari A, Nasır A, Anbar R, Erdem K, Bilgin C. Comparison of perioperative out- comes of videothoracoscopy and robotic surgical techniques in thymoma. Asian J Surg. 2020；43(1):244–50.
6. Qian L, Chen X, Huang J, Lin H, Mao F, Zhao X, Luo Q, Ding Z. A comparison of three approaches for the treatment of early-stage thymomas：robot-assisted thoracic surgery, video- assisted thoracic surgery, and median sternotomy. J Thorac Dis. 2017；9(7):1997–2005.
7. Ye B, Tantai JC, Li W, Ge XX, Feng J, Cheng M, Zhao H. Video-assisted thoracoscopic sur- gery versus robotic-assisted thoracoscopic surgery in the surgical treatment of Masaoka stage I thymoma. World J Surg Oncol. 2013；11:157.
8. Rowse PG, Roden AC, Corl FM, Allen MS, Cassivi SD, Nichols FC, Shen KR, Wigle DA, Blackmon SH. Minimally invasive thymectomy：the Mayo Clinic experience. Ann Cardiothorac Surg. 2015；4(6):519–26.
9. Ruckert JC, Swierzy M, Ismail M. Comparison of robotic and nonrobotic thoracoscopic thy- mectomy：a cohort study. J Thorac Cardiovasc Surg. 2011；141(3):673–7.

第 56 章

电视辅助胸腔镜手术切除纵隔甲状旁腺腺瘤

Yuqin Cao and Hecheng Li

1 引言

　　甲状旁腺腺瘤是原发性甲状旁腺功能亢进症（PHPT）的主要病因。通常，高钙血症首先会考虑由甲状旁腺腺瘤引起。对于出现肾结石、骨折、有症状的高钙血症或其他症状的 PHPT 患者，甲状旁腺切除手术被推荐为最佳的治疗方式。

　　在未做过检查的 PHPT 患者中，颈部区域外异位甲状旁腺腺瘤（EPA）的患病率约为 20%[1-3]，但在再次手术的患者中可能高达 66%[4, 5]。纵隔是 EPA 的常见发生部位，因此常需要对纵隔的甲状旁腺腺瘤进行切除。随着纵隔微创手术技术的不断发展，1994 年首次报道了一系列 EPA 微创切除手术[6]。然而，由于缺乏设计严谨的临床试验，EPA 微创切除术的可行性和有效性仍存在争议。在本章中，我们将讨论接受微创切除术与接受胸骨切开术或开胸术的纵隔甲状旁腺腺瘤患者的治疗效果、不完全切除率、费用、住院时间和生活质量。

2 检索策略

　　通过 PubMed（MEDLINE）、EMBASE 和 the Cochrane Library 数据库检索 2009 年到 2019 年期间以英文发表的相关文献，检索关键词如下："parathyroid adenoma" AND（"VATS" OR "video assisted thoracoscopic surgery" OR "minimally invasive"）。由于缺乏高质量的证据，仅检索到一项队列研究和十项病例系列研究（表 56.1）。我们同时还回顾了几个单一病例报告以获取更多信息。证据质量使用 GRADE 系统进行分类。

Y. Cao · H. Li (✉)

Department of Thoracic Surgery, Shanghai Ruijin Hospital,

表 56.1　用于文献检索的 PICO 格式术语

P（患者）	I（干预）	C（对照）	O（结局）
纵隔甲状旁腺腺瘤患者	微创切除	胸骨切开术或开胸术	治疗效果、不完全切除、费用、住院时间、生活质量

3　结果

3.1　术前影像学检查

持续性 PHPT 最常见的原因是甲状旁腺腺瘤切除不完全[7]。因腺瘤漏诊导致初次甲状旁腺手术失败的 EPA 可占 66%[3-5]。无论是初次手术还是再次手术，术前影像学检查对于了解腺体的解剖定位及其与附近结构的关系至关重要。此外，精确定位有助于确定适宜接受微创手术的患者[3]。

推荐使用 ^{99m}Tc 放射性示踪剂的甲氧基异丁基异腈显像定位甲状旁腺腺瘤[8]，特别是对于那些血清钙和甲状旁腺激素（PTH）水平升高但未能在颈部和胸部超声和增强 CT 中显示异常的患者[9, 10]。

为了更全面地制定手术方案，患者应进行 CT 或磁共振成像（MRI）扫描以准确识别腺瘤的位置和潜在的解剖结构异常。例如 Nakada 等报道了 1 例术前运用三维 CT 影像技术的病例，成功地在胸腔镜下切除了右锁骨下动脉异常的食管后甲状旁腺腺瘤。

Amer 和 Adachi 等利用亚甲蓝（MB）在术中识别纵隔甲状旁腺腺瘤。在手术切除前立即静脉注射 MB 被证实是确保足够手术切缘的有效方法。但他们使用的 MB 剂量从 0.5～4mg/kg 不等，使用剂量尚无统一标准。

3.2　不同手术方式比较

大多数位于上纵隔的甲状旁腺腺瘤可以通过颈部入路方式切除。对于无法从标准颈部切口切除的腺瘤，过去一直提倡使用胸骨正中切开术和开胸术以实现安全和成功的甲状旁腺切除[14]。为了解决术后疼痛、住院时间长和并发症发生率高等问题，1994 年 Prinz 等首先介绍了采用电视辅助胸腔镜手术（VATS）治疗异位纵隔甲状旁腺腺瘤[6]。近些年来，机器人辅助胸腔手术（RATS）逐渐被用于纵隔甲状旁腺切除，该技术可实现精确解剖并优化手术视野[15]。

Du 等开展了一项队列研究比较 VATS 与开胸手术在治疗纵隔甲状旁腺肿瘤中的疗效差异。在 21 例患者中，VATS 治疗 9 例，开胸手术 13 例，病理诊断证实 EPA 16 例。与传统开胸手术相比，VATS 的费用相对较高（22 456 ± 652 *vs* 15 122 ± 451RMB，$P < 0.05$）。然而，VATS 的手术时间更短（68 ± 22 *vs* 90 ± 35 分钟，$P < 0.05$）、出血量更少（55 ± 15

vs 105 ± 35ml，*P* < 0.05）、术后住院时间更短（3.5 ± 1.5 *vs* 5.5 ± 2.5 天，*P* < 0.05）胸管留置时间更短（2.5 ± 1.5 *vs* 4.5 ± 2.5 天，*P* < 0.05）[16]。此外，Nagano 等报告的病例系列研究表明单切口剑突下入路，无需穿过肋间间隙，减少了开胸术后疼痛综合征的发生率，并具有更好的术后外观[17]。

几个病例系列研究证实，RATS 与 VATS 切除纵隔甲状旁腺腺瘤相比，具有相似的临床结果，但 RATS 有更好的可视化、灵巧性和缝合能力等优点[18-20]。

在纳入的所有研究中均无死亡病例报道，表明微创手术治疗纵隔甲状旁腺腺瘤是安全的。但是，有 4 例患者胸腔镜手术中因出血或未能切除肿瘤而中转开胸或行胸骨切开[12, 14, 16, 21]。

3.3　围手术期激素监测

大多数甲状旁腺腺瘤患者表现出 PTH 水平升高，可导致肾结石、低骨密度、肾钙质沉着症或其他临床表现[22-25]。甲状旁腺手术的目标是切除甲状旁腺腺瘤，使患者的生化水平恢复正常。

Ward[20] 和 Medbery 等[26] 在手术中进行了 PTH 水平监测，结果显示在切除异位纵隔甲状旁腺腺瘤后不久，所有患者的 PTH 水平均出现下降。

4　结论与建议

纳入文献的证据质量和临床结果见表 56.2。微创手术（VATS 或 RATS）是切除纵隔甲状旁腺腺瘤的安全可行的手术。只有一项队列研究显示 VATS 优于开胸手术，证据质量中等。无论使用哪种手术方法，术前腺体影像学定位和围手术期 PTH 水平监测对于完全切除并治愈甲状旁腺腺瘤都很重要。

表 56.2　纳入的研究和证据质量总结

作者（年份）	研究类型（证据质量）	术前定位（%）	病例数	手术入路	中转开胸，n（%）	手术时间分钟[a]	住院时间，天[a]	治愈率，%	死亡率	并发症，n（%）
Nagano 等（2019）[17]	病例系列（低）	MIBI（100）CT（100）	5	VATS	0	134（57～255）	4（2～8）	100	0	0
Isaacs 等（2019）[14]	病例系列（低）	MIBI/SPECT（100）4D–CT（78）	9	VATS	1（11）	101（60～160）	1.7（1～4）	89	0	1（11）
Scott 等（2019）[19]	病例系列（低）	MIBI（38）CT（75）	8	RATS	0	109（76～186）	1.1（1～2）	100	0	0

续表

作者（年份）	研究类型（证据质量）	术前定位（%）	病例数	手术入路	中转开胸，n（%）	手术时间分钟[a]	住院时间，天[a]	治愈率，%	死亡率	并发症，n（%）
Du 等（2017）[16]	队列研究（中）	MIBI（NR）CT/MRI（100）	9	VATS	1（11）	68（NR）	3.5（NR）	89	0	NR
			13	Open	/	90（NR）	5.5（NR）	100	0	NR
Ward 等（2017）[20]	病例系列（低）	MIBI（100）CT（100）	5	RATS	0	NR	1.4（1～3）	100	0	0
Amer 等（2015）[12]	病例系列（低）	MIBI（57）CT（100）	7	VATS	1（14）	NR	2（1～7）	86	0	0
Lu 等（2014）[27]	病例系列（低）	MIBI（100）CT（100）	12	VATS	0	155（80～292）	5.9（4～8）	92	0	6（50）
Wei 等（2011）[28]	病例系列（低）	MIBI（100）CT（100）	15	VATS	0	NR	3.3（NR）	87	0	NR
Iihara 等（2011）[29]	病例系列（低）	MIBI（100）CT（100）	8	VATS	0	152（56～258）	NR	50	0	0
Van Dessel 等（2011）[18]	病例系列（低）	MIBI（100）CT（100）	2	RATS	0	74（65～82）	3（3～3）	100	0	0
Randone 等（2010）[30]	病例系列（低）	MIBI（100）CT（77）MRI（54）	13	VATS	1（8）	92（50～240）	4.7（2～15）	77	0	2（15）

NR：未报道；MIBI：^{99m}Tc– 甲氧基异丁基异腈闪烁扫描术；CT：计算机断层扫描；SPECT：单光子发射 CT；MRI：磁共振成像；VATS：电视胸腔镜手术；RATS：机器人辅助胸部手术

[a] 值表示为平均值（范围）

推荐

- 建议电视辅助胸腔镜手术作为切除纵隔甲状旁腺腺瘤的一线治疗方法（证据质量中；强推荐）。
- 建议术前使用 ^{99m}Tc– 甲氧基异丁基异腈成像扫描精确定位甲状旁腺腺瘤（证据质量低；弱推荐）。
- 建议术中监测血清 PTH 水平以确认成功切除腺瘤（证据质量低；弱推荐）。

5　个人观点

根据我的个人经验，纵隔甲状旁腺腺瘤相对少见且异质性强，通常由内分泌外科医生或内科专家初步评估。然而异位纵隔甲状旁腺腺瘤的诊断和治疗需要多学科团队的共同努力。对于符合纵隔甲状旁腺切除术指征的患者，微创手术无论是 VATS 还是 RATS，都应由有经验的胸外科医生进行。鉴于缺乏高质量证据暂无法提供强有力的建议，未来应开展设计良好的前瞻性临床试验比较纵隔甲状旁腺腺瘤切除的不同手术方式之间的疗效差异。

参考文献

1. Phitayakorn R, McHenry CR. Incidence and location of ectopic abnormal parathyroid glands. Am J Surg. 2006；191:418–23.

2. Roy M, Mazeh H, Chen H, Sippel RS. Incidence and localization of ectopic parathyroid ade- nomas in previously unexplored patients. World J Surg. 2013；37:102–6.

3. Parikh AM, Suliburk JW, Morón FE. Imaging localization and surgical approach in the man- agement of ectopic parathyroid adenomas. Endocr Pract. 2018；24(6):589–98.

4. Silberfein EJ, Bao R, Lopez A, Grubbs EG, Lee JE, Evans DB, Perrier ND. Reoperative para- thyroidectomy：location of missed glands based on a contemporary nomenclature system. Arch Surg. 2010；145:1065–8.

5. Duke WS, Vernon HM, Terris DJ. Reoperative parathyroidectomy：overly descended superior adenoma. Otolaryngol Head Neck Surg. 2016；154:268–71.

6. Prinz RA, Lonchyna V, Carnaille B, Wurtz A, Proye C. Thoracoscopic excision of enlarged mediastinal parathyroid glands. Surgery. 1994；116(6):999–1005.

7. Udelsman R. Approach to the patient with persistent or recurrent primary hyperparathyroid- ism. J Clin Endocrinol Metab. 2011；96(10):2950–8.

8. Dienemann H. Rare mediastinal tumors. J Thorac Oncol. 2011；6(Suppl 2):S240–1.

9. Fatimi SH, Inam H, Chagan FK, Choudry UK. Management of mediastinal parathyroid adenoma via minimally invasive thoracoscopic surgery：case report. Int J Surg Case Rep. 2017；40:120–3.

10. Naik D, Jebasingh KF, Ramprasath, Roy GB, Paul MJ. Video assisted thoracoscopic surgery(VATS) for excision of an ectopic anterior mediastinal intra-thymic parathyroid adenoma. J Clin Diagn Res. 2016；10(6):PD22–4.

11. Nakada T, Akiba T, Inagaki T, Marushima H, Morikawa T, Ohki T. A case of a retroesophageal parathyroid adenoma with an aberrant right subclavian artery：a potential surgical pitfall. Ann Thorac Cardiovasc Surg. 2014；20(Suppl):786–9.

12. Amer K, Khan AZ, Rew D, Lagattolla N, Singh N. Video assisted thoracoscopic excision of mediastinal ectopic parathyroid adenomas：a UK regional experience. Ann Cardiothorac Surg. 2015；4(6):527–34.

13. Adachi Y, Nakamura H, Taniguchi Y, Miwa K, Fujioka S, Haruki T. Thoracoscopic resection with intraoperative use of methylene blue to localize mediastinal parathyroid adenomas. Gen Thorac Cardiovasc Surg. 2012；60(3):168–70.

14. Isaacs KE, Belete S, Miller BJ, Di Marco AN, Kirby S, Barwick T, Tolley NS, Anderson JR, Palazzo FF. Video-assisted thoracoscopic surgery for ectopic mediastinal parathyroid ade- noma. BJS Open.

2019；3:743–9. https://doi.org/10.1002/bjs5.50207.

15. Bodner J, Profanter C, Prommegger R, Greiner A, Margreiter R, Schmid T. Mediastinal para-thyroidectomy with the da Vinci robot：presentation of a new technique. J Thorac Cardiovasc Surg. 2004；127(6):1831–2.

16. Du H, Shi M, Zhu L, et al. Comparison of video-assisted thoracic surgery with open surgery in the treatment of ectopic mediastinal parathyroid tumors. J Thorac Dis. 2017；9(12):5171–5.

17. Nagano H, Suda T, Ishizawa H, et al. Video-assisted thoracoscopic surgery for ectopic mediastinal parathyroid tumor：subxiphoid and lateral thoracic approach. J Thorac Dis. 2019；11(7):2932–8.

18. Van Dessel E, Hendriks JM, Lauwers P, Ysebaert D, Ruyssers N Jr, Van Schil PE. Mediastinal parathyroidectomy with the da Vinci robot. Innovations(Phila). 2011；6(4):262–4.

19. Scott BB, Maxfield MW, Hamaguchi R, Wilson JL, Kent MS, Gangadharan SP. Robot-assisted thoracoscopic mediastinal parathyroidectomy：a single surgeon case series. J Laparoendosc Adv Surg Tech A. 2019；29(12):1561–4. https://doi.org/10.1089/lap.2019.0266.

20. Ward AF, Lee T, Ogilvie JB, et al. Robot-assisted complete thymectomy for mediastinal ecto- pic parathyroid adenomas in primary hyperparathyroidism. J Robot Surg. 2017；11(2):163–9.

21. Randone B, Costi R, Scatton O, et al. Thoracoscopic removal of mediastinal parathyroid glands：a critical appraisal of an emerging technique. Ann Surg. 2010；251(4):717–21.

22. Silverberg SJ, Shane E, Jacobs TP, Siris E, Bilezikian JP. A 10-year prospective study of primary hyperparathyroidism with or without parathyroid surgery. N Engl J Med. 1999；341(17):1249–55.

23. Yu N, Leese GP, Smith D, Donnan PT. The natural history of treated and untreated pri- mary hyperparathyroidism：the parathyroid epidemiology and audit research study. QJM. 2011；104(6):513–21.

24. Rubin MR, Bilezikian JP, McMahon DJ, et al. The natural history of primary hyperpara- thyroidism with or without parathyroid surgery after 15years. J Clin Endocrinol Metab. 2008；93(9):3462–70.

25. Assadipour Y, Zhou H, Kuo EJ, Haigh PI, Adams AL, Yeh MW. End-organ effects of primary hyperparathyroidism：a population-based study. Surgery. 2019；165(1):99–104.

26. Medbery RL, Winters A, Chen AY, Rogers TE, Force SD. VATS resection of large ectopic posterior mediastinal cystic parathyroid adenoma. Ann Thorac Surg. 2019；108(5):e301–2. pii：S0003-4975(19)30510-7. https://doi.org/10.1016/j.athoracsur.2019.03.029.

27. Lu HI, Chou FF, Chi SY, Huang SC. Thoracoscopic removal of hypertrophic mediastinal para- thyroid glands in recurrent secondary hyperparathyroidism. World J Surg. 2015；39(2):400–9.

28. Wei B, Inabnet W, Lee JA, Sonett JR. Optimizing the minimally invasive approach to medias- tinal parathyroid adenomas. Ann Thorac Surg. 2011；92(3):1012–7.

29. Iihara M, Suzuki R, Kawamata A, Horiuchi K, Okamoto T. Thoracoscopic removal of medias- tinal parathyroid lesions：selection of surgical approach and pitfalls of preoperative and intra- operative localization. World J Surg. 2012；36(6):1327–34.

30. Randone B, Costi R, Scatton O, et al. Thoracoscopic removal of mediastinal parathyroid glands：a critical appraisal of an emerging technique. Ann Surg. 2010；251(4):717–21.

第 57 章
手术治疗胸腺肿瘤伴胸膜转移

Stephan Adamour Soder and Moishe Liberman

1　引言

　　胸腺上皮肿瘤（TETs）极为罕见，总发病率为每 0.13 人 /100 000 人年 [1]。大多数病例被诊断为局限性疾病（I–III 期），然而，7% ～ 11% 的患者最初发现这些肿瘤时已有胸膜播散 [2, 3]。此外，在对 I–III 期肿瘤进行根治性手术切除后，有 10% ～ 30% 的患者出现复发 [4–6]，而胸膜是最常见的复发部位，占复发的 46% ～ 80%[4, 7–10]。

　　完全切除是 TETs 患者治疗的主要手段，也是决定长期生存的最重要因素 [2, 5, 11]。尽管伴胸膜播散使完全切除变得非常困难，但仅限于胸部的转移仍有可能完全切除。Masaoka IVA 期 TETs 生成缓慢，常见于身体较为健康的中年人，有多种手术方式可以实现完全切除和良好控制。

　　胸膜受累的临床表现差异很大，包括从单一的转移灶到类似间皮瘤的弥漫性和侵袭性的多种转移形式。手术方式有局部胸膜切除，全壁层胸膜切除，壁层和脏层胸膜切除，肺、膈肌、膈神经和血管切除，胸膜外全肺切除（EPP），切除联合胸膜内热灌注术。在胸膜切除术之前或之后，经常使用化疗和放疗进行综合治疗，但最好的治疗方法仍然不清楚。

　　在本章中，我们回顾了已发表的有关胸膜受累的 TETs 手术治疗的数据，主要关注Masaoka IVA 期，分析已发表研究的证据水平和结局。

2　检索策略

　　通过 MEDLINE，EMBASE 和 Cochrane 数据库对 2000 年至 2019 年发表的英文文献进行检索。使用下列关键词检索相关文献："thymic tumors"，"thymoma"，"thymic

S. A. Soder · M. Liberman（✉）
Division of Thoracic Surgery, University of Montreal,
Centre Hospitalier de l'Université de Montréal, Montreal, QC, Canada
e-mail: moishe.liberman@umontreal.ca

carcinoma"，"advanced thymoma"，"thymectomy"，"pleural metastasis"，"pleurectomy"，"extrapleural pneumonectomy" and "pleural chemoperfusion"。通过阅读摘要排除了不符合本章目标的文献。对相关研究的参考文献进行浏览，以纳入更多与本章目标相关的文献。排除仅纳入胸膜复发但首次表现不伴有胸膜转移患者的文献，病例报道也排除在本章之外。PICO 格式的检索标准见表 57.1。

表 57.1　用于文献检索的 PICO 格式术语

P（患者）	I（干预）	C（对照）	O（结局）
胸膜受累的 TETs（Masaoka IVA 期）	手术切除	不进行手术切除的其他治疗方式	总生存率 无病生存率 围手术期并发症 死亡率

TETs：胸腺上皮肿瘤

3　结果

21 项研究符合检索标准。由于这种疾病比较罕见，目前尚无评估胸膜转移的 TETs 治疗方法的随机临床试验，未来获取这类评估也较为困难。大多数研究都是对单中心的回顾性分析，患者数量少，选择标准、采用的治疗方法和获得的结局各不相同，其异质性使我们很难得出结论。考虑到这些局限性，国际胸腺恶性肿瘤兴趣小组（ITMIG）、欧洲胸外科学会（ESTS）和日本胸腺研究协会（JART）等国家和国际协会最近收集了多个机构数据库中的数据，以进行更大的队列研究，以提供更可靠的结果。

TETs 可在疾病初期表现为胸膜转移（Masaoka IVA 期），也可在胸腺切除后出现胸膜复发。分析文献时，必须考虑到这两个患者群体的内在生物学差异。异质性还表现在针对不同疾病程度提供的治疗类型，从轻微壁层胸膜受累的局部胸膜切除术到胸膜外全肺切除术。

表 57.2 和 57.3 总结了评估胸膜受累 TETs 手术切除的研究，重点关注了 Masaoka IVA 期或复发患者的比例、胸腺癌发生率、EPPs、采用的多模式治疗、完全切除率和肿瘤学结局[12-26]。

3.1　既往结果

Kondo 和 Monden[2] 发表了一篇多中心回顾性研究，对 1990–1994 年在日本治疗的所有 Masaoka 分期的 1320 例 TETs 患者进行了研究。Masaoka IVA 期胸腺瘤的切除率为 42%，完全切除的 Masaoka IV 期胸腺瘤复发率为 34%。IVA、IVB 期胸腺瘤和 IV 期胸腺癌的 5 年生存率分别为 70.6%、52.8% 和 37.6%。在 Ⅲ、Ⅳ期胸腺瘤中，强调完全切除的

表 57.2　不进行灌注化疗的胸膜切除治疗胸膜受累的胸腺恶性肿瘤的相关研究

作者，年份	病例数	研究设计（时间）	患者	胸腺瘤/TC 例数	新发 IVA/复发例数	IVA 期/IVB 期例数	EPP-n（%）	完全切除—R0 或 CMR	术前 MMT	术后 MMT
Kim (2004)[12]	11	单中心，前瞻性	接受多模式治疗的 III-IV 期胸腺瘤	11/0	10/1	10/1	NA	CMR 76%	100% ChT	所有患者进行 RT 和 ChT
Wright (2006)[13]	5	单中心，回顾性（1972-2006）	接受 EPP 的 IVA 期胸腺瘤	5/0	3/2	5/0	5/5（100%）	R0 60%/CMR 100%	40% ChT；20% ChT + RT	40% ChT；40% ChT + RT
Huang (2007)[14]	18	单中心，回顾性（1996-2006）	接受手术切除的 IVA 期胸腺瘤	18/0	18/0	18/0	4/18（22.2%）	CMR 67%	94% ChT；6% ChT + RT	28% ChT；22% ChT；17% 近距放射治疗
Ishikawa (2009)[15]	11	单中心，回顾性（1988-2006）	接受多模式治疗的 IVA-IVB 期胸腺瘤	11/0	10/1	9/2	4/12（33.3%）	NA	73% ChT	36% ChT；54% RT
Yano (2009)[16]	21	单中心，回顾性（1994-2008）	接受手术切除的 IVA 期胸腺瘤	21/0	21/0	17/4	0（0%）	CMR 71%	1% ChT；5% RT；66% 激素冲击治疗	5% RT；95% RT
Cardillo (2010)[17]	27	单中心，回顾性（1991-2007）	接受手术切除的 III-IVA TETs	NR	27/0	27/0	0（0%）	NA	48% ChT	100% RT
Okereke (2010)[18]	15	单中心，回顾性（1989-2009）	接受手术切除的 I-IVA 期胸腺瘤	15/0	15/0	15/0	6/15（40%）	CMR 100%	47% ChT；13% RT	27% RT；13% ChT
Fabre (2011)[19]	17	单中心，回顾性（1970-2009）	接受 EPP 的 IVA 期胸腺瘤	17/0	9/8	17/0	17/17（100%）	R0 65%/CMR 100%	无	12% ChT；6% RT；12% ChT + RT
Rena (2012)[20]	18	单中心，回顾性（1998-2008）	接受胸腺切除的 IVA 期胸腺瘤	18/0	18/0	18/0	1/16（6%）	CMR 62.5%	100% ChT	100% RT
Okuda (2014)[21]	136	多中心，回顾性（1991-2010）	接受胸腺切除联合胸膜切除的伴胸膜播散的 TETs	136/0	136/0	118/18	8/136（5.9%）	CMR 35%	NA	32% ChT；45% RT；12% ChT + RT

续表

作者，年份	病例数	研究设计（时间）	患者	胸腺瘤/TC 例数	新发 IVA/复发例数	IVA 期/IVB 期例数	EPP-n（%）	完全切除—R0 或 CMR	术前 MMT	术后 MMT
Murakawa（2015）[22]	13	单中心，回顾性（1991 - 2012）	接受手术切除的伴胸膜播散的 TETs	13/0	7/6	13/0	2/13（15.4%）	CMR 100%	15% ChT；7% RT	
Böl ü kbas（2015）[23]	9	单中心，回顾性（2000 - 2012）	接受手术切除的 IVA 期 TETs	8/1	9/0	8/1	0（0%）	CMR 88.9%	33% ChT	44% RT；33% ChT + RT
Hamaji（2015）[24]	110	多中心，回顾性（1988 - 2010）	IV 期胸腺瘤	110/0	NA	NA	NA	CMR 51.8%	Reported 52.7% RT	Reported 7.3% RT
Moser（2017）[25]	152	多中心，回顾性（1977 - 2014—90% 在 2001 后）	胸膜累犯的胸腺瘤和 TC（新发 IVA 或复发）	135/17	107/45	152/0	40/152（26.5%）	R0 77%/CMR 89%	48% ChT；4% RT；2% ChT + RT	7% ChT；35% RT；10% ChT + RT
Kaba（2018）[26]	39	单中心，回顾性/前瞻性分析/前瞻性数据库（2002 - 2015）	胸膜累犯的胸腺瘤和 TC（新发 IVA 或复发）	30/9	26/13	39/0	3/39（7.7%）	NA	25/39（64.1%）	33% ChT；20% RT；36% ChT + RT

TET：胸腺上皮肿瘤；TC：胸腺癌；EPP：胸膜外全肺切除；R0：镜下切缘阴性的完全切除；CMR：肉眼完全切除；MMT：多模式治疗；ChT：化疗；RT：放疗

表 57.3　不进行灌注化疗的胸膜切除治疗胸膜受累的胸腺恶性肿瘤的相关研究结局

作者,年份	术后并发症发生率	术后30天死亡率	中位随访时间,月(范围)	RR,5年DFS或FFR(%)	中位生存时间,月	3年OS(%)	5年OS(%)	10年OS(%)	OS的有利预后因素	证据质量
Kim(2004)[12]	NA	0%	50.3	5年DFS 77%	NA	NA	95	NA		中
Wright(2006)[13]	20%	0%	NA	RR 60%	86	NA	75	50		低
Huang(2007)[14]	39%	0%	32(1~130)	5年DFS 90%	未达到	91	78	65		中
Ishikawa(2009)[15]	NA	0%	112	5年FFR EPP组:5年和10年75%;非EPP组:16%和0%	NA	NA	81	70		低
Yano(2009)[16]	19%	0%	NA(2~142)	5年DFS 13.3%	NA	87.5	73	37.6		中
Cardillo(2010)[17]	NA	0%	77	NA	NA	NA	NA	28.2		低
Okereke(2010)[18]	NA	6.7%	平均66	NA	NA	NA	88	50		低
Fabre(2011)[19]	43%	30天:18% 90天:29%	59(1~262)	排除90天死亡病例,RR17%	76	70	60	30		中
Rena(2012)[20]	25%	0%	平均82	RR:68.7%/5年FFR:58%	78~86	NA	85	53	MCR	低
Okuda(2014)[21]	NA	NA	52	NA	NA	NA	ⅣA:86.7/ⅣB:67.8	NA	MCR和胸膜种植灶数量≤10	中
Murakawa(2015)[22]	NA	8%	31.6	5年FFR 33%	NA	NA	92.3	NA		低
Bölükbas(2015)[23]	22%	11%	平均41	RR 22%	NA	NA	切除组75	NA		极低
Hamaji(2015)[24]	NA	NA	44	NA	NA	NA	66.8	35.3		低
Moser(2017)[25]	43%	1%	52	5年DFS:44.9%/5年FFR 43%	NA	91	87.2	62.7	胸腺瘤和完全切除(R0)	中
Kaba(2018)[26]	31%	2.6%(1/3 EPP)	NA	NA	132	93	93	56		低

TC:胸腺癌;EPP:胸膜外全肺切除;CMR:肉眼完全切除;MMT:多模式治疗;NA:未知;ChT:化疗;RT:放疗;RR:复发率;DFS:无病生存率;FFR:无复发率;OS:总生存率

重要性，但与不进行手术相比，即使次全切除也能提高生存率，完全切除组、次全切除组和不手术组的 5 年生存率分别为 92.2%、64.4% 和 35.6%。胸腺癌（Ⅲ、Ⅳ 期）完全切除组、次全切除组和不手术组的 5 年生存率分别为 66.9%、30.1% 和 24.2%，其中完全切除组与其他组相比生存率具有显著差异，而次全切除组与不手术组比较差异无统计学意义。

Kim 等 [12] 的前瞻性研究评估了经证实为不能切除的 22 例 Ⅲ 和 Ⅳ 期胸腺瘤患者进行多模式治疗的可行性和结局。77% 的患者在诱导化疗后获得主要指标缓解，达到了 76% 的完全切除率。5 年总生存率和无进展生存率分别为 95% 和 77%。

3.2 EPP 的结果

Wright[13] 在 5 例 ⅣA 期胸腺瘤患者中报道了 EPP 结果。患者中无手术死亡，但有一例患者出现心脏压塞。在达到较高的完全切除率后，他们观察到患者中有 60% 的复发率，中位生存时间为 86 个月，总体 5 年生存率为 75%。

Fabre 等 [19] 回顾了 17 例接受 EPP 治疗的患者的结果。82% 的患者接受了多模式治疗。在 47% 的病例中观察到并发症，包括 23% 的支气管胸膜瘘发生率。30 天和 90 天死亡率分别为 17.6% 和 29.4%。总体 5 年和 10 年生存率分别为 60% 和 30%，其中 2 例患者在 26 个月和 87 个月时出现复发。

Huang 等 [14] 对 18 例 Masaoka ⅣA 期胸腺瘤患者的治疗结局进行评价。所有患者术前均接受化疗。他们进行了四次 EPP，患者的肉眼完全切除（CMR）比例达 67%，无围手术期死亡。中位随访时间为 32 个月，3 年、5 年和 10 年总生存率分别为 91%、78% 和 65%。

Ishikawa 等 [15] 纳入 11 例 ⅣA 期胸腺瘤患者，其中进行了 4 次 EPP，2 例为复发性胸腺瘤。大多数患者接受诱导化疗，总体反应率为 75%。肿瘤未完全切除或残留病变需行术后放疗。患者的 30 天死亡率为 0，5 年总生存率为 81%，10 年总生存率为 70%。EPP 组 5 年和 10 年无复发生存率均为 75%，非 EPP 组分别为 16% 和 0（P=0.06）。

3.3 预后因素

在不同系列研究中，完全切除是一个积极的预后因素。Yano 等 [16] 报道了 21 例接受手术治疗患者的长期结局，3、5 和 10 年总生存率分别为 87.5%、73.1% 和 37.6%。获得切除的患者比未切除的患者预后更好（P=0.0006），获得全切除的患者复发率低于次全切除的患者（P=0.009）。

Rena 等 [20] 报道了对新发 ⅣA 期胸腺瘤进行多模式治疗的研究，包括诱导化疗、仅对诱导有反应者进行手术和术后纵隔放疗。大多数患者（88.9%）对诱导有应答并接受了手术，CMR 率为 62.5%。所有不完全切除的患者均有疾病进展，完全切除的患者中有 50% 复发。5 年和 10 年的总生存率分别为 85% 和 53%。完全切除的患者的疾病特异性生存率明显好于不完全切除的患者；10 年生存率分别为 52% 和 0（P=0.048）。

Murakawa 等 [22] 对 13 例患者进行结局评估，其中 2 例新发患者行 EPPs，CMR 率为 100%。患者的 5 年总生存率为 92.3%，无复发生存率为 33.3%。

在对临床 IVA 期胸腺恶性肿瘤患者行手术探查的分析中，BölükBas 等 [23] 在术中发现 4 例患者不能切除，5 例淋巴结转移（升期至 Masaoka IVB 期）。可切除组的 5 年生存率为 75%，不可切除是较差生存率的独立危险因素（HR 7.8；P=0.019）。

3.4　大型数据库分析

来自大型数据库的分析为这种罕见疾病的肿瘤学结局提供了更有力的证据。2014 年，Okuda 等 [21] 发表了对来自 JART 数据库的 32 个医学中心数据的回顾性研究。其中，手术治疗胸腺瘤合并胸膜播散 136 例，其中 IVA 期 118 例，IVB 期 18 例。仅 8 例（5.9%）行 EPP。报道的整个队列的 CMR 为 33.8%，胸膜结节的数量与可切除性相关（P=0.0016）。胸膜结节 ≤ 10 个的患者预后好于 ≥ 11 个的患者（P=0.0057），获得 CMR 的患者预后好于残留肿瘤的患者（P=0.0037）。IVA 期胸腺瘤的 5 年生存率为 86.7%，但接受 EPP 的 5 年生存率为 70%。

2015 年，Hamaji 和 Burt[24] 发表了对监测、流行病学和最终结果（SEER）数据库的回顾分析，研究中纳入了 IV 期胸腺瘤患者（n=282）。其中，110 例患者接受了手术切除，完全切除率为 51.8%。手术患者 5 年和 10 年 OS 分别为 66.8% 和 35.3%，非手术患者分别为 26.4% 和 18.9%（$P < 0.001$）。接受完全切除的患者与接受不完全切除的患者相比，OS 或癌症特异性生存时间（CSS）无统计学差异。

Moser 等 [25] 根据欧洲胸外科学会（ESTS）胸腺工作组的工作，发表了对 152 例胸腺恶性肿瘤患者的回顾性分析（组 1：45 例复发疾病，组 2：107 例原发 IVA 期）。患者共实施了 40 次 EPP，其中组 1 实施了 8 例（18.2%），组 2 实施了 32 例（29.9%），组 1 和组 2 中分别有 91% 和 71% 的病例实现了 R0 切除。5 年和 10 年总生存率分别为 87.2% 和 62.7%。初次胸膜手术与胸膜复发手术之间，以及完全切除（R0）与不完全切除之间，3、5、10 年的 OS 差异有统计学意义（$P < 0.05$）。对胸腺瘤和胸腺癌（TCs）的 OS、DFS、肿瘤特异性生存时间（CSS）和无复发率（FFR）的分析显示，胸腺瘤均优于 TC，且有统计学差异。在多变量分析中，与胸腺瘤相比，TCs 对 OS[HR 6.506；P=0.002] 以及 CSS 和 FFR 有负面影响。仅对完全切除的患者进行的多变量分析结果显示，男性（HR 3.176；P=0.025）、TC（HR 3.988；P=0.013）对 OS 有负面影响，相比于复发手术，初次胸膜手术（HR 4.132；P=0.040）对 OS 也有负面影响。

最近，Kaba 等 [26] 发表了一项纳入了 39 例接受手术切除的 IVA 期恶性肿瘤患者（胸腺瘤 30 例，TC 9 例）的单中心回顾性研究，66% 的患者为新发病例。研究中共实施了 3 次 EPP，围手术期死亡率为 33%（其他所有手术均为 0）。整个队列的 3、5 和 10 生存率分别为 93%、93% 和 56%，初次胸膜手术的 3、5 和 10 年生存率分别为 90%、90% 和

72%。

3.5　热灌注

为了加强局部控制，在切除胸腺瘤转移灶的同时，还可进行高热胸腔内灌注化疗（HITHOC）。Refaely 等[27] 分析了 15 例 IVA 期胸腺恶性肿瘤患者（9 例新发疾病）接受 HITHOC 治疗的经验。R0 和 CMR 获得率分别为 67% 和 80%，整个队列的 5 年总生存率为 55%，胸腺瘤患者为 70%。在分析 HITHOC 治疗胸膜恶性肿瘤的大型系列研究中，KoDama 等[28] 描述了 12 例 IV 期 TETs 患者的结果，其中 16% 的患者接受 EPP。5 年无复发生存率为 65%，5 年和 10 年总生存率分别为 91.7% 和 73.3%。然而，HITHOC 治疗胸腺癌的结果令人失望。Yellin 等[29] 评估了 35 例 IVA 期患者（胸腺瘤 31 例，TC 4 例）接受手术切除和 HITHOC 的结局。初治胸腺瘤、复发性胸腺瘤和胸腺癌的中位生存时间分别为 184 个月、140 个月和 34 个月，5 年总生存率分别为 81%、67% 和 0，总生存率分别为 73%、56% 和 0。

HITHOC 是一种很有前景的控制局部复发的方法，死亡率低，无明显毒性。然而，目前尚无手术切除联合 HITHOC 与单纯切除的疗效对比研究。胸腔内热灌注化疗治疗胸腺恶性肿瘤伴胸膜累犯的研究[27-32] 见表 57.4。

4　结论与建议

尽管目前尚无前瞻性对照研究比较胸膜播散的 TETs 的手术和非手术治疗，但现有的最佳数据表明，在可行的情况下，与非手术方法相比，手术切除可提供更好的疾病控制和长期生存率。在评估胸腺瘤和胸腺癌胸膜转移的研究中，最重要的预后因素是完全切除。切除的目标应该是完全的宏观和微观切除（R0）。EPP 与较高的术后并发症发生率和死亡率有关，然而，在有严重胸膜和肺部受累的患者中，EPP 通常是实现 R0 切除的唯一选择。

胸膜种植灶的数量与预后相关[33]。新发 Masaoka IVA 期患者[21] 以及复发疾病患者[30] 中，存在超过 10 个种植灶与较差的预后相关。其原因在于如果肿瘤的侵袭性较弱，理论上在治疗中可以获得较高的完全切除率。然而，这不应该妨碍对有更多种植灶但可切除的患者进行手术切除。与不能手术的患者相比，胸腺瘤患者的次全切除可能仍然有获益，这一点通过对一项大型回顾性数据库的分析得到了证实[2]。然而，次全切除在 TC 中没有被证明是有益的，在此类患者中，只有完全切除才有改善预后的价值。

表 57.4　胸膜切除联合灌注化疗治疗胸膜受累的胸腺恶性肿瘤的相关研究

参考文献	病例数	研究设计（时间）	患者	胸膜瘤/TC 例数	新发 IVA/复发 例数	IVA 期/IVB 期 例数	EPP—n（%）	灌注化疗方案	完全切除—R0 或 CMR	术前 MMT	术后 MMT
Refaely（2001）[27]	15	单中心，回顾性（1995-2000）	IVA 期胸腺恶性肿瘤	10/4	9/6	15/0	1/15（6.7%）	顺铂100mg/m²—部分患者剂量有调整	R0 67%/CMR 80%	53% ChT	无
Belcher（2011）[30]	6	单中心，回顾性（2007-2010）	接受诱导化疗、手术和胸膜灌注的 IVA 期胸腺瘤	6/0	3/3	6/0	0（0%）	无菌水和聚维酮碘	NA	100% ChT	无
Kodama（2013）[28]	12	单中心，回顾性（1989-2010）	接受 HPC 治疗的伴胸膜累犯的胸膜恶性肿瘤	12/0	4/6	11/1	2/12（16.7%）	顺铂（50～100mg/胸腔）或者卡铂（450mg/胸腔）	NA	NA	NA
Yellin（2013）[29]	35	单中心，回顾性（1995-2012）	胸膜累犯的 IVA 期 TETs（新发或复发）	31/4	21/14	35/0	1/35（2.8%）	胸腺瘤使用顺铂和阿霉素，TC 仅使用顺铂。7 例患者重复进行了 HPCP，总共进行了 44 次	胸腺瘤 R0: 45%/CMR87% TC R0: 25%/CMR 50%	R0: ChT 没有用作诱导治疗。RT 用于胸膜复发	胸膜 R2 切除患者进行辅助 ChT 纵隔部分 R1-R2 切除进行辅助 RT
Yu（2013）[31]	4	单中心，回顾性（2008-2010）	接受 HPC 治疗的伴胸膜恶性肿瘤	4/0	2/2	NR	0/4	顺铂100mg/m²	NA	NA	100% RT
Ried（2014）[32]	13	单中心，回顾性（2000-2012）	接受切除和 HITHOC 的 IVA 期胸腺瘤	12/1	10/3	13/0	1/13（7.7%）	69% 顺铂 100～150mg/m²	CMR 92%	全部队列的 68%	46% ChT; 8% ChT + RT

续表

参考文献	术后并发症发生率	术后 30 天死亡率（%）	中位随访时间（月，范围）	RR，5 年 DFS 或 FFR（%）	中位生存时间（天）	3 年 OS（%）	5 年 OS（%）	10 年 OS（%）	证据质量
Refaely（2001）[27]	早期 33%/ 晚期 13.3%	0	34（7～70）	NA	NA	总体 70%/ 胸腺瘤 90%	总体 55%/ 胸腺瘤 70%	NA	低
Belcher（2011）[30]	28.6%	0	19（1～32）	RR 16%			NA	NA	低
Kodama（2013）[28]	NA	0	68	5 年 FFR 64.8%	未达到	91.7	91.7	73.3	低
Yellin（2013）[29]	27%	90 天：2.5	62（3～202）	无进展生存率：新发 IVA 61%（10 年 43%）/ 复发 48%（10 年 18%）	新发 IVA：184/ 复发：140/ 胸腺瘤：34	NA	新发 IVA：81/ 复发：67/ 胸腺瘤：0	新发 IVA：73/ 复发：56/ 胸腺瘤：0	中
Yu（2013）[31]	25%	0	1～4 年	RR 0%	NA	NA	未达到	未达到	极低
Ried（2014）[32]	严重并发症：13.6%	0	平均 29 个月	RR 30.7%	20	NA	NA	NA	低

TC：胸腺癌；EPP：胸膜外全肺切除；CMR：肉眼完全切除；MMT：多模式治疗；NA：未知；ChT：化疗；RT：放疗；RR：复发率；DFS：无病生存率；FFR：无复发率；OS：总生存率

> **推荐**
>
> - 对于伴有胸膜播散但没有胸外转移的患者，如果 R0 切除可行，应该进行手术切除（证据质量中，强推荐）
> - 次全切除对于胸腺瘤患者尚有争议，相比于非手术方法，次全切除的获益还没有确切结论。
> - 在胸腺癌患者中，不推荐进行减瘤手术（证据质量低，弱推荐）。

5　个人观点

　　以胸膜播散为首发表现的 TETs 很少见，而且缺乏足够数据来确定最佳的治疗方案。然而，这些患者通常很年轻，其他方面都很健康，通常适合手术治疗。我们有一个多学科团队对这些患者进行评估，该团队包括肿瘤内科学家、放射治疗肿瘤学家、放射科医生和胸外科医生。应该考虑到患者有相关疾病的存在，包括重症肌无力，并在手术前优化患者身体状况和医疗条件。当可以手术的患者存在可切除的疾病时，我们会进行根治性胸腺切除和胸膜切除，以达到 R0 切除。手术切口、入路和切除程度取决于病变范围和部位。

参考文献

1. Engels EA. Epidemiology of thymoma and associated malignancies. J Thorac Oncol. 2010；5(10Suppl 4):S260–5.
2. Kondo K, Monden Y. Therapy for thymic epithelial tumors：a clinical study of 1,320patients from Japan. Ann Thorac Surg. 2003；76(3):878–84.
3. Ruffini E, Detterbeck F, Van Raemdonck D, Rocco G, Thomas P, Weder W, et al. Tumours of the thymus：a cohort study of prognostic factors from the European Society of Thoracic Surgeons database. Eur J Cardiothorac Surg. 2014；46(3):361–8.
4. Regnard JF, Magdeleinat P, Dromer C, Dulmet E, De Montpreville V, Levi JF, et al. Prognostic factors and long-term results after thymoma resection：a series of 307patients. J Thorac Cardiovasc Surg. 1996；112(2):376–84.
5. Blumberg D, Port JL, Weksler B, Delgado R, Rosai J, Bains MS, et al. Thymoma：a multivari- ate analysis of factors predicting survival. Ann Thorac Surg. 1995；60(4):908–14.
6. Maggi G, Casadio C, Cavallo A, Cianci R, Molinatti M, Ruffini E. Thymoma：results of 241operated cases. Ann Thorac Surg. 1991；51(1):152–6.
7. Wright CD, Wain JC, Wong DR, Donahue DM, Gaissert HA, Grillo HC, et al. Predictors of recurrence in thymic tumors：importance of invasion, World Health Organization histology, and size. J Thorac Cardiovasc Surg. 2005；130(5):1413–21.

8. Utsumi T, Shiono H, Matsumura A, Maeda H, Ohta M, Tada H, et al. Stage III thymoma：rela-tionshipof local invasion to recurrence. J Thorac Cardiovasc Surg. 2008；136(6):1481–5.

9. Margaritora S, Cesario A, Cusumano G, Lococo F, Porziella V, Meacci E, et al. Single- centre 40-year results of redo operation for recurrent thymomas. Eur J Cardiothorac Surg. 2011；40(4):894–900.

10. Ruffini E, Filosso PL, Oliaro A. The role of surgery in recurrent thymic tumors. Thorac Surg Clin. 2009；19(1):121–31.

11. Venuta F, Anile M, Diso D, Vitolo D, Rendina EA, De Giacomo T, et al. Thymoma and thymic carcinoma. Eur J Cardiothorac Surg. 2010；37(1):13–25.

12. Kim ES, Putnam JB, Komaki R, Walsh GL, Ro JY, Shin HJ, et al. Phase II study of a multi-disciplinary approach with induction chemotherapy, followed by surgical resection, radiation therapy, and consolidation chemotherapy for unresectable malignant thymomas：final report. Lung Cancer. 2004；44(3):369–79.

13. Wright CD. Pleuropneumonectomy for the treatment of Masaoka Stage IVA thymoma. Ann Thorac Surg. 2006；82(4):1234–9.

14. Huang J, Rizk NP, Travis WD, Seshan VE, Bains MS, Dycoco J, et al. Feasibility of multimo- dality therapy including extended resections in stage IVA thymoma. J Thorac Cardiovasc Surg. 2007；134(6):1477–84.

15. Ishikawa Y, Matsuguma H, Nakahara R, Suzuki H, Ui A, Kondo T, et al. Multimodality therapy for patients with invasive thymoma disseminated into the pleural cavity：the potential role of extrapleural pneumonectomy. Ann Thorac Surg. 2009；88(3):952–7.

16. Yano M, Sasaki H, Yukiue H, Kawano O, Okuda K, Hikosaka Y, et al. Thymoma with dis-semination：efficacy of macroscopic total resection of disseminated nodules. World J Surg. 2009；33(7):1425–31.

17. Cardillo G, Carleo F, Giunti R, Lopergolo MG, Salvadori L, De Massimi AR, et al. Predictors of survival in patients with locally advanced thymoma and thymic carcinoma(Masaoka stages III and IVa). Eur J Cardiothorac Surg. 2010；37(4):819–23.

18. Okereke IC, Kesler KA, Morad MH, Mi D, Rieger KM, Birdas TJ, et al. Prognostic indicators after surgery for thymoma. Ann Thorac Surg. 2010；89(4):1071–9.

19. Fabre D, Fadel E, Mussot S, Mercier O, Petkova B, Besse B, et al. Long-term outcome of pleuropneumonectomy for Masaoka stage IVa thymoma. Eur J Cardiothorac Surg. 2011；39(5):e133–8.

20. Rena O, Mineo TC, Casadio C. Multimodal treatment for stage IVA thymoma：a proposable strategy. Lung Cancer. 2012；76(1):89–92.

21. Okuda K, Yano M, Yoshino I, Okumura M, Higashiyama M, Suzuki K, et al. Thymoma patients with pleural dissemination：nationwide retrospective study of 136cases in Japan. Ann Thorac Surg. 2014；97(5):1743–8.

22. Murakawa T, Karasaki T, Kitano K, Nagayama K, Nitadori JI, Anraku M, et al. Invasive thymoma disseminated into the pleural cavity：mid-term results of surgical resection. Eur J Cardiothorac Surg. 2015；47(3):567–72.

23. Bölükbas S, Eberlein M, Oguzhan S, Schirren M, Sponholz S, Schirren J. Extended thymec- tomy including lung-sparing pleurectomy for the treatment of thymic malignancies with pleu- ral spread. Thorac Cardiovasc Surg. 2015；63(3):217–22.

24. Hamaji M, Burt BM. Long-term outcomes of surgical and nonsurgical management of stage IV thymoma：a population-based analysis of 282patients. Semin Thorac Cardiovasc Surg. 2015；

27(1):1–3.

25. Moser B, Fadel E, Fabre D, Keshavjee S, de Perrot M, Thomas P, et al. Surgical therapy of thymic tumours with pleural involvement：an ESTS Thymic Working GroupProject. Eur J Cardiothorac Surg. 2017；52(2):346–55.

26. Kaba E, Ozkan B, Erus S, Duman S, Cimenoglu B, Toker A. Role of surgery in the treatment of Masaoka stage IVa thymoma. Ann Thorac Cardiovasc Surg. 2018；24(1):6–12.

27. Refaely Y, Simansky DA, Paley M, Gottfried M, Yellin A. Resection and perfusion thermochemotherapy：a new approach for the treatment of thymic malignancies with pleural spread. Ann Thorac Surg. 2001；72(2):366–70.

28. Kodama K, Higashiyama M, Okami J, Tokunaga T, Fujiwara A, Imamura F, et al. Cytoreductive surgery and post-operative heated pleural chemotherapy for the management of pleural surface malignancy. Int J Hyperth. 2013；29(7):653–62.

29. Yellin A, Simansky DA, Ben-Avi R, Perelman M, Zeitlin N, Refaely Y, et al. Resection and heated pleural chemoperfusion in patients with thymic epithelial malignant disease and pleural spread：a single-institution experience. J Thorac Cardiovasc Surg. 2013；145(1):83–9.

30. Belcher E, Hardwick T, Lal R, Marshall S, Spicer J, Lang-Lazdunski L. Induction chemo- therapy, cytoreductive surgery and intraoperative hyperthermic pleural irrigation in patients with stage IVA thymoma. Interact Cardiovasc Thorac Surg. 2011；12(5):744–8.

31. Yu L, Jing Y, Ma S, Li F, Zhang YF. Cytoreductive surgery combined with hyperthermic intra- pleural chemotherapy to treat thymoma or thymic carcinoma with pleural dissemination. Onco Targets Ther. 2013；6:517–21.

32. Ried M, Potzger T, Sziklavari Z, Diez C, Neu R, Schalke B, et al. Extended surgical resections of advanced thymoma Masaoka stages III and IVa facilitate outcome. Thorac Cardiovasc Surg. 2014；62(2):161–8.

33. Yano M, Sasaki H, Moriyama S, Hikosaka Y, Yokota K, Masaoka A, et al. Number of recur- rent lesions is a prognostic factor in recurrent thymoma. Interact Cardiovasc Thorac Surg. 2011；13(1):21–4.

第 58 章

交感神经切除术治疗恶性室性心律失常

Vignesh Raman and David H. Harpole Jr

1 引言

　　长期以来，人们一直认为自主神经系统失调与心律失常的发生有关。交感放电可通过去极化引起心律失常，并通过促进弥散维持心律失常状态[1]。据报道，去交感神经术（CSD）可以成功治疗长 QT 综合征（LQTS）患者，以减轻晕厥等症状，减少植入式心脏除颤器（ICD）放电[2-4]。类似地，CSD 已成功用于治疗另一种离子通道病，儿茶酚胺敏感性多形性室性心动过速（CPVT），以减轻症状和 ICD 放电[2,5]。

　　动物模型已很好地解释了 CSD 的作用机制[5,6]。CSD 通过增加心室颤动（VF）的阈值，增加了不应性，从而降低了术后心室颤动的可能。它可提高冠状动脉扩张的能力，从而增加了在心肌病尤其是缺血性心肌病患者中的应用。CSD 可保持心脏的收缩能力。由于 CSD 不会完全耗竭心室儿茶酚胺，它不会导致去神经支配后的超敏反应。通过 CSD 实现的神经节前去神经可以防止神经再支配，这增加了避免长期心律失常和干预的可能性。

　　在 LQTS 或 CPVT 等离子通道病患者中，CSD 的使用可以减少 ICD 放电和症状，同时它越来越多地用于其他原因如心肌病、特发性心室颤动等导致的难治性室性心律失常（VA）的治疗中。然而，支持 CSD 用于难治性 VA 的证据是有限的。在本章中，我们重点讨论 CSD 在难治性 VA 患者中的应用。

2 检索策略

　　表 58.1 总结了我们基于 PICO 格式的检索策略。通过 PubMed 和 Google Scholar 检索 2009 年 1 月至 2019 年 9 月发表的相关文献，检索关键词使用："sympathectomy"，"cardiac

V. Raman · D. H. Harpole Jr（✉）
Duke University, Durham, NC, USA
e-mail: david.harpole@dm.duke.edu; David.harpole@duke.edu

"sympathetic denervation"，"arrhythmia"。

表 58.1　用于文献检索的 PICO 格式术语

P（患者）	I（干预）	C（对照）	O（结局）
难治性室性心律失常的患者	心脏交感神经切除术	最大限度的药物治疗和导管消融	治疗成功率

3　结果

3.1　观察性研究

目前尚无前瞻性的随机试验来评估 CSD 在难治性 VA 患者中的作用。大多数研究包括以下患者：（1）尽管接受了最大限度的药物治疗（β 受体阻滞剂）和导管消融，但仍存在 VA，或（2）对药物治疗的耐受性差或解剖结构不适合进行导管消融（例如，室间隔、乳头肌、冠状动脉旁区域出现多个自主功能的病灶或回路）[7]。

表 58.2 总结了评价 CSD 治疗难治性 VA 患者的观察性研究[7-13]。大多数研究报告的主要结局是术后无 VA，而且许多研究也对心律失常事件减少进行了量化。Vaseghi 等在 2014 年报道了一项病例数最多的研究[12]。该研究中，41 例心肌病和难治性 VA 患者接受左侧或双侧 CSD 治疗。接受双侧 CSD 的患者中 48% 术后无 VA 发生，而接受左侧 CSD 的患者中 30% 术后无 VA 发生。在整个队列中，90% 的患者 ICD 放电减少。

表 58.2　评估心脏交感神经切除术（CSD）在治疗室性心律失常（VA）中作用的观察性研究

作者	发表年份	病例数	手术原因	左侧或双侧切除	无心律失常比例（n，%）	手术主要并发症
Bourke 等[8]	2010	9	消融后仍有 VA	左侧	5（56%）	无
Ajijola 等[9]	2012	6	消融后仍有 VA	双侧	4（67%）	无
Coleman 等[10]	2012	27（22 例有症状）	非 QT 综合征导致的 VA	左侧	18（82%）	无
Hofferberth 等[11]	2014	24	难治性 VA（包括 QT 综合征患者）	左侧	12（55%）	无
Vaseghi 等[12]	2014	41	心肌病和难治性 VA	左侧 14 双侧 27	左侧 4（30%） 双侧 13（48%）	需要再次手术的血胸（n=1）
Richardson 等[7]	2018	7	消融后仍有 VA	双侧 6 左侧 1	7（100%）	无
Assis 等[13]	2019	8	ARVC 伴难治性 VA	双侧	5（63%）	无

QT：QTc 间期；ARVC：致心律失常性右室心肌病

2014 年，Hofferberth 等介绍了对 24 例由于离子通道病等多种原因导致的难治性 VA 患者进行左侧 CSD 治疗的经验[11]。他们发现，在平均 28 个月的随访时间里，55% 的患者未发生 VA，73% 的患者术后心律失常显著减轻。Coleman 等报道了 27 例易患 VA 的非 LQTS 综合征患者接受左侧 CSD 治疗的结局[10]。在术后 14 个月的随访中，22 例有症状的患者中有 18 例（82%）完全无 VA 发生。其他四项研究中，每项纳入的接受 CSD 的患者少于 10 例，其中 56% ～ 100% 无 VA 症状[7-9, 13]。

3.2　CSD 并发症

CSD 通常是一种安全的手术，可以通过电视胸腔镜手术（VATS）进行。无围手术期死亡的报告。在观察性研究中发现的唯一的主要并发症是血胸，1 例患者在术后 24 小时内需要再次手术清除血胸[12]。CSD 的轻微并发症包括气胸和自限性上睑下垂。慢性并发症包括胸部和背部痛觉过敏和排汗变化[12]。

3.3　CSD 范围

目前尚无研究比较难治性 VA 患者进行 CSD 的治疗范围。大多数研究报道的治疗范围除切除星状神经节的下三分之一到一半外，还有切除 T2 到 T4 ～ 5 交感神经节[10, 12, 14]。如果患者外侧有 Kuntz 束，也予切除。虽然一些较早的研究报道保留星状神经节以防止医源性 Horner 综合征，但目前大多数研究报道，神经节下段切除能减轻来自星状神经节的心律失常，同时也能减少 Horner 综合征的风险，因为眼神经纤维通常在神经节的上半部穿过。

3.4　左侧与双侧 CSD

左侧和双侧 CSD 在治疗难治性 VA 的研究中均有报道。上述唯一一项包括两种技术的研究显示，30% 的患者在左侧 CSD 后无 VA 发生，48% 的患者在双侧 CSD 后无 VA 发生[12]。然而，该研究中患者存在异质性且样本量较小。从理论上讲，双侧 CSD 比左侧 CSD 更有优势[1]。右侧星状神经节也支配心室，去神经术后应该也能降低室性心律失常的发生[2]。一侧星状神经节的去神经支配可能导致对侧神经节的过度肥大并导致持续的心律失常。因此，我们对难治性 VA 患者实施双侧 CSD。

4　结论与建议

目前尚无高质量或中等质量的证据来评价 CSD 在难治性 VA 患者中的作用。基于低质量证据，我们建议对接受了最大程度的药物治疗和导管消融后仍继续存在显著 VA 的患者，以及不能耐受或不能接受消融和药物治疗的 VA 患者，可以考虑进行双侧 CSD。患者应该在具有先进的电生理学、心脏重症监护和胸外科能力的中心接受多学科评估。

我们认为双侧 CSD 是一种安全的手术，主要并发症的发生率可以忽略不计，这一点得到了观察性研究和我们自身经验的支持。

> **推荐**
>
> - 对于最大程度药物治疗和导管消融后仍存在室性心律失常的患者，以及不能耐受或不接受消融和药物治疗的室性心律失常患者，我们建议采用双侧心脏交感神经切除术（证据质量低，弱推荐）。

5　个人观点

胸外科医生对手掌多汗症和其他疾病进行 VATS 交感神经切除术已有 20 多年的历史，它对难治性室性心律失常患者的治疗也有作用。在过去的 5 年里，我们进行了 20 多次手术，术后患者症状控制良好，并发症发生率低。如果可能，患者应在手术前进行左侧星状神经节阻滞，以验证交感神经切除术的效果。对于有心室辅助装置的难治性室速患者，该手术也可以安全地进行。尽管数据不足，我们更倾向于进行双侧 VATS 交感神经切除术以获得更彻底的心脏去神经支配。为了收集更多的证据，应该设计一个前瞻性多中心数据库。

参考文献

1. Bradfield JS, Ajijola OA, Vaseghi M, Shivkumar K. Mechanisms and management of refractory ventricular arrhythmias in the age of autonomic modulation. Heart Rhythm. 2018；15(8):1252–60.

2. Olde NordkampLRA, Driessen AHG, Odero A, Blom NA, Koolbergen DR, Schwartz PJ，et al. Left cardiac sympathetic denervation in the Netherlands for the treatment of inherited arrhythmia syndromes. Neth Heart J. 2014；22(4):160–6.

3. Schwartz PJ, Priori SG, Cerrone M, Spazzolini C, Odero A, Napolitano C, et al. Left cardiac sympathetic denervation in the management of high-risk patients affected by the long-QT syndrome. Circulation. 2004；109(15):1826–33.

4. Li J, Wang L, Wang J. Video-assisted thoracoscopic sympathectomy for congenital long QT syndromes. Pacing Clin Electrophysiol. 2003；26(4p1):870–3.

5. Wilde AAM, Bhuiyan ZA, Crotti L, Facchini M, De Ferrari GM, Paul T，et al. Left cardiac sympathetic denervation for catecholaminergic polymorphic ventricular tachycardia. NEJM. 2008；358(19):2024–9.

6. Schwartz PJ. Cardiac sympathetic denervation to prevent life-threatening arrhythmias. Nat Rev Cardiol. 2014；11(6):346–53.

7. Richardson T, Lugo R, Saavedra P, Crossley G, Clair W, Shen S, et al. Cardiac sympathectomy for the management of ventricular arrhythmias refractory to catheter ablation. Heart Rhythm. 2018；15(1):56–

62.

8. Bourke T, Vaseghi M, Michowitz Y, Sankhla V, Shah M, Swapna N, Boyle NG, Mahajan A, Narasimhan C, Lokhandwala Y, Shivkumar K. Neuraxial modulation for refractory ventricular arrhythmias：value of thoracic epidural anesthesia and surgical left cardiac sympathetic dener- vation. Circulation. 2010；121(21):2255–62.

9. Ajijola OA, Lellouche N, Bourke T, Tung R, Ahn S, Mahajan A, et al. Bilateral cardiac sympa- thetic denervation for the management of electrical storm. J Am Coll Cardiol. 2012；59(1):91–2.

10. Coleman MA, Bos JM, Johnson JN, Owen HJ, Deschamps C, Moir C, et al. Videoscopic   left cardiac sympathetic denervation for patients with recurrent ventricular fibrillation/malig- nant ventricular arrhythmia syndromes besides congenital long-QT syndrome. Circ Arrhythm Electrophysiol. 2012；5(4):782–8.

11. Hofferberth SC, Cecchin F, Loberman D, Fynn-Thompson F. Left thoracoscopic sympathec- tomy for cardiac denervation in patients with life-threatening ventricular arrhythmias. J Thorac Cardiovasc Surg. 2014；147(1):404–11.

12. Vaseghi M, Gima J, Kanaan C, Ajijola OA, Marmureanu A, Mahajan A, et al. Cardiac sym- pathetic denervation in patients with refractory ventricular arrhythmias or electrical storm：intermediate and long-term follow-up. Heart Rhythm. 2014；11(3):360–6.

13. Assis FR, Krishnan A, Zhou X, James CA, Murray B, Tichnell C, Berger R, Calkins H, Tandri H, Mandal K. Cardiac sympathectomy for refractory ventricular tachycardia in arrhythmo- genic right ventricular cardiomyopathy. Heart Rhythm. 2019；16:1003–10.

14. Atallah J, Fynn-Thompson F, Cecchin F, DiBardino DJ, Walsh EP, Berul CI. Video-assisted thoracoscopic cardiac denervation：a potential novel therapeutic option for children with intractable ventricular arrhythmias. Ann Thorac Surg. 2008；86(5):1620–5.

第 59 章

手汗症的手术范围

Shane P. Smith and Eric Vallières

1 引言

原发性手汗症可对人产生负面影响，在美国人群中的患病率高达 3%[1]。它会导致社交焦虑，也会限制社交和职业的发展 [2]。内镜下胸交感神经切断术（ETS）提供了一种永久性的解决方案，而内科治疗仅能暂时性地控制症状 [3, 4]。手汗症的手术范围目前仍存在争议，包括通过什么方法以及哪种手术入路切断胸交感神经链的哪个（或哪些）节段。手术细节对 ETS 的治疗结果有一定的影响，包括患者满意度、并发症、代偿性多汗症（CH）和生活质量（QOL）。

2 检索策略

通过 PubMed，Cochrane Evidence Based Medicine 和 Ovid 数据库检索 2000 年到 2019 年发表的关于手汗症手术范围的相关英文文献（表 59.1）。文献检索关键词使用 "hyperhidrosis, palmar/surgery"，"hyperhidrosis, palms/surgery"，"hyperhidrosis, palmar/ surgery extent"，"hyperhidrosis, palms/ surgery extent"，AND（"intraoperative complications" OR "perioperative complications" OR "postoperative complications"），"compensatory hyperhidrosis"，"compensatory sweating"，"quality of life"。如果文章没有根据发生多汗的手掌位置进行细分，则排除这些文章。我们的分析包括四项随机临床试验、五项前瞻性队列研究、一项回顾性综述、一项专家共识、一项系统综述和一项 Meta 分析。使用 GRADE 系统对数据进行分类。

S. P. Smith · E. Vallières（✉）
Swedish Medical Center, Seattle, WA, USA
e-mail: eric.vallieres@swedish.org

表 59.1　用于文献检索的 PICO 格式术语

P（患者）	I（干预）	C（对照）	O（结局）
有明显手汗症的患者	胸腔镜手术	• 交感神经链切断的位置：R2 - 5 • 阻断的方法：夹闭，交感神经消融，交感神经切断 • 孔的数量	• 缓解 • 并发症 • 生活质量

3　结果

3.1　交感神经链阻断的位置

在手汗症的 ETS 中，胸交感神经链阻断的水平一直是一个有争议的话题。目前有两种方法来描述阻断水平：神经节的胸椎水平（T）或肋骨水平（R）。经典的阻断水平包括 T2～T4 或者 R2～R4[4]。本章中我们将使用 R 命名来统一描述胸交感神经链的阻断水平。一些使用 T 命名的研究中在多个肋骨处进行阻断，在本文中将转换为 R 命名。文献中最常见的阻断水平包括单个 R2～R4 水平以及这些水平的组合。

据报道，经 ETS 从 R2 到 R5 水平进行阻断以及这些水平组合阻断的总体即时成功率大于 93%（表 59.2）[3, 5 - 12]。将这些阻断水平进行比较，发现主要差异是交感神经链阻断导致的术后代偿性出汗（CH）的发生率和严重程度。

表 59.2　交感神经链阻断水平与结局

作者（年份）	研究类型（证据质量）	阻断水平	病例数	即时成功率	手术并发症	代偿性多汗（CH）发生率	随访时间	生活质量
Yazbek（2009）[6]	随机临床试验（中）	R2,3 vs R3,4	59	100% R2,3 97% R3,4	CH	67% R2，93% R3（严重程度更低）	平均 20 个月	20 个月 R2,3 > R3,4
Liu（2009）[10]	随机临床试验（中）	R3 vs R4	141	100% R3 94% R4	CH	77% R3，56% R4	平均 18 个月	18 个月 R4 > R3
Li（2008）[9]	随机临床试验（中）	R3 vs R2～R4	56	均为 100%	CH	严重：10% R2～R4，3% R3	平均 12 个月	R3 > R2～R4
Yazbek（2005）[7]	随机临床试验（中）	R2,3 vs R3,4	60	100% R2,3 97% R3,4	CH	86% R2，90% R3（严重程度更低）	平均 6 个月	6 个月 R2,3=R2,4

续表

作者（年份）	研究类型（证据质量）	阻断水平	病例数	即时成功率	手术并发症	代偿性多汗（CH）发生率	随访时间	生活质量
Sugimura（2009）[12]	前瞻性队列研究（低）	R2 R2～3 R3～4	535	总体96%	CH，气胸，上腔静脉撕裂，Horner综合征	严重：15% R2，24% R2～3，8% R3～4	平均10.4个月	非常满意 R2 74%， R2～3 62%， R3～4 85%
Zhang（2017）[11]	Meta分析（中）	R3 vs R4	1195	R3与R4无显著性差异	CH，手干燥R3＞R4，味觉性出汗R3＞R4	R3＞R4（异质性显著）	多样	R3与R4无显著性差异
Sang（2017）[5]	系统性综述（中）	R2 R2～3 R2～4 R2～5 R3 R4 R3～4	未报道	所有组别95%～100%	CH，如果局限R3或者R4Horner综合征可以避免，CH阻断R2组＞不阻断R2组	阻断R2 57% 不阻断R2 29%	未报道	未报道
Horslen（2018）[3]	前瞻性队列研究（低）	R3～4	54	93%	CH	84%	中位60个月	86%出现改善
Cerfolio（2011）[8]	专家共识（中）	R2 R2～3 R2～4 R2～5 R3 R4 R3～4	3760（总计）	＞94%，R3或R4成功率最高	CH，气胸，Horner综合征，永久心动过缓	R3＞R4	6～40个月	未报道

　　在R2水平进行交感神经阻断通常效果较好，但是R2水平阻断与CH发生率增加有关。Sang等的一项系统性综述显示，与那些交感神经阻断水平不包括R2的患者相比，阻断R2的患者中CH发生率明显增加[5]。相比之下，Yazbek等的两个独立的随机临床试验结果显示，与R3/R4相比，经ETS阻断R2/R3的即时成功率更高，CH更低，患者生活质量更高[6, 7]。

　　值得注意的是，胸外科医师协会（STS）的专家一致提倡R3或R4水平阻断治疗手汗症可获得最佳的成功率和最低的 CH 程度 [8]。这一结论得到了随机临床试验和 Meta 分析的支持 [9-11]。

ETS 后的患者生活质量是一个时间依赖变量。在比较 ETS 阻断水平的所有文献中，阻断水平包括 R2 的满意度最高，最长的随访时间为 20 个月 [6]。但是，在 Horslen 等的一项非对比研究中，中位随访时间达 60 个月，结果显示经 ETS 阻断 R3/R4 水平有 86% 的患者得到生活质量的改善 [3]。

3.2　阻断的方法

在手汗症的治疗中，阻断的方法是手术需要考虑的一个因素。目前经 ETS 阻断交感神经链有多种方式，其中经典的方法包括交感神经链夹闭术，交感神经链消融术以及交感神经链切断术。夹闭术的优势是，如果患者发生严重的 CH 或者生活质量下降，手术在早期是可逆的 [4]。然而，在采用 ETS 夹闭术的患者中，手术可逆性一直受到质疑。据报道，在接受手术以去除夹子中，大约仅有一半成功地取出了夹子 [12]。但是研究中缺乏高质量的数据，成功去除夹子的患者也大多为在初次手术后两周内 [13]。

Cheng 等回顾性比较了三种阻断方法，平均随访时间为 5 年，他们发现夹闭术的 CH 发生率较低，消融术和切断术的术后并发症和 Horner 综合征发生率更高 [14]。Panhofer 等的一项前瞻性队列研究通过比较夹闭术和消融术证实了 Cheng 等的结果（表 59.3）。这项研究结果显示，与夹闭术相比，消融术有更高的术后并发症发生率，以及更高的气胸比例，而且夹闭术的 CH 比例更低 [15]。

表 59.3　交感神经链阻断方法

作者 （年份）	研究类型 （证据质量）	方法	病例数	即时成功率	手术并发症	代偿性多汗（CH）发生率	平均随访时间	生活质量
Cheng（2015）[14]	回顾性研究（极低）	消融术，切断术，夹闭术	210	总体 85%，组间 $P >$ 0.05	Horner 综合征：1%（消融术和切断术），CH	消融术（72%）切断术（77%）夹闭术（68%）组间 $P > 0.05$	5 年	总体76%，组间 $P >$ 0.05
Panhofer（2014）[15]	前瞻性队列研究（低）	夹闭术，消融术	37	夹闭术85%，消融术 91%	气胸：夹闭术 2.6%，消融术 3.3%	夹闭术 7.9%消融术 11%$P=0.479$	12 个月	改善水平组间无显著性差异$P=0.127$

3.3　微创手术中操作孔的数量

ETS 通常使用电视胸腔镜手术（VATS）进行，手术本身并不涉及复杂的解剖或需切除大量组织，因此手术方式适合微创手术。目前报道的微创手术有单孔到三孔 [4, 8]。较少的孔往往对胸壁造成的损伤也较少，因此术后恢复可能更好，但是由于术中手术视野和操作空间受限，发生并发症的可能性也更高[16]。

　　目前很少有文献对 ETS 中使用操作孔的数量进行比较（表 59.4）。Ibrahim 等在一项前瞻性队列研究中比较了单孔与多孔手术，结果显示两种方法的成功率都很高，但是多孔手术的气胸发生率更高，CH 发生率较低[17]。在另一项前瞻性队列研究中，Murphy 等将单孔与两孔手术进行了比较，结果再次显示在两孔手术中气胸的发生率显著升高，而两组在 CH 方面无统计学上的显著差异[18]。

表 59.4　治疗手汗症手术孔的数量

作者（年份）	研究类型（证据质量）	方法	病例数	即时成功率	手术并发症	代偿性多汗（CH）发生率	随访时间	生活质量
Ibrahim（2014）[17]	前瞻性队列研究（低）	单孔，多孔	71	100%	气胸：单孔 2.8%，多孔 5.7%，$P > 0.05$	单孔 22%，多孔 20%，$P > 0.05$	平均 1 年	未评估
Murphy（2006）[18]	前瞻性队列研究（低）	单孔，两孔	46	75%	气胸：单孔 7.7%，两孔 15.8%，$P < 0.05$	单孔 31%，两孔 29%	中位 25 个月	单孔 > 多孔

4　结论与建议

　　总体来说，内镜下胸交感神经切断术是治疗手汗症一种成功的手术方法，但为了进一步提高成功率和持久改善患者的生活质量，并将术后并发症发生率降至最低，手术的范围尚存在争议。研究中的手术的范围可以进一步细分为交感神经链阻断的水平，阻断的方法以及孔的数量。

　　在交感神经链阻断水平方面，目前有高质量的研究数据。R2 水平阻断对治疗手汗症的效果可能更加确切，但是 R3 和 / 或 R4 水平的阻断也可提供同样高的成功率，而且 CH 的发生率更低。关于阻断方法和微创手术操作孔的数量，可用数据的质量较低。在现有的研究中，夹闭术提供了令人满意的初始成功率和患者持久的生活质量改善，同时 CH 发生率较低，而且在术后早期该操作方法还具有可逆性。微创手术操作孔的数量越少，术后疼痛越轻，并发症发生率越低。但是，在阻断方法和微创手术操作孔的数量方面，需要更多的前瞻性随机临床试验数据来达成共识。

推荐

- 建议通过 VATS 对 R3 和 / 或 R4 水平进行阻断来治疗手汗症（证据质量高，强推荐）。
- 建议使用交感神经链夹闭术而不是消融术或切断术来治疗手汗症（证据质量低，弱推荐）。
- 建议使用单孔或者两孔进行手术（证据质量低，弱推荐）。

5　个人观点

我们对有明显手汗症患者的治疗方法是通过 VATS 游离双侧的 T3 交感神经节，并在第 3 和第 4 肋骨水平（R3 ～ 4）下方放置两个 5mm 钛夹。我们使用止血夹夹闭而不是进行横断，是考虑到夹闭术具有可逆性。另外，我们在术中使用两个 5mm 的孔进行操作。我们的研究结果已经在国内发表。这种方法的获益可以长期维持，即使有时会受不同程度 CH 的影响，但术后的患者生活质量还是满意的[3]。

参考文献

1. Strutton DR, Kowalski JW, Pharm D, Glaser DA, Stang PE. US prevalence of hyperhidrosis and impact on individuals with axillary hyperhidrosis：results from a national survey. J Am Acad Dermatol. 2004；51(2):241–8. https://doi.org/10.1016/j.jaad.2003.12.040.
2. Milanez de Campos JR, Kauffman P, de Campos Werebe E, et al. Quality of life, before and after thoracic sympathectomy：report on 378operated patients. Ann Thorac Surg. 2003；76(3):886–91. https://doi.org/10.1016/S0003-4975(03)00895-6.
3. Horslen LC, Wilshire CL, Louie BE, Vallières E. Long-term impact of endoscopic thoracic sympathectomy for primary palmar hyperhidrosis. Ann Thorac Surg. 2018；106(4):1008–12. https://doi.org/10.1016/j.athoracsur.2018.04.063.
4. Vallières E. Endoscopic upper thoracic sympathectomy. Neurosurg Clin N Am. 2001；12(2):321–7.
5. Sang HW, Li GL, Xiong P, Zhu MC, Zhu M. Optimal targeting of sympathetic chain lev- els for treatment of palmar hyperhidrosis：an updated systematic review. Surg Endosc. 2017；31(11):4357–69. https://doi.org/10.1007/s00464-017-5508-y.
6. Yazbek G, Wolosker N, Kauffman P, de Campos JRM, Puech-Leão P, Jatene FB. Twenty months of evolution following sympathectomy on patients with palmar hyperhidrosis：sympa- thectomy at the T3level is better than at the T2level. Clinics. 2009；64(8):743–9. https://doi. org/10.1590/S1807-59322009000800006.
7. Yazbek G, Wolosker N, Milanez De Campos JR, Kauffman P, Ishy A, Puech-Leão P. Palmar hyperhidrosis -which is the best level of denervation using video-assisted thoracoscopic sym- pathectomy：T2or T3ganglion? J Vasc Surg. 2005；42(2):281–5. https://doi.org/10.1016/j. jvs 2005.03.041.

8. Cerfolio RJ, De Campos JRM, Bryant AS, et al. The Society of Thoracic Surgeons expert consensus for the surgical treatment of hyperhidrosis. Ann Thorac Surg. 2011；91(5):1642–8. https://doi.org/10.1016/j.athoracsur.2011.01.105.

9. Li X, Tu YR, Lin M, Lai FC, Chen JF, Dai ZJ. Endoscopic thoracic sympathectomy for palmar hyperhidrosis：a randomized control trial comparing T3and T2-4ablation. Ann Thorac Surg. 2008；85(5):1747–51. https://doi.org/10.1016/j.athoracsur.2008.01.060.

10. Liu Y, Yang J, Liu J, et al. Surgical treatment of primary palmar hyperhidrosis：a prospec- tive randomized study comparing T3and T4sympathicotomy. Eur J Cardiothorac Surg. 2009；35(3):398–402. https://doi.org/10.1016/j.ejcts.2008.10.048.

11. Zhang W, Wei Y, Jiang H, Xu J, Yu D. T3versus T4thoracoscopic sympathicotomy for palmar hyperhidrosis：a meta-analysis and system review. J Surg Res. 2017；218:124–31. https://doi.org/10.1016/j.jss.2017.05.063.

12. Sugimura H, Spratt EH, Compeau CG, Kattail D, Shargall Y. Thoracoscopic sympathetic clipping for hyperhidrosis：long-term results and reversibility. J Thorac Cardiovasc Surg. 2009；137(6):1370–8. https://doi.org/10.1016/j.jtcvs 2009.01.008.

13. Hynes CF, Yamaguchi S, Bond CD, Blair Marshall M. Reversal of sympathetic interrup- tion by removal of clips. Ann Thorac Surg. 2015；99(3):1020–3. https://doi.org/10.1016/j.athoracsur.2014.10.062.

14. Cheng A, Johnsen H, Chang MY. Patient satisfaction after thoracoscopic sympathectomy for palmar hyperhidrosis：do method and level matter? Perm J. 2015；19(4):29–31. https://doi. org/10.7812/TPP/15-040.

15. Panhofer P, Ringhofer C, Gleiss A, et al. Quality of life after sympathetic surgery at the   T4ganglion for primary hyperhidrosis：clipapplication versus diathermic cut. Int J Surg. 2014；12(12):1478–83. https://doi.org/10.1016/j.ijsu.2014.11.018.

16. Chen Y, Ye W, Yang W, et al. Uniportal versus biportal video-assisted thoracoscopic sympa- thectomy for palmar hyperhidrosis. Chin Med J. 2009；122(5):1525–8.

17. Ibrahim M, Allam A. Comparing two methods of thoracoscopic sympathectomy for palmar hyper- hidrosis. JAAPA. 2014；27(9):1–4. https://doi.org/10.1097/01.JAA.0000453237.17130.6b.

18. Murphy MO, Ghosh J, Khwaja N, et al. Upper dorsal endoscopic thoracic sympathectomy：a comparison of one- and two-port ablation techniques. Eur J Cardiothorac Surg. 2006；30:223–7. https://doi.org/10.1016/j.ejcts.2006.04.016.

第七部分

胸　壁

第 60 章

合成材料和生物材料重建胸壁骨性缺损的效果比较

Onkar Khullar and Felix Fernandez

1 引言

即使是对于最有经验的外科医生，胸壁重建也是一项具有挑战性的胸部手术，尤其是在出现骨性缺损的情况下。一些胸壁手术包括对肿瘤、先天性缺陷、辐射损伤以及复杂感染等的治疗，通常会导致胸壁医源性缺损。较大的胸壁缺损会导致骨骼不稳定、呼吸动力学改变，以及较明显的美观问题。重建这些巨大的胸壁缺损是一项艰巨的挑战，通常需要植入材料进行填充。

总体而言，胸壁重建的目标包括恢复骨骼完整性、保护内在结构、并提供良好的美容效果。目前存在多种用于骨骼重建的材料，并被推广用于重建手术，分为刚性与非刚性材料、渗透与非渗透材料、补片／网状材料与肋骨或胸骨板／棒，以及合成材料与生物材料[1]。理想的植入材料应该具有以下特性：足够坚硬，可以消除胸壁反常运动；具有足够的延展性以适应胸廓形状；物理和化学上的惰性；允许组织生长；放射透明；无菌和抗感染；便宜。可惜目前未发现符合所有以上特性的材料。

胸壁重建出现并发症的概率较高，有报道其发生率高达 20% ～ 60%。常见的并发症包括切口愈合不良、皮下积液、切口感染、肺部并发症和呼吸功能损害等，其他并发症还包括慢性疼痛、生活质量（QOL）下降和不理想的美容效果。与合成材料相比，生物植入材料在理论上具有更好的预防感染的优势，从而减少植入材料因感染而取出的概率。另一方面，非刚性生物材料在经过软组织渗透和再生后最终被重新吸收，可能会降低胸壁稳定性，从而导致更大的呼吸功能损害和更差的美容结果。本章拟通过回顾相关文献

O. Khullar · F. Fernandez（✉）
Division of Cardiothoracic Surgery, Emory University School of Medicine,
Atlanta, GA, USA
e-mail: felix.fernandez@emoryhealthcare.org

比较生物材料和合成材料重建的效果。

2　检索策略

我们查阅了有关医源性骨性胸壁缺损胸壁重建的文献，比较了生物材料与合成材料重建，重点关注术后并发症、植入材料移除率、生活质量及美容效果（表 60.1）。对 2009 年至 2019 年 10 年间的英文文献进行检索，取得已发表的关于骨性胸壁缺损的胸壁重建数据。检索的数据库包括 PubMed、Embase 和 Cochrane Evidence Based Medicine。检索关键词为 "prosthetic chest wall reconstruction"，"synthetic chest wall reconstruction"，以及 "biologic chest wall reconstruction"。检索中没有发现随机对照试验或前瞻性队列研究，本章纳入 5 个回顾性队列研究和 19 个病例系列研究。排除了个案报告以及未报道与重建相关结果的研究。结果采用 GRADE 系统进行分类。从表 60.2 可以发现，关于这个主题的文献仅限于不同样本大小的病例系列研究和少数的回顾性队列分析。

表 60.1　用于文献检索的 PICO 格式术语

P（患者）	I（干预）	C（对照）	O（结局）
医源性胸壁缺损患者	用生物材料重建	用合成材料重建	并发症 生活质量 植入材料移除

表 60.2　关于胸壁重建已发表的相关文献

作者（年份）	Na	重建材料	总体并发症	伤口感染	皮下积液	植入材料移除率	围手术期死亡率	研究设计（证据质量）
合成材料								
Galbis Caravajal 等（2009）[2]	11	PTFE 补片，聚丙烯网片	18%	NR	NR	18%	0	病例系列（低）
Daigeler 等（2009）[3]	62	聚丙烯网片	42%	15.2%	NR	6.5%	5.4%	病例系列（低）
Aghajanzadeh 等（2010）[4]	60	聚丙烯网片（n=40），甲基丙烯酸甲酯网片（n=20）	36%	5%	3%	NR	3.3%	病例系列（低）
Noble 等（2010）[5]	17	甲基丙烯酸甲酯和聚丙烯的三明治网片	NR	0	5.9%	0	0	病例系列（低）

续表

作者（年份）	Na	重建材料	总体并发症	伤口感染	皮下积液	植入材料移除率	围手术期死亡率	研究设计（证据质量）
Girotti 等（2011）[6]	101	人工合成网片（n=52），人工合成刚性补片（n=27），人造"肋骨"假体（n=22）	22.7%	12.8%	NR	6.9%	0.9%	回顾性队列研究（低）
Fabre 等（2012）[7]	24	带薇乔网片或 PTFE 补片的钛肋板	NR	4.2%	8.3%	0	0	病例系列（低）
Berthet 等（2012）[8]	31	PTFE 网片钛肋板	16%	9.7%	0	3.2%	6.4%	病例系列（低）
Huang 等（2015）b [9]	23	PTFE 补片（n=18），聚丙烯网片（n=4），毛毡（n=1）	60.9%	8.7%（均为PTFE）	21.7%（均为PTFE）	8.7%（均为PTFE）	0	回顾性队列研究（低）
Aghajanzadeh 等（2015）[10]	43	甲基丙烯酸甲酯和聚丙烯的三明治网片	NR	7%	9.3%	2.3%	2.3%	病例系列（低）
Yang 等（2015）[11]	27	钛网	14.8%	0	7.4%	0	0	病例系列（低）
Khalil 等（2016）[12]	71	聚丙烯网片，甲基丙烯酸甲酯，钛板	NR	2.8%	0	0	0	病例系列（低）
Foroulis 等（2016）[13]	20	甲基丙烯酸甲酯和聚丙烯的三明治网片	20%	0	0	0	0	病例系列（低）
生物材料								
Ge 等（2010）[14]	10	AlloDerm 或 Flex HD 人真皮基质	40%	10%	30%	0	0	病例系列（低）
Lin 等（2012）[15]	5	Permacol 猪真皮基质	40%	0	20%	0	0	病例系列（低）
Barua 等（2012）[16]	6c	Permacol 猪真皮基质，Veritas 胶原基质	33.3%	0	0	0	16.7%	病例系列（低）
Dell'Amore 等（2012）[17]	4	同种异体胸骨移植	0%	0	0	0	0	病例系列（低）
Guillen 等（2017）[18]	8	L-乳酸和乙醇酸共聚物生物吸收板	0%	0	0	0	0	病例系列（低）
Schmidt 等（2016）[19]	6	Permacol 猪真皮基质	0%	0	0	0	0	病例系列（低）

续表

作者（年份）	Na	重建材料	总体并发症	伤口感染	皮下积液	植入材料移除率	围手术期死亡率	研究设计（证据质量）
Khalil 等（2018）[20]	8	层状牛真皮基质	0	0	0	0	0	病例系列（低）
D'Amico 等（2018）[21]	11	Protexa 猪真皮基质	45%	27%	0	0	0	病例系列（低）
合成材料和生物材料								
Rocco 等（2014）[22]	46	"新材料"（钛板、低温保存的移植物和脱细胞的胶原基质，n=21）"传统材料"（聚四氟乙烯和甲基丙烯酸甲酯，n=21）上述两种组合（n=4）	16%	8.1%	NR	4.6%	0	回顾性队列研究（低）
George 等（2014）[23]	21	XCM 生物猪真皮组织基质加肋骨板（n=10）、不加肋骨板（n=11）	14.3%	14.3%（均为合成肋骨板）	0	14.3%（均为合成肋骨板）	0	病例系列（低）
Spicer 等（2016）d[24]	427	生物材料（n=111）合成材料（n=116）	24%e	2.8%	NR	0	1%	回顾性队列研究（中）
Azoury 等（2016）[25]	59	生物材料（n=10）合成材料（n=22）两种材料联合（n=27）	24.7%	8.6%（合成材料组5例，联合组2例）	1.2%	0	6.8%（均为合成材料组）	回顾性队列研究（中）

NR：未报道；PTFE：聚四氟乙烯；AlloDerm：Allergan, Madisan, NJ；Flex HD：Ethicon, Bridgewater, NJ；Permacol：Covidien, Mansfield, MA；Veritas：Synovis, St Paul, MN；XCM：Depuy Synthes, Oberdorf, Switzerland；Protexa：Teconss, Giaveno, Italy

a 使用合成或生物植入材料重建的患者数量，不包括未进行重建或仅采用自体组织皮瓣治疗的患者。

b 未纳入这项研究中 14 名使用自体组织重建的患者。

c 胸壁重建的数量，包括软组织重建在内的总样本有 44 例。

d 使用了包括生物材料、合成材料、弹性材料和刚性材料在内的多种重建材料。

e 仅报道了肺部并发症。

3　结果

到目前为止，尚无高质量的随机临床试验将一种植入材料与另一种植入材料进行比较。因此，材料的选择通常基于各医学中心的可获得性和成本，以及外科医生的偏好和习惯（表 60.2）[2-21, 23-28]。下面，我们将回顾一下目前已有的一些文献。

聚丙烯和聚四氟乙烯的编织网及补片使用方便、不可吸收、拉伸强度均匀。但是，由于它们是人工合成的，更容易引起感染而需要移除植入材料。最近的病例系列报告提示感染率和植入材料取出率为 5% ～ 15% 左右[2-4, 6, 9, 22]。皮下积液的发生率在 3% ～ 22%，这与围手术期的管理有一定的相关性，如果无感染发生，通常无需取出植入材料。

最近的研究显示新型钛板是一种非常有前景的材料，但在大多数情况下，这些钛板与生物或合成补片一起被用作刚性支架，其感染率与仅使用传统的合成材料相似[7, 8, 12, 22]。Yang 等报道使用钛网重建的 27 例患者中无一例发生切口感染或胸壁不稳定[11]。虽然结果鼓舞人心，但该项研究样本量小且为回顾性，还需要进一步的研究证实。

生物网片通常由脱细胞后仅留下胶原基质的同种异体移植物或同种移植物组织制成。这些网片可以促进新的胶原沉积和组织生长，而不像合成网片那样导致形成疤痕。有报道显示生物网片也经常用于感染部位的修补。目前生物网片的相关研究主要是小样本的病例系列研究。报道的植入感染概率在 0 ～ 27%[14-21]，大部分研究显示无需取出植入材料。

Schmidt 等报道了 6 例患者使用猪脱细胞真皮基质重建，无感染性并发症发生，并且提供了良好的胸壁稳定性[19]。D'Amico 等报道了 11 例接受了胸壁切除的肉瘤患者进行重建的结果，其中 27% 的患者发生了切口相关并发症（血肿和感染），但是无一例需要取出植入物[21]。与 Schmidt 等的报道相似，他们在术后 2 年的 CT 扫描中发现患者胸壁仍具有良好的稳定性和完整性。

只有少数几项研究对用合成材料或生物材料重建胸壁后患者的生活质量进行比较，而且研究终点也没有标准化。与不需要胸壁切除的肺切除患者相比，接受肺切除联合胸壁切除及重建患者的生活质量（疼痛、乏力、呼吸困难）和总体肺功能无明显差异[26]。与治疗肺癌所需的胸壁切除范围和重建类型相比，患者的远期结局与术前状态更加密切相关[27]。另外，胸壁肿瘤患者进行胸壁切除和重建后的长期生活质量与一般人群相似[28]。

我们找到了三项直接比较生物材料和合成材料的回顾性队列研究，见表 60.3[22, 24, 25]。Spicer 等的一项研究比较了可吸收网片（薇乔和生物合成材料，n=111）和不可吸收网片（合成，n=316）重建后的结果[24]。多因素分析显示，两组的肺部并发症（OR=1.47，95%CI 0.86 ～ 2.53，P=0.155）和切口感染率（P=0.477，OR 未报道）无明显差异。值得注意是的，在研究中切口感染率非常低，只有 2.8%（n=12），而且无论使用何种材料，出现感染后均未取出材料。

Azoury 等的研究也报道了类似的结果，合成材料组、生物材料组和联合使用组的胸壁及切口相关并发症的发生率分别为 31.8%、10%、22.2%，组间无显著差异（P=0.47）[25]。研究结果提示，这两种材料的联合使用具有双重优势，其中脱细胞真皮基质为组织生长和血管再生提供了条件，而且兼具合成网片的结构耐久性，但是仍需要更大样本的研究对结论进行验证。

表 60.3   比较合成材料与生物材料进行胸壁重建的相关研究

作者（年份）	结论
Rocco 等（2014）[22]	单独使用合成材料与生物材料患者的局部切口并发症发生率无差异，但同时使用这两种材料与较高的切口并发症发生风险相关（OR 未报道，P=0.032）。
Spicet 等（2016）[24]	生物网片与合成网片的感染率（P=0.477，OR 未报道）和肺部并发症（OR=1.47，95%CI0.86～2.53，P=0.155）无显著差异。
Azoury 等（2016）[25]	合成材料组、生物材料组和联合使用组胸壁及切口相关并发症的发生率分别为 31.8%、10%、22.2%，组间无显著差异（P=0.47）。

Rocco 等在 2014 年报道了一项病例系列研究，将所谓的"新材料"（钛板、冷冻保存的移植物和脱细胞胶原基质）与传统材料（聚四氟乙烯和甲基丙烯酸甲酯）进行了比较[22]。其中 21 例患者接受了新材料治疗，21 例患者接受了传统材料治疗，4 例患者接受了新材料和传统材料的联合治疗。单独使用新材料与传统材料患者的局部切口并发症发生率无差异，但是在多变量回归分析中，同时使用这两种材料与较高的切口并发症发生率相关（OR 未报道，P=0.032）。然而，研究中的联合使用组只有 4 例患者，使研究结论不一定可靠。

目前尚无比较使用生物材料和合成材料术后患者生活质量的相关数据。未来的前瞻性研究除了评估临床结果外，还需要将患者生活质量作为研究终点之一进行比较。

4   结论与建议

综上所述，目前关于利用合成材料与生物材料重建骨性胸壁缺损的文献仅限于单中心回顾性病例系列研究和少数回顾性队列研究。只有三项研究直接比较了合成材料与生物材料的术后结局，比如切口感染等。这几项回顾性研究由于研究设计不可避免地存在选择偏倚。研究结果显示在切口并发症或植入材料取出率方面组间似乎无显著差异。当联合使用合成材料和生物材料时，可能会增加局部切口并发症的风险，但由于研究中的样本量小，结论仍需进一步的研究。另外关于患者生活质量或美容方面的数据也很少。

根据目前的相关文献，许多外科医生在污染创面更喜欢使用生物材料，在无污染创面使用合成材料与生物材料的感染并发症和植入材料取出的比例大致相似，但是合成材料成本更低。关于术后患者生活质量和美容方面的建议因相关文献少，无法得出结论。

> **推荐**
>
> - 建议在胸壁重建中首先考虑使用合成材料（证据质量低，弱推荐）。
> - 污染创面进行胸壁重建时建议使用生物材料（证据质量低，弱推荐）。

5　个人观点

　　即使是最有经验的外科医生，重建医源性骨性胸壁缺损也是一项艰巨的挑战。如果重建需要植入材料，在大多数情况下倾向于使用合成网片材料。现有的病例系列研究显示，合成材料的感染率相对较低，需要移除植入材料的概率较少。而且，如聚四氟乙烯等合成材料还具有结构完整、成本更低的优势，这也促使我们在无污染创面更倾向于使用合成材料。当需要刚性材料时，通常的做法是将甲基丙烯酸甲酯"夹"在薇乔网中做成三明治结构，然而最新的钛材料显示出相当大的应用前景，值得进一步研究。在有感染创面时，我们更倾向于使用生物材料。未来需要有明确定义研究终点的前瞻性随机临床试验，来对相关并发症、美观和患者的生活质量进行进一步研究。

参考文献

1. Khullar OV, Fernandez FG. Prosthetic reconstruction of the chest wall. Thorac Surg Clin. 2017；27(2):201–8.

2. Galbis Caravajal JM, Yeste Sanchez L, Fuster Diana CA, Guijarro Jorge R, Fernandez Ortiz P, Deaville PJ. Sternal resection and reconstruction after malignant tumours. Clin Transl Oncol. 2009；11(2):91–5.

3. Daigeler A, Druecke D, Hakimi M, et al. Reconstruction of the thoracic wall-long-term follow-upincluding pulmonary function tests. Langenbecks Arch Surg. 2009；394(4):705–15.

4. Aghajanzadeh M, Alavy A, Taskindost M, Pourrasouly Z, Aghajanzadeh G, Massahnia S. Results of chest wall resection and reconstruction in 162patients with benign and malignant chest wall disease. J Thorac Dis. 2010；2(2):81–5.

5. Noble J, Sirohi B, Ashley S, Ladas G, Smith I. Sternal/para-sternal resection for parasternal local recurrence in breast cancer. Breast. 2010；19(5):350–4.

6. Girotti P, Leo F, Bravi F, et al. The "rib-like" technique for surgical treatment of sternal tumors：lessons learned from 101consecutive cases. Ann Thorac Surg. 2011；92(4):1208–16.

7. Fabre D, El Batti S, Singhal S, et al. A paradigm shift for sternal reconstruction using a novel titanium rib bridge system following oncological resections. Eur J Cardiothorac Surg. 2012；42(6):965–70.

8. Berthet JP, Wihlm JM, Canaud L, et al. The combination of polytetrafluoroethylene mesh and titanium rib implants：an innovative process for reconstructing large full thickness chest wall defects. Eur J Cardiothorac Surg. 2012；42(3):444–53.

9. Huang H, Kitano K, Nagayama K, et al. Results of bony chest wall reconstruction with expanded polytetrafluoroethylene soft tissue patch. Ann Thorac Cardiovasc Surg. 2015；21(2):119–24.

10. Aghajanzadeh M, Alavi A, Aghajanzadeh G, Ebrahimi H, Jahromi SK, Massahnia S. Reconstruction of chest wall using a two-layer prolene mesh and bone cement sandwich. Indian J Surg. 2015；77(1):39–43.

11. Yang H, Tantai J, Zhao H. Clinical experience with titanium mesh in reconstruction of massive chest wall defects following oncological resection. J Thorac Dis. 2015；7(7):1227–34.

12. Khalil HH, Malahias MN, Balasubramanian B, et al. Multidisciplinary oncoplastic approach reduces infection in chest wall resection and reconstruction for malignant chest wall tumors. Plast Reconstr Surg Glob Open. 2016；4(7):e809.

13. Foroulis CN, Kleontas AD, Tagarakis G, et al. Massive chest wall resection and reconstruction for malignant disease. Onco Targets Ther. 2016；9:2349–58.

14. Ge PS, Imai TA, Aboulian A, Van Natta TL. The use of human acellular dermal matrix for chest wall reconstruction. Ann Thorac Surg. 2010；90(6):1799–804.

15. Lin SR, Kastenberg ZJ, Bruzoni M, Albanese CT, Dutta S. Chest wall reconstruction using implantable cross-linked porcine dermal collagen matrix(Permacol). J Pediatr Surg. 2012；47(7):1472–5.

16. Barua A, Catton JA, Socci L, et al. Initial experience with the use of biological implants for soft tissue and chest wall reconstruction in thoracic surgery. Ann Thorac Surg. 2012；94(5):1701–5.

17. Dell'Amore A, Cassanelli N, Dolci G, Stella F. An alternative technique for anterior chest wall reconstruction：the sternal allograft transplantation. Interact Cardiovasc Thorac Surg. 2012；15(6):944–7.

18. Guillen G, Garcia L, Marhuenda C, et al. Thoracic wall reconstruction with bioabsorbable plates in pediatric malignant thoracic wall tumors. J Pediatr Surg. 2017；52(3):377–81.

19. Schmidt J, Redwan B, Koesek V, et al. Thoracic Wall reconstruction with acellular porcine dermal collagen matrix. Thorac Cardiovasc Surg. 2016；64(3):245–51.

20. Khalil HH, Kalkat M, Malahias MN, et al. Chest wall reconstruction with porcine acellular dermal matrix(Strattice)and autologous tissue transfer for high risk patients with chest wall tumors. Plast Reconstr Surg Glob Open. 2018；6(5):e1703.

21. D'Amico G, Manfredi R, Nita G, et al. Reconstruction of the thoracic wall with biologic mesh after resection for chest wall tumors：a presentation of a case series and original technique. Surg Innov. 2018；25(1):28–36.

22. Rocco G, Martucci N, La Rocca A, et al. Postoperative local morbidity and the use of vacuum- assisted closure after complex chest wall reconstructions with new and conventional materials. Ann Thorac Surg. 2014；98(1):291–6.

23. George RS, Kostopanagiotou K, Papagiannopoulos K. The expanded role of extracellular matrix patch in malignant and non-malignant chest wall reconstruction in thoracic surgery. Interact Cardiovasc Thorac Surg. 2014；18(3):335–9.

24. Spicer JD, Shewale JB, Antonoff MB, et al. The influence of reconstructive technique on perioperative pulmonary and infectious outcomes following chest wall resection. Ann Thorac Surg. 2016；102(5):1653–9.

25. Azoury SC, Grimm JC, Tuffaha SH, et al. Chest wall reconstruction：evolution over a decade and experience with a novel technique for complex defects. Ann Plast Surg. 2016；76(2):231–7.

26. Liu M, Wampfler JA, Dai J, et al. Chest wall resection for non-small cell lung cancer：a case-matched study of postoperative pulmonary function and quality of life. Lung Cancer. 2017；106:37–41.

27. Tacconi F, Ambrogi V, Mineo D, Mineo TC. The impact on quality of life after en-bloc resec- tion for

non-small-cell lung cancer involving the chest wall. Thorac Cancer. 2012；3(4):326–33.

28. Salo JTK, Repo JP, Roine RP, Sintonen H, Tukiainen EJ. Health-related quality of life after oncological resection and reconstruction of the chest wall. J Plast Reconstr Aesthet Surg. 2019；72(11):1776–84.

第 61 章

无连枷胸的创伤性肋骨骨折：保守治疗还是手术固定？

Alex W. Helkin and Niels D. Martin

1 引言

创伤中肋骨骨折的发生概率约为 10%，可能会导致相关并发症甚至死亡[1]。严重的并发症较常出现在多发肋骨骨折的情况下，导致肺炎的发生率增加，呼吸机脱机困难，胸腔容量减少，呼吸功能不全和胸壁畸形。单根肋骨骨折也可出现慢性疼痛，运动功能障碍和生活质量下降，甚至长期残疾[2]。

手术固定肋骨骨折（SSRF）可以减少骨折部位的运动性疼痛、固定出现连枷胸的节段、修复严重的胸壁畸形、重建正常的胸壁力学[3]。尽管有学者认为与非手术治疗相比，患者经 SSRF 能更快地恢复生理功能状态，但这种标准治疗方式的普及仍不理想。各地的医院每天都有肋骨骨折患者入院，但只有不到 1% 的患者接受了 SSRF[4]。据推测，造成SSRF 普及率低的原因包括缺乏手术经验、对适应证缺乏共识以及缺乏高水平的支持性证据[3]。

虽然已有一些 Meta 分析[5-7]及专家共识[8]，但目前数据的异质性较大，涉及不同的患者类型、适应证、技术、研究方法以及结局。针对伴有连枷胸肋骨骨折的相关研究比针对单纯肋骨骨折的研究更多，而且数据显示 SSRF 可给这些患者带来明显获益。不伴有连枷胸的多发性肋骨骨折患者，并发症发生率和死亡率会随着年龄和肋骨骨折数量的增加而相应地增加[9, 10]。对不伴有连枷胸的肋骨骨折患者进行手术的时机尚不清楚。本章将回顾性分析关于在非连枷胸肋骨骨折患者中实施肋骨固定的相关数据，以确定可能从手

A. W. Helkin · N. D. Martin（✉）

Division of Traumatology, Surgical Critical Care & Emergency Surgery, Department of
Surgery, Perelman School of Medicine at the University of Pennsylvania,
Philadelphia, PA, USA

e-mail: alex.helkin@pennmedicine.upenn.edu; Niels.Martin@uphs.upenn.edu;
niels.martin@pennmedicine.upenn.edu

术中获益的患者类型。

2　检索策略

通过 Medline 数据库检索 2000 年到 2019 年发表的英文文献，检索关键词包括 "Blunt thoracic trauma, rib fixation, non-flail, rib fracture, chest wall stabilization, 以 及 surgical stabilization of rib fractures"（表 61.1），浏览相关文献全文。重点关注 SSRF 能否减少多发性肋骨骨折患者住院期间的机械通气时间、ICU 时间、总住院时间和肺炎发生率，以及 SSRF 能否改善创伤后长期结局，包括疼痛、麻醉剂依赖以及恢复正常工作活动的时间。

表 61.1　用于文献检索的 PICO 格式术语

P（患者）	I（干预）	C（对照）	O（结局）
继发于钝性胸部外伤不伴连枷节段的多发肋骨骨折患者	肋骨骨折手术固定	非手术（保守）治疗	机械通气时间 肺炎 ICU 住院时间 总住院时间 死亡率 生活质量 恢复工作的时间

3　结果

3.1　短期结局

目前尚无随机对照试验在无连枷节段的多发性肋骨骨折患者中比较 SSRF 和非手术治疗。SSRF 应用于无连枷胸肋骨骨折的相关研究很少，目前大部分研究均包括连枷胸的患者，且研究的异质性较大，而且大多是回顾性研究以及非随机的前瞻性研究，存在显著的局限性（表 61.2）[11-15]。

Nirula 等在 2006 年发表了一项病例对照研究，将 30 例接受 SSRF 的患者与年龄、损伤严重程度评分（ISS）和胸部简明损伤评分（AIS）相匹配的对照组患者进行比较[11]。手术固定组有 50% 的患者为非连枷型肋骨骨折，结果显示，SSRF 患者的 ICU 时间和总住院时间（LOS）与对照组相似，但手术后机械通气的时间明显减少（2.9±0.6 天，对照组为 9.4±0.2.7 天）。

Richardson 等在 2007 年对 1996 年到 2005 年的 3844 例肋骨骨折患者进行了回顾性研究，其中 7 例患者接受了 SSRF[12]。这些患者中平均有 8 根肋骨骨折，并有 3.5 根肋骨接受固定手术。观察指标包括急性疼痛缓解、机械通气时间、长期残疾和慢性疼痛。作者认为 SSRF 对肋骨骨折是一种有效的治疗手段，因为这 7 例手术患者很快脱离呼吸机，疼痛缓解明显，并且没有遗留残疾，但该研究缺乏客观数据的调查以及统计分析。

表 61.2　无连枷节段的肋骨骨折患者进行手术固定的相关研究

作者 （年份）	患者	结局指标	结果	证据 质量	注释
Nirula 等 （2006）[11]	病例对照研究，30 例 SSRF 患者	- ICU 时间 - 住院时间 - 呼吸机使用时间	- ICU 时间及住院时间相似 - 呼吸机使用时间减少（2.9 vs 9.4 天）	中	50% 患者不存在连枷节段
Richardson 等 （2007）[12]	回顾性研究，3844 例肋骨骨折，其中 7 例 SSRF	- 术后疼痛 - 呼吸机使用时间 - 长期残疾 - 慢性疼痛	- 疼痛明显减轻 - 呼吸机使用时间减短 - 没有残疾	低	未进行统计分析
Campbell 等 （2009）[13]	32 例连续纳入的接受 SSRF 的患者	- 疼痛反应、咳嗽时的疼痛、气促、胸部僵硬、生活质量、恢复工作	- 休息（1.0/10）及咳嗽（1.3/10）时疼痛减轻 - 60% 存在一定程度的胸部僵硬 - 20% 存在气促 - 生活质量满意 - 全部恢复工作	低	- 术后 1 个月至 4 年进行回访 - 应答率低（63%）
Kane 等 （2017）[14]	前瞻性收集 116 例 SSRF 患者与创伤数据库中患者进行回顾性比较	- 死亡率 - ICU 时间 - 住院时间 - 肺炎 - 气管切开	- 死亡率降低（0.9% vs 5.3%） - 肺炎发生率降低 13% - ICU 住院时间延长（3 vs 0 天） - 住院时间延长（12 vs 5 天） - 气管切开率增高（8.6% vs 4.5%）	中	缺乏非连枷胸的亚组分析
Pieracci 等 （2016）[15]	前瞻性收集 35 例 SSRF 手术患者与往年 35 例非手术患者进行比较	- 呼吸衰竭 - 气管切开 - 肺炎 - 机械通气天数 - 总住院时间 - 死亡率	- 呼吸衰竭发生率降低（48.6% vs 71.4%） - 气管切开率降低（14.3% vs 45.7%） - 机械通气天数减少（0 vs 5.0 天） - 其余指标无明显差异	中	缺乏非连枷胸的亚组分析

ICU：重症监护室；SSRF：肋骨骨折手术固定

　　Campbell 等在 2009 年发表了一项回顾性研究，对 4 年间连续纳入的 32 例接受了 SSRF 的患者进行了分析[13]。所有患者均为钝性损伤类型，存在血气胸和严重骨折移位。评估指标包括休息时和咳嗽时的疼痛评分（数值范围 0 ～ 10）、胸壁僵硬、呼吸困难、恢复情况和患者满意度（主观报告）。总体上，研究结果显示了较好的结局（休息时平均疼痛评分 1.0/10，咳嗽时平均疼痛评分 1.3/10），但是该项研究中存在明显的偏倚，对结果有一定的影响。例如，手术结局的相关调查是在 2008 年 1 月至 12 月期间进行的，而手术是在 2004 年 2 月至 2008 年 11 月之间进行的，另外随访应答率只有 63%。

Kane 等在 2017 年发表了一项研究，将前瞻性收集的 116 例接受了 SSRF 的患者与国家创伤数据库中 1000 例非手术治疗的肋骨骨折患者进行了比较[14]。在此项研究中，与非手术患者相比，接受 SSRF 的患者死亡率（0.9% vs 5.3%）和肺炎发生率（降低 13%）显著降低，但 ICU 时间（3 天 vs 0 天）和总住院时间（12 天 vs 5 天）更长，气管切开率更高（8.6% vs 4.5%）。这项研究还进行了对 65 岁及以上患者的亚组分析，结果显示死亡率有降低的趋势，但没有达到统计学意义。虽然研究中分别进行了年龄≥ 65 岁、≥ 3 根肋骨骨折以及≥ 5 根肋骨骨折的亚组分析，但遗憾的是，没有对 41 例非连枷胸损伤患者进行单独的亚组分析。

最后，Pierraci 等在 2016 年发表了一项研究，评估了 SSRF 在严重肋骨骨折（包括连枷胸、无连枷胸但肋骨骨折严重移位> 3 根、单侧胸腔容积损失 30% 及以上）患者中的疗效[15]。患者招募采用前瞻性交叉收集的方法，第一年的数据包括所有符合上述标准的非手术治疗的患者，而第二年是符合同样标准的手术治疗的患者。结果显示，手术组呼吸衰竭（48.6% vs 71.4%）和气管切开（14.3% vs 45.7%）的发生率更低，机械通气天数（0 vs 5.0 天）也更少。其他指标包括肺炎、住院时间和 ICU 住院时间组间无显著差异。遗憾的是此项研究没有针对非连枷胸患者进行亚组分析。

值得注意的是，上述研究中涉及了多种手术固定方法，包括钢丝、钢板和骨科缠绕材料。目前缺乏对不同厂家提供的各种材料进行比较的数据。目前 SSRF 的决策以及方法的选择通常还是基于外科医生的经验、喜好以及招标合同。

3.2　手术普及程度

尽管有部分文献的指导和支持，但是对于伴或不伴连枷节段的肋骨骨折进行外科手术固定仍然是一种新兴的临床操作。最近，关于美国一个州范围内 SSRF 操作模式的一项研究显示，从 2016 年到 2017 年共有 12 910 例多发性肋骨骨折患者，其中只有 57 例接受了 SSRF[16]。手术仅在全州一半的创伤中心开展。有趣的是，接受 SSRF 的患者中仅有 10/57 存在连枷节段。

3.3　长期结局

Kerr-Valentic 和 Mayberry 等开展了两项研究，特别评估了肋骨骨折的长期疼痛程度和残疾程度[17, 18]。研究发现肋骨骨折患者，无论年龄大小，在受伤后 30 天都会出现一定程度的残疾，平均有 70 ～ 100 多天不能工作。另外，作者回顾性分析了 46 例接受 SSRF 治疗的患者，包括 15 例严重移位的非连枷性骨折，13 例胸壁畸形，结果显示患者术后可忍受的长期疼痛程度和健康状况与未受伤普通人群相似。

4　结论与建议

不伴有连枷胸的肋骨骨折也会引起胸壁不稳定，导致肺功能恶化、无法控制的疼痛、严重的胸壁畸形等，因此应考虑进行肋骨固定，另外，在因其他原因需要开胸的肋骨骨折患者中，也建议进行肋骨固定。我们相信尽早手术不仅可以减轻疼痛，还可改善急性发病时肺部排痰和协助呼吸功能恢复，减少慢性疼痛，提高生活质量，并使患者能够尽早恢复工作。

目前数据显示 SSRF 具有较满意的治疗效果，但仍需进一步的研究证实。日后的研究应将接受 SSRF 的患者与具有相似人口统计特征和肋骨骨折模式的患者进行匹配，并调查他们的康复情况，包括慢性疼痛、麻醉剂的使用、恢复工作生活时间以及整体生活质量。这会为肋骨骨折的患者是否选择手术提供更好的参考。

此外，有两项正在进行的随机对照临床试验，荷兰的 FixCon 试验和美国的 CWISNONFLAIL 试验，研究对象为多发性肋骨骨折患者，使用预定的标准和相同的多模式镇痛方案，对 SSRF 和非手术治疗进行比较，这两项试验将为手术的推广提供进一步的证据[19, 20]。这两项研究中患者来自多个中心的严重肋骨骨折（≥ 3 根严重错位肋骨骨折）患者，不包括连枷胸患者，评估指标包括呼吸频率、用力肺活量和疼痛评分。实验组接受手术切开复位及内固定，手术组和对照组接受规范化的镇痛（CWISNONFLAIL），或者由研究者决定镇痛方法（FixCon）。FixCon 研究的主要结局是肺炎的发生率，其次是机械通气天数、疼痛、肺功能等。CWISNONFLAIL 研究主要调查的是术后就诊时生活质量指标，其次要结局与 FixCon 研究相似。

推荐

- 多发严重肋骨骨折会引起严重的疼痛或胸壁不稳定，影响咳痰及呼吸动力学改变，建议进行外科肋骨固定（证据质量中，弱推荐）。
- 对于多处严重肋骨骨折可能导致慢性疼痛的患者，建议进行外科肋骨固定（证据质量低，弱推荐）。

5　个人观点

虽然肋骨骨折的患者可以接受保守治疗出院，但许多患者因慢性疼痛感到疲劳，或者不能恢复到创伤前的功能状态。我们相信 SSRF 可以促进患者功能恢复，提高生活质量，尽早恢复工作，最终数据也将证实这一点。当决定实行 SSRF 时，我们不仅要把握手术指征，更要考虑到患者的临床获益。具体而言，我们认为以下问题对开展 SSRF 至关重要：第一，骨折类型的严重程度是否与临床表现相符？第二，通过 SSRF 重建胸壁在技术上可行吗？第三，手术能否有效改善骨折相关并发症？第四，不进行手术患者是否会出现慢性疼痛？

随着 SSRF 的普及，未来可获得更多的数据来证明一些更精细的问题，外科医生将能够更好地预测哪些患者或骨折类型将从手术中获益、急性损伤进行手术的最佳时机以及最佳的骨折肋骨固定数量。

参考文献

1. Lafferty PM, Anavian J, Will RE, Cole PA. Operative treatment of chest wall injuries：indica- tions, technique, and outcomes. JBJS. 2011；93(1):97–110.

2. Gordy S, Fabricant L, Ham B, Mullins R, Mayberry J. The contribution of rib fractures to chronic pain and disability. Am J Surg. 2014；207(5):659–63.

3. Pieracci FM, Majercik S, Ali-Osman F, et al. Consensus statement：surgical stabilization of rib fractures rib fracture colloquium clinical practice guidelines. Injury. 2017；48(2):307.

4. Dehghan N, De Mestral C, McKee MD, Schemitsch EH, Nathens A. Flail chest injuries：a review of outcomes and treatment practices from the National Trauma Data Bank. J Trauma Acute Care Surg. 2014；76(2):462–8.

5. Leinicke JA, Elmore L, Freeman BD, Colditz GA. Operative management of rib fractures in the setting of flail chest：a systematic review and meta-analysis. Ann Surg. 2013；258(6):914–21.

6. Slobogean GP, MacPherson CA, Sun T, Pelletier M-E, Hameed SM. Surgical fixation *vs* nonop- erative management of flail chest：a meta-analysis. J Am Coll Surg. 2013；216(2):302–311.e301.

7. Coughlin TA, Ng JW, Rollins KE, Forward DP, Ollivere BJ. Management of rib frac- tures in traumatic flail chest：a meta-analysis of randomised controlled trials. Bone Joint J. 2016；98-B(8):1119–25.

8. Kasotakis G, Hasenboehler EA, Streib EW, et al. Operative fixation of rib fractures after blunt trauma： a practice management guideline from the Eastern Association for the Surgery of Trauma. J Trauma Acute Care Surg. 2017；82(3):618–26.

9. Bulger EM, Arneson MA, Mock CN, Jurkovich GJ. Rib fractures in the elderly. J Trauma. 2000；48:1040–6.

10. Stawicki SP, Grossman MD, Hoey BA, et al. Rib fractures in the elderly：a marker of injury severity. J Am Geriatr Soc. 2004；52:805–8.

11. Nirula R, Allen B, Layman R, Falimirski ME, Somberg LB. Rib fracture stabilization in patients sustaining blunt chest injury. Am Surg. 2006；72(4):307–9.

12. Richardson JD, Franklin GA, Heffley S, Seligson D. Operative fixation of chest wall fractures：an underused procedure. Am Surg. 2007；73:591–6.

13. Campbell N, Conaglen P, Martin K, Antippa P. Surgical stabilization of rib fractures using inion OTPS wraps. Techniques and quality of life follow up. J Trauma. 2009；67:596–601.

14. Kane ED, Jeremitsky E, Bittner KR, Kartiko S, Doben AR. Surgical stabilization of rib frac- tures：a single institution experience. J Am Coll Surg. 2018；226(6):961–6.

15. Pieracci FM, Lin Y, Rodil M, Synder M, Herbert B, Tran DK, Stoval RT, Johnson JL, Biffl WL, Barnett CC, et al. A prospective, controlled clinical evaluation of surgical stabilization of severe rib fractures. J Trauma Acute Care Surg. 2016；80(2):187–94.

16. Mullens CL, et al. A statewide assessment of rib fixation patterns reveals missed opportunities. J Surg Res. 2019；244:205–11.

17. Kerr-Valentic MA, Arthur M, Mullins RJ, Pearson TE, Mayberry JC. Rib fracture pain and disability：can we do better? J Trauma Acute Care Surg. 2003；54(6):1058–64.

18. Mayberry JC, Ham LB, Schipper PH, Ellis TJ, Mullins RJ. Surveyed opinion of American trauma, orthopedic, and thoracic surgeons on rib and sternal fracture repair. J Trauma Acute Care Surg. 2009；66(3):875–9.

19. Wijffels M, Prins JT, Polinder S, Blokhuis T, et al. Early fixation versus conservative therapy of multiple, simple rib fractures(FixCon)：protocol for a multicenter randomized controlled trial. World J Emerg Surg. 2019；14:38. https://doi.org/10.1186/s13017-019-0258-x. eCollec- tion 2019.

20. Pieracci FM, et al. A multicenter randomized controlled trial of surgical stabilization of rib fractures in patients with severe non-flail fracture patterns(CWISNONFLAIL). https://cwiso- ciety.org/research/nonflailrct/. Accessed 04Jan 2020.

第 62 章

外科治疗连枷胸是否有效？

Marcus Eby and Christopher W. Seder

1 引言

连枷胸定义为三根或以上相邻肋骨出现至少两处以上的骨折，最常见于钝性胸部创伤后[1]。连枷胸表现为在呼吸过程中胸壁出现反常运动[2]。尽管连枷胸通常合并其他胸部损伤，如肺挫伤，但单纯连枷胸造成的反常呼吸已被证明会对呼吸产生负面影响[3]。因此，连枷胸本身就会导致严重的并发症。目前对连枷胸的外科治疗仍然存在争议，因为这方面的研究大部分统计功效不足或者是回顾性的。但是不管怎样，这些研究建议对保守治疗不能改善的严重连枷胸患者应该考虑手术固定[4]。当外科医生为了改善连枷胸患者的呼吸力学开展肋骨固定术时，必须熟悉手术指征，以最大限度地提高治疗效果。

本章拟阐明连枷胸患者进行手术固定的潜在获益和适合进行肋骨固定的理想患者类型，以及与非手术治疗相比，手术固定在降低并发症、住院时间和提高患者整体生活质量的效果。

2 检索策略

通过 PubMed 检索 2000 年至 2019 年发表的关于急性创伤性连枷胸进行外科手术固定的英文文献（表 62.1）。检索关键词使用 "flail chest"，"rib fractures"，"surgical management"，"rib fixation" 和 "thoracic surgery"。排除仅讨论新型肋骨固定技术的可能获益，而不关注手术固定相比于单纯支持治疗在连枷胸患者及相关并发症中总体获益的研究。通过文献检索获取的数据使用 GRADE 系统进行分类。

M. Eby · C. W. Seder（⊠）
Department of Cardiovascular and Thoracic Surgery,
Rush University Medical Center, Chicago, IL, USA
e-mail: christopher_w_seder@rush.edu

表 62.1　用于文献检索的 PICO 格式术语

P（患者）	I（干预）	C（对照）	O（结局）
急性连枷胸伴呼吸功能受损的患者	手术固定	非手术治疗	并发症 住院时间（LOS） 生活质量（QOL）

3　结果

3.1　选择合适的患者进行肋骨固定

　　对急性连枷胸患者的治疗一般从保守治疗开始，并根据病情需要采用外科手术介入。由于连枷胸患者选择外科手术固定本身存在一定的手术风险，并会增加经济负担，因此应谨慎选择最有可能获益的患者。到目前为止，已有多项研究和综述阐述了对连枷胸进行外科干预的最佳时机[5]。但是，不同的外科医生对适合进行肋骨固定患者的选择原则也不尽相同。为了使患者选择具有相对统一的标准，并最大限度地提高肋骨固定的效果，表 62.2 根据既往研究总结了目前认可的骨性胸壁固定的指征[6-8]。

表 62.2　外科肋骨固定治疗急性连枷胸的指征

- 在最佳的呼吸治疗和升阶梯镇痛治疗后呼吸功能仍在恶化
- 连枷胸伴有广泛的胸壁畸形，预防后期限制性呼吸功能障碍
- 因胸部其他损伤需要开胸手术的患者
- 无严重肺挫伤的插管患者，因存在连枷胸无法脱机

3.2　肋骨固定与非手术治疗严重连枷胸的疗效比较

　　表 62.2 中的肋骨外科固定指征可以帮助指导选择适合手术的连枷胸患者。参考上述标准，多项研究证实在连枷胸患者中肋骨固定比单纯支持治疗可使患者有更多获益[9]。表 62.3 总结了目前比较手术固定与单纯支持治疗连枷胸的潜在获益的相关研究[6, 10, 11, 15-22]。其中一项前瞻性随机临床试验显示，外科手术固定相较于非手术治疗（气管插管）可减少肺炎风险（24% vs 77%，$P < 0.05$）、机械通气时间（10.3 天 vs 18.3 天，$P < 0.05$）以及 ICU 住院天数（16.5 天 vs 26.8 天，$P < 0.05$）。

表 62.3　手术固定治疗连枷胸的相关研究

作者（年份）	病例数	研究设计	结局	结果	
				手术固定	未固定
Ahmed 等（1995）[15]	n=64	回顾性队列研究	DMV（天）	3.9	15
			ICULOS（天）	9	21
			肺炎（%）	15	50
			死亡率（%）	8	29
Karev（1997）[16]	n=40	回顾性队列研究	DMV（天）	2.3	6.3*
			肺炎（%）	15	34*
			死亡率（%）	22.5	46*
Voggenreiter 等（1998）[6]	n=20	回顾性队列研究	DMV（天）	6.5	27*
			肺炎（%）	15	39*
Tanaka 等（2002）[10]	n=37	RCT	DMV（天）	10.8	18*
			ICULOS（天）	16.5	27*
			肺炎（%）	24	77*
Balci 等（2004）[17]	n=64	回顾性队列研究	DMV（天）	3.1	7.2
			死亡率（%）	11	27
Granetzny 等（2005）[18]	n=40	RCT	DMV（天）	2	12
			ICULOS（天）	9	14
			肺炎（%）	10	50
			死亡率（%）	10	15
Nirula 等（2006）[19]	n=60	前瞻性对照研究	DMV（天）	6.5	11.2*
			ICULOS（天）	12.1	14.1
Althausen 等（2011）[20]	n=50	回顾性对照研究	DMV（天）	4.1	9.7*
			ICULOS（天）	7.59	9.68
			肺炎	4.6	25*
			死亡率	0	0
Marasco 等（2013）[21]	n=46	RCT	DMV（天）	6.3	7.5
			ICULOS（天）	13.5	18.7*
			肺炎（%）	48	74
			死亡率（%）	0	4

续表

作者（年份）	病例数	研究设计	结局	结果	
				手术固定	未固定
Slobogean 等（2013）[11]	n＝732；11 项 研 究	Meta 分析	DMV（天）	-7.5; 95% CI: -9.9 ～ -5	
			ICULOS（天）	-4.8; 95% CI: -1.6 ～ -7.9	
			肺炎	OR: 0.18;（0.11 ～ 0.32）	
			死亡率	OR: 0.31;（0.20 ～ 0.48）	
Leinicke 等（2013）[22]	n=538; 9 项研究	Meta 分析	DMV（天）	-4.52;（-5.54 ～ -3.5）	
			ICULOS（天）	-3.40;（-6.0 ～ -0.80）	
			肺炎	RR: 0.45;（0.29 ～ 0.67）	
			死亡率	RR: 0.43;（0.28 ～ 0.69）	

DMV：机械通气持续时间（天）；ICULOS：重症监护室住院时间（天）；CI：置信区间；OR：比值比；RR：相对风险；RCT：随机对照试验

$^*P < 0.05$

这些结果显示对于无法脱离呼吸机的连枷胸患者，手术固定应作为首选的治疗方式[10]。Slobogean 等开展的 Meta 分析进一步证实了肋骨固定术相对于非手术干预的优势，结果显示肋骨固定能有效减少胸痛（OR 0.4）、呼吸困难（OR 0.4）和肺炎风险（OR 0.18），缩短机械通气时间（减少 7.5 天）、ICU 住院时间（减少 4.8 天）和总体住院时间（减少 4 天），以及降低总死亡率（OR 0.31）[11]。从这些研究中可以看出，早期恢复胸壁骨性结构可以优化连枷胸的呼吸力学，同时早期进行肋骨固定可以直接降低肺炎、胸痛、机械通气时间、ICU 住院时间、总住院时间以及经选择患者（具有表 62.2 所示特征的患者）的总死亡率[10-13]。

3.3 连枷胸肋骨固定的禁忌证

连枷胸的外科治疗存在一定的手术风险，只有获益大于风险时才应该进行。严重的连枷胸一般是由钝性胸部创伤引起，往往合并开放性肋骨骨折，因此，当对感染创面进行手术固定时，禁忌使用金属钢板固定肋骨，因为感染部位植入异物可能会增加并发症发生率和死亡率。

严重的肺挫伤也常常被认为是连枷胸手术固定的禁忌证[14]。肺挫伤引起患者通气功能障碍时接受手术治疗可能会使患者本已受损的呼吸功能恶化。有研究表明，严重肺挫伤最好通过呼吸监测、机械通气及胸部物理治疗等保守方法进行治疗[11, 14]。

4　结论与建议

连枷胸患者常伴有明显的疼痛和呼吸改变。研究表明，连枷胸会导致多种肺部并发症，包括肺不张、肺炎甚至呼吸机依赖性呼吸衰竭。这些并发症会增加患者的医院治疗成本、机械通气时间、ICU 住院时间及死亡率。

目前的证据表明，如果对合适的患者实施连枷胸的外科手术固定，可减少这些并发症的发生。根据现有的最佳证据，肋骨固定术适用于呼吸衰竭加重、胸壁严重畸形或疼痛控制不佳的连枷胸患者，尽管保守治疗的方法不断进步，但目前仍建议采用肋骨固定术。肋骨固定术对连枷胸患者是一种有效的治疗方法，能使患者获益，应该在具有指征的患者中积极开展。

推荐

- 对于钝性胸部创伤后被诊断为急性连枷胸的患者，如果镇痛效果不佳或保守治疗失败，建议通过肋骨固定术进行胸廓固定（证据质量高；强推荐）。
- 对于存在开放性肋骨骨折、污染伤口或严重肺挫伤的连枷胸，不建议进行手术固定（证据质量低；弱推荐）。

5　个人观点

在临床实践中，我们收治了一些连枷胸导致呼吸功能受损、镇痛效果不佳以及难以脱机的患者。我们对符合表 62.2 中标准的患者进行早期肋骨固定术，观察到患者的总体生活质量、疼痛控制、机械通气时间、住院时间和死亡率都有所改善。因此，我们认为外科医生应该考虑对合适的连枷胸患者进行肋骨手术固定。

参考文献

1. Keel M, Meier C. Chest injuries—what is new? Curr Opin Crit Care. 2007；13:674–9.
2. Nirula R, Diaz JJ, Trunkey DD, et al. Rib fracture repair：indications, technical issues, and future directions. World J Surg. 2009；33:14–22.
3. Lodhia JV, Konstantinidis K, Papagiannopoulos K. Surgical management of multiple rib frac- tures/flail chest. J Thorac Dis. 2019；11(4):1668–75.
4. Majeed FA, Zafar U, Imtiaz T, Ali Shah SZ, Ali A, Mehmood U. Rib fixation versus con- servative management of rib fractures in trauma patients. J Ayub Med Coll Abbottabad. 2018；30(4):576–84.
5. de Campos JRM, White TW. Chest wall stabilization in trauma patients：why, when, and how? J Thorac Dis. 2018；10(8):951–62.

6. Voggenreiter G, Neudeck F, Aufmkolk M, Obertacke U, Schmit-Neuerburg KP. Operative chest wall stabilization in flail chest: outcomes of patients with or without pulmonary contu- sion. J Am Coll Surg. 1998; 187:130–8.

7. Richardson JD, Adams L, Flint LM. Selective management of flail chest and pulmonary contu- sion. Ann Surg. 1982; 196:481–7.

8. Lardinois D, Krueger T, Dusmett M, Ghisletta M, Gugger N, Ris HP. Pulmonary function testing after operative stabilization of the chest wall for flail chest. Eur J Cardiothorac Surg. 2001; 20:496–501.

9. de Lesquen H, Avaro JP, Gust L, Ford RM, Beranger F, Natale C, Bonnet PM, D'Journo XB. Surgical management for the first 48h following blunt chest trauma: state of the art(excluding vascular injuries). Interact Cardiovasc Thorac Surg. 2015; 20(3):399–408.

10. Tanaka H, Yukioka T, Yamaguti Y, et al. Surgical stabilization or internal pneumatic stabiliza- tion? A prospective randomised study of management of severe flail chest patients. J Trauma. 2002; 52:727–32.

11. Slobogean GP, MacPherson CA, Sun T, et al. Surgical fixation *vs* nonoperative management of flail chest: a meta-analysis. J Am Coll Surg. 2013; 11(216):302–11.

12. Michelitsch C, Acklin YP, Hässig G, Sommer C, Furrer M. Operative stabilization of chest wall trauma: single-center report of initial management and long-term outcome. World J Surg. 2018; 42(12):3918–26.

13. Molnar TF. Surgical management of chest wall trauma. Thorac Surg Clin. 2010; 20(4):475–85.

14. He Z, Zhang D, Xiao H, Zhu Q, Xuan Y, Su K, Liao M, Tang Y, Xu E. The ideal methods for the management of rib fractures. J Thorac Dis. 2019; 11(8):1078–89.

15. Ahmed Z, Mohyuddin Z. Management of flail chest injury: internal fixation versus endotra- cheal intubation and ventilation. J Thorac Cardiovasc Surg. 1995; 110(6):1676–80.

16. Karev DV. Operative management of the flail chest. Wiad Lek. 1997; 50(1):205–8.

17. Balci AE, Eren S, Cakir O, Eren MN. Open fixation in flail chest: review of 64patients. Asian Cardiovasc Thorac Ann. 2004; 12:11–5.

18. Granetzny A, Abd El-Aal M, Emam E, Shalaby A, Boseila A. Surgical versus conservative treatment of flail chest. Evaluation of the pulmonary status. Interact Cardiovasc Thorac Surg. 2005; 4:583–7.

19. Nirula R, Allen B, Layman R, Falimirski ME, Somberg LB. Rib fracture stabilization in patients sustaining blunt chest injury. Am Surg. 2006; 72:307–9.

20. Althausen PL, Shannon S, Watts C, Thomas K, Bain MA, Coll D, et al. Early surgical stabili- zation of flail chest with locked plate fixation. J OrthopTrauma. 2011; 25:641–7.

21. Marasco SF, Davies AR, Cooper J, Varma D, Bennett V, Nevill R, et al. Prospective ran- domized controlled trial of operative rib fixation in traumatic flail chest. J Am Coll Surg. 2013; 216:924–32.

22. Leinicke JA, Elmore L, Freeman BD, Colditz GA. Operative management of rib fractures in the setting of flail chest: a systematic review and meta-analysis. Ann Surg. 2013; 258:14–21.

第 63 章

VATS 和开胸手术硬膜外阻滞与局部阻滞的比较

Dinesh J. Kurian and Husam Alghanem

1　引言

　　尽可能减轻患者的痛苦是每个医生的职责。在胸外科，急性疼痛的发生率很高，这可能与手术器械损伤皮肤、肌肉、肋骨、肋间神经和胸膜等有关。众所周知，开胸手术后出现慢性疼痛的比率很高，尽管其发生的确切机制尚不清楚，但已发现开胸手术是难以控制的急性术后疼痛的重要因素[1]。急性术后疼痛可能会导致呼吸受限和通气不足，从而影响术后恢复，甚至可能是易感患者谵妄的独立危险因素[2]。

　　出于上述原因，快速康复外科（ERAS）和欧洲胸外科医生协会强烈建议使用局部麻醉，以促进患者更快康复[3]。本章的目的是帮助读者更好地了解对接受胸腔镜或开胸手术的患者开展局部镇痛技术的选择方法，以及支持局部镇痛技术的证据等级。

2　检索策略

　　通过 PubMed，Cochrane 和 Articles Plus 数据库重点检索近 20 年的文献。检索关键词包括 "regional"，"block"，"thoracic"，"thoracotomy"，"thoracoscopic"，"VATS" 或 "video-assisted"（表 63.1）。检索文献类型包括临床试验、随机对照试验、Meta 分析和病例报告，有关胸段硬膜外麻醉和椎旁阻滞的病例报告被排除。初步检索结果包括胸段硬膜外阻滞 237 篇，椎旁阻滞 87 篇，肋间阻滞 86 篇，通过前锯肌阻滞 33 篇，竖脊肌 15 篇，椎板后 7 篇。同时浏览相关研究的参考文献。重点关注比较一种局部阻滞技术与另一种局部阻滞技术或非局部阻滞技术的临床试验，排除在单一局部阻滞技术中比较

D. J. Kurian（✉）· H. Alghanem
Department of Anesthesia and Critical Care, University of Chicago, Chicago, IL, USA
e-mail: dkurian@dacc.uchicago.edu

药物种类、浓度或输注速率的临床试验。共约 85 篇文献纳入分析。

表 63.1 用于文献检索的 PICO 格式术语

P（患者）	I（干预）	C（对照）	O（结局）
胸外科手术的患者	胸段硬膜外阻滞（TEA） 椎旁阻滞（PVB） 竖脊肌平面阻滞麻醉（ESP） 椎板后阻滞（RLB） 前锯肌平面阻滞（SAP） 肋间神经阻滞（ICNB）	生理盐水注射 患者自控镇痛（PCA） 静脉注射阿片类药物全身镇痛 局部麻醉	疼痛 慢性疼痛 并发症 死亡率 住院时间（LOS） 癌症复发

3 结果

3.1 脊髓神经根直接阻滞

3.1.1 胸段硬膜外镇痛（TEA）

TEA 的并发症很少见，最严重的并发症是神经损伤，在上胸段硬膜外导管置入术中的发生率仅为 0.4%[4]。凝血功能障碍的患者由于硬膜外血肿的形成也可能会导致神经损伤。目前的指南建议避免对服用抗凝剂（皮下注射肝素除外）或可能损害血小板功能药物（非甾体抗炎药除外）的患者实施脊柱介入性操作（包括 TEA）[5]。TEA 的并发症还包括感染，但发生率相对较低，部分患者还可能会出现尿潴留[4]。尽管 TEA 可以导致交感神经阻滞，但前瞻性随机试验的数据显示在单肺通气时，TEA 对缺氧性肺血管收缩反射的影响不会导致缺氧发生[6, 7]。

由于硬膜外导管能提供持续的镇痛效果，在减少阿片类药物使用量的同时促进更好的胸廓运动，许多人认为它是胸部手术镇痛的金标准[8]。一些医学中心已将常规使用 TEA 列入 VATS 肺叶切除术的快速康复方案，因为前瞻性随机研究已经证明，与 PCA 相比，TEA 能够促进肠功能更快恢复，同时不增加住院时间[9]。开胸手术中 TEA 的获益已经比较明确，有研究表明相比于不接受神经阻滞，TEA 在 VATS 中也有很好的镇痛效果[10]。硬膜外镇痛也可通过避免麻醉剂引起的呼吸抑制，从而减少肺部并发症，且不限制有自主呼吸患者的呼吸运动[4]。另外，硬膜外镇痛也能减少肺移植手术患者的住院时间和机械通气时间[11]。

另一个问题是，硬膜外镇痛是否会影响肿瘤手术后的癌症复发？癌症的生物学特性极其复杂，相关文献证明癌症的复发风险与以下两个因素有关：阿片类药物的使用[12 - 14]和肾上腺素的刺激[15 - 17]。虽然大量关于非胸部手术的回顾性证据表明，硬膜外镇痛与降低癌症复发风险相关[18 - 20]，但胸部手术方面的数据较少。非小细胞肺癌的回顾性数据没有发现 TEA 与 2 年、3 年或 5 年无癌生存率之间的任何关联 [21, 22]。但是，一项来自 Surveillance, Epidemiology, and End Results（SEER）数据库的关于食管切除术的回顾性研究显示，接受硬膜外镇痛的患者 90 天和 5 年生存率有所提高 [23]。

交感神经阻滞的另一个好处是可减少快速性心律失常的发生，这是胸外科手术一个较常见的并发症 [24]。一项小型的单中心随机试验发现，与硬膜外注射阿片类药物相比，注射局麻药可以减少快速性心律失常的发生（表 63.2）[25]。

表 63.2 胸外科手术中 TEA 的相关证据

建议	证据质量	概要
与其他阻滞方法相比能改善 VATS 术后镇痛效果	中	对于预计住院时间长或疼痛管理困难的患者，TEA 可能是最佳选择。
改善开胸手术后镇痛效果	高	TEA 可使开胸手术患者获益，除非存在禁忌证。
减少阿片类药物使用	高	接受 TEA 的患者可以减少全身阿片类药物的使用量。
减少室上性心动过速发生	中	TEA 或 PVB 可减少快速性心律失常的发生
提高肺癌患者生存率	中	TEA 不能改善非小细胞肺癌患者术后的无癌生存率
提高食管癌患者生存率	中	TEA 可提高食管癌患者术后的无癌生存率

3.1.2 椎旁阻滞（PVB）

椎旁导管，有时也称为胸膜外、胸膜下或胸膜后导管 [26]，经椎旁导管进行阻滞在 VATS 中已被证明是有效的 [27]。有随机对照试验显示，在开胸手术中，椎旁阻滞可以提供与 TEA 相似的镇痛效果 [28]，并且引发的低血压等并发症更少 [29 - 31]。TEA 和 PVB 导管的主要区别为，TEA 导管为阿片类药物的靶向给药提供了另一种途径。一项系统性综述发现，经 TEA 同时使用阿片类药物和局麻药的镇痛效果优于 PVB，但存在更高的低血压和尿潴留发生率 [32]。其他的 Meta 分析和系统性综述也发现了这一现象 [33 - 36]。Cochrane 的一篇综述比较了 TEA 和 PVB 在胸部手术中的应用，发现这两种技术在减少慢性疼痛发生率方面的没有任何差异 [36]。

对于接受 VATS 的患者，可供参考的随机对照研究较少。一项对四项小型随机对照试验的系统性回顾研究发现，与在开胸手术中相似，PVB 的镇痛作用与 TEA 相当，但导致低血压和尿潴留的副作用较少 [37]。

由于 PVB 输注不含阿片类药物，它们有可能减少癌症的复发。大多数研究没有显示 PVB 和 TEA 在全身使用阿片类药物方面的差异 [36]。目前虽然尚无证据证明 PVB 可以减少肺部手术中的癌症复发，但一项回顾性队列研究观察到 PVB 可以提高总生存率 [38]。

虽然 PVB 只导致单侧交感神经阻滞，但一项小型随机对照试验发现，与接受肋间神经阻滞的患者相比，接受 PVB 的患者室上性心动过速（主要是心房颤动）的发生率较低（见表 63.3）[39]。

表 63.3　胸外科手术中 PVB 的相关证据

建议	证据质量	概要
VATS 术后镇痛效果与 TEA 相似	高	对住院时间短的 VATS 患者，PVB 可提供与 TEA 相似的镇痛效果。
开胸手术后镇痛效果与 TEA 相似	高	在有经验的治疗中心，PVB 可使计划接受开胸手术的患者获益。
低血压发生率较 TEA 低	高	相比于 TEA，PVB 能减少低血压发生率
尿潴留发生率较 TEA 低	高	相比于 TEA，PVB 能减少尿潴留发生率
住院时间较 TEA 缩短	低	PVB 可能会缩短复杂患者的住院时间。

3.2　直接和间接的局部阻滞技术

3.2.1　竖脊肌平面（ESP）阻滞

与前面描述的阻滞方法不同，ESP 的穿刺点远离目标神经，局部麻醉剂的扩散是通过筋膜平面内的体积效应来实现的[40-42]。ESP 可采用单次注射阻滞或置管连续阻滞。这个技术相对较新，尽管目前有一些回顾性综述和小型单中心前瞻性研究，但大多数现有证据仍以病例报告为主（见表 63.4）。

表 63.4　外周或筋膜平面阻滞的证据

建议	证据质量	概要
VATS 术后镇痛	低	ESP 和 SAP 阻滞的镇痛效果优于不进行阻滞
		目前没有足够的数据支持 VATS 术后镇痛 ESP 或 SAP 阻滞优于 PVB 或 TEA
	中	ESP 阻滞在术后镇痛方面可能优于 SAP 或 RLB
开胸术后镇痛	低	ESP 和 SAP 阻滞的镇痛效果优于不进行阻滞
		目前没有足够的数据支持开胸术后镇痛 ESP 或 SAP 阻滞优于 PVB 或 TEA
抗凝患者中的安全性	中	ESP、RLB、SAP 和 ICNB 阻滞在凝血功能或血小板功能受损的患者中可能是安全的。
脂质体布比卡因与非脂质体布比卡因在 ICNB 中的比较	中	脂质体布比卡因较非脂质体布比卡因在 ICNB 中的镇痛效果更好。

在 VATS 的肺部手术中，有病例报告显示 ESP 阻滞的应用指征广，从单孔的气胸手术到多孔的肺叶切除手术都适用[43-46]。还有报道 ESP 阻滞用于胸腺瘤胸膜外转移进行 VATS 切除术后的镇痛[47]。

　　只有一项关于 ESP 阻滞的前瞻性随机试验显示，与未接受阻滞的患者相比，接受 ESP 阻滞的患者疼痛量表评分更低，阿片类药物使用显著减少，阿片类药物相关的瘙痒和恶心的发生也减少[48]。但是，该项研究为单中心，纳入的 60 例患者局限于美国麻醉学会（ASA）身体状况分级在 1～2 级、年龄 18～65 岁的患者，并且研究未设置盲法。

　　在开胸肺部手术中，通过 ESP 导管进行 ESP 阻滞可为儿科患者[49] 和肺移植患者[50] 提供良好的镇痛效果。也有报道显示 ESP 阻滞可用于开胸肺叶切除术后使用硬膜外镇痛效果不佳的患者[51]。另外，有研究报道经开放切口行食管切除的食管癌患者放置了三根 ESP 导管进行镇痛，尽管上腹部镇痛效果欠佳，但其能提供良好的胸部镇痛[52]。

　　综合这些病例报告可以发现，ESP 阻滞（单次注射或置管连续阻滞）在约 76% 的患者中有效地减少了阿片类药物的使用[53]。而且，ESP 阻滞具有良好的安全性，即使是在接受双重抗血小板治疗的患者中使用也有较好的安全性[54]。ESP 阻滞仅报道有 1 例发生气胸[55]。

　　对于接受其他胸部手术的患者，也有一些前瞻性随机数据。一项针对 42 例乳房切除术患者的研究比较了两种不同浓度的布比卡因（0.375% 和 0.25%）用于单次注射 ESP 阻滞的镇痛效果，发现布比卡因浓度越高，曲马多用量越小，而且镇痛效果越好[56]。另一项对 106 例胸骨切开心脏手术患者（包括冠心病、房间隔缺损和二尖瓣病变）的研究发现，与只接受多模式镇痛而未接受局部阻滞的患者相比，接受单次注射 ESP 阻滞的患者获得了更好的镇痛效果，而且术后 8 小时内对镇痛的要求较低，术后使用呼吸机的时间减少，卧床时间和禁食时间缩短，ICU 住院时间也有缩短[57]。

3.2.2　椎板后阻滞（RLB）

　　这项技术最初应用于乳房手术的镇痛[58]。与 ESP 阻滞类似，这一技术的镇痛机制是使药物扩散到硬膜外和椎旁间隙[59]。目前关于 RLB 用于胸部手术的高质量证据非常少。一些研究报道了肋骨骨折后持续使用 RLB 镇痛，显示这项技术可以在保证较好的安全性的前提下缓解疼痛[60]。也有病例报告报道了 RLB 在自发性血气胸患者肺叶切除术（未指明切口类型）中的应用[61]。一篇数据量不多的综述显示，尽管 RLB 和 ESP 注射共用一个筋膜平面，但 RLB 阻滞可更有针对性地覆盖脊神经后支，而 ESP 阻滞可提供更大范围的侧向扩散，以达到更大范围的胸部镇痛[62]。

3.2.3　前锯肌平面（SAP）阻滞

　　SAP 阻滞于 2013 年首次报道，最初用于乳房手术[63]。SAP 阻滞是通过药物扩散到肋间神经（最常见的是 T2～T6）、胸长神经和胸背神经来达到镇痛效果。因此，注射平面的完整性对阻滞的成功至关重要，所有纳入的研究都在手术切开前评估阻滞的效果。

　　对于接受 VATS 肺部手术的患者，存在一些单中心前瞻性随机数据。与单纯使用曲马多镇痛相比，接受 SAP 阻滞的 VATS 手术患者在术后 24 小时内的 VAS 评分更低，曲马多的使用量更少[64]。这一发现与后来的一项前瞻性随机研究是一致的，该项研究将接受 VATS 楔形切除、肺段切除或肺叶切除的患者分成接受 SAP 的实验组和接受安慰剂注射的对照组，结果显示实验组患者的疼痛评分较低，使用阿片类药物少，而且 QoR-40 评分更好[65]。对于接受 VATS 肺叶切除术的患者，接受 SAP 阻滞的患者术中对阿片类药物的需求量较低，血流动力学稳定性较好，复苏时间较快[66]，但是术中麻醉方案可能会影响上述结果。另一项在接受胸腔镜手术患者中进行的前瞻性随机研究发现，接受 SAP 阻滞患者的 VAS 评分较低，对镇痛的满意度更高[67]。

一项单中心前瞻性随机试验比较了在 60 例接受 VATS（包括楔形切除术、胸膜剥脱术、肺大疱切除术、胸膜活检术、胸膜固定术和膈肌折叠术）的患者中使用 SAP 和 ESP 阻滞的效果，研究发现，与接受 SAP 阻滞的患者相比，接受 ESP 阻滞的患者具有更好的镇痛效果，使用第一剂额外镇痛药物的间隔时间更长[68]。

两项前瞻性随机研究报道了 SAP 在接受开胸手术患者中的应用。一项单中心研究对 SAP 与 TEA 在肺叶切除术、全肺切除术、胸膜肺切除术或经开胸转移瘤切除术中的镇痛效果进行比较，发现两组患者在术后 14 小时内的镇痛效果类似，吗啡用量类似，但 SAP 组低血压的发生率更低[69]。这项研究的主要不足是仅有 40 例 ASA 评分为 II 和 III 级的患者入组，并且排除了慢性疼痛患者和需要术后机械通气的患者。另一项前瞻性研究纳入了 90 例开胸肺叶切除术的肺癌患者，将患者随机分成三组：SAP 单次注射组、PVB 单次注射组或无阻滞组，结果显示在最初的 12 小时内，接受阻滞的两组的患者比无阻滞组患者的镇痛效果更好，但在 12 小时后，PVB 单次注射组的镇痛效果比其他两组更好[70]。

3.2.4 术中肋间神经阻滞（ICNB）

肋间神经阻滞是对肋间神经的直接阻滞，以减轻术中肋骨相关创伤引起的疼痛。一些研究最初报道在后肋处进行术中 ICNB 阻滞，使药物扩散到椎旁间隙，以达到满意的镇痛效果[71]。在目前 VATS 广泛应用的年代，ICNB 可通过胸腔镜引导使用皮下注射针在肋间隙进行局部麻醉[72]。但是，技术和阻滞平面的差异，可能会导致数据的差异性。

对于接受 VATS 的患者，最近的一些研究关注 ICNB 和其他阻滞方法在效果上的差异，也有一些研究关注脂质体布比卡因（LB）联合肾上腺素与非脂质体布比卡因联合肾上腺素的疗效比较。

最近的一项回顾性研究，在 108 例接受经 VATS、机器人辅助胸腔镜手术（RATS）或开胸行肺叶切除术和亚肺叶切除术的患者中，比较了 ICNB 与 TEA 的差异。据报道两组的镇痛效果无差异，但 ICNB 组患者的平均住院天数缩短了 1 天[73]。在后肋处进行 ICNB 可成功地使药物扩散到椎旁间隙。一项单中心前瞻性随机试验，在 VATS 肺部手术（全肺切除、双叶切除、肺叶切除、楔形切除）中，比较了 PVB 与 2 个节段 ICNB 的差异，结果显示两组患者的镇痛效果相似，但是 ICNB 组患者的室上性心动过速发生率显著升高，主要表现为心房颤动[39]。尽管 ICNB 使药物在椎旁间隙有一定程度的扩散，但是 PVB 的交感神经阻滞程度可能更加彻底。

有三项回顾性研究比较了脂质体布比卡因（LB）和非脂质体布比卡因。其中两项研究发现 LB 组的阿片类药物使用需求更低[74, 75]，但另一项研究发现两组无差异[76]。但这项研究显示 LB 组在住院时间和恢复步行能力的时间上有优势[76]。一项单中心回顾性研究指出,与 TEA 相比,接受 LB 治疗的患者疼痛评分更低,医疗费用更少[72]。

对于接受开胸手术的患者,有两项前瞻性随机试验比较了 5 个节段 ICNB 和 TEA 的差异。其中一项研究显示两组在镇痛方面无较大差异[77]。另一项最近的更大规模的研究发现,在休息时两组的镇痛效果相当,但 TEA 组在咳嗽时的镇痛效果更好,而且术后肺功能测定结果更好[78]。

众所周知,开胸术后急性疼痛转化为慢性疼痛的比例较高,一项前瞻性随机试验评估了 ICNB 的预防性镇痛能力。研究将患者以 2×2 的方式随机分为四组:术前与术后 ICNB,右美沙芬与安慰剂。结果显示,接受右美沙芬和术前 ICNB 治疗组的吗啡使用量在统计学上显著减少[8]。

4　结论与建议

虽然脊髓神经根直接阻滞技术已经成功应用了一个多世纪,但一些较新的筋膜平面阻滞技术为那些对硬膜外或椎旁给药有禁忌的患者提供了另一种选择。硬膜外镇痛和椎旁置管阻滞是长期住院且需要持续镇痛患者的首选。对于预期康复时间较短的手术患者,单次椎旁阻滞也有较高质量证据的支持。对于不能安全进行椎旁阻滞的患者,ESP 阻滞可能是安全的,而且可能比 SAP 或 RLB 更有效,但是仍需进一步高质量研究证实。

虽然 ESP 阻滞和 SAP 阻滞有较好的效果,但是仍需谨慎看待研究结果,因为 ESP 或 SAP 阻滞缺少与目前广泛应用的阻滞技术(如 PVB、TEA 等)头对头的比较数据。ESP 或 SAP 阻滞可能非常适合于对 TEA 或 PVB 有禁忌的患者。ESP 已安全地应用于进行体外循环抗凝的患者。对于胸痛,ESP 阻滞可能优于 SAP 阻滞,也很可能优于 RLB 阻滞。对于存在解剖异常的患者,TEA 或 PVB 的安全性不能保障,而 ESP 可能是一种更安全的选择,同时对于第一次阻滞失败的患者,ESP 也可能是一个合适的选择。

推荐

- 对于预期住院时间长或疼痛管理较复杂的开胸手术患者,建议使用胸段硬膜外镇痛(证据质量中,强推荐)。
- 对于接受 VATS 或开胸手术且住院时间短的患者,建议使用椎旁阻滞(证据质量高,强推荐)。
- 对于没有接受胸段硬膜外阻滞或椎旁阻滞的开胸手术患者,建议使用外周或筋膜平面阻滞(证据质量中,强推荐)。

5　个人观点

对于解剖结构正常且无禁忌证的患者在接受普通 VATS 肺切除术时，我们会进行单次椎旁阻滞。对预期术后康复较慢或强烈要求减少阿片类药物使用的患者，我们会考虑置入硬膜外导管进行持续阻滞。对于不能安全进行椎旁阻滞的患者，我们会进行单次竖脊肌平面阻滞。

参考文献

1. Blichfeldt-Eckhardt MR, Andersen C, Ørding H, Licht PB, Toft P. From acute to chronic pain after thoracic surgery：the significance of different components of the acute pain response. J Pain Res. 2018；11:1541–8.

2. Feast AR, White N, Lord K, Kupeli N, Vickerstaff V, Sampson EL. Pain and delirium in people with dementia in the acute general hospital setting. Age Ageing. 2018；47(6):841–6.

3. Batchelor TJP, Rasburn NJ, Abdelnour-Berchtold E, et al. Guidelines for enhanced recov- ery after lung surgery：recommendations of the Enhanced Recovery After Surgery(ERAS®)Society and the European Society of Thoracic Surgeons(ESTS). Eur J Cardiothorac Surg. 2019；55(1):91–115.

4. Manion SC, Brennan TJ. Thoracic epidural analgesia and acute pain management. Anesthesiology. 2011；115(1):181–8.

5. Narouze S, Benzon HT, Provenzano DA, et al. Interventional spine and pain procedures in patients on antiplatelet and anticoagulant medications：guidelines from the American Society of Regional Anesthesia and Pain Medicine, the European Society of Regional Anaesthesia and Pain Therapy, the American Academy of Pain Medicine, the International Neuromodulation Society, the North American Neuromodulation Society, and the World Institute of Pain. Reg Anesth Pain Med. 2015；40(3):182–212.

6. Casati A, Mascotto G, Iemi K, Nzepa-Batonga J, De Luca M. Epidural block does not worsen oxygenation during one-lung ventilation for lung resections under isoflurane/nitrous oxide anaesthesia. Eur J Anaesthesiol. 2005；22(5):363–8.

7. Jung SM, Cho CK, Kim YJ, et al. The effect of thoracic epidural anesthesia on pulmonary shunt fraction and arterial oxygenation during one-lung ventilation. J Cardiothorac Vasc Anesth. 2010；24(3):456–62.

8. Nosotti M, Rosso L, Tosi D, et al. Preventive analgesia in thoracic surgery：controlled, random- ized, double-blinded study. Eur J Cardiothorac Surg. 2014；48(3):428–34.

9. Zejun N, Wei F, Lin L, He D, Haichen C. Improvement of recovery parameters using patient- controlled epidural analgesia for video-assisted thoracoscopic surgery lobectomy in enhanced recovery after surgery：a prospective, randomized single center study. Thorac Cancer. 2018；9(9):1174–9.

10. Yoshioka M, Mori T, Kobayashi H, et al. The efficacy of epidural analgesia after video- assisted thoracoscopic surgery：a randomized control study. Ann Thorac Cardiovasc Surg. 2006；12(5):313–8.

11. McLean SR, von Homeyer P, Cheng A, et al. Assessing the benefits of preoperative thoracic epidural placement for lung transplantation. J Cardiothorac Vasc Anesth. 2018；32(6):2654–61.

12. Mathew B, Lennon FE, Siegler J, et al. The novel role of the mu opioid receptor in lung cancer progression：a laboratory investigation. Anesth Analg. 2011；112(3):558–67.

13. Singleton PA, Moss J, KarpDD, Atkins JT, Janku F. The mu opioid receptor：a new target for cancer therapy? Cancer. 2015；121(16):2681–8.

14. Gupta K, Kshirsagar S, Chang L, et al. Morphine stimulates angiogenesis by activating pro- angiogenic and survival-promoting signaling and promotes breast tumor growth. Cancer Res. 2002；62(15):4491–8.

15. Choi CH, Song T, Kim TH, et al. Meta-analysis of the effects of beta blocker on survival time in cancer patients. J Cancer Res Clin Oncol. 2014；140(7):1179–88.

16. Benish M, Bartal I, Goldfarb Y, et al. Perioperative use of beta-blockers and COX-2inhibitors may improve immune competence and reduce the risk of tumor metastasis. Ann Surg Oncol. 2008；15(7):2042–52.

17. Braadland PR, Ramberg H, Grytli HH, Taskén KA. β-Adrenergic receptor signaling in prostate cancer. Front Oncol. 2014；4(24):375.

18. Chen W-K, Miao C-H. The effect of anesthetic technique on survival in human cancers：a meta-analysis of retrospective and prospective studies. PLoS One. 2013；8(2):e56540.

19. Sun Y, Li T, Gan TJ. The effects of perioperative regional anesthesia and analgesia on cancer recurrence and survival after oncology surgery：a systematic review and meta-analysis. Reg Anesth Pain Med. 2015；40(5):589–98.

20. Snyder GL, Greenberg S. Effect of anaesthetic technique and other perioperative factors on cancer recurrence. Br J Anaesth. 2010；105(2):106–15.

21. Cata JP, Gottumukkala V, Thakar D, Keerty D, Gebhardt R, Liu DD. Effects of postoperative epidural analgesia on recurrence-free and overall survival in patients with nonsmall cell lung cancer. J Clin Anesth. 2014；26(1):3–17.

22. Wu H-L, Tai Y-H, Chan M-Y, Tsou M-Y, Chen H-H, Chang K-Y. Effects of epidural analge- sia on cancer recurrence and long-term mortality in patients after non-small-cell lung cancer resection：a propensity score-matched study. BMJ Open. 2019；9(5):e027618.

23. Cummings KC III, Kou TD, Chak A, et al. Surgical approach and the impact of epidural analgesia on survival after esophagectomy for cancer：a population-based retrospective cohort study. PLoS One. 2019；14(1):e0211125.

24. Muehlschlegel JD, Burrage PS, Ngai JY, et al. Society of Cardiovascular Anesthesiologists/ European Association of Cardiothoracic Anaesthetists Practice Advisory for the Management of Perioperative Atrial Fibrillation in patients undergoing cardiac surgery. Anesth Analg. 2019；128(1):33–42.

25. Oka T, Ozawa Y, Ohkubo Y. Thoracic epidural bupivacaine attenuates supraventricular tachyar-rhythmias after pulmonary resection. Anesth Analg. 2001；93(2):253–9.

26. Piraccini E, Pretto EA, Corso RM, Gambale G. Analgesia for thoracic surgery：the role of paravertebral block. HSR Proc Intensive Care Cardiovasc Anesth. 2011；3(3):157–60.

27. Detterbeck FC. Efficacy of methods of intercostal nerve blockade for pain relief after thora- cotomy. Ann Thorac Surg. 2005；80(4):1550–9.

28. Wojtyś ME, Wąsikowski J, Wójcik N, et al. Assessment of postoperative pain management and comparison of effectiveness of pain relief treatment involving paravertebral block and thoracic epidural analgesia in patients undergoing posterolateral thoracotomy. J Cardiothorac Surg. 2019；14(1):1–11.

29. Gulbahar G, Kocer B, Muratli SN, et al. A comparison of epidural and paravertebral cath- eterisation techniques in post-thoracotomy pain management. Eur J Cardiothorac Surg. 2010；37(2):467–72.

30. Casati A, Alessandrini P, Nuzzi M, et al. A prospective, randomized, blinded comparison between continuous thoracic paravertebral and epidural infusion of 0.2% ropivacaine after lung resection

surgery. Eur J Anaesthesiol. 2006；23(12):999–1004.

31. Kaiser AM, Zollinger A, De Lorenzi D, Largiadèr F, Weder W. Prospective, randomized comparison of extrapleural versus epidural analgesia for postthoracotomy pain. Ann Thorac Surg. 1998；66(2):367–72.

32. Scarci M, Joshi A, Attia R. In patients undergoing thoracic surgery is paravertebral block as effective as epidural analgesia for pain management? Interact Cardiovasc Thorac Surg. 2010；10(1):92–6.

33. Davies RG, Myles PS, Graham JM. A comparison of the analgesic efficacy and side-effects of paravertebral *vs* epidural blockade for thoracotomy—a systematic review and meta-analysis of randomized trials. Br J Anaesth. 2006；96(4):418–26.

34. Joshi GP, Bonnet F, Shah R, et al. A systematic review of randomized trials evaluating regional techniques for postthoracotomy analgesia. Anesth Analg. 2008；107(3):1026–40.

35. Baidya DK, Khanna P, Maitra S. Analgesic efficacy and safety of thoracic paravertebral and epidural analgesia for thoracic surgery：a systematic review and meta-analysis. Interact Cardiovasc Thorac Surg. 2014；18(5):626–35.

36. Yeung JHY, Gates S, Naidu BV, Wilson MJA, Gao Smith F. Paravertebral block versus thoracic epidural for patients undergoing thoracotomy. Cochrane Database Syst Rev. 2016；2:CD009121.

37. Harky A, Clarke CG, Kar A, Bashir M. Epidural analgesia versus paravertebral block in video- assisted thoracoscopic surgery. Interact Cardiovasc Thorac Surg. 2019；28(3):404–6.

38. Lee EK, Ahn HJ, Zo JI, Kim K, Jung DM, Park JH. Paravertebral block does not reduce can- cer recurrence, but is related to higher overall survival in lung cancer surgery：a retrospective cohort study. Anesth Analg. 2017；125(4):1322–8.

39. Wu C, Ma W, Cen Q, Cai Q, Wang J, Cao Y. A comparison of the incidence of supraventricular arrhythmias between thoracic paravertebral and intercostal nerve blocks in patients undergoing thoracoscopic surgery：a randomised trial. Eur J Anaesthesiol. 2018；35(10):792–8.

40. Forero M, Adhikary SD, Lopez H, Tsui C, Chin KJ. The erector spinae plane block：a novel analgesic technique in thoracic neuropathic pain. Reg Anesth Pain Med. 2016；41(5):621–7.

41. Sabouri AS, Crawford L, Bick SK, Nozari A, Anderson TA. Is a retrolaminar approach to the thoracic paravertebral space possible? A human cadaveric study. Reg Anesth Pain Med. 2018；43(8):864–8.

42. Adhikary SD, Bernard S, Lopez H, Chin KJ. Erector spinae plane block versus retrolami- nar block：a magnetic resonance imaging and anatomical study. Reg Anesth Pain Med. 2018；43(7):756–62.

43. Luis-Navarro JC, Seda-Guzmán M, Luis-Moreno C, López-Romero JL. The erector spi- nae plane block in 4cases of video-assisted thoracic surgery. Rev EspAnestesiol Reanim. 2018；65(4):204–8.

44. Hu B, Zhou H, Zou X. The erector spinae plane block(ESPB)for non-intubated video-assisted thoracoscopic surgery. J Clin Anesth. 2019；54:50–1.

45. Adhikary SD, Pruett A, Forero M, Thiruvenkatarajan V. Erector spinae plane block as an alternative to epidural analgesia for post-operative analgesia following video-assisted thora- coscopic surgery：a case study and a literature review on the spread of local anaesthetic in the erector spinae plane. Indian J Anaesth. 2018；62(1):75–8.

46. Bang S, Chung K, Chung J, Yoo S, Baek S, Lee SM. The erector spinae plane block for effec- tive analgesia after lung lobectomy. Medicine. 2019；98(29):e16262–4.

47. Wilson JM, Lohser J, Klaibert B. Erector spinae plane block for postoperative rescue analgesia in thoracoscopic surgery. J Cardiothorac Vasc Anesth. 2018；32(6):e5–7.

48. Ciftci B, Ekinci M, Çelik EC, Tukac IC, Bayrak Y, Atalay YO. Efficacy of an ultrasound-guided erector spinae plane block for postoperative analgesia management after video-assisted tho- racic surgery：a

prospective randomized study. J Cardiothorac Vasc Anesth. 2020；34(2):444–9.

49. Patel NV, Glover C, Adler AC. Erector spinae plane catheter for postoperative analgesia after thoracotomy in a pediatric patient：a case report. A A Pract. 2019；12(9):299–301.

50. Kelava M, Anthony D, Elsharkawy H. Continuous erector spinae block for postopera- tive analgesia after thoracotomy in a lung transplant recipient. J Cardiothorac Vasc Anesth. 2018；32(5):e9–e11.

51. Raft J, Chin KJ, Belanger M-E, Clairoux A, Richebé P, Brulotte V. Continuous erector spi- nae plane block for thoracotomy analgesia after epidural failure. J Clin Anesth. 2019；54：132–3.

52. De Cassai A, Tonetti T, Galligioni H, Ori C. Erector spinae plane block as a multiple catheter technique for open esophagectomy：a case report. Rev Bras Anestesiol. 2019；69(1):95–8.

53. Tsui BCH, Fonseca A, Munshey F, McFadyen G, Caruso TJ. The erector spinae plane(ESP)block. A pooled review of 242cases. J Clin Anesth. 2019；53:29–34.

54. Smith CA, Martin KM. Dual antiplatelet therapy does not scare away the erector spinae plane block. Korean J Anesthesiol. 2019；72(3):277–8.

55. Ueshima H. Pneumothorax after the erector spinae plane block. J Clin Anesth. 2018；48:12.

56. Altıparmak B, Korkmaz Toker M, Uysal Aİ, Gümüş Demirbilek S. Comparison of the efficacy of erector spinae plane block performed with different concentrations of bupivacaine on post- operative analgesia after mastectomy surgery：ramdomized, prospective, double blinded trial. BMC Anesthesiol. 2019；19(1):31–9.

57. Krishna SN, Chauhan S, Bhoi D, et al. Bilateral erector spinae plane block for acute post- surgical pain in adult cardiac surgical patients：a randomized controlled trial. J Cardiothorac Vasc Anesth. 2019；33(2):368–75.

58. Jüttner T, Werdehausen R, Hermanns H, et al. The paravertebral lamina technique：a new regional anesthesia approach for breast surgery. J Clin Anesth. 2011；23(6):443–50.

59. Yang HM, Choi YJ, Kwon HJ, O J, Cho TH, Kim SH. Comparison of injectate spread and nerve involvement between retrolaminar and erector spinae plane blocks in the thoracic region：a cadaveric study. Anaesthesia. 2018；73(10):1244–50.

60. Voscopoulos C, Palaniappan D, Zeballos J, Ko H, Janfaza D, Vlassakov K. The ultrasound- guided retrolaminar block. Can J Anaesth. 2013；60(9):888–95.

61. Nagane D, Ueshima H, Otake H. Upper lobectomy of the left lung using a left retrolaminar block. J Clin Anesth. 2018；49:74.

62. Onishi E, Toda N, Kameyama Y, Yamauchi M. Comparison of clinical efficacy and anatomi- cal investigation between retrolaminar block and erector spinae plane block. Biomed Res Int. 2019；2019(9):1–8.

63. Blanco R, Parras T, McDonnell JG, Prats-Galino A. Serratus plane block：a novel ultrasound- guided thoracic wall nerve block. Anaesthesia. 2013；68(11):1107–13.

64. Ökmen K, Metin Ökmen B. Evaluation of the effect of serratus anterior plane block for pain treatment after video-assisted thoracoscopic surgery. Anaesth Crit Care Pain Med. 2018；37(4):349–53.

65. Kim D-H, Oh YJ, Lee JG, Ha D, Chang YJ, Kwak HJ. Efficacy of ultrasound-guided ser- ratus plane block on postoperative quality of recovery and analgesia after video-assisted thoracic surgery：a randomized, triple-blind, placebo-controlled study. Anesth Analg. 2018；126(4):1353–61.

66. Lee J, Kim S. The effects of ultrasound-guided serratus plane block, in combination with general anesthesia, on intraoperative opioid consumption, emergence time, and hemodynamic stability during video-assisted thoracoscopic lobectomy：a randomized prospective study. Medicine. 2019；98(18):e15385.

67. Park MH, Kim JA, Ahn HJ, Yang MK, Son HJ, Seong BG. A randomised trial of serratus ante- rior plane block for analgesia after thoracoscopic surgery. Anaesthesia. 2018；73(10):1260–4.

68. Gaballah KM, Soltan WA, Bahgat NM. Ultrasound-guided serratus plane block versus erector spinae block for postoperative analgesia after video-assisted thoracoscopy：a pilot randomized controlled trial. J Cardiothorac Vasc Anesth. 2019；33(7):1946–53.

69. Khalil AE, Abdallah NM, Bashandy GM, Kaddah TA-H. Ultrasound-guided serratus ante- rior plane block versus thoracic epidural analgesia for thoracotomy pain. J Cardiothorac Vasc Anesth. 2017；31(1):152–8.

70. Saad FS, El Baradie SY, Abdel Aliem MAW, Ali MM, Kotb TAM. Ultrasound-guided serratus anterior plane block versus thoracic paravertebral block for perioperative analgesia in thora- cotomy. Saudi J Anaesth. 2018；12(4):565–70.

71. Sabanathan S, Richardson J, Shah R. 1988：Continuous intercostal nerve block for pain relief after thoracotomy. Updated in 1995. Ann Thorac Surg. 1995；59(5):1261–3.

72. Medina M, Foiles SR, Francois M, et al. Comparison of cost and outcomes in patients receiv- ing thoracic epidural versus liposomal bupivacaine for video-assisted thoracoscopic pulmo- nary resection. Am J Surg. 2019；217(3):520–4.

73. Rice DC, Cata JP, Mena GE, Rodriguez-Restrepo A, Correa AM, Mehran RJ. Posterior inter- costal nerve block with liposomal bupivacaine：an alternative to thoracic epidural analgesia. Ann Thorac Surg. 2015；99(6):1953–60.

74. Parascandola SA, Ibañez J, Keir G, et al. Liposomal bupivacaine versus bupivacaine/epineph- rine after video-assisted thoracoscopic wedge resection. Interact Cardiovasc Thorac Surg. 2017；24(6):925–30.

75. Kelley TM, Bailey DW, Sparks P, et al. Intercostal nerve blockade with Exparel® results in lower opioid usage during the first 24hours after video-assisted thorascopic surgery. Am Surg. 2018；84(9):1433–8.

76. Dominguez DA, Ely S, Bach C, Lee T, Velotta JB. Impact of intercostal nerve blocks using liposomal versus standard bupivacaine on length of stay in minimally invasive thoracic surgery patients. J Thorac Dis. 2018；10(12):6873–9.

77. Concha M, Dagnino J, Cariaga M, Aguilera J, Aparicio R, Guerrero M. Analgesia after thora- cotomy：epidural fentanyl/bupivacaine compared with intercostal nerve block plus intravenous morphine. J Cardiothorac Vasc Anesth. 2004；18(3):322–6.

78. Meierhenrich R, Hock D, Kühn S, et al. Analgesia and pulmonary function after lung surgery：is a single intercostal nerve block plus patient-controlled intravenous morphine as effective as patient-controlled epidural anaesthesia? A randomized non-inferiority clinical trial. Br J Anaesth. 2011；106(4):580–9.

第 64 章

Nuss 手术与改良 Ravitch 矫正术治疗成人漏斗胸的比较

Daniel P. Raymond

1 引言

漏斗胸是一种相对常见的先天畸形，白人男性新生儿中的发病率为 1/300 ~ 400[1]，但漏斗胸的外科治疗仍存在较多争议。手术矫正由 Ravitch 于 1949 年提出 [2]。虽然经历过反复的修改，但一直是首选的手术方式，直到 Nuss 引入一种微创手术：Nuss 手术（NP），可替代 Ravitch 矫正术（RP），该手术切口更小，无需切除软骨或截骨 [3]。NP 虽然越来越受欢迎，但与 RP 相比，它的疗效仍然存在质疑。到目前为止，尚无随机试验比较这两种手术。此外，文献中对手术的实际目的也未达成一致意见，是美容还是改善心肺功能？在青少年患者中，常以美容为主要目的，因其对患者的心理健康发展有潜在的获益 [4]。而在成年患者中，美容的目的变得不那么重要，更多地倾向于改善患者的生理功能，但至今仍未形成一个能够被广泛接受的客观标准。

2 检索策略

通过 Ovid MEDLINE™，PUBMED 和 the Cochrane Library 数据库检索 2000 年到 2019 年的英文文献，检索关键词包括 pectus excavatum，Nuss，Ravitch，funnel chest 和 chest wall deformity（见表 64.1）。同时，浏览检索到的文章中的参考文献，将相关的文献也纳入分析。

D. P. Raymond（✉）
Center for Chest Wall Disease, Thoracic & Cardiovascular Surgery, Cleveland Clinic, Cleveland, OH, USA
e-mail: raymond3@ccf.org

表 64.1　用于文献检索的 PICO 格式术语

P（患者）	I（干预）	C（对照）	O（结局）
成人漏斗胸	Nuss 手术	Ravitch 手术	功能恢复 外观 费用 生活质量

3　结果

目前比较 Nuss 和 Ravitch 手术的文献以单中心回顾性研究为主，且通常样本量较小。因此，最可靠的数据来自几个 Meta 分析，如表 64.2 所示。因这些研究的内容有很大的重叠，容易过度夸大结论，在解读这些研究时必须谨慎。Nasr 等在 2010 年评估了 9 项研究，其中 8 项是回顾性的，没有一项是随机对照研究，且无患者年龄报道[5]。研究得出的结论是，在总体并发症发生率或住院时间（LOS）方面，两种手术之间无显著差异。但是，Ravitch 手术的手术时间更长［加权平均差（WMD）=69.94 分钟（$P=0.05$）］。此外，Nuss 组因固定装置移位或复位效果不佳而导致再次手术率较高［OR 5.68（2.51～12.85），$P=0.0001$］。

表 64.2　手术治疗漏斗胸相关 Meta 分析的结果

作者	年份	人群	研究数量	结果	证据质量
Nasr 等[5]	2010	儿童和成人	9	术后并发症的发生率相似 Nuss 术后再手术率更高（$P=0.001$） Nuss 术后气胸（$P=0.009$）和血胸（$P=0.05$）发生率更高 Ravitch 手术时间更长（$P=0.05$） 两组术后住院时间相似 两组患者满意度相似	低
Kangaratnam 等[6]	2016	成人	13	Nuss 术后并发症发生率更高（$P=0.05$） Nuss 术后固定装置移位率更高（$P=0.02$） Nuss 术后再手术率更高（$P=0.02$）	低
Mao 等[7]	2017	儿童和成人	19	Nuss 手术时间更短（$P<0.001$） Nuss 手术出血量更少（$P<0.001$） 两组术后住院时间相似	低

Kangaratnam 等在 2016 年发表了一项 Meta 分析[6]，除纳入了 Nasr 等使用的 9 篇文献外[5]，还额外纳入了 4 篇文献：1 篇 Nuss 等较早发表的文献[3]和 3 篇近年的文献。该项 Meta 分析包括了成人和儿童患者，并清晰地描述了文献纳入的挑选过程。与 Nasr 等的研

究相似[5]，结果显示 Ravitch 手术的时间更长，但两种术式的住院时间和总体并发症发生率无显著差异。另外，研究中还根据患者年龄分层对并发症进行亚组分析。在成人患者中，Ravitch 组的早期并发症（发生在手术后 1 个月内）的发生率更低（OR=3.26；95%CI：1.01 ～ 10.46；P=0.05）。一个主要的原因可能是 NUSS 患者的固定装置移位发生率较高（OR 7.1；95%CI 1.37 ～ 36.52；P=0.02）。因此，成人 Ravitch 组的再手术率更低。

Mao 等[7]发表了一项更新的 Meta 分析，其中包括了大部分 Nasr 等[5]及 Kangaratnam 等[6]研究中纳入的文献，并额外纳入了 9 篇近年的文献，其中大部分来自中文文献。纳入分析的文献有 3 篇自称为"随机"试验，但其中至少有 1 篇未做到真正的随机。与之前的研究相似，结果显示 Nuss 手术平均时间缩短了 77 分钟，平均出血量减少了 51ml（P＜ 0.001），但两组的 LOS 无差异。然而值得注意的是，作者发现在排除了 Fonkalsrud 等[8]的研究后，Nuss 手术患者的 LOS 较短。

Malek 等[1, 9]开展了两项 Meta 分析，评估不同患者漏斗胸矫正术后的肺功能和心血管功能。他们发现漏斗胸手术矫正后患者肺功能无显著改善，但是心血管功能有一定的改善。

在围手术期疼痛方面，Papic 等[10]开展了一项单中心回顾性研究，纳入了 181 例接受漏斗胸矫正术的患者。结果显示 Ravitch 组患者年龄更大（15.7 岁 vs 14.6 岁；P=0.004），Haller 评分更高（5.2 vs 4.1；P ＜ 0.001）。而 NUSS 组患者的平均每日疼痛评分更高，并且超过 25% 的患者接受阿片类药物治疗（P ＜ 0.001）。在多因素分析中，Nuss 手术是更多麻醉药品使用量的较强预测因素（P=0.002），进一步的分析也显示麻醉药品在接受 NUSS 手术的成人患者中用量更大。

4　结论与建议

目前，还没有确切的证据表明 Nuss 手术或改良的 Ravitch 手术在成人患者中哪个更好。建议在术前沟通时将下列因素仔细向患者讲解，Ravitch 手术需要更长的时间；尽管两种手术的出血量都很低，但 Ravitch 手术的出血量相对更高；由于 Nuss 手术固定装置可能发生移位，成人 Nuss 手术后的并发症发生率更高，Nuss 手术可能出现更严重的术后疼痛。

> **推荐**
>
> ● Nuss 手术和改良的 Ravitch 手术均可用于经选择的成人漏斗胸患者（证据质量低，弱推荐）。

5 个人观点

成人漏斗胸的外科矫正相对少见。因此，评估 Nuss 手术和 Ravitch 手术获益的可用数据有限。虽然我们可以从儿童的数据进行推断，但是仍存在一些问题。首先，儿童患者的手术适应证是因漏斗胸畸形而影响心理社会发展，因此，缺乏客观的生理标准来确定手术疗效，而这在成年患者中具有重要意义。其次，胸壁顺应性随着年龄的增长而下降[11]。胸壁顺应性下降和生长板关闭可能可以解释成人手术中的一些问题，如与 Nuss 手术相关的固定装置移位率增加以及疼痛发生。成人患者还面临适应性的问题，在作者印象中，能从矫正手术中获益最大的是那些术前定期进行适应性训练，术后继续原先训练计划的患者。

因为 Nuss 手术和改良的 Ravitch 手术无明显的优劣差异，而且漏斗胸手术开展相对较少，所以需要外科医生熟练掌握两种手术方式，并与患者详细沟通两种手术方式的优缺点。

参考文献

1. Malek MH, Berger DE, Marelich WD, Coburn JW, Beck TW, Housh TJ. Pulmonary func- tion following surgical repair of pectus excavatum：a meta-analysis. Eur J Cardiothorac Surg. 2006；30(4):637–43.
2. Ravitch MM. The operative treatment of pectus excavatum. Ann Surg. 1949；129(4):429–44.
3. Nuss D, Kelly RE Jr, Croitoru DP, Katz ME. A 10-year review of a minimally invasive tech- nique for the correction of pectus excavatum. J Pediatr Surg. 1998；33(4):545–52.
4. Kelly RE Jr, Cash TF, Shamberger RC, Mitchell KK, Mellins RB, Lawson ML, Oldham K, Azizkhan RG, Hebra AV, Nuss D, Goretsky MJ, SharpRJ, Holcomb GW 3rd, Shim WK, Megison SM, Moss RL, Fecteau AH, Colombani PM, Bagley T, Quinn A, Moskowitz AB. Surgical repair of pectus excavatum markedly improves body image and perceived ability for physical activity：multicenter study. Pediatrics. 2008；122(6):1218–22.
5. Nasr A, Fecteau A, Wales PW. Comparison of the Nuss and the Ravitch procedure for pectus excavatum repair：a meta-analysis. J Pediatr Surg. 2010；45(5):880–6.
6. Kanagaratnam A, Phan S, Tchantchaleishvili V, Phan K. Ravitch versus Nuss proce- dure for pectus excavatum：systematic review and meta-analysis. Ann Cardiothorac Surg. 2016；5(5):409–21.
7. Mao YZ, Tang S, Li S. Comparison of the Nuss versus Ravitch procedure for pectus excavatum repair：an updated meta-analysis. J Pediatr Surg. 2017；52(10):1545–52.
8. Fonkalsrud EW, Beanes S, Hebra A, Adamson W, Tagge E. Comparison of minimally invasive and modified Ravitch pectus excavatum repair. J Pediatr Surg. 2002；37(3):413–7.
9. Malek MH, Berger DE, Housh TJ, Marelich WD, Coburn JW, Beck TW. Cardiovascular func- tion following surgical repair of pectus excavatum：a metaanalysis. Chest. 2006；130(2):506–16.
10. Papic JC, Finnell SM, Howenstein AM, Breckler F, Leys CM. Postoperative opioid analgesic use after Nuss versus Ravitch pectus excavatum repair. J Pediatr Surg. 2014；49(6):919–23.
11. Sharma G, Goodwin J. Effect of aging on respiratory system physiology and immunology. Clin Interv Aging. 2006；1(3):253–60.